浙江省"十一五"重点建设教材

护理学（本科）专业教学改革系列教材

Human Morphology

人 体 形 态 学

主 编 张金萍

ZHEJIANG UNIVERSITY PRESS

浙江大学出版社

内容简介

　　人体解剖学、组织胚胎学、病理学同属形态学学科，它们之间有着密切的内在联系。本教材力求打破学科界限，重组课程结构，以系统、器官为中心，将大体解剖、组织结构和病理形态学改变的知识有机地融合在一起，使读者能够从正常到异常、从宏观到微观对人体各器官的形态结构形成整体的认识。

　　本教材以形态学知识为基本点，适当介绍系统、器官、组织的基本功能。在病理改变上，重点介绍大体和镜下的结构变化，与传统《病理学》教材相比，大幅度缩减了疾病的病因、发病机理、临床病理联系和诊治原则等方面的内容，以避免与临床课程大面积重复。

编写说明

随着教学改革的不断深入,逐步淡化学科界限,强调人的整体观念原则,本教材围绕护理学专业培养目标,凸显护理学专业特色,教学内容以实践为中心,以"必需、实用、够用"为原则,以护理学专业知识体系为主线,打破学科之间的界限,将《人体解剖学》、《组织胚胎学》与《病理学》优化组合为《人体形态学》。以临床常见疾病为主导,使学生早期接触临床,并强化医学形态学知识在临床上的实用性;以病例为主线,展示正常结构到疾病的动态变化过程,强化基础医学形态知识与临床的纵向联系,培养学生动态思维;以病变的主要器官为中心,强化病变器官从正常到异常,以及主要病变器官与其他器官病变之间的横向联系,为学习后续课程奠定基础。

本教材是浙江省"十一五"重点教材建设项目,除了坚持体现"三基"、"五性"和"三特定"的原则外,本教材特别强调"三个注重"(注重素质培养,强化专业素质、人文素质和职业精神的融合教育;注重解决实际问题和主动学习能力的培养;注重教材的实用性,精简易懂,与执业护士考试接轨),体现"宜教宜学、科学严谨"的特点。

本教材共分 14 章,包括绪论、细胞、基本组织、组织病理学基础、运动系统、脉管系统、消化系统、呼吸系统、泌尿系统、生殖系统、感觉器、神经系统、内分泌系统和人体胚胎学概论。强调人的整体观,使知识结构更系统合理,避免教学内容的重复,将正常机体各系统、器官、组织的形态结构、功能与异常的形态结构、功能进行了有机整合,重点突出人体基本形态结构及基本病变,增加对护理操作有指导意义的知识点,对课程内容进行引申和扩展。增加相关知识链接,加强对学生人文素养的培养,提高学生的人文知识水平,激发学生的学习兴趣。本教材具有实用性和可读性,适合护理学、医学检验、助产等相关专业使用。

本教材由绍兴文理学院医学院长期工作在教学一线的老师编写而成。感谢各位编者在编写过程中的辛勤付出,感谢湖州师范学院医学院杨景武副教授为本书提供了大量图片。

目前,国内关于人体正常和异常形态结构相互整合的教材较少,而我们的尝试尚刚刚起步,尽管我们尽心尽责,但由于水平有限,本教材难免有错误、疏漏和不妥之处,恳请广大师生和读者不吝指教、批评指正。

张金萍

2012 年 7 月于绍兴

《人体形态学》

编 委 会

主　编　张金萍

副主编　刘文庆　　张巧英　　葛建荣

编　者　（按姓氏拼音为序）

董　梁　　葛建荣　　刘文庆

刘学红　　冉　娜　　宋跃华

吴建红　　张金萍　　张巧英

目　录

第一章

绪 论

一、人体形态学的研究内容及意义

　　人体形态学(human morphology)是由人体解剖学、组织胚胎学和病理学合并而成的一门新的组合课程,是研究人体正常和异常形态结构、胚胎发生及其机理的一门学科。只有理解和掌握人体各器官系统的正常形态结构、位置毗邻、生长发育规律及其在疾病状态下人体形态结构的病理变化和转归,才能正确理解人体的正常和异常生命活动过程,从而对疾病采取正确的防治及护理措施。人体形态学是一门重要的医学基础课程,为学习其他专业基础课和专业临床课奠定坚实的形态学基础。

　　人体形态学的研究内容包括细胞、组织、器官与系统。

二、人体的组成

　　构成人体结构和功能的基本单位是**细胞**(cell),许多形态相似和功能相近的细胞与细胞外基质(细胞间质)共同构成**组织**(tissue)。人体的基本组织分为上皮组织、结缔组织、肌组织和神经组织。几种不同的组织构成具有一定形态、完成一定功能的结构称**器官**(organ),如心、肝、脾、肺、肾、胃等。许多功能相关的器官组合在一起,完成某一方面的功能,构成**系统**(system)。人体有运动系统、消化系统、呼吸系统、泌尿系统、生殖系统、脉管系统、感觉器、神经系统和内分泌系统等。人体的各器官、系统在神经系统和内分泌系统的调节下,相互联系、紧密配合,使人体成为一个有机的统一体。

三、人体形态学的分类

　　人体形态学是将多门形态学科的知识按器官系统加以组合而形成的一门跨学科课程,使宏观与微观、正常与异常相结合,有利于相关学科知识的联系和应用。按研究的结构大小和研究方法不同,将人体形态学分为大体形态学和显微形态学两部分。大体形态学主要通过肉眼观察描述人体各器官的形态、结构及相互位置关系。显微形态学主要通过显微镜研究人体的微细结构。

四、人体形态学的研究技术

(一)大体形态学的研究技术

　　1. 人体标本制作技术　为了学习和研究正常人体的形态结构,需要把人的遗体制作成示教标本和陈列标本。首先要进行固定,常用的固定液为10％甲醛(福尔马林)溶液,经血管灌注后,把标本浸泡在 10％甲醛溶液中长期保存。在标本上正确暴露各种器官、组织的形态结构,如神经、血管、肌肉、心、肝等,能使学习者正确掌握人体的形态结构;制作好的解剖标本,可作为临床应用,特别是为外科手术提供直观的参考依据;通过标本制作可以发现形态结构的异常,如血管、神经的变异和器官畸形等。

2. 管道铸型技术　管道铸型技术是解剖学标本制作的一项专门技术,在医学教学和显微外科中有很高的应用价值。铸型标本的制作原理与工业上常用的浇铸工艺一样,以人体内的管道(如血管、支气管、肝管、胰管等)作模具,将填充剂(高分子化合物)用注射器灌注到管道内,待管道内的填充剂硬化后,再利用高分子化合物耐酸、耐碱的特性,用酸或碱将其他组织腐蚀掉,留下的就是管道的铸型。利用此项技术可以制作脑室、内耳以及内脏器官管道(如动脉、静脉、淋巴管、外分泌管等)铸型标本,用于研究器官的内部立体构筑。

3. 尸体解剖　尸体解剖是对人体进行大体形态结构研究的最直接手段。对病死者遗体进行病理剖检不仅可以直接观察疾病的病理改变、明确诊断、查明死因,以提高临床医疗的质量,而且可以积累资料,为深入研究人体形态结构和人类疾病做出重要贡献。

4. 生物塑化技术　生物塑化是一种可以把组织保存得像活体一样的特殊技术。它通过一种真空过程,用硅橡胶、环氧树脂等活性高分子多聚物对生物标本进行渗透,所用多聚物的种类,决定了浸透标本的光学性能(透明或不透明)和机械性能(柔软和坚韧)。塑化技术可以使标本的表面保持其原有的状态,并可在显微镜水平保存细胞的结构。塑化标本干燥、无味、耐用、易长久保存,广泛应用于解剖学、生物学、组织学、胚胎学、病理学、法学等学科和领域。

(二)显微形态学的研究技术

1. 普通光学显微镜术　应用普通光学显微镜(简称光镜)观察人体微细结构是显微形态学研究的最基本方法。通常光镜可放大 1500 倍,分辨率为 0.2μm。石蜡切片术是经典常用的技术,其基本过程包括取材、固定、脱水透明、包埋、切片、染色等主要步骤。将包埋有组织的蜡块用切片机切成 5～10μm 的薄片,贴于载玻片上。切片经脱蜡、染色、透明、封固后便可在镜下观察,所见结构称光镜结构。最常用的染色方法是**苏木精**(hematoxylin)和**伊红**(eosin)染色,简称 HE 染色。

苏木精是碱性染料,可使细胞核以及细胞质内的核糖体染成紫蓝色;伊红是酸性染料,可使细胞质以及细胞外基质中的成分染成粉红色。对碱性染料亲和力强的称**嗜碱性**(basophilia),对酸性染料亲和力强的称**嗜酸性**(acidophilia),对碱性染料和酸性染料亲和力都不强的称**中性**(neutrophilia)。

除 HE 染色外,还有多种染色方法,能特异性地显示细胞、细胞内的某些结构、细胞外基质中的某种成分。例如,有的细胞经重铬酸盐处理后呈棕褐色,称**嗜铬性**(chromaffinity);有的细胞或组织成分经硝酸银处理后呈棕黑色,称**亲银性**(argentaffin);有些组织结构本身不能使硝酸银还原,需加还原剂才能显色的现象称**嗜银性**(argyrophilia);肥大细胞的颗粒可被甲苯胺蓝等碱性染料染色后呈紫红色,称**异染性**(metachromasia)。

为了更好地保存细胞内酶的活性或缩短切片制作过程,新鲜的组织块也可不予固定,立即投入液氮(－196℃)内快速冻结,用恒冷箱切片机制成冷冻切片,再通过染色立即观察。临床上常用于手术时良恶性肿瘤的快速病理诊断。此外,血细胞、分离细胞或脱落细胞可直接涂在玻片上(涂片),疏松结缔组织可撕成薄片铺在玻片上(铺片),牙和骨等坚硬组织可磨成薄片(磨片),再经固定、染色后在镜下观察。

在细胞培养术中,普通光镜不易分辨无色透明的活细胞,需用相差显微镜来观察。在组织化学术中,常使用荧光染料染色或作为标记物,用荧光显微镜观察。近年应用的激光扫描共聚焦显微镜,是在荧光显微镜的基础上加装激光共轭聚焦逐层扫描装置,利用计算机进行图像处理,获得细胞核组织内部微细结构的荧光图像,观察细胞形态和细胞内的微细结构及其变化,可动态检测细胞内各种离子、pH、膜电位等生理信号。

3. 电子显微镜术　1932 年,M. Knoll 和 Ruske 发明了**电子显微镜**(electron microscope,EM),简称电镜。电镜可放大几万倍到几十万倍,分辨率可达 0.2nm,能观察到细胞更细微的结构。在电镜下的结构称**超微结构**(ultrastructure)。

在光镜和电镜下进行观察,常用的长度计量单位为毫米(mm)、微米(μm)、纳米(nm),这些单位间的关系如下:

$$1mm=1000\mu m$$

$$1\mu m=1000nm$$

(1) **透射电子显微镜术**　透射电子显微镜(transmission electron microscope,TEM)技术的组织须用戊二醛和锇酸固定,树脂包埋,超薄切片(厚 50～80nm)经铅盐等重金属盐染色后,在透射电子显微镜下观察。被金属所染部位荧光屏上显得暗,图像较黑,称为电子密度高;相反,则称为电子密度低。

(2) **扫描电子显微镜术**　扫描电子显微镜(scanning electron microscope,SEM)技术用于观察组织或细胞表面的超微结构,标本不需制成切片,经固定后,在其表面喷镀金,然后在扫描电子显微镜下观察,在荧光屏上扫描成像,呈现富有立体感的表面图像,如细胞表面的微绒毛、纤毛和细胞表面突起等。

4. 组织化学术　组织化学(histochemistry)方法是利用化学试剂与组织、细胞内的某些物质发生化学反应,在局部形成有色沉淀物,通过显微镜观察对组织、细胞内的化学成分进行定位、定性和定量的研究。

(1) **过碘酸雪夫反应**(periodic acid-Schiff reaction,PAS)　是显示细胞内糖原、多糖或蛋白多糖的一种方法。PAS 阳性部位为多糖存在的部位。

(2) **脂溶性染料显示脂类**　脂类物质包括脂肪和类脂。标本用甲醛固定,冷冻切片,用油红 O、尼罗蓝或苏丹类染料染色,使组织和细胞中的脂类物质显示相应颜色。亦可用锇酸固定兼染色,脂类呈黑色。

(3) **酶细胞化学染色**　各种不同的酶有不同显示方法。一般来说,是将组织切片在某些特异性底物的溶液中温育,而后检出反应产物,它再和某种捕获剂结合形成有色的沉淀物,即可知酶的存在。如显示腺苷三磷酸酶,作用液中就含三磷酸腺苷。然后再把被酶分解的某一成分与另一物质结合,呈现具有一定颜色的沉淀物,借此可在显微镜下观察酶的活性强弱、存在部位等。

(4) **福尔根反应**(Feulgen reaction)　是显示 DNA 的传统方法,其原理是组织经盐酸水解后,打开了 DNA 分子中的脱氧核糖和嘌呤碱基之间的连接键,从而暴露出了脱氧核糖中的醛基,醛基与 Schiff 试剂作用,原理同 PAS 反应,使细胞核 DNA 呈紫红色。亦可用甲基绿-派若宁反应,同时显示 DNA(蓝绿色)和 RNA(红色)。

5. 免疫组织化学术(immunohistochemistry)　主要是利用抗原与抗体特异性结合的原

理,检测组织或细胞中的多肽和蛋白质等大分子。先将这种蛋白质(或多肽)作为抗原,注入某种动物体内,使其体内产生与所注入抗原相应的抗体;将抗体从该动物血清中提取,并以辣根过氧化物酶、铁蛋白、荧光染料等标记,将标记后的抗体滴在切片组织上,与切片组织上相应抗原特异性结合。所以切片中有标记物呈现,从而显示该物质在组织中的分布。抗体若用辣根过氧化物酶标记,再通过对此酶的组织化学显示处理,可在光镜下观察到;若用铁蛋白标记,可在电镜下观察到;若用荧光染料标记,则可在荧光显微镜下观察到。

　　用标记抗体检测抗原的方法有两种,即直接法和间接法。直接法是以荧光素或酶标记的抗体浸染被检测的样品来检测标本内抗原成分,所以又称一步法。该法简单,特异性强,但敏感度不如间接法。间接法需要两种抗体参与反应,所以又称二步法。先将第一抗体(简称一抗)作为抗原免疫另一动物,制备一抗的抗体,即第二抗体(简称二抗),用荧光素或辣根过氧化物酶等标记二抗,先后以一抗和标记二抗处理切片标本,最终形成抗原-一抗-标记二抗复合物。间接法是一个抗原分子通过一抗与多个标记二抗结合,使抗原更清晰显示,因此敏感性较高。

　　6. 原位杂交术(in situ hybridization)　是利用核酸分子杂交技术,目前这种技术广泛地用来检测基因片段的有无,以及在转录水平基因(mRNA)的活性。其原理是使用带有标记物的已知碱基顺序的核酸探针(标记的 RNA 和 DNA 探针),与细胞内待测的 DNA 和 RNA 形成特定的双链分子,即杂交,然后通过对标记物的显示和检测,获知待测核酸的有无及含量。目前常用的标记物如地高辛等。

　　7. 体外培养技术(in vitro culture)　将机体的活细胞、活组织置于培养基中培养,必须具备适宜的条件,如营养、氧气、二氧化碳、适度的渗透压、pH 值、温度和湿度。体外培养技术可以观察各种物理、化学和生物因素对组织或细胞的作用,探索和提示细胞生命活动规律和细胞的结构功能变化。

五、人体形态学的基本术语

　　为了正确地描述人体各系统、器官的形态、位置及其相互关系,统一规定了标准姿势(解剖学姿势),确定了常用方位和切面的术语。

(一)标准姿势(解剖学姿势)(图 1-1)

　　身体直立,两眼向正前方平视,上肢自然下垂于躯干的两侧,掌心向前,两足并拢,足尖向前。

(二)常用方位术语

　　按标准姿势,规定了一些表示方位的术语(图 1-1)。

　　1. 上和下　近颅者为上,又称颅侧,近足者为下,又称尾侧。

　　2. 前和后　近腹者为前,又称腹侧,近背者为后,又称背侧。

　　3. 内和外　近体腔或内腔者为内,远离体腔或内腔者为外,常用于空腔器官的描述。

　　4. 内侧和外侧　近正中矢状面的为内侧,远正中矢状面的为外侧。

　　5. 近侧和远侧　距肢体附着部较近者为近侧,较远者为远侧,常用于四肢的描述。

　　6. 浅和深　近皮肤者为浅,远离皮肤者为深,常用于身体各部层次结构的描述。

(三)常用切面术语

　　1. 轴　根据标准姿势,人体有 3 种互相垂直的轴(图 1-2)。

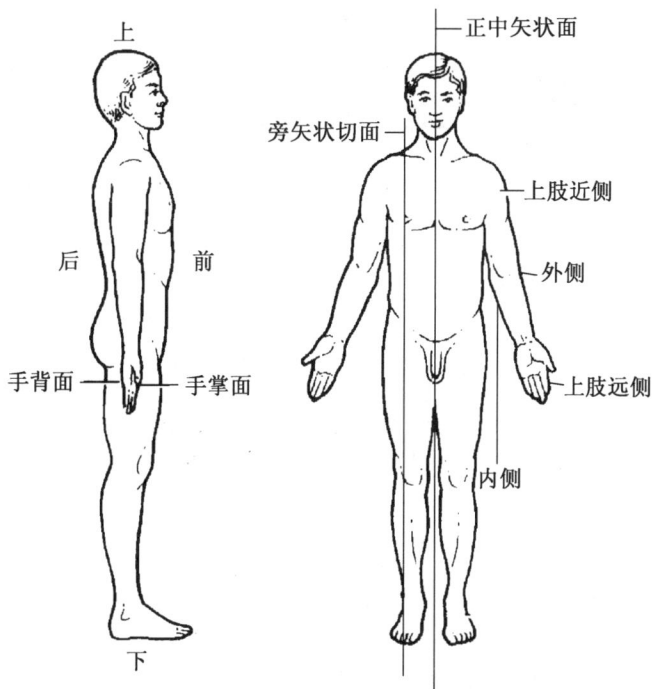

图 1-1 解剖学姿势和方位术语示意图

（1）**矢状轴** 前后方向，与身体的长轴成垂直的轴。

（2）**冠状轴（额状轴）** 左右方向，与矢状轴成直角交叉的轴。

（3）**垂直轴** 上下方向，垂直于水平面，与人体的长轴平行。

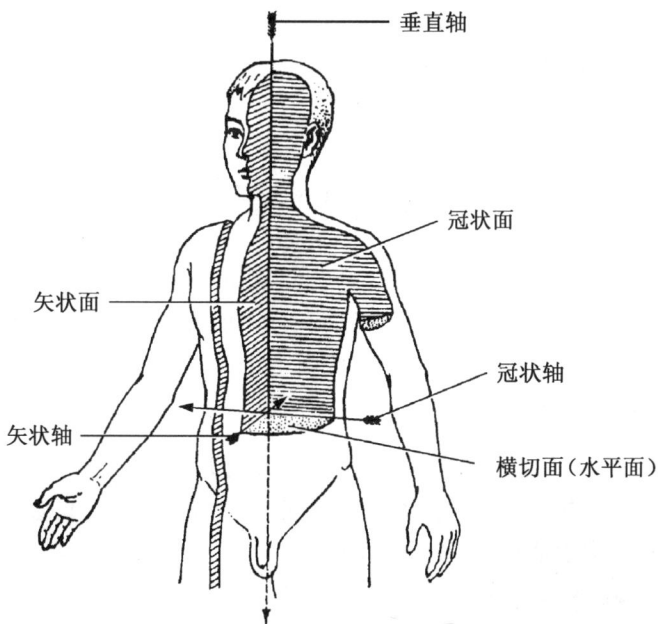

图 1-2 人体的轴

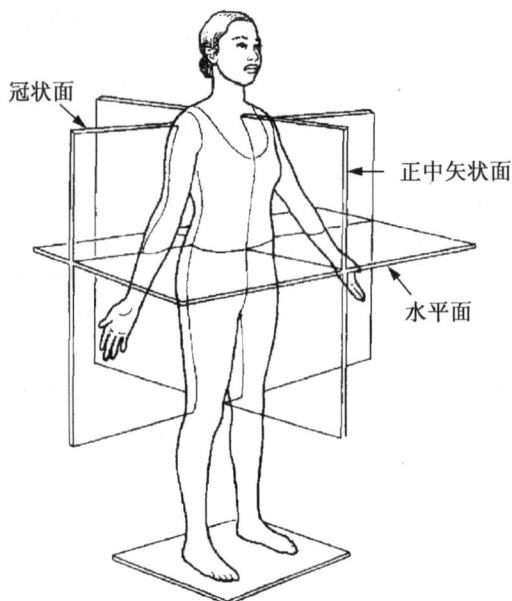

图 1-3 人体的面

2.面 根据上述 3 种轴,人体有 3 个面(图 1-3)。

(1)**矢状面** 按矢状轴方向,将人体纵切为左、右两部分。通过正中线将人体分为左右对称两半的矢状面为正中矢状面。

(2)**冠状面(额状面)** 按冠状轴方向,将人体纵切为前、后两部分。

(3)**水平面(横切面)** 与矢状面和冠状面都互相垂直的面,将人体横切为上、下两部分。

六、人体形态学的学习方法

(一)形态结构与功能相结合

每个器官的形态结构是其功能活动的基础,功能的变化影响着器官形态结构的改变,形态结构的变化也必然导致功能的改变。因此,形态与功能两者既相互联系又相互制约。例如,合成蛋白质的细胞,其核酸代谢及基因表达旺盛,所以核仁明显,胞质呈嗜碱性,粗面内质网及高尔基复合体发达等特点;又如红细胞有丰富的血红蛋白,则具有结合和携带氧气的功能。学习时联系功能会容易理解并记住这些细胞、组织的结构,而不需要死记硬背。

(二)理论与实际密切联系

人体形态学是一门以形态结构为主的学科,要重视实验,把理论知识与尸体解剖、标本、模型、组织切片和活体观察结合起来,通过观察、分析、比较,然后再记忆。并联系临床和其他医学基础知识,达到活学活用。

(三)局部与整体的关系

人体的各种细胞、组织、器官都是整体中不可分割的一部分,它们通过神经-体液的联系和调节构成有机的统一体。器官与器官之间、器官与整体之间在结构和功能上是互相联系、互相影响的。在学习各组织、各器官、各系统时，不要孤立地看待一种组织、一个器官，要注意前后联系，融会贯通。在显微镜下观察的组织切片，要从整体上理解断面结构的内在联系。一个细胞由于所切的部位不同，在断面上也不同，如有的没有细胞核，有的有细胞核。又如管状器官由于所切的部位不同，在断面上也不同。

（四）动态与发展的概念

人体发生与形成是动态过程，如从受精卵到胎儿娩出，胚胎经过一系列的变化。人类是由低等动物经过长期进化发展而来的。所以，在学习中要把握每一过程的变化，包括时间、空间、结构的相互关系，树立动态概念。联系必要的种系发生和个体发生的有关知识，说明人体各器官的形态结构形成的各种因素，充分认识生物界的进化发展规律，以及人类社会活动对人体形态结构的影响。人体器官的变异和畸形就是由于胚胎发育过程的返祖或进化、发育不全或过度所造成的。变异是指对外观或功能影响不大的个体差异；畸形是指严重影响外观或功能的形态结构的异常。

（张金萍）

第二章

细 胞

 细胞(cell)是人体的形态结构、生理功能和生长发育的基本单位。成人体约有 16×10^{14} 个细胞,都是由一个受精卵细胞分裂分化而来。人体细胞形态各异,大小不等,功能不一。大多数人体细胞直径只有几微米,最大的人卵细胞直径可达 $100 \sim 140 \mu m$。人体细胞可呈球形、圆柱形、棱柱形、扁平形、方形、梭形及不规则形,有些细胞则具有很多长突起。人体细胞依所在组织、分化阶段、细胞形态、大小、染色特点、结构与功能或综合特点进行分类与命名,如肌细胞、肝细胞、骨祖细胞、成骨细胞、杯状细胞、篮状细胞、嗜酸性粒细胞、嗜碱性粒细胞、脂肪细胞、胃酶细胞、味细胞、嗅细胞、视锥细胞、巨噬细胞等(图 2-1)。

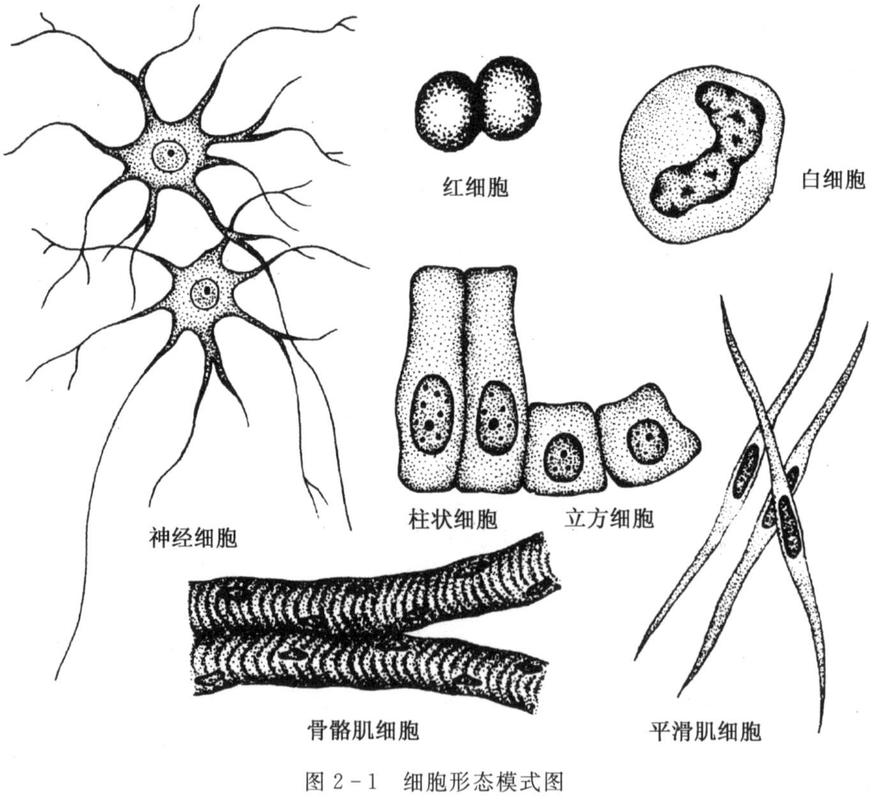

图 2-1 细胞形态模式图

 人体细胞的形态及大小各不相同,但均具有相同的基本结构。光镜下细胞均有细胞膜、细胞质和细胞核三部分(图 2-2)。在电镜下不仅可更清晰地观察这三部分,而且还可看到其中许多更微细的有形结构——细胞器(图 2-3)。

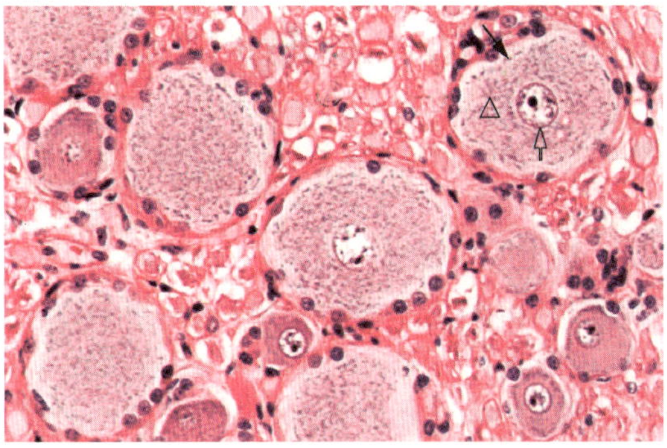

图 2-2 细胞(脊神经节) HE 染色 ×200

(↑)细胞膜;(△)细胞质;(⇧)细胞核

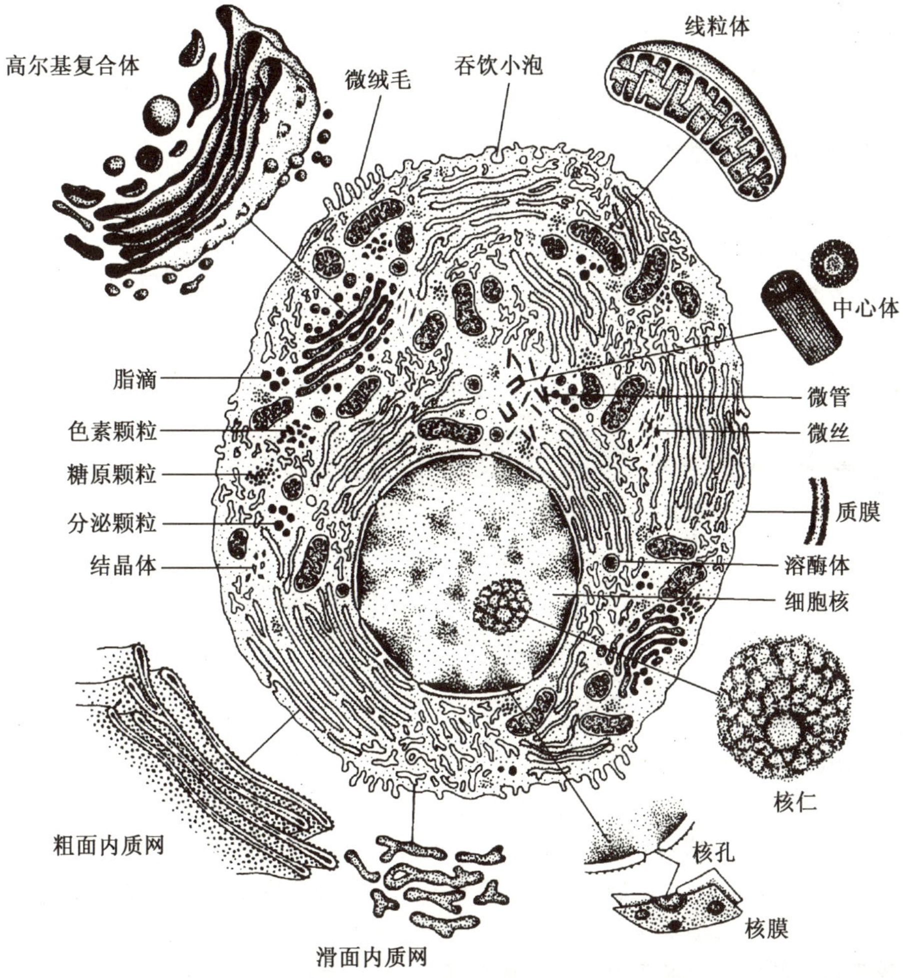

高尔基复合体　微绒毛　吞饮小泡　线粒体

脂滴　中心体

色素颗粒　微管

糖原颗粒　微丝

分泌颗粒　质膜

结晶体　溶酶体

细胞核

核仁

粗面内质网　核孔

核膜

滑面内质网

图 2-3 细胞超微结构模式图

第一节　细胞的结构

一、细胞膜

细胞膜(cell membrane)是包裹于细胞外表面的一层薄膜,是细胞的一部分,也称**质膜**(plasma membrane)。细胞膜很薄,光镜下不易分辨,只能根据染料吸附来判断其存在。电镜下,细胞膜厚约 7.5nm,呈现两暗夹一明的三层结构,每层厚约 2.5nm,暗层为电子致密层(电子密度高),明层为电子透明层(电子密度低)。这三层结构的膜亦见于细胞内的各种膜性结构,因此,细胞表面及细胞内部存在大量膜样结构,统称**单位膜**(unit membrane)。细胞外表面的膜称为细胞外膜或细胞质膜,即一般所谓的细胞膜;而细胞内各种膜样结构称为细胞内膜或内膜系统。

(一)细胞膜的化学成分

细胞膜的化学成分主要是脂类、蛋白质及少量的糖类,这些分子按照一定的规律排列构成细胞膜。

(二)细胞膜的分子结构

关于细胞膜的分子结构,目前公认的是**"液态镶嵌模型"**(fluid mosaic model)学说,其基本内容是:生物膜是以液态的脂质双分子层为基架,其中镶嵌着具有不同分子结构,从而具有不同生理功能的蛋白质。细胞膜由双层类脂分子、膜蛋白和膜糖组成(图2-4)。

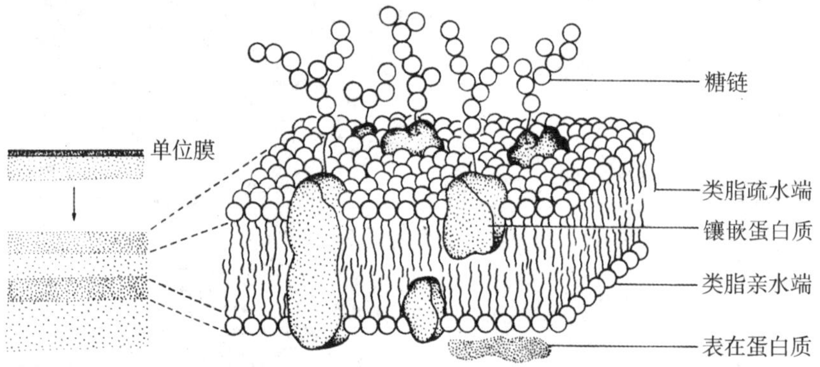

图2-4　细胞膜分子结构模式图

1. 膜类脂双分子层　膜类脂以磷脂为主,磷脂分子是长杆状极性分子,一端是头端,为亲水端,另一端是尾端,为疏水端。由于细胞膜内外均为水环境,故类脂分子亲水的头端分别朝向膜的内外表面,构成电子致密层;而疏水的尾端相向伸入膜的内部,成为电子透明层,形成特有的类脂双分子层的结构形式。类脂双分子层与细胞内外分隔及细胞对物质选择性吸收有关。

2. 膜蛋白　细胞膜中的蛋白质大多属球蛋白,分为镶嵌蛋白和表在蛋白两类。表在蛋白主要附于膜的内侧表面,与细胞的变形性运动、吞噬和分裂活动有关;镶嵌蛋白嵌入类脂双分子层内,如果蛋白质分子两端均为亲水端,则可贯穿膜的全层;如果蛋白分子一端亲水而一端疏水,则亲水端露于膜的内表面或外表面,而疏水端则深埋于膜内。镶嵌蛋白可作为物质跨膜运转的载体,作为细胞特异性的标志性抗原,作为接受激素、细胞因子及一些药物的受体,或作为起催化作用的酶及能量转换器等。

3. 膜糖　主要是一些多糖,膜糖以共价键与膜蛋白及膜类脂结合为糖蛋白和糖脂,其糖链常突出于细胞膜外表面,构成外伸糖衣,即细胞衣。糖衣除作为细胞膜的保护层,还与细胞粘着、细胞识别及物质交换等有密切关系。

细胞膜是细胞的界膜,将细胞内容物和细胞周围的环境分隔开,使细胞具有一个相对稳定的内环境,维持细胞的完整性,并使细胞具有一定的构型。细胞要进行正常的生命活动,需要通过细胞膜有选择地从周围环境中获得氧气和营养物质,排除代谢产物,即通过细胞膜进行物质交换。细胞膜能将细胞外的各种信息转换为细胞内的化学或物理信号,启动一系列化学反应,产生生物学效应,在细胞与周围环境间进行能量转换及信息传递。因此,细胞膜不仅是细胞和环境之间的屏障,也是细胞和环境之间进行物质交换、信息传递的门户。

二、细胞质

细胞质(cytoplasm)由均质无定形的细胞基质和有一定形态结构的细胞器组成。细胞基质为细胞生命活动提供了一个良好的内部环境,细胞器是完成细胞多种功能的结构(图2-3)。

(一)核糖体

核糖体(ribosome)又称**核蛋白体**,是细胞内合成蛋白质的细胞器。核糖体呈颗粒状结构,直径为15~25nm,主要由核糖核酸(RNA)和蛋白质组成。一些核糖体游离于细胞质内,称游离核糖体,主要合成供细胞本身代谢、生长和增殖需要的结构性蛋白质。

(二)内质网

内质网(endoplasmic reticulum,ER)是由一层单位膜围成的囊状或小管状膜管系统。根据其表面有无核糖体附着可分为**粗面内质网**(rough endoplasmic reticulum,RER)(图2-3)和**滑面内质网**(smooth endoplasmic reticulum,SER)(图2-3)。

1. 粗面内质网　粗面内质网表面有大量核糖体附着。粗面内质网往往与核外膜相连,网腔与核周隙相通。主要合成分泌性蛋白质,通过胞吐作用排出于细胞外。

2. 滑面内质网　滑面内质网表面无核糖体附着。主要参与脂类代谢,灭活生物活性物质及毒物,调节胞质内钙离子浓度等。

(三)线粒体

线粒体(mitochondria)在光镜下呈线状或颗粒状而得名。电镜观察线粒体呈长椭圆形,由内外两层单位膜构成,外膜表面光滑,内膜内褶形成板状或管状结构,称线粒体嵴。内外膜之间的间隙称外腔,内膜内侧的间隙称内腔,内外腔均充满线粒体基质(图2-3)。线粒体的主要功能是通过氧化磷酸化作用产生能量,供细胞进行各种生命活动之用,细胞所需能量约95%来自线粒体,故线粒体有细胞供能站之称。

(四)高尔基复合体

高尔基复合体(Golgi complex)是由扁平囊、小泡和大泡构成的膜性细胞器。扁平囊是高尔基复合体的主体部分,具有极性。通常有5~10个相互通连的扁平囊叠摞排列,囊泡对着细胞表面的一面凹陷是成熟面,凸向细胞核的一面为生成面,小泡来自粗面内质网,数量较多,位于囊泡的生成面及其边缘;大泡由扁平囊出芽形成,数量较少,位于囊泡的成熟面(图 2-3)。

高尔基复合体对来自粗面内质网的蛋白质具有浓缩、加工、修饰和糖化作用,是细胞内蛋白质运输分泌的中转站。粗面内质网合成的分泌蛋白质由高尔基复合体排出细胞外。

(五) 溶酶体

溶酶体(lysosome)是具有单层膜的囊状结构,直径为 $0.25\sim0.8\mu m$,是高尔基复合体扁平囊成熟面出芽形成的一些特殊的大泡(图 2-3),内含多种酸性水解酶,具有很强的分解消化能力,被喻为细胞内的"消化系统"。尚未执行消化功能的溶酶体为**初级溶酶体**(primary lysosome);初级溶酶体与自噬体融合,即为**自噬溶酶体**(autophagolysosome),而与异噬体融合即为**异噬溶酶体**(heterolysosome),后两者统称**次级溶酶体**(secondary lysosome);参与消化的次级溶酶体内残存的不能被消化的物质形成**残余体**(residual body)。残余物可排出细胞外,也可积存在细胞内,如脂褐素。

在机体缺氧、中毒、创伤等情况下,可引起溶酶体膜破裂,大量水解酶扩散到细胞质内,致使整个细胞被消化、自溶。研究表明肿瘤、类风湿、休克、发热、肝炎和矽肺等的发病机制均与溶酶体有一定关系。

(六) 微　体

微体(microbody)普遍存在于各种细胞内,是由单层膜围成的卵圆形或圆形小体,直径为 $0.2\sim0.5\mu m$。微体内主要有过氧化氢酶、过氧化物酶和氧化酶等,又称过氧化氢体。过氧化氢酶能破坏对细胞有害的过氧化氢,防止细胞氧中毒而起保护作用。

(七) 中心体

中心体(centrosome)多位于细胞核周围,由一对互相垂直"L"形排列的**中心粒**(centriole)构成(图 2-3)。中心粒呈中空的短筒状,直径为 $0.2\mu m$,长 $0.4\mu m$。电镜观察,每个中心粒的壁是由 9 组纵行微管组成,每一组微管是由 A、B、C 三条微管并列而成的三联微管。中心粒在细胞分裂过程中与纺锤体形成及染色体移动有关。

(八) 细胞骨架

细胞骨架(cytoskeleton)是由微管、微丝和中间丝组成的蛋白纤维网架结构。细胞骨架与细胞形态的维持、细胞及其局部的运动、细胞附着的稳定性及细胞内吞作用等有关。

1. 微管(microtubule)　是中空的圆筒状结构,直径约 25nm,壁厚约 5nm,由微管蛋白分子组成。微管在细胞中有三种不同的存在形式:单管、二联管、三联管。单管由 13 条原纤维组成,是细胞质中主要的存在形式,分散或成束分布,易受低温、钙离子等因素的影响而发生解聚。二联管由 A、B 两条单管组成,主要分布于纤毛和鞭毛内。三联管由 A、B、C 三条单管组成,主要分布于中心粒和纤毛的基体中。微管除作为胞质骨架维持细胞的形状、参与细胞运动外,还可作为某些颗粒物质或大分子在细胞内移动的运转轨道。

2. 微丝(microfilament)　是一种实心的细丝状结构,直径为 $5\sim6nm$,由肌动蛋白和肌球蛋白组成。在细胞中,微丝参与肌原纤维和微绒毛的形成。微丝除参与肌细胞收缩、对细胞起支持作用外,还与细胞的吞噬、微绒毛的收缩、细胞伪足的伸缩、细胞质的分裂、分泌颗粒的排出及细胞器的移动有关。

3. 中间丝(intermediate filament)　是直径介于微管和微丝之间的细丝,其直径为 8~

10nm。中间丝存在于大多数细胞中,不同细胞内所含中间丝的类型不同,成体大多数细胞只含有一种中间丝,少数细胞含有两种类型的中间丝。目前,发现的中间丝有角蛋白丝、结蛋白丝、波形蛋白丝、神经丝和胶质丝五种类型。中间丝在细胞内形成一个完整的网状骨架系统,对维持细胞质的整体结构和功能的完整性有重要作用,参与细胞连接,参与细胞内信息传递及物质运输,参与细胞分化等。

用免疫组织化学方法可检测不同类型的中间丝,以鉴别肿瘤细胞并追溯其发生来源,为肿瘤诊断、治疗和判断预后提供依据。

(九) 包含物

包含物不是细胞器,是由一些物质在胞质内聚集而成,如脂肪细胞内的脂滴和肝细胞内的糖原均为贮存的能源物质,而神经细胞内的脂褐素则是积累的色素,随着年龄增加而增多。

细胞质内的细胞器及包含物依其细胞种类、细胞分化阶段及细胞功能状态不同而不同,故显示各自的光镜结构与电镜结构的形态持征。

三、细胞核

细胞核(nuclear)是遗传信息的储存和控制中心,对细胞生命活动起决定性作用。一个细胞通常只有一个细胞核,也有的细胞具有多个甚至几十到数百个细胞核,而有的终末细胞则无细胞核。细胞核的大小差异较大,与胞质的体积有一定关系。细胞核一般为圆形、卵圆形,也有长杆状、马蹄形、分叶状细胞核。细胞核一般位于细胞的中央,也有的细胞核偏位,脂肪细胞的核常被挤向细胞的一侧。细胞核的大小、形状、位置与细胞的大小、形状及功能状态有关。间期细胞核由核膜、染色质、核仁和核基质组成(图2-5)。

(一) 核　　膜

核膜(nuclear membrane)是包在核表面的界膜,由两层单位膜组成,两层膜之间的间隙称核周隙。外层核膜与内质网膜相延续,外表面附有核糖体,结构与粗面内质网相似。在细胞有丝分裂期核膜的消失及重建均和核膜与内质网的相互转化有关。

核膜上有小孔,直径为30～100nm,称**核孔**(nuclear pore),核孔的总面积可达核膜面积的5%～25%,功能旺盛细胞核有较多核孔。核孔是细胞核与细胞质之间进行物质交换的通道,细胞质中合成的核蛋白通过核孔进入细胞核;细胞核中合成的各类RNA、核糖体亚单位通过核

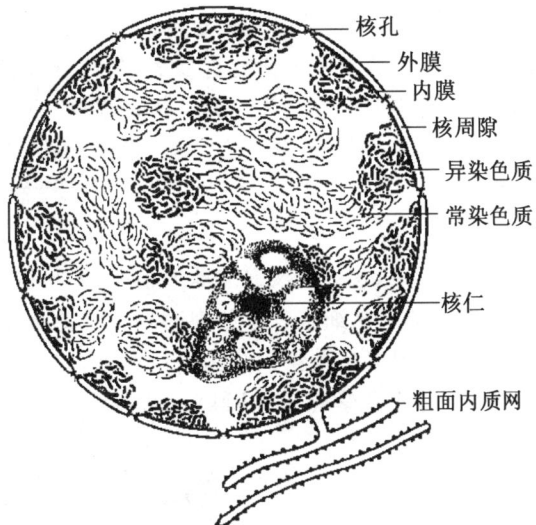

图2-5　细胞核超微结构模式图

孔运到细胞质。核膜维持核内环境的稳定性,有利于细胞核完成各种生理功能。

（二）染色质和染色体

染色质（chromatin）是细胞间期细胞核内易被碱性染料着色的物质。光镜下，为着色深浅不一、大小不等的蓝色颗粒，染色较浅者为**常染色质**（euchromatin），染色较深者为**异染色质**（heterochromatin）。染色质的主要化学成分是 DNA 和蛋白质，两者组成颗粒状结构，称**核小体**（nucleosome），是染色质的基本结构单位。在细胞进行有丝分裂（或减数分裂）过程中，染色质螺旋盘曲聚缩成特殊结构的**染色体**（chromosome）。因此，染色质和染色体实际上是细胞周期中不同功能阶段的同一种物质。

DNA 分子的功能主要有两方面：① 贮藏、复制和传递遗传信息；② 控制细胞内蛋白质的合成。

人体细胞可分生殖细胞和体细胞两类。除成熟生殖细胞为具有 23 条染色体的单倍体细胞外，人体体细胞是有 46 条（23 对）染色体的二倍体细胞，其中 44 条为常染色体，2 条为性染色体，男性为 XY，女性为 XX。每条染色体由两条并行排列的染色单体构成。两条染色单体连结处有纺锤丝附着，称为着丝点。

> **知识链接**
>
> **端粒和端粒酶**
>
> 端粒（telomere）是染色体末端的特殊结构，其生物学功能在于维持染色体的稳定性，防止染色体 DNA 降解、末端融合，保护染色体结构，调节正常细胞生长。在正常人体细胞中，端粒可随着细胞分裂而逐渐缩短，当细胞端粒缩至一定程度，细胞停止分裂，处于静止状态。故有人称端粒为正常细胞的"分裂钟"，端粒长短和稳定性决定了细胞寿命，并与细胞衰老和癌变密切相关。
>
> 端粒酶（telomerase）是使端粒延伸的反转录 DNA 合成酶，其功能是合成染色体末端的端粒，使因每次细胞分裂而逐渐缩短的端粒长度得以补偿，进而稳定端粒长度。近年有关端粒酶与肿瘤关系的研究进展表明，在肿瘤细胞中端粒酶还参与了对肿瘤细胞的凋亡和基因组稳定的调控过程。通过蛋白质-蛋白质相互作用在翻译后水平对端粒酶活性及功能进行调控，则是目前研究端粒酶调控机制的热点之一。

（三）核　仁

核仁（nucleolus）是核内圆球形小体，无膜包绕，核仁的数量、大小、位置随细胞类型及其功能状态而异。在细胞有丝分裂时核仁亦见先消失后又重建的变化。电镜下，核仁中心为海绵状结构，周围是颗粒状结构。

核仁的主要化学成分是 RNA 和蛋白质。核仁的主要功能是合成 rRNA 产生核糖体的场所。

第二节　细胞的增殖

细胞各组成部分在不断发展变化的基础上还要不断增殖，产生新细胞，以代替衰老、死亡的细胞，这是新陈代谢的表现，也是机体不断生长发育、赖以生存和延续种族的基础。一个细胞分裂成为两个新细胞的过程，称**细胞增殖**（cell proliferation）。细胞从一次分裂结束开始生长，到下一次分裂结束所经历的过程，称**细胞增殖周期（细胞周期）**。细胞周期可分为间期和分裂期两个时期(图 2-6)。

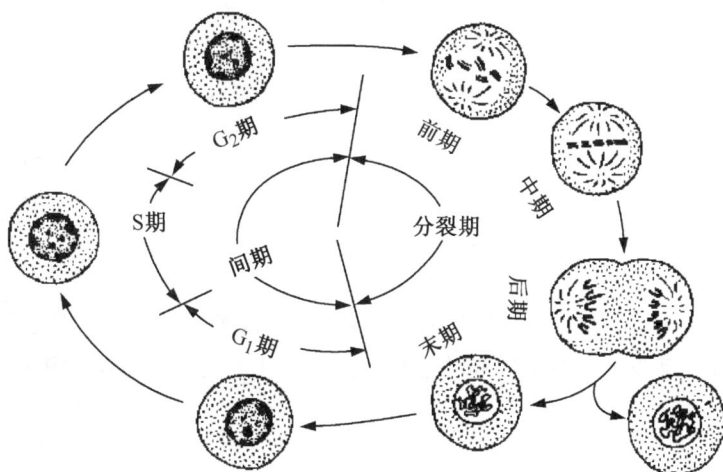

图 2-6　细胞周期示意图

一、间　期

细胞分裂以后进入间期,就进行着结构上和生物合成上复杂的变化。其间又分为:

(一) DNA 合成前期(G₁ 期)

此期细胞内合成各种核糖核酸(RNA)及核蛋白体。进入 G_1 期的细胞,可有三种情况:① 不再继续增殖,永远停留在 G_1 期直至死亡。② 暂时不增殖。如肝、肾细胞,若细胞大量死亡需要补充时,它们又进入增殖周期的轨道。这些细胞又可称为 G_0 期细胞。③ 继续进行增殖。例如骨髓造血细胞、胃肠道黏膜细胞等。

(二) DNA 合成期(S 期)

从 G_1 末期到 S 初期,细胞利用 G_1 期准备的物质条件完成 DNA 复制,并合成一定数量的组蛋白,供 DNA 形成染色体初级结构,为细胞进行分裂作准备。

(三) DNA 合成后期(G₂ 期)

此期的主要特点是为细胞分裂准备物质条件。

二、分裂期

分裂期又称有丝分裂期,简称 M 期。此期是确保细胞核内染色体能精确均等地分配给两个子细胞核,使分裂后的细胞保持遗传上的一致性。

整个细胞周期是一个动态过程,每个分期相互联系,不可分割。如细胞周期的某个阶段受到环境因素的干扰时,细胞增殖则发生障碍。肿瘤细胞的增殖周期也可分为 G_1、S、G_2、M 四个时期。目前,人们试图在肿瘤细胞增殖不同阶段,采取不同的治疗措施。例如,利用放射线破坏癌细胞 DNA 的结构与合成,从而抑制癌细胞的增殖过程,达到治疗效果。

(张金萍)

第三章

基本组织

组织（tissue）是由细胞和细胞外基质（细胞间质）组成的群体结构，是构成人体各器官的基本成分。人体组织按其形态结构和功能特点可分为上皮组织、结缔组织、肌组织和神经组织，称**基本组织**。

第一节　上皮组织

上皮组织（epithelial tissue），简称**上皮**（epithelium），由大量形态较规则、排列紧密的细胞和少量细胞间质构成。具有以下特征：① 细胞多，细胞间质少，细胞排列紧密呈层状或膜状。② 上皮细胞有明显的**极性**，即朝向体表或器官的腔面，称游离面，与其相对的朝向深部结缔组织的一面，称基底面。基底面附着于基膜（见后述）与其深面的结缔组织相连接。③ 上皮组织一般无血管，所需营养由结缔组织的毛细血管透过基膜供给。④ 上皮组织内有丰富的神经末梢。

依据其形态结构和功能的不同，上皮可分为被覆上皮和腺上皮两大类。被覆上皮被覆于体表或衬于体内各种管、腔及囊的内表面，具有保护、吸收、分泌和排泄等功能；腺上皮是构成腺的主要成分，具有分泌功能。一般所说的上皮是指被覆上皮。

一、被覆上皮

（一）被覆上皮的分类

被覆上皮（covering epithelium）根据其构成细胞的层数和细胞在垂直切面上的形状进行分类（表 3 - 1）。

表 3 - 1　被覆上皮的类型、主要分布及功能

细胞层数	上皮类型	主要分布	功　　能
单层	扁平上皮	内皮：心、血管及淋巴管腔面 间皮：胸膜、腹膜及心包膜表面 其他：肺泡及肾小囊壁层等	润滑
	立方上皮	肾小管等处	分泌和吸收
	柱状上皮	胃、肠黏膜、胆囊、子宫内膜及输卵管黏膜等处	保护、吸收和分泌

细胞层数	上皮类型	主要分布	功 能
单层	假复层纤毛柱状上皮	呼吸道黏膜	保护、分泌、排出尘粒等附着物
复层	扁平上皮（角化）	皮肤表皮	保护、耐摩擦
	扁平上皮（未角化）	口腔、食管及阴道黏膜等处	保护
	变移上皮	肾盏、肾盂、输尿管及膀胱黏膜	保护，可适应器官的胀缩

（二）被覆上皮的结构

1. 单层扁平上皮（simple squamous epithelium） 由一层扁平细胞紧密排列而成。表面观察，细胞呈不规则形或多边形，边缘呈锯齿状或波浪状，互相嵌合；核椭圆形，位于细胞中央。垂直切面观察，细胞扁薄，胞质很少，含核部分略厚（图3-1、图3-2）。

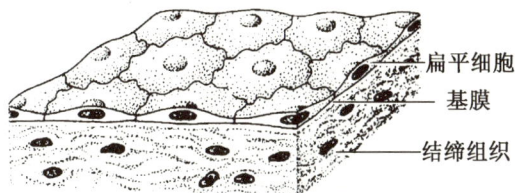

图3-1 单层扁平上皮立体模式图

图3-2 单层扁平上皮（毛细血管）
HE染色 ×400 （↑）单层扁平上皮细胞核

衬贴在心、血管和淋巴管腔面的单层扁平上皮称**内皮**（endothelium）；分布在胸膜、腹膜和心包膜表面的单层扁平上皮称**间皮**（mesothelium）。其主要功能是保持器官表面光滑，利于血液和淋巴的流动，或减少器官间的摩擦。

2. 单层立方上皮（simple cuboidal epithelium） 由一层近似立方形的细胞组成。表面观察，细胞呈六角形或多角形。垂直切面观察，细胞呈立方形，核圆形，位于细胞的中央（图3-3、图3-4）。这种上皮分布在肾小管等处，具有分泌和吸收功能。

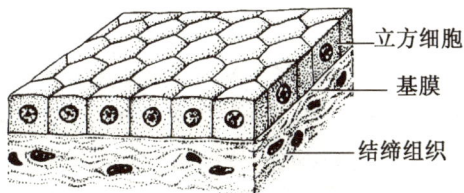

图3-3 单层立方上皮立体模式图

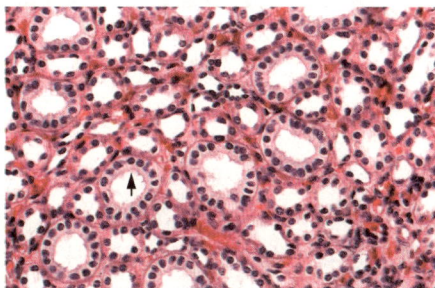

图3-4 单层立方上皮（肾小管）
HE染色 ×400 （↑）单层立方上皮

3. 单层柱状上皮（simple columnar epithelium） 由一层棱柱状细胞组成。表面观察，细胞呈六角形或多角形。垂直切面观察，细胞呈高柱状，核椭圆形，常位于细胞近基底部，其长轴与细胞长轴一致（图 3-5、图 3-6）。某些单层柱状上皮，其柱状细胞间夹有杯状细胞。杯状细胞形似高脚酒杯，底部狭窄，含深染的细胞核，顶部膨大，充满分泌颗粒。这种上皮分布在胃、肠、胆囊和子宫等器官的内表面，有保护、吸收或分泌功能。

图 3-5 单层柱状上皮立体模式图

图 3-6 单层柱状上皮（小肠） HE 染色 ×400
（↑）杯状细胞；（↡）单层柱状上皮细胞核

4. 假复层纤毛柱状上皮（pseudostratified ciliated columnar epithelium） 由一层柱状细胞、杯状细胞、梭形细胞和锥形细胞组成。其中，柱状细胞最多，游离面有纤毛（见后述）。这些细胞形态不同、高矮不一，核的位置不在同一平面上，但基底部均附着于基膜，因此在垂直切面上观察貌似复层，而实为单层（图 3-7、图 3-8）。主要分布在呼吸道，具有保护和分泌功能。

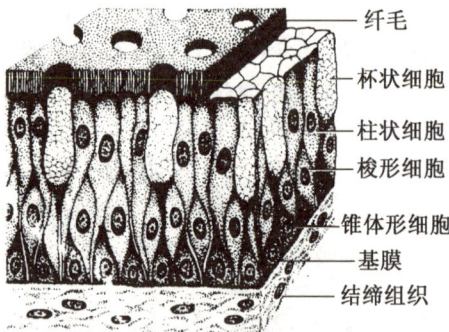

图 3-7 假复层纤毛柱状上皮立体模式图

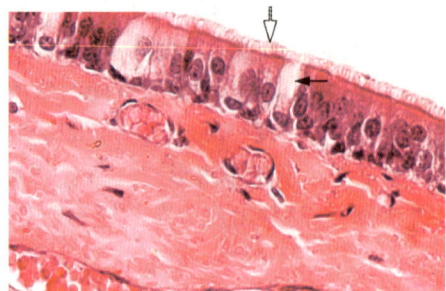

图 3-8 假复层纤毛柱状上皮（气管）
HE 染色 ×400 （↑）杯状细胞；（↡）纤毛

5. 复层扁平上皮（stratified squamous epithelium） 又称**复层鳞状上皮**，由多层细胞组成。垂直切面观察，浅层为数层扁平细胞；中间层为数层多边形细胞，体积较大，细胞境界清楚；紧靠基膜的一层基底细胞为矮柱状（图 3-9、图 3-10），细胞较幼稚，分裂增殖能力较强，新生的细胞向表层移动，以补充衰老脱落的表层细胞。上皮与深部结缔组织的连接凹凸不平，可增加两者的连接面积，既保证上皮组织的营养供应，又使连接更加牢固。

衬贴在口腔和食管等腔面的复层扁平上皮，浅层细胞有核，胞质含角蛋白少，称**未角化**

的**复层扁平上皮**(图3-9)。位于皮肤表皮的复层扁平上皮,浅层细胞的核消失,胞质充满角蛋白,细胞干硬,并不断脱落,称**角化的复层扁平上皮**(图3-10)。复层扁平上皮具有耐摩擦和阻止异物侵入等作用,受损伤后有很强的再生修复能力。

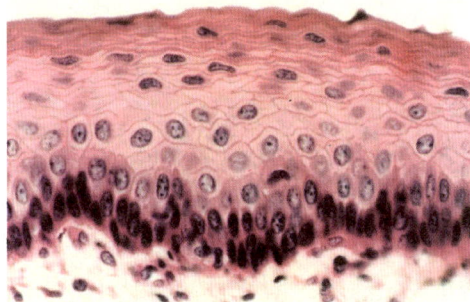

图3-9　未角化的复层扁平上皮(食管)
HE染色　×400

图3-10　角化的复层扁平上皮(皮肤)
HE染色　×400

6. 变移上皮(transitional epithelium)　又称**移行上皮**,分布在排尿管道,可分为表层细胞、中间层细胞和基底细胞。该上皮的特点是细胞形态和层数可随器官的收缩与扩张状态而变化。如膀胱空虚时,上皮变厚,细胞层数变多,细胞呈大立方形,表层细胞大而厚,一个细胞可覆盖几个中间层细胞,称盖细胞;膀胱充盈时,上皮变薄,细胞层数减少,细胞呈扁梭形(图3-11)。

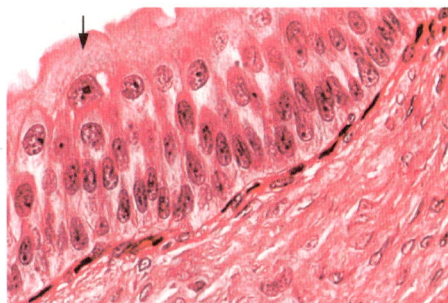

A.空虚状态　(↑)盖细胞

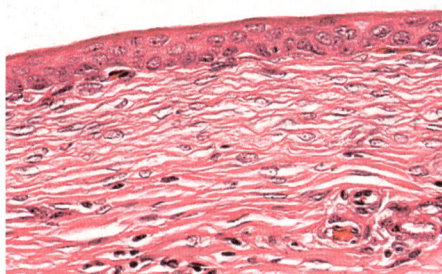

B.充盈状态

图3-11　变移上皮(膀胱)　HE染色　×400

二、上皮组织的特殊结构

上皮细胞的游离面、基底面和相邻细胞的侧面,形成一些特殊结构,以适应上皮组织的功能(图3-12)。

(一)上皮细胞的游离面

1. 微绒毛(microvillus)　上皮细胞游离面的细胞膜和细胞质向腔面伸出微细指状突起,其内含有纵行的微丝(图3-13)。光镜下,小肠和肾近端小管上皮细胞的游离面有呈纵纹状的纹状缘(图3-6)或刷状缘。这种结构扩大了细胞游离面的表面积,有利于细胞的吸收功能。

图 3 - 12　上皮细胞特殊结构超微结构模式图

2. 纤毛（cilium）　上皮细胞游离面的细胞膜和细胞质向腔面伸出的较粗长的突起,其内有纵行排列的微管。光镜下清晰可见(图 3 - 8)。纤毛具有节律性定向摆动的能力,通过纤毛的摆动,可将细胞表面的分泌物和颗粒性物质定向推送,如气管上皮纤毛,可排除吸入的灰尘、细菌以及分泌物。

(二)上皮细胞的侧面

上皮细胞的侧面分化出一些特殊结构,形成细胞连接,以加强上皮细胞间的相互结合。常见的细胞连接有以下四种方式(图 3 - 13):

1. 紧密连接（tight junction）　在靠近上皮细胞游离面的四周,相邻细胞膜上有带状的网格形嵴,嵴嵴相对并融合,细胞间隙消失。这种连接起着封闭细胞间隙防止细胞外物质穿入的作用,从而保持机体内环境的稳定。

2. 中间连接（intermediate junction）　位于紧密连接的下方,呈环形带状。相邻细胞间有 15～20nm 的间隙,内含较致密的丝状物横向连接相邻细胞膜。这种连接较牢固,具有加强细胞连接和保护细胞形状的作用。

3. 桥粒（desmosome）　呈斑状连接,大小不一,相邻细胞间隙宽 20～30nm,内含丝状物。间隙中央有一条与细胞膜相平行的致密中间线。细胞膜的胞质面由致密物质构成附着板,有张力丝附着。桥粒是一种最牢固的细胞连接。表皮底层细胞基底面以半桥粒形式,固着在基膜上。

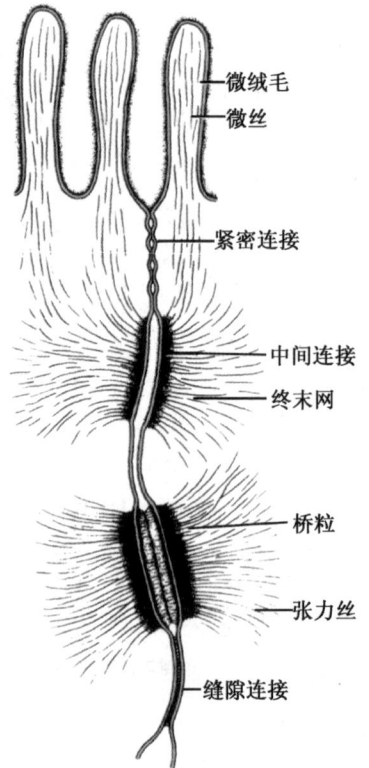

图 3 - 13　上皮细胞微绒毛及细胞连接超微结构模式图

4. 缝隙连接（gap junction）　呈斑状，细胞间隙很窄，仅 2nm。相邻细胞膜间有小管通连，成为细胞间直接相通的管道，以传递化学信息，调节细胞的功能。

具有两种以上的细胞连接称**连接复合体**（junctional complex）。

（三）上皮细胞的基底面

上皮细胞的基底面可见基膜、质膜内褶等特殊结构。

1. 基膜（basement membrane）　是上皮细胞基底面与深部结缔组织之间的薄膜，厚薄不一（图 3-12）。电镜下，基膜分两层，近上皮处为基板，由上皮细胞产生；与结缔组织相接的部分为网板，由结缔组织的成纤维细胞分泌产生，主要由网状纤维和基质构成。基膜的功能除具有支持、连接和固定作用外，并具有半透膜性质，便于上皮细胞与结缔组织之间进行物质交换。

2. 质膜内褶（plasma membrane infolding）　是上皮细胞基底面的细胞膜折向细胞质所形成的许多内褶，内褶间含有与其平行的长杆状线粒体。质膜内褶扩大了细胞基底部的表面积，有利于水和电解质的迅速转运（图 3-12）。

3. 半桥粒（hemidesmosome）　位于上皮细胞基底面，为桥粒结构的一半。主要作用是将上皮细胞固着在基膜上（图 3-12）。

三、腺上皮和腺

以分泌功能为主的上皮称为**腺上皮**（glandular epithelium），以腺上皮为主要成分构成的器官称为**腺**（gland）。

（一）腺的分类

依据腺分泌物的排出方式分为**外分泌腺**（exocrine gland）和**内分泌腺**（endocrine gland）。外分泌腺的分泌物经导管排到体表或体腔内，如汗腺、唾液腺等；内分泌腺无导管，其分泌物经血液和淋巴输送，如甲状腺、肾上腺等（详见第 13 章内分泌系统）。

（二）外分泌腺的结构和分类

1. 结构　外分泌腺一般由分泌部和导管组成。

（1）**分泌部**　由一层腺上皮细胞组成，中央有腔，与腺的导管相连，具有分泌功能。分泌部的形状为管状、泡状或管泡状。泡状和管泡状的分泌部常称**腺泡**（acinus）。

（2）**导管**　与分泌部通连，管壁由单层或复层上皮组成，可将分泌物排至体表或器官腔内。有的导管还有分泌和吸收功能。

2. 分类　按构成腺的腺细胞的数量可分为单细胞腺（如杯状细胞）（图 3-8）和多细胞腺。多细胞腺根据腺导管有无分支，可分为单腺（导管不分支）和复腺（导管呈多级分支）。根据腺泡的形态可分为管状腺、泡状腺或管泡状腺（图 3-14）。按分泌物性质的不同，可分为黏液性腺、浆液性腺和混合性腺。

四、上皮组织的化生

化生（metaplasia）是一种分化成熟的组织转变为另一种分化成熟组织的过程。化生是对环境变化发生的一种适应性反应，常发生于上皮组织和结缔组织。

上皮组织的化生以鳞状上皮化生最为常见，如吸烟者支气管假复层纤毛柱状上皮发生

单管状腺

复泡状腺　　　　　复管泡状腺

图 3-14　外分泌腺的形态分类

的鳞状上皮化生;慢性胃炎时胃黏膜上皮转变为肠上皮化生;胃窦胃体部腺体转变为幽门腺上皮化生等。

　　化生的生物学意义利弊兼有,例如呼吸道黏膜鳞状化生后,可强化局部抵御外界刺激的能力,但减弱了黏膜自净能力。此外,鳞状上皮化生和肠上皮化生与鳞状细胞癌和胃腺癌的发生有一定关系。

第二节　结缔组织

　　结缔组织(connective tissue)由细胞和大量细胞外基质(细胞间质)构成。结缔组织的细胞外基质由无定形的基质、细丝状的纤维组成,其中还有不断更新的组织液。结缔组织是体内分布最广、形式最多样的一种组织,它包括固有结缔组织、软骨组织、骨组织和血液(表 3-2)。一般所说的结缔组织是指固有结缔组织。具有支持、连接、运输、营养、保护、修复和防御等功能。

　　结缔组织与上皮组织比较,有如下特点:① 结缔组织细胞少,但种类多,散在间质中,无极性分布;② 细胞间质多,由基质和纤维构成;③ 不直接与外界环境接触,因而称为内环境组织;④ 都由间充质分化形成(图 3-15)。

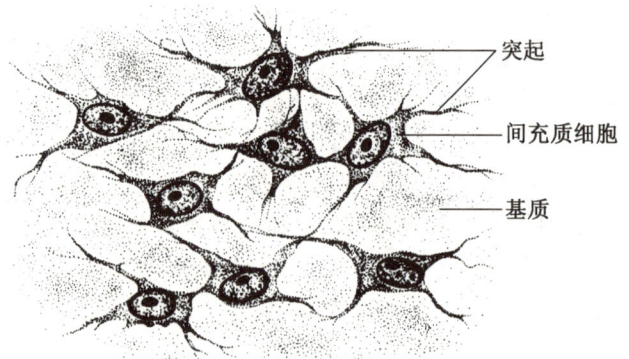

突起

间充质细胞

基质

图 3-15　间充质结构模式图

表 3 – 2　结缔组织分类

类　型	细　胞	基质状态	纤　维	分　布
疏松结缔组织	成纤维细胞、巨噬细胞、肥大细胞、浆细胞、未分化的间充质细胞、脂肪细胞、白细胞	胶状	胶原纤维、弹性纤维、网状纤维	细胞之间、组织之间、器官之间和器官内
致密结缔组织	成纤维细胞	胶状	胶原纤维、弹性纤维	皮肤真皮、器官被膜、肌腱及韧带
脂肪组织	脂肪细胞	胶状	胶原纤维、弹性纤维、网状纤维	皮下组织、肠系膜和黄骨髓等
网状组织	网状细胞	胶状	网状纤维	淋巴组织、淋巴结、脾、骨髓
软骨组织	软骨细胞	固态	胶原原纤维、弹性纤维、胶原纤维	气管、肋软骨、会厌、椎间盘等
骨组织	骨细胞	固态坚硬	胶原纤维	骨骼
血液	血细胞	液态	纤维蛋白原（相当于纤维）	心及血管内

（表格左侧纵向标注：固有结缔组织）

一、疏松结缔组织

疏松结缔组织（loose connective tissue）又称**蜂窝组织**（areolar tissue），由多种细胞和大量细胞间质构成（图 3 – 16、图 3 – 17）。广泛分布于全身各种细胞、组织和器官之间，具有防御、保护、营养、运输和创伤修复等功能。

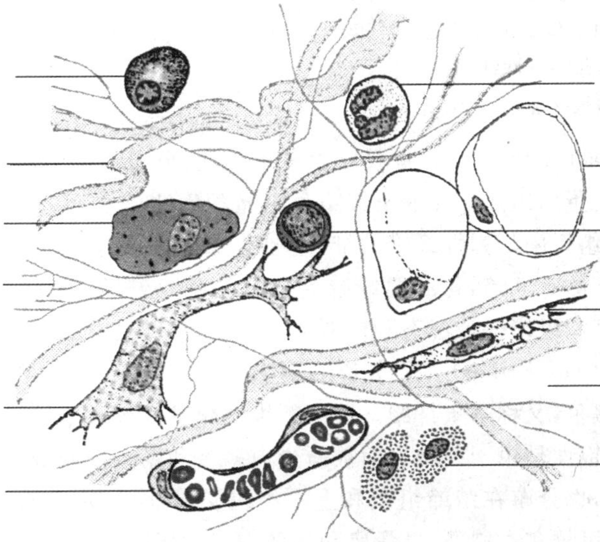

图 3 – 16　疏松结缔组织铺片模式图

（一）细胞外基质

疏松结缔组织的细胞间质多,由纤维、基质和组织液组成。

1. 纤维（fiber） 包埋在基质内,疏松结缔组织中包括胶原纤维、弹性纤维和网状纤维（图 3 - 16）。

（1）**胶原纤维**（collagenous fiber） 数量最多,新鲜时呈白色,有光泽,故又名白纤维。纤维常成束而分支,并吻合成网,呈波浪状分散在基质内（图 3 - 16、图 3 - 17）。纤维粗细不等,直径约有 $1\sim12\mu m$。胶原纤维是由直径 $20\sim200nm$ 的胶原原纤维黏合而成。电镜下,胶原原纤维具有明暗相间的周期性横纹,横纹周期约为 $64\sim70nm$（图 3 - 18）。胶原原纤维是由成纤维细胞分泌的胶原蛋白分子聚合而成。胶原纤维具有很强的韧性,抗拉力强。

图 3 - 17 疏松结缔组织（肠系膜铺片）
台盼蓝活体注射,醛复红＋偶氮洋红染色 ×400
（⇧）胶原纤维；（↑）弹性纤维；
（△）成纤维细胞核；（▲）巨噬细胞

A. 光镜结构

横纹

B. 超微结构

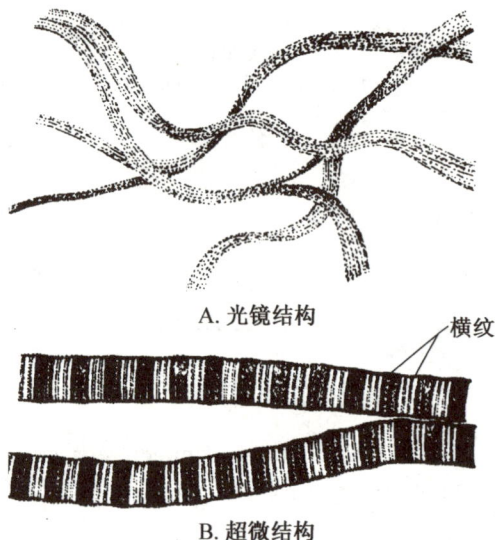

图 3 - 18 胶原纤维结构模式图

（2）**弹性纤维**（elastic fiber） 含量较胶原纤维少,但分布很广。新鲜状态时呈黄色,又名黄纤维,主要由弹性蛋白组成。在醛复红染色时显紫色（图 3 - 17）；HE 染色时呈红亮色,折光性强。疏松结缔组织中的弹性纤维较细,直径约 $0.2\sim1\mu m$,分支相互交织,具有很强的弹性,可以伸长达原长的 1.5 倍,与胶原纤维混合交织在一起,使疏松结缔组织兼有弹性和韧性,有利于所在器官和组织保持形态和位置的相对恒定,又具有一定的可变性。

（3）**网状纤维**（reticular fiber） 分支多,并连接成网（图 3 - 19）。在 HE 染色下,不易显示,用硝酸银镀染呈黑色,又称嗜银纤维。网状纤维的化学成分及电镜结构与胶原纤维基本相同。网状纤维的嗜银性是由于纤维表面被覆蛋白多糖和糖蛋白所致。网状纤维主要存在于网状组织（见后述）,也分布在结缔组织和上皮组织交界处,如基膜的网板、毛细血管和肾小管周围等。另外还可分布在神经、平滑肌和脂肪细胞的周围等。

2. 基质（ground substance） 是由生物大分子构成的无色透明的无定形胶状物,有一定黏性。主要成分为蛋白多糖和水,其中以透明质酸含量最多。透明质酸可使基质增加黏稠度,阻止侵入体内物质的扩散。但有的病毒和病菌能分泌透明质酸酶,溶解基质,而使它们便于在体内扩散。另一方面,如治疗需要,亦可将注射液加透明质酸酶一同注射至皮下组织中,则这种酶使透明质酸分解,药物得以扩散、吸收,以达到治疗目的。

3. 组织液(tissue fluid)　基质中含有的由毛细血管动脉端渗出的液体。组织液不断更新,有利于血液与组织中的细胞进行物质交换,成为细胞赖以生存的体液内环境。

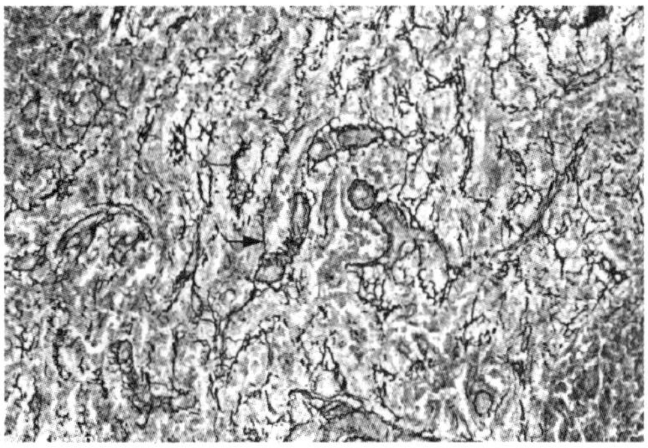

图3-19　网状纤维

镀银染色　×100　(↑)网状纤维

(二) 细　胞

疏松结缔组织的细胞多种多样,分别具有不同的功能。

1. 成纤维细胞(fibroblast)　是疏松结缔组织的主要细胞,紧贴附于胶原纤维束上。功能活跃时,细胞呈多突扁平形状,边缘不清,细胞核大,呈卵圆形,染色浅,有1～2个核仁。细胞质呈弱嗜碱性(图3-16、图3-17)。电镜下,成纤维细胞胞质内含有丰富的粗面内质网、游离核糖体、发达的高尔基复合体等细胞器(图3-20)。成纤维细胞具有产生胶原纤维、弹性纤维、网状纤维以及结缔组织的基质成分的功能,在人体发育及创伤修复期间,增殖分裂尤为活跃。成纤维细胞在合成胶原纤维的过程中,不但需要蛋白质,而且也需要维生素C等。当机体内维生素C严重缺乏时,会引起胶原纤维合成障碍,因此,手术及创伤后,适当补充维生素C,可促进伤口愈合。

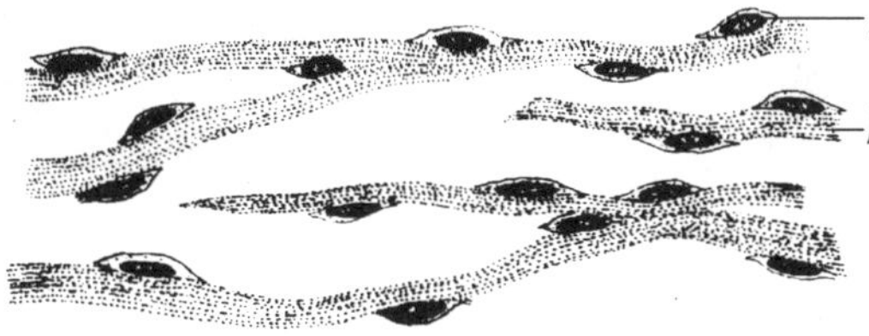

A. 光镜结构

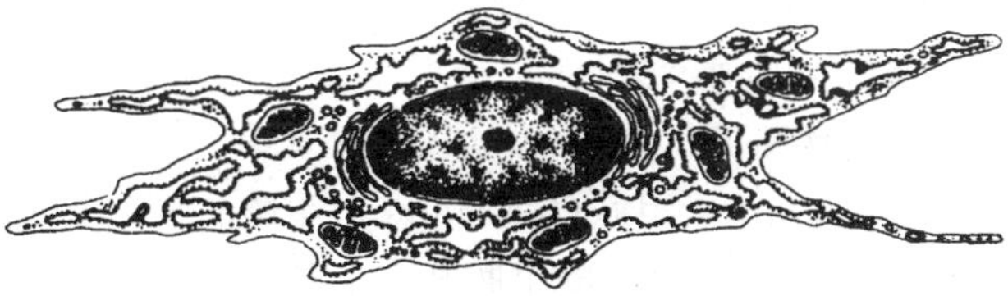

B. 超微结构

图3-20　成纤维细胞结构模式图

当成纤维细胞功能处于静止状态时,细胞胞体较小,呈长梭形。细胞核变小,染色深,此时称为纤维细胞。

2. 巨噬细胞(macrophage)　又称**组织细胞**,广泛分布在疏松结缔组织内,形态多样,一般为圆形或椭圆形,核较小,染色较深。细胞质较丰富,多呈嗜酸性,功能活跃时内含许多颗粒或空泡(图3-16、图3-17)。电镜下可见胞质内含有大量的溶酶体、吞噬体和吞噬小泡,高尔基复合体比较发达,少量的粗面内质网和线粒体等(图3-21)。巨噬细胞具有变形运动和强烈的吞噬能力,属于机体单核吞噬细胞系统的成员,具有抗原提呈作用,并且能合成和分泌上百种生物活性物质,包括溶菌酶、补体、多种细胞因子等。

3. 浆细胞(plasma cell) 细胞呈圆形或椭圆形,核圆形,常偏于细胞一侧,核内染色质丰富,多聚集在核周并向核中心呈辐射状排列,形似车轮状(图3-22)。细胞质呈强嗜碱性,在近细胞核处有一着色较浅

图3-21 巨噬细胞超微结构模式图

而透明的区域。电镜下,胞质内可见大量密集的粗面内质网、丰富的游离核糖体,浅染区有发达的高尔基复合体(图3-23)。浆细胞来源于B淋巴细胞。当B淋巴细胞受到抗原刺激时,淋巴母细胞化,进一步分化成为浆细胞。浆细胞可合成和分泌免疫球蛋白(抗体),参与机体的体液免疫。在正常的疏松结缔组织中,这种细胞不常见到,但在病原微生物易于侵入的部位,如消化道、呼吸道黏膜的结缔组织及慢性炎症部位较多。

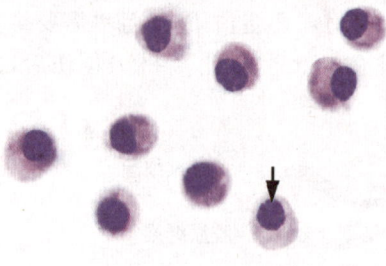

图3-22 浆细胞
HE染色 ×400 (↑)细胞核

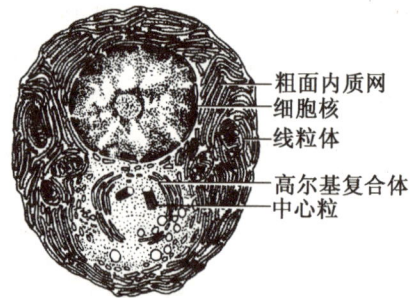

图3-23 浆细胞超微结构模式图

4. 肥大细胞(mast cell) 细胞较大,呈圆形或椭圆形。细胞核小而圆,染色深。胞质内充满了粗大的嗜碱性颗粒,此颗粒具有异染性,可被甲苯胺蓝染成紫色(图3-24)。颗粒易溶于水,故在切片上难以辨认该细胞。电镜下,胞质内含有大量膜包颗粒(异染颗粒)(图3-25),颗粒内含有**肝素**(heparin)、**组胺**(hiatamine)、**嗜酸性粒细胞趋化因子**等。胞质内含有**白三烯**(leukotriene)。肥大细胞释放的组胺和白三烯可使毛细血管及微静脉的通透性增加,血浆蛋白和液体渗出,致使局部皮肤水肿,临床上称为荨麻疹;组胺和白三烯还可引起细支气管平滑肌痉挛,从而造成通气不畅,呼吸困难,发生哮喘。肝素有抗凝血作用。嗜酸性粒细胞趋化因子可引导血液中的嗜酸性粒细胞定向聚集于病变部位,从而减轻过敏反应。肥大细胞常沿小血管广泛分布,在身体与外界接触的部位,如皮肤、呼吸道和消化管的结缔组织内较多。

图 3-24　肥大细胞
甲苯胺蓝染色　×400
(↑)肥大细胞

图 3-25　肥大细胞超微结构模式图

异染颗粒
线粒体
细胞核

5. 脂肪细胞(fat cell)　单个或成群存在。细胞体积大，呈球形，其中含有脂滴。胞质被挤压至细胞周边成一薄层包裹脂滴。核也被压成扁圆形，位于细胞一侧。HE 染色，细胞内的脂滴被溶解而呈空泡状(图 3-16、图 3-26)。脂肪细胞可合成和贮存脂肪，参与脂类代谢。

6. 未分化的间充质细胞(undifferentiated mesenchymal cell)　多分布在毛细血管周围，其形态与成纤维细胞相似，是成体结缔组织内的干细胞，保留着间充质细胞多向分化的潜能。在炎症及创伤修复时，可分化为各种结缔组织细胞如成纤维细胞，并能分化为新生血管壁的内皮细胞和平滑肌细胞等。HE 染色，此细胞不易辨别。

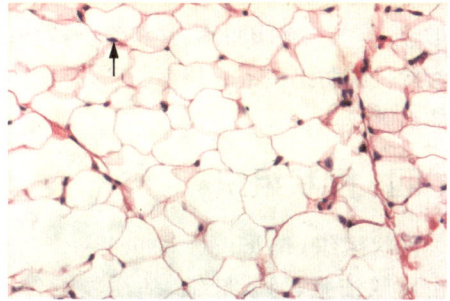

图 3-26　脂肪细胞
HE 染色　×400　(↑)细胞核

7. 白细胞(white blood cell)　血液内的白细胞，如中性粒细胞、淋巴细胞、嗜酸性粒细胞等，常以变形运动穿出毛细血管或微静脉，游走到疏松结缔组织内，行使防御功能。

二、致密结缔组织

　　致密结缔组织(dense connective tissue)的特点是细胞和基质成分少，纤维成分多，排列紧密，细胞主要是成纤维细胞。纤维主要是胶原纤维和弹性纤维，依据纤维排列规则与否，分为规则致密结缔组织和不规则致密结缔组织；肌腱及大部分韧带其纤维平行排列，纤维间可见成行排列的成纤维细胞(腱细胞)，属于规则的致密结缔组织(图 3-27)；反之则为不规则致密结缔组织，如器官被膜及真皮等处的结缔组织(图 3-28)。致密结缔组织具有支持和连接功能。

图 3-27 规则致密结缔组织（肌腱）
HE 染色 ×400 （↑）细胞核

图 3-28 不规则致密结缔组织（真皮）
HE 染色 ×400

三、脂肪组织

脂肪组织（adipose tissue）由大量脂肪细胞聚集而成（图 3-26）。疏松结缔组织将成群的脂肪细胞分隔成若干小叶，结缔组织小隔中含有丰富的毛细血管网，脂肪细胞呈圆形或多边形，胞质内充满脂肪滴，常将细胞核挤向细胞一侧。HE 染色，脂滴被溶剂溶解，故细胞呈空泡状。脂肪组织主要储存脂肪，是机体内的最大"能量库"，同时具有支持、缓冲、保护和保持体温等作用。

四、网状组织

网状组织（reticular tissue）主要由网状细胞、网状纤维、基质及少量巨噬细胞构成。网状细胞的突起彼此相互连接，网状纤维沿网状细胞分布，共同构成网架，它是淋巴组织、淋巴器官及骨髓的结构基础，网状细胞形成网状纤维，网状组织在造血器官内可提供血细胞发育所需要的微环境（图 3-29）。

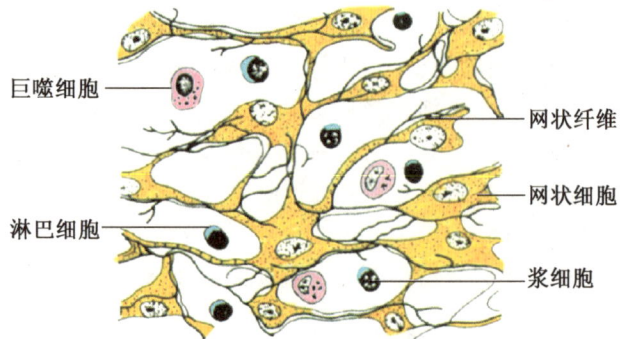

图 3-29 网状组织结构模式图

五、软骨组织与软骨

（一）软骨组织

软骨组织（cartilage tissue）由**软骨细胞**（chondrocyte）和**软骨基质**（细胞间质）构成。软骨细胞的大小、形状和分布有一定的规律。在软骨周边部分为幼稚软骨细胞，较小，呈扁圆形，常单个分布。越靠近软骨中央，细胞越成熟，体积逐渐增大，变成圆形或椭圆形。软骨基质呈均质状，由凝胶状基质和纤维构成，基质主要成分为蛋白多糖和水分，其中水分占 90%。软骨基质没有血管、淋巴管和神经，但具有良好的可渗透性。软骨细胞所需的营养由软骨膜血管渗出供给。

（二）软　骨

软骨(cartilage)是一种器官,由软骨组织及其周围的软骨膜构成。根据其基质中所含纤维成分的不同,软骨可分为 3 种(表 3 - 3),即**透明软骨**(hyaline cartilage)(图 3 - 30)、**弹性软骨**(elastic cartilage)(图 3 - 31)和**纤维软骨**(fibrous cartilage)(图 3 - 32)。

表 3 - 3　三种软骨比较表

类 型	透明软骨	弹性软骨	纤维软骨
细胞	软骨细胞多,从软骨周边到中央	同左	软骨细胞较小而少,成行分布于纤维束之间
间质	由胶原原纤维和基质构成,纤维和基质折光率一致,故 HE 染色片上不易分辨	大量弹性纤维交织成网,基质和纤维折光率不一,故 HE 染色片上可看到纤维	大量平行或交叉排列的胶原纤维束
功能	弹性差	弹性好	韧性好
分布	肋软骨、关节软骨、呼吸道内的软骨等处	耳廓、咽喉及会厌等处	椎间盘、耻骨联合及关节盘等处

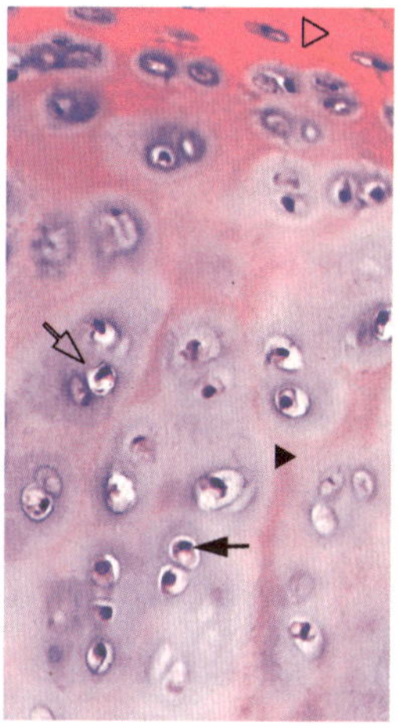

图 3 - 30　透明软骨(气管)
HE 染色　×200
(↑)软骨细胞;(♠)同源细胞群;(△)软骨膜;(▲)软骨基质

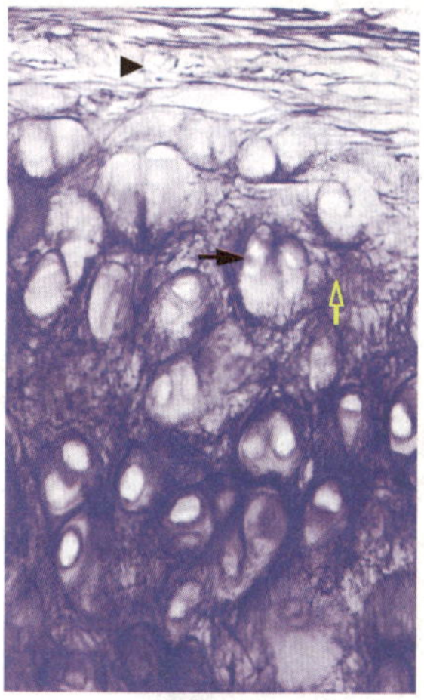

图 3 - 31　弹性软骨(耳廓)
弹性染色　×200
(↑)软骨细胞;
(♠)软骨基质;(▲)软骨膜

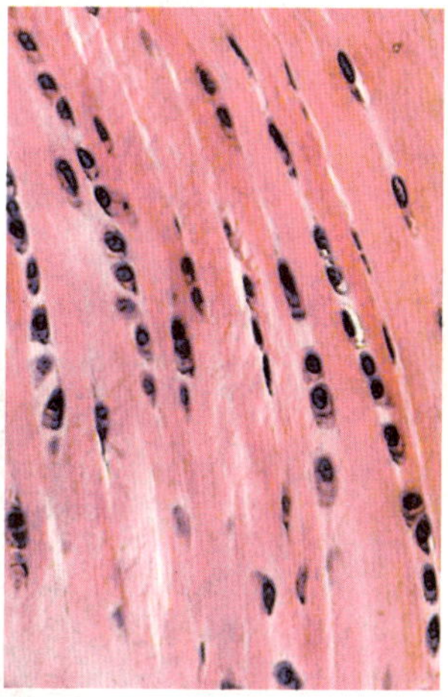

图 3 - 32　纤维软骨(椎间盘)
HE 染色　×200

六、骨组织

（一）骨组织的基本结构

骨组织(osseous tissue)是一种坚硬的结缔组织,由细胞和钙化的细胞间质(骨质)组成。

1. 细胞间质　骨组织的细胞间质又称骨质,由有机成分及无机成分组成。有机成分是成骨细胞分泌的大量胶原纤维和少量基质所构成,约占骨干重的 35%,使骨质具有韧性。无机成分主要为骨盐,其化学成分为羟基磷灰石结晶,占骨干重的65%,使骨质坚硬。由骨胶原纤维被粘合质(粘蛋白)粘合在一起并有钙盐沉积构成的薄板状结构称**骨板**(bone lamella)(图3-33)。

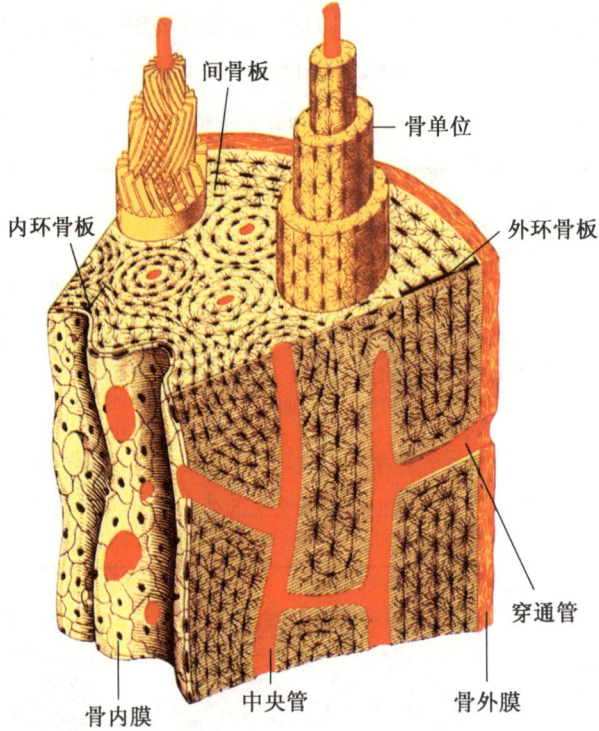

图3-33 长骨结构模式图

2. 细胞 骨组织中的细胞有骨祖细胞、成骨细胞、骨细胞和破骨细胞(图3-34)。

图3-34 骨组织的各种细胞示意图

（1）**骨祖细胞**（osteoprogenitor cell）是骨组织的干细胞，呈梭形，较小，位于骨膜内侧。骨祖细胞可分化为成骨细胞和成软骨细胞。

（2）**成骨细胞**（osteoblast）位于骨组织的表面，呈立方或矮柱状，胞质嗜碱性。细胞以突起与相邻的成骨细胞和骨细胞相连。成骨细胞合成和分泌骨基质的有机成分，形成类骨质后，自身被包埋其中，分泌能力逐渐减弱，转变为骨细胞。

（3）**骨细胞**（osteocyte）数量最多，呈多突形，胞体扁平椭圆形，突起多而细长，相邻细胞突起借缝隙连接相互连接，位于骨质内。骨细胞具有一定的溶骨和成骨作用，参与调节钙、磷平衡。

（4）**破骨细胞**（osteoclast）散在分布于骨组织边缘，细胞直径 $30\sim100\mu m$，核 6～50 个，胞质嗜酸性，溶酶体丰富。破骨细胞具有很强的溶骨、吞噬和消化能力。

（二）骨密质和骨松质的结构特点

1. 骨密质（compact bone）　分布于长骨骨干和骨骺的外侧部分。由规则排列的骨板及分布于骨板内、骨板间的骨细胞构成，计有如下四种骨板（图 3－33）：① **外环骨板**（outer circumferential lamella）：位于骨干表面，由几层到十几层骨板构成。有容纳来自骨膜的血管和神经的穿通管横穿骨板抵达中央管。② **内环骨板**（inner circumferential lamella）：位于骨髓腔面，为几层排列不规则的骨板，其内表面与骨内膜紧密相接。③ **哈弗斯系统**（Haversian system）：又称**骨单位**（osteon），位于内、外环骨板之间，由 10～20 层同心圆排列的筒状骨板构成，其中央有一条中央管，管内有血管、神经穿行（图 3－35）。④ **间骨板**（interstitial lamella）：位于骨单位之间，排列不规则，是骨改建过程中，旧的骨单位残留的遗迹。

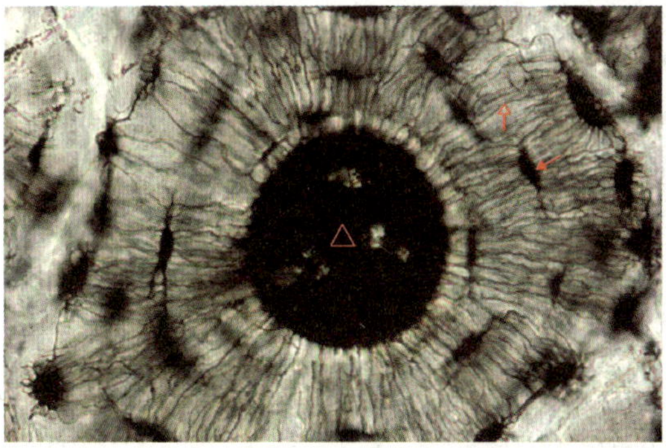

图 3－35　哈弗斯系统（长骨）

大丽紫染色　×400　（△）中央管；（↑）骨陷窝；（↟）骨小管

2. 骨松质（spongy bone）　分布于长骨的骨骺和骨干的内侧部分。由许多细片状或杆状骨小梁交织而成，小梁则由不规则骨板及骨细胞构成。小梁之间有很多空隙，其内含有红骨髓、血管和神经（图 3－33）。

七、血　液

血液（blood）又称外周血，是一种液状、特殊的结缔组织，由血细胞和**血浆**（plasma）组成。健康成人约有 5L，占体重的 7%。血浆是流动的液体，相当于细胞间质，约占血液容积的 55%，其中约 90% 是水，其余为血浆蛋白（包括白蛋白、球蛋白、纤维蛋白原等）及其他可溶性物质。血液从血管流出后，其内的纤维蛋白原转变为纤维蛋白，并参与血液的凝固。血液凝固后所析出的淡黄色清明液体，称**血清**（serum）。因此，血清中不含纤维蛋白原。血细胞约占血液容积的45%（图3-36）。正常人各种血细胞的数量和比例相对呈动态平衡。临床上将血细胞的形态、数量、比例和血红蛋白含量的测定称为**血象**（hemogram）。血象对于了解机体状况和诊断疾病十分重要。用 Wright 或 Giemsa 染色法染血涂片，是最常用的观察血细胞形态的方法。血细胞包括红细胞、白细胞和血小板（图3-37）。

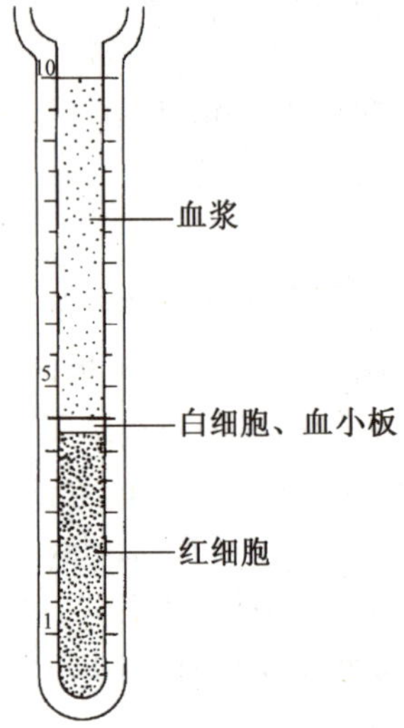

图3-36　血浆、白细胞、血小板、
红细胞比积示意图

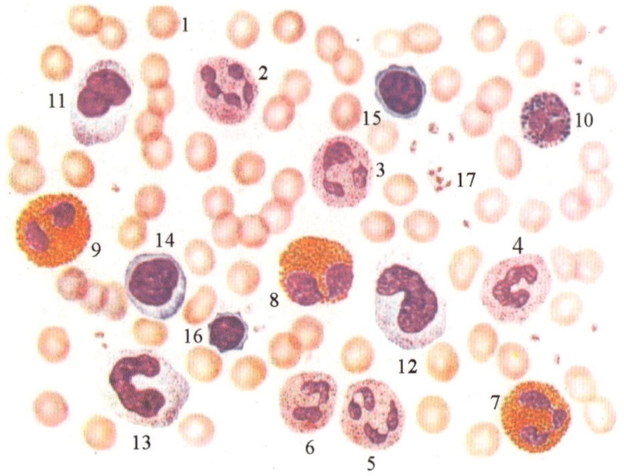

图3-37　血细胞仿真图

1. 红细胞；2～6. 中性粒细胞；7～9. 嗜酸性粒细胞；10. 嗜碱性粒细胞；11～13. 单核细胞；14～16. 淋巴细胞；17. 血小板

血细胞分类和正常值如下：

$$
血细胞
\begin{cases}
红细胞（RBC）
\begin{cases}
男：(4.0～5.5)×10^{12}/L，血红蛋白（Hb）：120～150g/L\\
女：(3.5～5.0)×10^{12}/L，血红蛋白（Hb）：110～140g/L
\end{cases}\\
白细胞（WBC）(4～10)×10^9/L
\begin{cases}
粒细胞
\begin{cases}
中性粒细胞 50\%～70\%\\
嗜酸性粒细胞 0.5\%～3\%\\
嗜碱性粒细胞 0\%～1\%
\end{cases}\\
无粒细胞
\begin{cases}
淋巴细胞 25\%～30\%\\
单核细胞 3\%～8\%
\end{cases}
\end{cases}\\
血小板（PLT）(100～300)×10^9/L
\end{cases}
$$

（一）红细胞

红细胞（erythrocyte, red blood cell, RBC）呈双凹圆盘状，直径约 $7.5\mu m$，中央较薄，周缘较厚。因此，在血涂片上，红细胞中央染色较浅，周缘较深（图3-37）。成熟红细胞无核和细胞器，胞质内充满**血红蛋白**（hemoglobin, Hb），使红细胞呈红色。血红蛋白具有结合与运输 O_2 和 CO_2 的功能。所以红细胞能供给全身细胞所需的 O_2，并带走细胞所产生的大部分 CO_2。红细胞的平均寿命约120天。与此同时，每天有大量新生红细胞从骨髓进入血液。这些未完全成熟的红细胞内尚残留部分核糖体，用煌焦油蓝染色呈细网状，故称**网织红细胞**

(reticulocyte)。新生的红细胞在血流中大约经过一天后完全成熟,核糖体消失。在成人,网织红细胞占红细胞总数的 0.5%～1.5%。骨髓造血功能发生障碍的患者,网织红细胞计数降低。如果贫血患者的网织红细胞计数增加,说明与治疗有关。故网织红细胞的计数可作为贫血等血液病的诊断、疗效判断及预后的指标之一。

(二) 白细胞

白细胞(leukocyte,white blood cell,WBC)是有核的球形细胞,一般较红细胞大。白细胞能做变形运动,穿过血管壁,进入周围组织,发挥防御和免疫功能。根据白细胞胞质内有无特殊颗粒,可将其分为有粒白细胞和无粒白细胞。前者常简称粒细胞,根据其特殊颗粒的染色性,又可分为中性粒细胞、嗜酸性粒细胞和嗜碱性粒细胞 3 种(图 3 - 37);后者则有单核细胞和淋巴细胞两种(图 3 - 37)。

1. 中性粒细胞(neutrophilic granulocyte,neutrophil)　中性粒细胞是白细胞中数量最多的一种,直径 10～12μm。细胞核呈腊肠形的称为杆状核;细胞核呈分叶状的称为分叶核,一般分为 2～5 叶,以 2～3 叶者居多(图 3 - 37)。核的分叶越多则细胞越衰老。细胞质内有很多细小颗粒,分布均匀,其中紫蓝色的为嗜天青颗粒,约占颗粒总数的 20%;淡红色的为特殊颗粒,约占颗粒总数的 80%,特殊颗粒内含有吞噬素和溶菌酶等(图 3 - 38)。吞噬素有杀菌作用,溶菌酶能溶解细菌表面的糖蛋白。

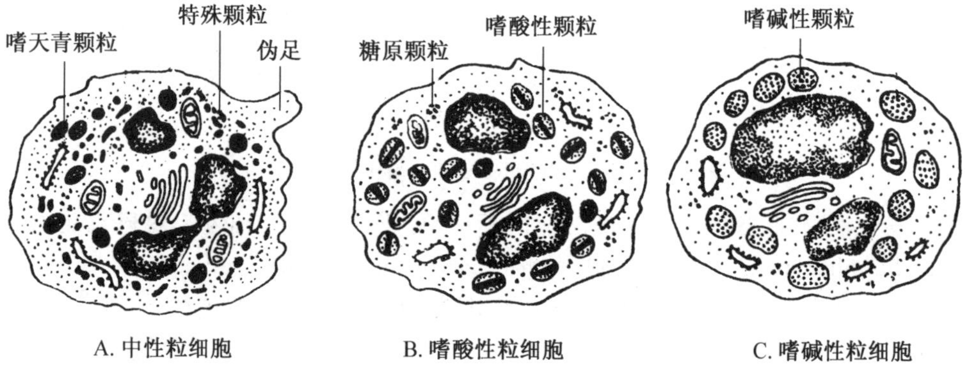

图 3 - 38　三种有粒白细胞超微结构模式图

中性粒细胞具有活跃的变形运动和吞噬功能。当机体局部受到细菌侵入时,中性粒细胞以变形运动穿出毛细血管,聚集在细菌感染的部位,吞噬细菌并将其分解消化,在机体中起着重要的防御作用。中性粒细胞在吞噬、处理了大量细菌后,自身也死亡,成为脓细胞。中性粒细胞从骨髓进入血液,约停留 6～8 小时,然后离开,在结缔组织中存活 2～3 天。

2. 嗜碱性粒细胞(basophilic granulooyte,basophil)　嗜碱性粒细胞直径 10～12μm,细胞核分叶或呈"S"形或不规则形,着色较浅。细胞质内含有大小不等、分布不匀的嗜碱性颗粒(图 3 - 37),颗粒内含有肝素、组胺、嗜酸性粒细胞趋化因子等(图 3 - 38)。嗜碱性粒细胞在组织中可存活 10～15 天。

3. 嗜酸性粒细胞(eosincphilic granulocyte,eosinophil)　嗜酸性粒细胞直径 10～15μm,细胞核多分为 2 叶,细胞质内充满粗大均匀的鲜红色嗜酸性颗粒(图 3 - 37)。颗粒内含酸性磷酸酶、组胺酶、芳基硫酸酯酶等。嗜酸性粒细胞能吞噬抗原抗体复合物,释放组胺酶分解组胺,芳基硫酸酯酶灭活白三烯,从而减轻过敏反应。嗜酸性粒细胞释放的阳离子蛋白对寄生虫有很强的杀灭作用(图 3-38)。当患过敏性疾病或感染寄生虫时,血液中嗜酸性粒细胞增多。嗜酸性粒细胞在血液中一般停留 6~8 小时后,进入结缔组织,可存活 8~12 天。

　　4. 淋巴细胞(lymphocyte)　淋巴细胞直径 6~20μm,可分大、中、小 3 种。小淋巴细胞数量最多,直径 6~8μm;细胞核圆形,一侧常有浅凹,染色质浓密呈块状,着色深;细胞质很少,在核周形成很薄的一周,嗜碱性,染成天蓝色,含少量嗜天青颗粒(图 3-37、图 3-39)。

A. 淋巴细胞　　　　　　B. 单核细胞

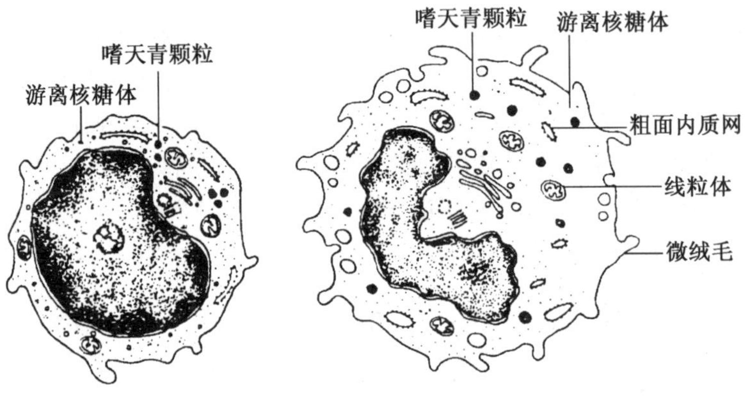

图 3-39　淋巴细胞和单核细胞超微结构模式图

　　根据发生来源、形态特点和免疫功能的不同,可将淋巴细胞分为 **T 淋巴细胞**(thymus depndent lymphocyte)、**B 淋巴细胞**(bone marrow dependent lymphocyte)和 **NK 细胞**(nature killer cell)三种类型。T 淋巴细胞能识别、攻击和杀灭异体细胞,主要参与细胞免疫;B 淋巴细胞能转化为浆细胞,产生抗体,参与体液免疫;NK 细胞不需要抗原激活,也不依赖抗体,可直接杀伤靶细胞。

　　5. 单核细胞(monocyte)　单核细胞是血液中体积最大的白细胞,直径 14~20μm,呈圆形或椭圆形,细胞核常呈肾形、马蹄铁形或扭曲折叠的不规则形,细胞质较多,弱嗜碱性,常染成灰蓝色,含有许多嗜天青颗粒(图 3-37、图 3-39)。单核细胞在血液中停留 12~48 小时,然后进入结缔组织或其他组织,分化为巨噬细胞等具有吞噬功能的细胞。

　　(三)血小板

　　血小板(blood platelet)是由骨髓中巨核细胞胞质脱落而成的胞质碎块,无细胞核。体积很小,直径 2~4μm,一般呈双凸盘状。在血涂片标本中,血小板多成群分布(图 3-37),外形不规则,周围部染成浅蓝色,称透明区;中央部有紫蓝色颗粒分布,称颗粒区(图 3-40)。血小板在凝血和止血过程中起着重要作用。血小板寿命 7~14 天。

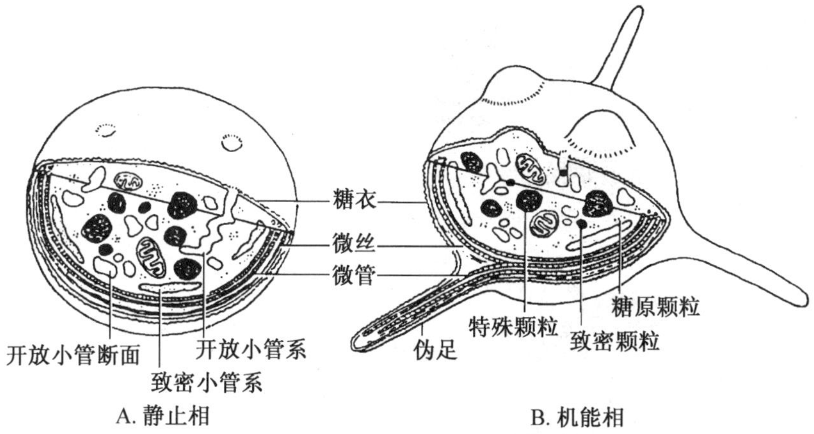

糖衣
微丝
微管

开放小管断面　开放小管系
致密小管系
A.静止相

特殊颗粒　糖原颗粒
伪足　　致密颗粒
B.机能相

图 3－40　血小板超微结构模式图

第三节　肌组织

肌组织(muscle tissue)主要由肌细胞构成,肌细胞之间有少量结缔组织、血管、淋巴管和神经。肌细胞细长呈纤维状,又称**肌纤维**(muscle fiber)。肌细胞的细胞膜称**肌膜**(sarcolemma),细胞质称**肌浆**(sarcoplasm),肌浆内的滑面内质网称**肌浆网**(sarcoplasmic reticulum)。肌浆中含有大量与肌纤维长轴平行排列的**肌丝**(myolilament),它们是肌纤维舒缩的主要结构基础。

肌组织分为骨骼肌、心肌和平滑肌三类。骨骼肌、心肌是**横纹肌**(striated muscle)。骨骼肌受躯体神经支配,为随意肌;心肌和平滑肌受自主神经支配,为不随意肌。

一、骨骼肌

骨骼肌(skeletal muscle)一般借肌腱附于骨骼上。致密结缔组织包裹在整块肌肉外面形成**肌外膜**(epimysium)。肌外膜的结缔组织伸入肌肉内,分隔包裹形成肌束,包裹肌束的结缔组织膜称**肌束膜**(perimysium),分布在每条肌纤维外面的结缔组织膜称**肌内膜**(endomysium)(图 3－41)。

(一)骨骼肌纤维的光镜结构

骨骼肌纤维呈细长的圆柱形,直径为 $10\sim100\mu m$,长 $1\sim40mm$,肌膜外面有基膜贴附。骨骼肌纤维是多核细胞,一条肌纤维内含有几十个甚至几百个细胞核,位于肌膜下方。核呈扁椭圆形,染色较浅(图 3－42)。

骨骼肌纤维在肌浆中有沿肌纤维长轴平行排列的**肌原纤维**(myofibril)。每条肌原纤维上都有明暗相间的带,且各条肌原纤维的明暗带都准确地重叠排列在同一平面上,因而构成了骨骼肌纤维明暗相间的结构即周期性横纹。**明带**(light band)又称 I 带;**暗带**(dark band)又称 A 带。暗带中央有一条浅色窄带,称 H 带,H 带中央有一条横行的 M 线。明带中央有一条深色的 Z 线。相邻两条 Z 线之间的一段肌原纤维称为**肌节**(sarcomere)。每个肌节由 $1/2$ I 带＋A 带＋$1/2$ I 带组成(图 3－41)。肌节是肌原纤维结构和功能的基本单位,是骨骼

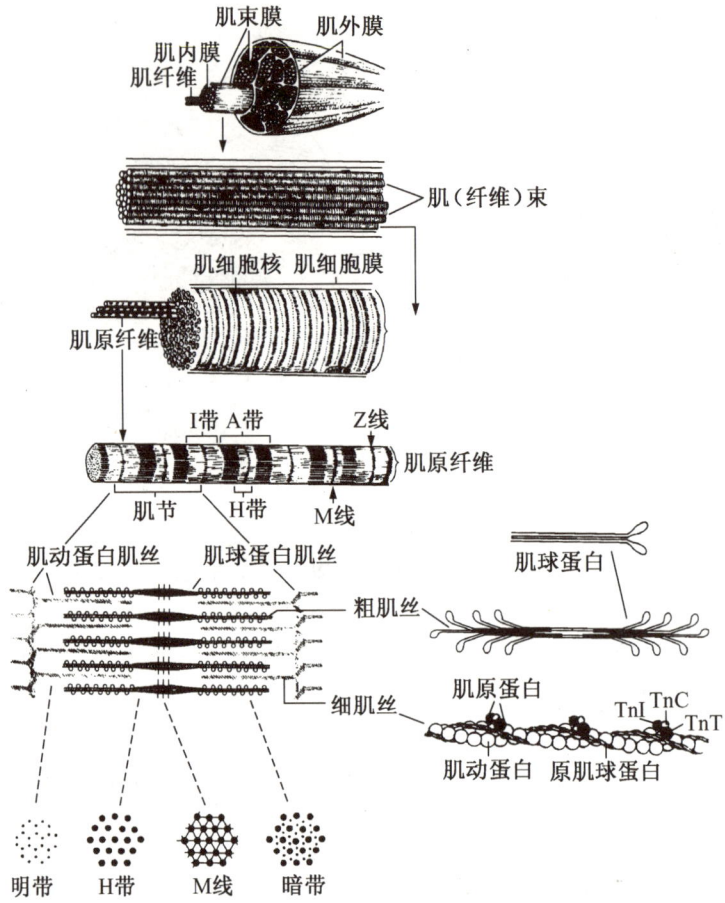

图 3-41　骨骼肌结构示意图

肌纤维收缩和舒张的结构基础。

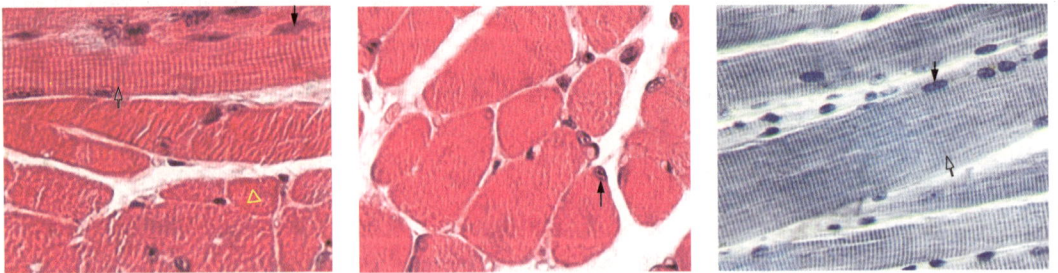

A. 纵切面　HE染色　　　　　　B. 横切面　HE染色　　　　　C. 纵切面　苏木精染色

图 3-42　骨骼肌(舌)　×400

(↑)细胞核;(⇧)横纹;(△)横切

(二)骨骼肌纤维的超微结构

1. 肌原纤维　肌原纤维由粗、细两种肌丝构成,沿肌原纤维的长轴排列。粗肌丝(thick filament)位于肌节中部,暗带中央,固定于 M 线。细肌丝(thin filament)位于肌节的两侧,一端附着于 Z 线,另一端伸至粗肌丝之间,并与之平行走行,其末端游离,止于 H 带的外侧。I 带仅由细肌丝构成,H 带仅有粗肌丝,H 带两侧的 A 带既有粗肌丝,又有细肌丝(图 3 - 41)。

2. 横小管(transverse tubule) 又称 T 小管,其走向与肌纤维长轴垂直,它是肌膜向肌浆内凹陷形成的管状结构。同一平面上的横小管分支吻合并环绕每条肌原纤维(图 3 - 43)。横小管可将兴奋由肌膜传导至每个肌节。

3. 肌浆网(sarcoplasmic reticulum) 肌浆网纵行并包绕每条肌原纤维,又称纵小管(图 3 - 43)。位于横小管两侧的肌浆网扩大呈扁囊状,称为**终池**(terminal cisternae)。每条横小管与其两侧的终池组成**三联体**(triad)(图 3 - 43),在此部位将兴奋从肌膜传到肌浆网膜。肌浆网的膜上有钙泵蛋白,是一种 ATP 酶,有贮存 Ca^{2+} 和调节肌浆中 Ca^{2+} 浓度的作用。

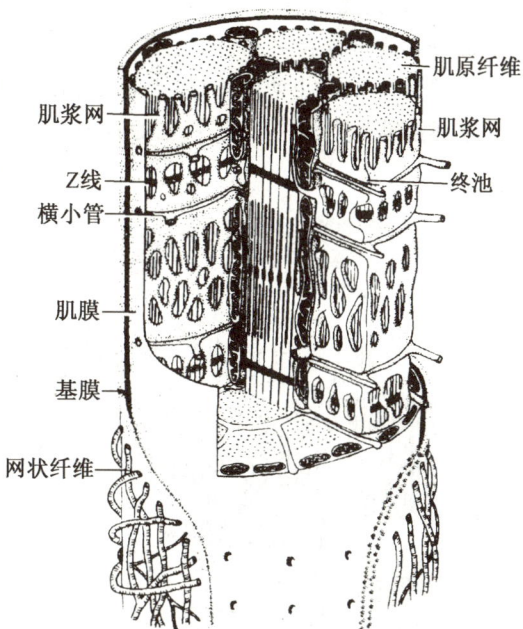

图 3 - 43 骨骼肌纤维超微结构模式图

二、心 肌

心肌(cardiac muscle)分布于心壁和邻近心脏的大血管壁上,其收缩有自动节律性。

(一)心肌纤维的光镜结构

心肌纤维呈短柱状,有分支,分支相互连接成网状。心肌纤维之间的连接处称**闰盘**(intercalated disk)。在 HE 染色标本中,闰盘呈深色的阶梯状或横线状(图 3 - 44)。多数心肌纤维有一个核,呈卵圆形,位于纤维的中央,少数有两个细胞核。心肌纤维也有明暗相间的周期性横纹,但不如骨骼肌纤维明显。

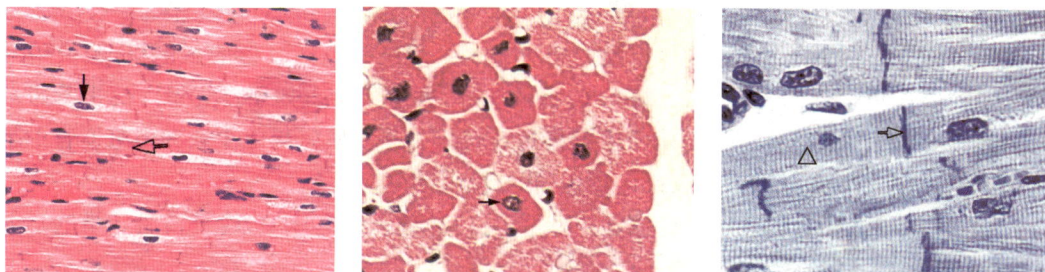

A. 纵切面 HE染色　　　　B. 横切面 HE染色　　　　C. 纵切面 苏木精染色

图 3 - 44 心肌(心脏) ×200

(↑)细胞核;(↟)闰盘;(△)横纹

(二)心肌纤维的超微结构

心肌纤维的超微结构与骨骼肌纤维相似,所不同的是:① 心肌纤维内不形成明显的肌原纤维,故其横纹不如骨骼肌纤维明显。② 横小管较粗,位于 Z 线水平。③ 肌浆网稀疏,纵小管不发达,终池少而小,多见于横小管的一侧,故通常只有**二联体**(图 3-45)。④ 闰盘的横向部分为中间连接和桥粒,起着牢固的连接作用;纵向部分为缝隙连接,有利于细胞间化学信息的交流和电冲动的传导,使许多相连的心肌纤维在功能上成为一个整体,从而产生同步收缩或舒张(图 3-46)。⑤ 在心房肌纤维的胞质中有一些分泌颗粒,内含心钠素,具有排钠、利尿的功能。

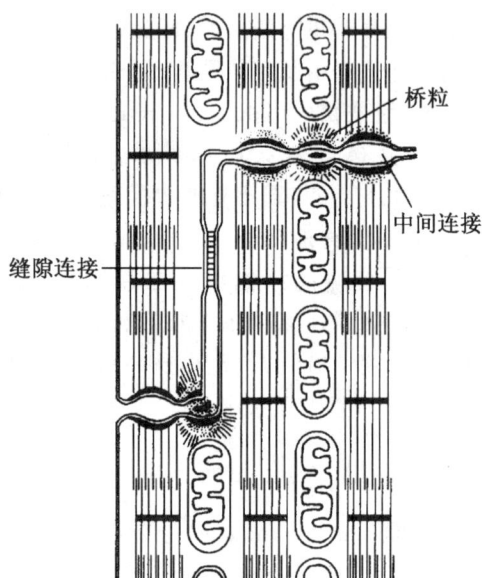

图 3-45　心肌纤维超微结构模式图　　　　　图 3-46　闰盘超微结构模式图

三、平滑肌

平滑肌(smooth muscle)广泛分布于中空性内脏器官、血管、淋巴管壁内,收缩呈阵发性,较为缓慢而持久。

平滑肌纤维无横纹,呈长梭形,细胞的中央有一个呈杆状或椭圆形的细胞核,胞质嗜酸性(图 3-47)。平滑肌纤维一般长 $200\mu m$,直径 $8\mu m$,大小不均。如小血管壁上的平滑肌纤维短至 $20\mu m$,妊娠末期子宫平滑肌纤维可长达 $500\mu m$。平滑肌纤维除少数在内脏器官中呈单个分散存在,绝大部分平行成束或成层排列。

平滑肌纤维之间有较发达的缝隙连接,可传递信息分子和电冲动,使平滑肌纤维的功能保持同步性。

四、肌组织的增生与肥大

(一) 增　生

器官或组织内实质细胞数量增多称为**增生**(hyperplasia),常导致组织或器官的增大。根据其原因,增生亦可分为生理性、病理性或代偿性、内分泌性等类型。增生是细胞有丝分裂活跃的结果,通常受到增殖基因和生长因子的调控。细胞增生可为弥漫性或局限性,前者

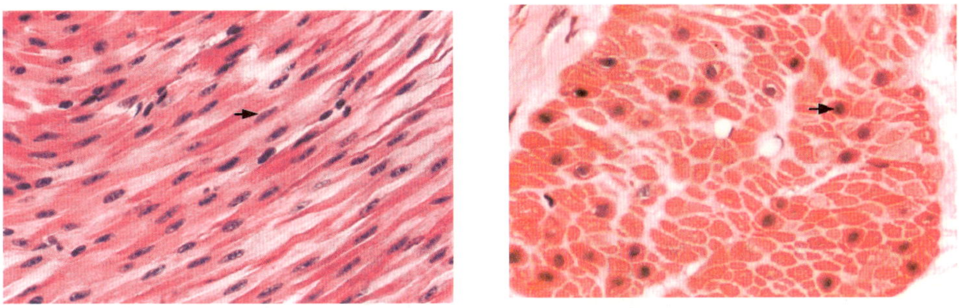

A. 纵切面　　　　　　　　　　　B. 横切面

图 3-47　平滑肌(小肠)HE 染色　(↑)细胞核

可致增生组织、器官弥漫增大,后者则在组织器官中形成单发或多发结节。通常细胞增生会因有关引发因素的去除而停止,但正常细胞增生过度则可能演变成为肿瘤性增生。

(二)肥　大

由于功能增加,合成代谢旺盛,使细胞、组织或器官体积增大,称为**肥大**(hypertrophy)。肥大可见于生理性或病理性。若因相应器官和组织工作负荷过重所致,如高血压时心脏前负荷增加引起的左室心肌肥大,称为代偿性肥大;也可因内分泌激素作用于效应器所致,如妊娠期子宫平滑肌肥大,称为内分泌性(激素性)肥大。肥大的细胞内细胞器数量增多,功能活跃,但其产生的功能代偿作用是有限度的。如心肌肥大过度时可使血液供应相对缺乏,继而诱发心力衰竭(失代偿)。

增生与肥大常相伴存在。对于细胞分裂增殖能力活跃的组织如子宫、乳腺等,其肥大可以是细胞体积增大(肥大)和细胞数量增多(增生)的共同结果;但对于细胞分裂增殖能力较低的心肌、骨骼肌等,其组织器官的肥大仅因细胞肥大所致。

第四节　神经组织

神经组织(nervous tissue)由神经细胞和神经胶质细胞构成,是构成神经系统的主要成分。**神经细胞**(nerve cell)约有 10^{12} 个,是神经组织的结构和功能单位,也称神经元,具有感受刺激、整合信息和传导冲动的功能;**神经胶质细胞**(neuroglial cell)的数量为神经元的 $10\sim50$ 倍,对神经元起着支持、保护、营养和绝缘等作用。

一、神经元

(一)神经元的形态结构

神经元(neuron)是一种大小不等,形态不一,有突起的细胞,由胞体和突起两部分构成。胞体包括细胞膜、细胞质和细胞核;突起分树突和轴突(图 3-48)。

1. 胞体　是神经元的营养和代谢中心,形态多样化,有圆形、锥体形、梭形和星形等,大小差异很大,小的直径仅 $5\sim6\mu m$,大的可达 $120\mu m$。胞体主要位于大脑和小脑的皮质、脑干和脊髓的灰质以及神经节内。

(1)**细胞膜**　为单位膜,具有感受刺激、处理信息、产生和传导神经冲动的功能。细胞

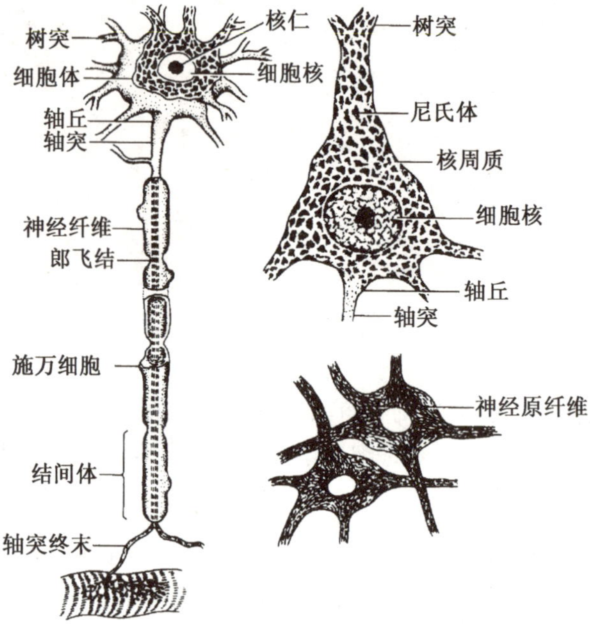

图 3-48　神经元结构模式图

膜的性质取决于膜蛋白,有的是离子通道,有的是受体。

（2）**细胞质**　在光镜下,其特征性结构为尼氏体和神经原纤维（图 3-48、图 3-49、图 3-50）。

① **尼氏体**（Nissl body）为强嗜碱性的斑状或颗粒状（图 3-49）。电镜观察,尼氏体由发达的粗面内质网和游离核糖体构成。这表明神经元具有活跃的合成蛋白质的功能,它能合成酶、**神经递质**（neurotransmitter）及一些分泌性蛋白质,当神经元受损时,尼氏体减少或消失,当神经元功能恢复时,尼氏体重新出现或增多,因此,尼氏体可作为判断神经元功能状态的一种标志。

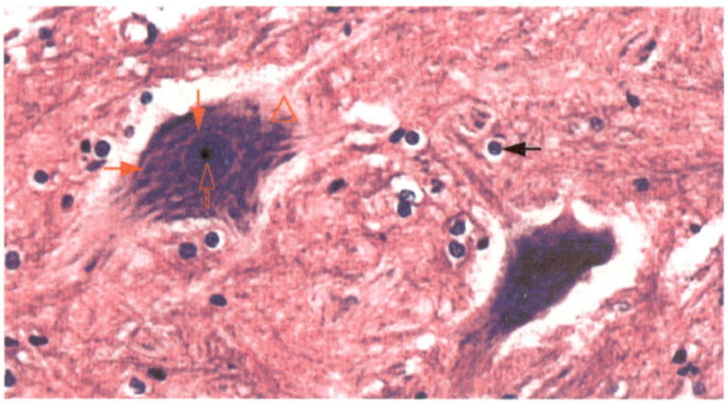

图 3-49　多极神经元（脊髓）
HE 染色　×200　（△）轴丘;（→）尼氏体;
（↑）核仁;（↓）细胞核;（←）神经胶质细胞核

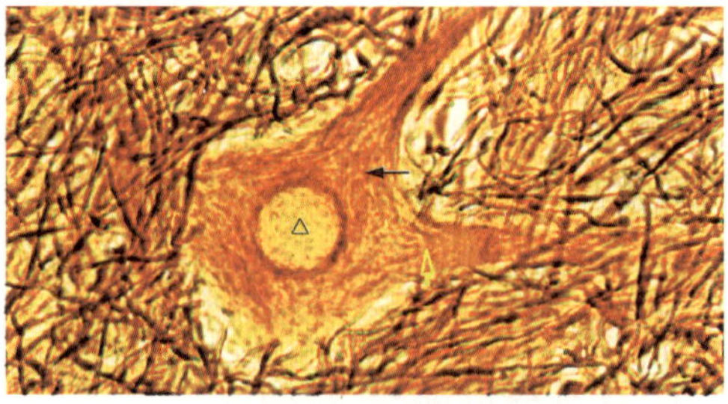

图 3-50　多极神经元（脊髓）　银染　×400
（△）细胞核;（↑）神经原纤维;（↑）突起

② **神经原纤维**（neurofibril）在 HE 染色片上不能分辨,在镀银染色片中,神经原纤维被染成棕黑色,呈细丝状,交错排列成网,并伸入到树突和轴突内（图 3-50）。电镜观察,神经原纤维由神经丝和微管聚集而成。它们除了构成神经元的细胞骨架外,还与营养物质、神经

递质及离子运输有关。

（3）**细胞核** 大而圆，位于细胞中央，染色质较细，呈颗粒状，主要为常染色质，故着色浅，核仁明显。

2. 突起 为胞体局部胞膜和胞质向表面伸展形成的突起，可分为树突和轴突两种。

（1）**树突**（dendrite） 每个神经元有一至数个树突，较粗短，形如树枝状，树突内的胞质结构与胞体相似，在其分支上又有许多短小的突起，称**树突棘**，树突和树突棘极大地扩大了神经元的表面积。树突的功能主要是接受刺激。

（2）**轴突**（axon） 每个神经元只有一个轴突，细而长，长者可达1米以上。胞体发出轴突的部位常呈圆锥形，称**轴丘**（axon hillock）（图3-49）。轴丘及轴突内无尼氏体。轴突的分支常与主干成直角称侧支，轴突末端分支较多，形成轴突终末。轴突表面的细胞膜称轴膜，轴突内的胞质称轴质（轴浆），内有线粒体、神经丝和微管。轴突的功能主要是传导神经冲动。

（二）神经元的分类

神经元数量宠大，形态和功能各不相同，一般按其形态及功能分类如下。

1. 按神经元突起的数量分类（图3-51）

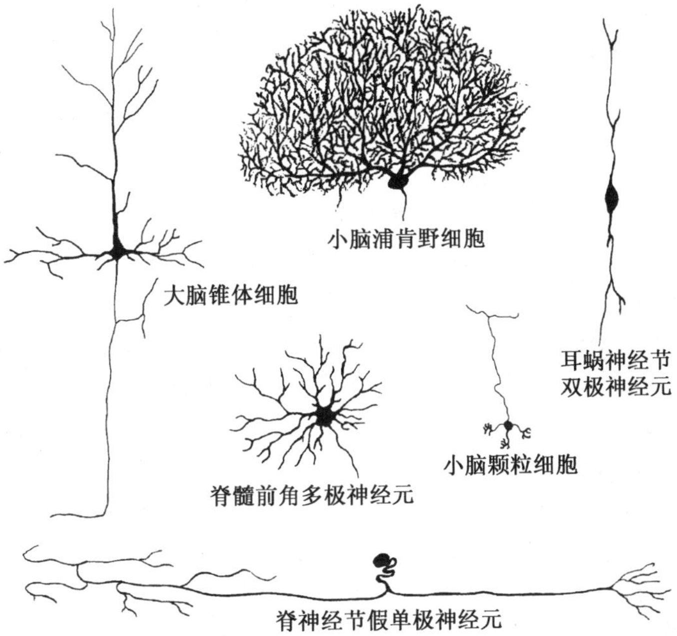

图3-51 神经元（形态）分类

（1）**假单极神经元**（pseudounipolar neuron） 从胞体发生一个突起，但在离胞体不远处即分为两支，一支伸向中枢神经系统，称中枢突（相当于轴突），另一支伸向周围组织和器官内的感受器，称周围突（相当于树突）。

（2）**双极神经元**（bipolar neuron） 从胞体两端分别发出一个树突和一个轴突，如视网膜内的双极神经元。

（3）**多极神经元**（multipolar neuron） 从胞体发出一个轴突和多个树突，是人体中最多的一种神经元，如脊髓前角的运动神经元。

2. 按神经元的功能分类（图 3-52）

（1）**感觉神经元**（sensory neuron）　又称传入神经元，多为假单极神经元，分布于脑神经节、脊神经节内。

（2）**中间神经元**（interneuron neuron）　又称联络神经元，主要为多极神经元，介于感觉神经元和运动神经元之间。

（3）**运动神经元**（motor neuron）　又称传出神经元，多为多极神经元，主要分布于大脑皮质和脊髓前角。

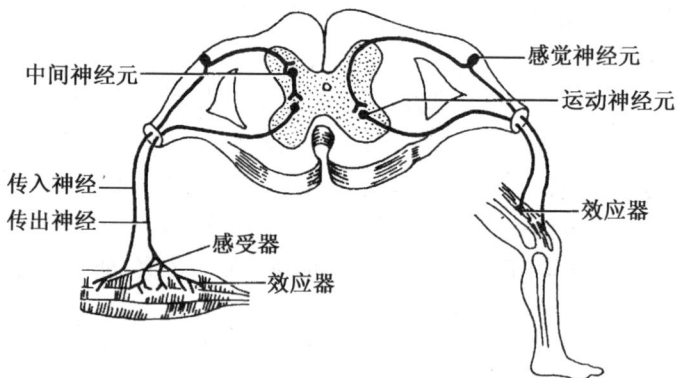

图 3-52　神经元（功能）分类

3. 按神经元释放的神经递质分类

（1）**胆碱能神经元**（cholinergic neuron）　释放乙酰胆碱。

（2）**胺能神经元**（aminergic neuron）　释放肾上腺素、去甲肾上腺素、多巴胺、5-羟色胺等。

（3）**氨基酸能神经元**　释放多种氨基酸，如甘氨酸、谷氨酸等。

（4）**肽能神经元**（peptidergic neuron）　释放神经肽。

📖 知识链接

神经干细胞

神经干细胞（neural stem cell，NSCs）是指具有分化为神经元、星形胶质细胞及少突胶质细胞的能力，能自我更新，并足以提供大量脑组织细胞的一类细胞的总称。神经干细胞的特点：① 多向分化潜能，神经干细胞可以向神经元、星形胶质细胞和少突胶质细胞分化；② 自我更新，神经干细胞具有对称分裂及不对称分裂两种分裂方式，从而保持干细胞库稳定；③ 低免疫源性，神经干细胞是未分化的原始细胞，不表达成熟细胞抗原，不被免疫系统识别；④ 组织融合性好，可以与宿主的神经组织良好融合，并在宿主体内长期存活。神经干细胞是未分化的原始神经细胞，无论在体内还是在体外都特异性地表达一个特征性的抗原——中间丝蛋白，称神经巢蛋白（Nnestin），是目前鉴定 NSCs 的主要标志。应用神经干细胞移植治疗神经系统损伤或神经系统退行性疾病，已成为神经生物科学领域和神经外科领域的研究热点。

二、突　触

神经元与神经元之间、或神经元与效应细胞（肌细胞、腺细胞）之间传递信息的部位称**突触**（synapse）（图 3-53）。

（一）突触的类型

突触可分为电突触和化学突触两类。**电突触**实为缝隙连接，以电流作为信息载体。**化学突触**以神经递质作为传递信息的媒介，是最常见的一种连接方式。

图 3-53 多极神经元及突触超微结构模式图

（二）化学突触的结构

在银染法的光镜标本中可见轴突终末呈现为棕黑色球状或钮扣状。电镜观察可见突触由**突触前成分**、**突触间隙**和**突触后成分** 3 部分构成（图 3-54）。突触前、后成分相对的细胞膜分别称**突触前膜**（presynaptic membrane）和**突触后膜**（postsynaptic membrane）。

1. 突触前成分（presynaptic element） 为轴突终末的球状膨大，内含线粒体、微丝、微管和大量的**突触小泡**（synaptic vesicle），突触小泡是突触前成分的特征性结构，内含神经递质。递质以出胞方式释放到突触间隙内，它能与突触后膜上的相应受体结合。

2. 突触间隙（synaptic cleft） 为突触前膜与突触后膜之间的狭小间隙，间隙宽约 $20 \sim 30$nm。

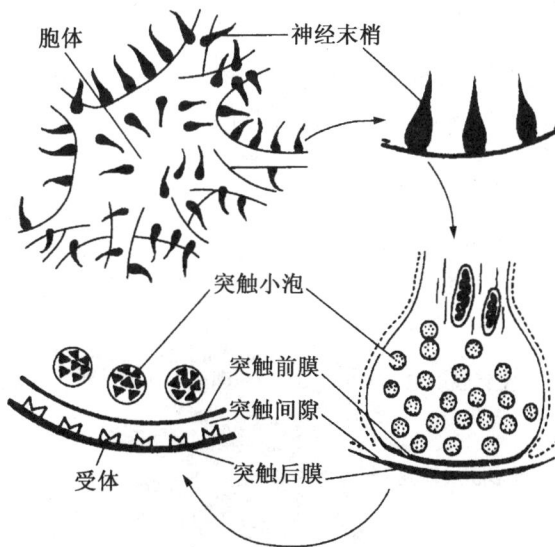

图 3-54 化学突触结构模式图

3. 突触后成分(pastsynaptic element)　　突触后膜上有特异性受体及离子通道,一种受体只能与一种神经递质结合,因此,不同递质对突触后膜所起的作用不同。一个神经元可以通过突触把信息传递给许多其他神经元或效应细胞,一个神经元也可以通过突触接受来自许多其他神经元的信息。

当神经冲动沿轴膜传至突触前膜时,突触前膜上钙离子通道开放,细胞外 Ca^{2+} 进入突触前成分,促使突触小泡紧贴突触前膜,以出胞方式将神经递质释放到突触间隙内,神经递质与突触后膜上的特异性受体结合,从而改变了突触后膜对离子的通透性,使突触后神经元(或效应细胞)发生兴奋或抑制,随后神经递质被相应的酶(如乙酰胆碱酶)水解而失活,以保证突触传递冲动的正常功能。

三、神经胶质细胞

神经胶质细胞(neuroglial cell)广泛存在于中枢神经系统和周围神经系统。分布在中枢神经系统的神经胶质细胞是一种有许多突起的细胞,但无树突和轴突之分,与相邻的细胞也不形成突触样结构。神经胶质细胞具有分裂能力,尤其是在脑或脊髓受伤时能大量增生。按其所在部位可分为中枢神经系统和周围神经系统的神经胶质细胞。

(一)中枢神经系统的神经胶质细胞

中枢神经系统的神经胶质细胞有 4 种,在 HE 染色切片中不易区分,用镀银染色法能显示各种细胞的全貌(图 3-55)。

(1)纤维性星形胶质细胞; (2)原浆性星形胶质细胞;
(3)少突胶质细胞; (4)小胶质细胞

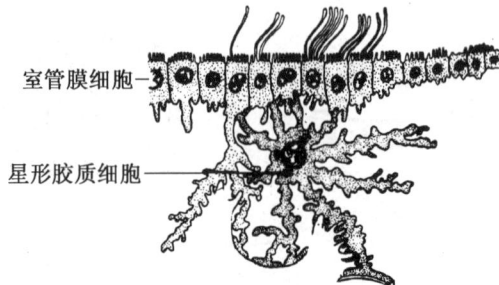

图 3-55　中枢神经系统的神经胶质细胞模式图

1. 星形胶质细胞（astrocyte）　是最大的一种胶质细胞，胞体呈星形，有许多突起，胞核呈圆形或卵圆形，较大，染色浅。有些较粗的突起，其末端扩大形成脚板，在脑和脊髓的表面形成胶质界膜，或贴附于毛细血管壁上构成**血-脑屏障**（blood-brain brarier）的神经胶质膜。血-脑屏障是由毛细血管内皮细胞、基膜和神经胶质膜构成（图 3-56），可阻止血液内某些物质进入脑组织，但能选择性让营养物质和代谢产物通过，以维持脑组织内环境的相对稳定。星形胶质细胞可分为两种：① 原浆性星形胶质细胞，多分布于脑和脊髓的灰质。② 纤维性星形胶质细胞，多分布于脑和脊髓的白质。

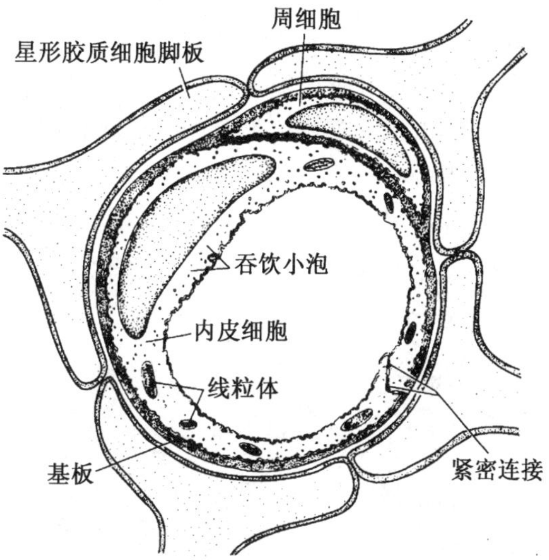

图 3-56　血-脑屏障超微结构模式图

2. 少突胶质细胞（oligodendrocyte）　分布于神经纤维之间以及神经元胞体周围。胞体较星形胶质细胞小，突起少，胞核卵圆形或圆形，染色质致密（图 3-55），是中枢神经系统有髓神经纤维髓鞘的形成细胞。

3. 小胶质细胞（microglia）　是最小的神经胶质细胞，主要分布于端脑、小脑和脊髓的灰质内，胞体细长或椭圆形。胞核小呈扁平或三角形，染色深（图 3-55）。小胶质细胞具有吞噬功能。

4. 室管膜细胞（ependymal cell）　是衬在脑室和脊髓中央管腔面的一层立方形或柱状的神经胶质细胞，有的细胞游离面有许多微绒毛，有的细胞游离面有纤毛，也有的细胞游离面光滑，部分细胞的基底面有一细长的突起伸向深部（图 3-55），与脑脊液产生有关。

（二）周围神经系统的神经胶质细胞

1. 施万细胞（Schwann cell）　是包绕在周围神经纤维轴索外周的神经胶质细胞。施万细胞有形成髓鞘的功能，同时也能分泌神经营养因子。

2. 卫星细胞（satellite cell）　是神经节内包绕神经元胞体的一层扁平或立方形细胞，胞核圆或卵圆形，染色质浓密。

四、神经纤维

神经纤维（nerve fiber）由神经元的轴突或感觉神经元的长树突及包绕在其外面的神经胶质细胞构成。根据神经胶质细胞在轴突外是否形成髓鞘，可将其分为**有髓神经纤维**（myelinated nerve fiber）和**无髓神经纤维**（unmyelinated nerve fiber）两种。

（一）有髓神经纤维

1. 周围神经系统的有髓神经纤维　脑神经和脊神经大多数属于有髓神经纤维，由中央的轴索及周围的髓鞘和神经膜构成。神经膜由施万细胞的外层胞膜与其外面的基膜共同形成。一个施万细胞只包裹一段轴索，故髓鞘和神经膜呈节段性，相邻节段间的狭窄处无髓鞘,称**神经纤维节**,又称**郎飞结**(Ranvier node),两个神经纤维节之间的一段神经纤维称**结间体**(internode)(图 3-48、图 3-57)。

在有髓神经纤维的横切面上,施万细胞可分为 3 层。中间层为多层细胞膜同心卷绕形成的髓鞘。电镜下观察可见髓鞘呈明暗相间的板层状结构(图 3-58)。髓鞘的化学成分主要是髓磷脂(占 60%)和蛋白质(占 40%)。在 HE 染色片上,髓磷脂常被有机溶剂溶解而蛋白质成分被保留,所以呈空白丝(网)状(图 3-57)。

A. 纵切面　　　　　　　　　　　　　　　B. 横切面

图 3-57　有髓神经纤维(坐骨神经)　HE 染色　×400
(↑)轴索;(△)髓鞘;(⇧)神经膜

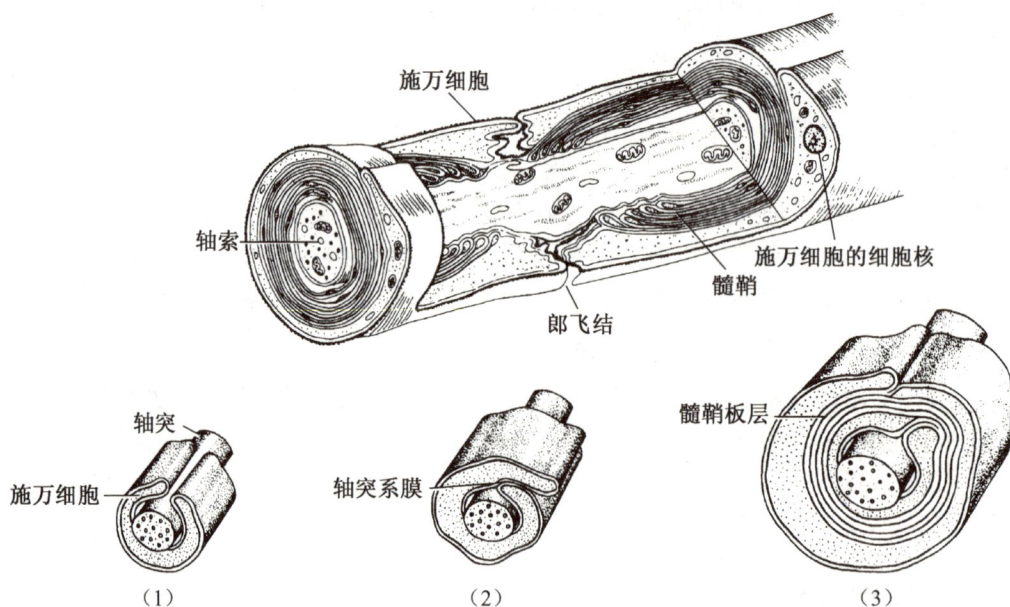

图 3-58　周围神经系统有髓神经纤维超微结构模式图(上)及髓鞘形成过程(下)

2. 中枢神经系统的有髓神经纤维　其结构基本与周围神经系统的有髓神经纤维相同,不同的是形成髓鞘的细胞是少突胶质细胞(图 3-59)。

(二)无髓神经纤维

1. 周围神经系统的无髓神经纤维　由轴索及包在其外的施万细胞构成,没有髓鞘和神经纤维节。内脏神经的节后纤维、嗅神经和部分感觉神经都属于此类纤维(图 3-60)。

2. 中枢神经系统的无髓神经纤维　轴突外面无特异性的神经胶质细胞包裹,轴索裸露地走行于有髓神经纤维或神经胶质细胞之间。

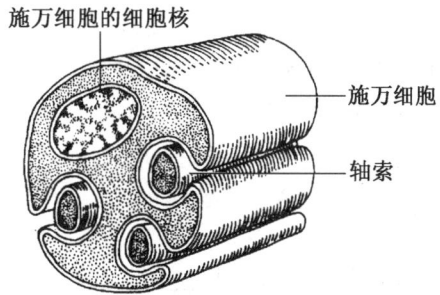

图3-59 中枢神经系统有髓神经纤维髓鞘形成示意图　　图3-60 无髓神经纤维超微结构模式图

（三）神经冲动的传导

神经纤维的功能是传导神经冲动，神经冲动的传导是在轴膜上进行的。有髓神经纤维冲动呈跳跃式传导，结间体越长，传导速度就越快；无髓神经纤维的神经冲动只能沿轴膜连续性传导，故传导速度较慢。

五、神经末梢

神经末梢（nerve ending）是周围神经纤维的终末部分，遍布全身，在组织和器官内形成末梢装置，按功能分为感觉神经末梢和运动神经末梢两大类。

（一）感觉神经末梢

感觉神经末梢（sensory nerve ending）是感觉神经元周围突的末端，它分布到皮肤、肌肉、内脏器官及血管等处共同构成感受器。感受器能感受体内、外各种刺激，并把刺激转化为神经冲动，通过感觉神经纤维传至中枢从而产生感觉（图3-61）。按其形态结构，可分为以下两类：

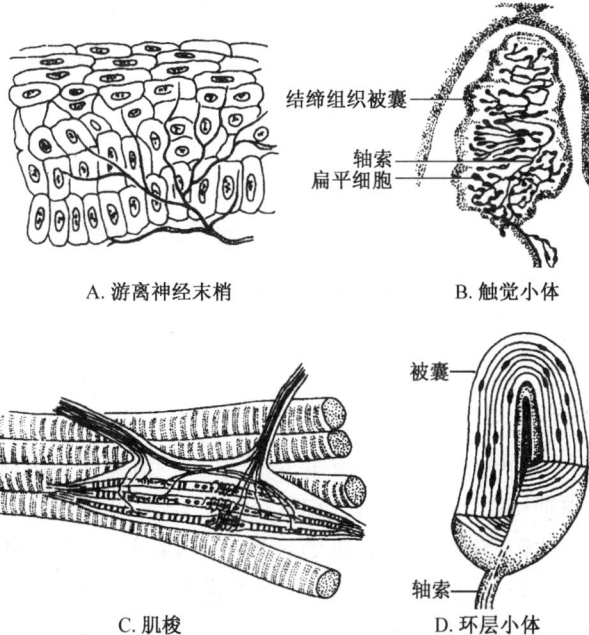

A. 游离神经末梢　　B. 触觉小体

C. 肌梭　　D. 环层小体

图3-61 感觉神经末梢分类示意图

1. 游离神经末梢(free nerve ending) 为较细的有髓或无髓神经纤维的终末反复分支而成。在接近末梢处髓鞘消失,其裸露的细支广泛分布于表皮、黏膜、角膜和毛囊的上皮细胞之间及真皮、骨髓、血管外膜、脑膜、关节囊、韧带、肌腱、筋膜、牙髓等处。感受冷、热、轻触和痛的感觉(图 3 – 61)。

2. 有被囊的神经末梢(encapsulated nerve ending) 形式多样,大小不等,神经末梢的外面都有结缔组织被囊包裹。

(1) **触觉小体**(tactile corpuscle) 分布于皮肤真皮的乳头层,以手指掌侧皮肤内最多,其数量随着年龄而递减。触觉小体呈椭圆形,其长轴与皮肤表面垂直,小体内有许多扁平横列的细胞,外包结缔组织被囊。有髓神经纤维在进入小体前便失去髓鞘,然后盘绕在扁平细胞之间(图 3 – 61、图 3 – 62)。触觉小体感受触觉。

(2) **环层小体**(lamellar corpuscle) 分布于皮肤真皮的网状层、胸膜、腹膜、肠系膜、外生殖器、乳头、骨膜、韧带和关节囊等处。圆形或卵圆形,中央有一条匀质棒状的圆柱体,周围包绕着由多层扁平细胞和结缔组织围成的同心圆被囊。有髓神经纤维进入小体时失去髓鞘,裸露的轴突进入圆柱体(图 3 – 61、图 3 – 63)。环层小体感受压觉和振动觉。

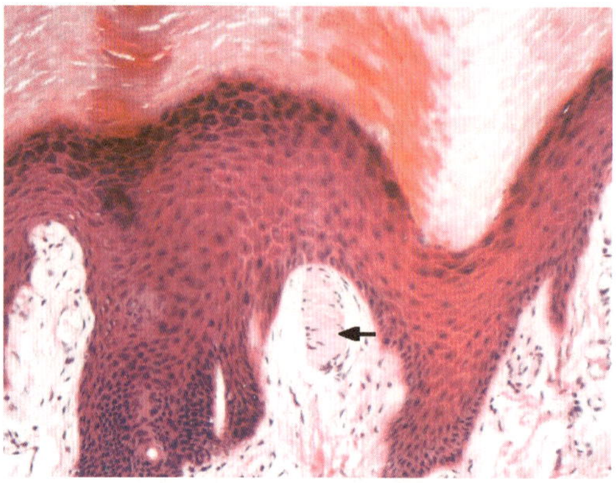

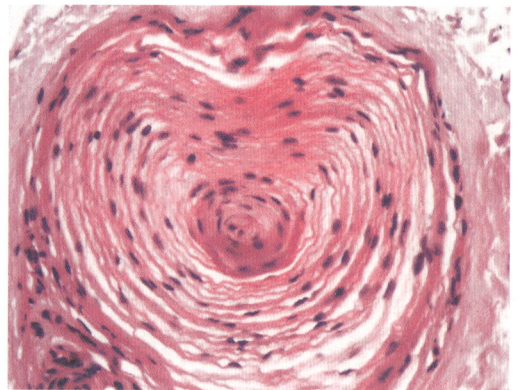

图 3 – 62 触觉小体(指皮)
HE 染色 ×200 (↑)触觉小体

图 3 – 63 环层小体(指皮)
HE 染色 ×100

(3) **肌梭**(muscle spindle)是分布于骨骼肌内的梭形结构。表面有结缔组织被囊,其内含有若干条较细的骨骼肌纤维,称梭内肌纤维。梭内肌纤维的核成串排列或集中在肌纤维中段而使该处膨大(图 3 – 61)。感觉神经纤维进入肌梭前失去髓鞘,裸露的轴索进入肌梭内分成数支,呈环状包绕梭内肌纤维中段的含核部分或呈花枝样附着于近中段处。肌梭是一种本体感受器,能感受肌纤维的牵引、伸展及收缩的变化,在调节骨骼肌的活动中起重要作用。

(二)运动神经末梢

运动神经末梢(motor nerve ending)是运动神经元的轴突在肌组织和腺体的终末结构,支配肌的活动和调节腺细胞的分泌,所以也称效应器。按其功能和分布可分为两类。

1. 躯体运动神经末梢 分布于骨骼肌的运动纤维,在接近肌纤维处失去髓鞘,裸露的轴索在肌纤维表面形成爪状分支,再形成扣状膨大附着于肌膜上,称**运动终板**(motor end plate)(图 3 – 64)或**神经肌连接**(neuromusclar junction),属于一种突触结构。

电镜观察,运动终板处的骨骼肌纤维表面凹陷成浅槽,槽底肌膜即突触后膜,形成许多褶皱,使突触后膜面积增大。轴索终末嵌入浅槽,其内有许多含乙酰胆碱的圆形突触小泡(图3-65)。当神经冲动到达运动终板时,突触小泡内的乙酰胆碱被释放到突触间隙,与突触后膜(肌膜)上的相应受体结合,从而改变了突触后膜两侧的离子分布而产生兴奋,引发肌纤维收缩。

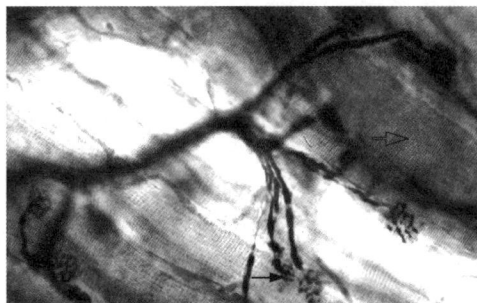

图3-64　运动终板(骨骼肌)

氯化金染色　×200　(↑)运动终板;(⇡)骨骼肌纤维

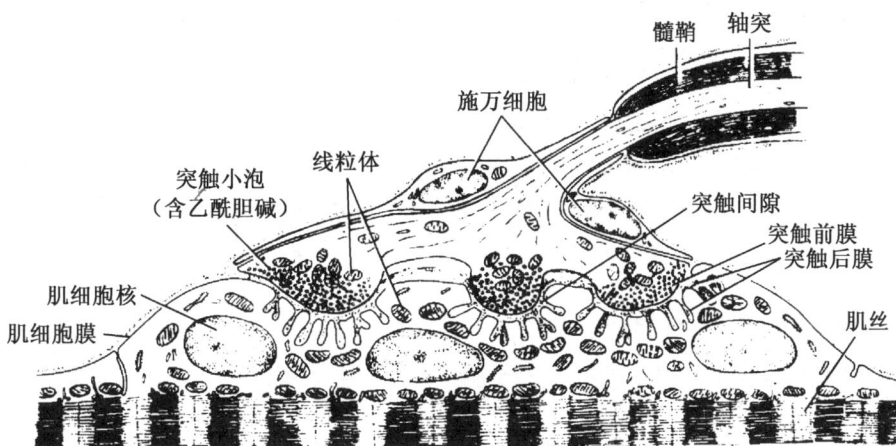

图3-65　运动终板超微结构模式图

2. 内脏运动神经末梢　分布于心肌、内脏、血管的平滑肌和腺体等处。其神经纤维较细且无髓鞘,末梢分支呈串珠状或膨大的小结,附着于肌纤维表面或穿行于腺细胞之间,与效应细胞建立突触。

(张金萍)

第四章

组织病理学基础

第一节　组织、细胞的损伤与修复

正常组织和细胞可以对体内外环境变化做出形态、功能和代谢的反应性调整和适应。若上述变化超过了组织与细胞的耐受与适应能力,细胞与组织就会出现形态、功能和代谢的损伤性变化。细胞的轻度损伤是可逆的,但严重损伤则可导致细胞死亡。正常细胞、适应细胞、损伤细胞和死亡细胞是相互过渡,并在一定条件下相互转化的,其界限有时并不十分清晰(图4-1)。适应性与损伤性变化是大多数疾病发生发展过程中的基础性病理变化。

一、组织、细胞的损伤

组织和细胞遭受不能耐受的有害因子刺激后,可引起细胞和细胞间质发生物质代谢、组织化学、超微结构乃至光镜和肉眼可见的异常变化,称**损伤**(injure)。

(一)原因与发生机制

凡能引起疾病发生的原因大致也是引起细胞组织损伤的原因,如生物性、理化性、营养性等外界致病因素,免疫、神经内分泌、遗传、先天性、年龄性别等机体内部因素,以及社会、心理、精神、行为和医源性等社会心理因素等。细胞损伤的机制体现在细胞膜的破坏、活性氧类物质和胞浆游离钙增多、缺氧、化学毒害和遗传物质变异等几方面,它们互相结合或是互为因果,从而导致细胞损伤的发展。

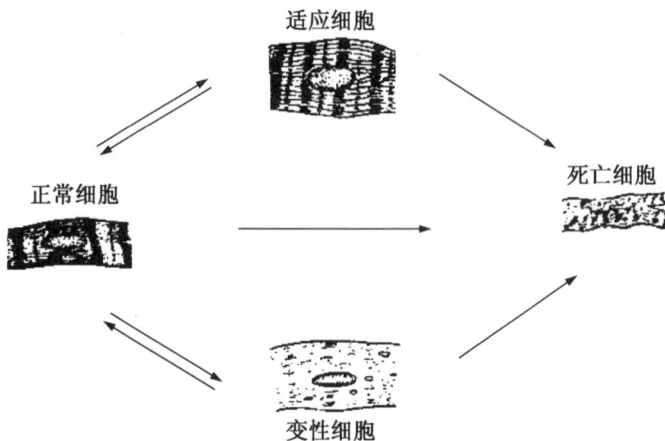

图4-1　正常细胞、适应细胞、变性细胞和死亡细胞相互间的关系

1. 细胞膜的破坏　机械力的直接作用、酶性溶解、缺氧、活性氧类物质、感染、化学损伤等都可破坏细胞膜结构,影响细胞膜的信息和物质交换、免疫应答、细胞分裂与分化等功能。

2. 活性氧类物质的损伤　活性氧类物质(activated oxygen species,AOS)又称**反应性氧类物质**,包括处于自由基状态的氧(如超氧自由基和羟自由基),以及不属于自由基的过氧化氢。细胞内同时存在生成 AOS 的体系和拮抗其生成的抗氧化剂体系。正常少量生成的 AOS 会被超氧化物歧化酶等抗氧化剂清除。在致病因素作用下,AOS 生成增多,可对脂质、蛋白质和 DNA 产生氧化作用而损伤细胞。AOS 的强氧化作用是细胞损伤的基本环节。

3. 细胞浆内高游离钙的损伤　磷脂、蛋白质、DNA 和 ATP 等会被胞浆内磷脂酶和内切核酸酶等降解,此过程需要游离钙的活化。正常时胞浆处于低游离钙状态,游离钙与钙转运蛋白结合贮存于内质网、线粒体等处钙库内。细胞膜 ATP 钙泵和钙离子通道,也参与胞浆内低游离钙浓度的调节。细胞缺氧、中毒时 ATP 减少,胞浆内游离钙继发增多,促进上述酶类活化损伤细胞。高游离钙(钙超载)是许多因素损伤细胞的终末环节。

4. 缺氧的损伤　缺氧(hypoxia)是指细胞不能获得足够的氧或氧利用障碍,按其原因可分为乏氧性缺氧、血液性缺氧、循环性缺氧及组织性缺氧等。细胞缺氧会导致线粒体氧化磷酸化受抑,ATP 形成减少,细胞膜钠-钾泵、钙泵功能低下,胞浆内蛋白质合成和脂肪运出障碍,无氧酵解增强,造成细胞酸中毒,溶酶体膜破裂,DNA 链受损。缺氧还使活性氧类物质增多,引起脂质崩解和细胞骨架破坏。轻度短时缺氧可使细胞水肿和脂肪变,重度持续缺氧可引发细胞坏死。

5. 化学性损伤　化学物质和药物都可造成化学性细胞损伤。化学性损伤可为全身性或局部性,前者如氯化物中毒,后者如接触强酸强碱对皮肤黏膜的损伤。一些化学物的作用还有器官特异性,如 CCl₄ 引起的肝损伤。化学性损伤的途径有:① 化学物本身具有直接细胞毒作用,例如氰化物能迅速封闭线粒体的细胞色素氧化酶系统而致猝死。② 代谢产物对靶细胞的细胞毒作用,肝、肾、骨髓、心肌常是毒性代谢产物的靶器官。③ 诱发过敏反应等免疫损伤,如青霉素引发Ⅰ型变态反应。④ 诱发 DNA 损伤。化学物质和药物的剂量、作用时间、吸收蓄积、代谢排出以及代谢的个体差异等,分别影响化学性损伤的程度、速度与部位。

6. 遗传变异　化学物质和药物、病毒、射线等均可损伤核内 DNA,诱发基因突变和染色体畸变,使细胞发生遗传变异。通过引起结构蛋白合成低下、阻止重要功能细胞核分裂、合成异常生长调节蛋白、引发酶合成障碍等环节,使细胞因缺乏生命必需的代谢机制而发生死亡。

(二)形态学变化

受损伤细胞首先呈现代谢性变化,继而出现组织化学和超微结构变化,然后再出现光镜下和肉眼可见的形态学变化。较轻度的损伤是可逆的,消除刺激后便恢复正常,通常称为变性或物质的异常沉积。严重的细胞损伤是不可逆的,最终导致细胞死亡。

1. 可逆性损伤　即**变性**(degeneration),是指细胞或细胞间质受损伤后,由于代谢障碍,而使细胞浆内或细胞间质内出现异常物质或正常物质异常蓄积的现象,又称物质的异常沉积,通常伴有功能低下;去除病因后,细胞水肿、脂肪变等变性可完全恢复正常。

(1) **细胞水肿**(cellar swelling),或称**水变性**,系因线粒体受损 ATP 生成减少、细胞膜钠泵功能障碍而导致细胞内水和钠离子的过多积聚。常见于缺氧、感染、中毒时心、肝、肾等器官的实质细胞。病变初期,细胞线粒体和内质网肿胀,形成光镜下细胞浆内出现的细颗粒状物(图 4-2)。若水钠进一步积聚,则细胞肿大明显,胞浆基质高度疏松,其极期称为气球样变。肉眼观受累器官体积增大,包膜紧张,颜色变淡。

（2）**脂肪变**（fatty degeneration）　中性脂肪特别是甘油三酯蓄积于非脂肪细胞的细胞浆中称为脂肪变,多发生于肝、心、肾等实质细胞,与感染、中毒、缺氧及营养障碍有关。

图 4-2　肾小管上皮细胞水肿　HE 染色　×200
细胞体积增大,使管腔呈锯齿状;
胞浆内见粉红色细颗粒状物

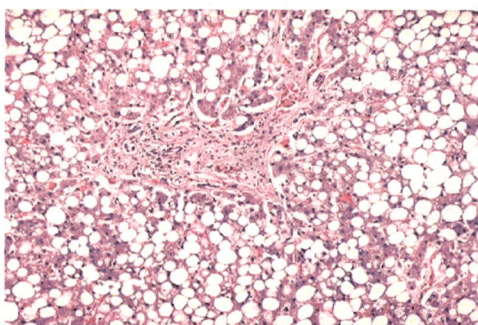

图 4-3　肝细胞脂肪变性　HE 染色　×200
细胞体积增大,胞浆内见大小不等的脂肪空泡

肉眼观,脂肪变的器官体积增大,淡黄色,切面呈油腻感。镜下见脂肪变的细胞浆中出现大小不等的球形脂滴,大者可充满整个细胞而将胞核挤至一侧。在石蜡切片中,因脂肪被有机溶剂溶解,故脂滴呈空泡状（图 4-3）。

肝细胞是脂肪代谢的重要场所,最常发生脂肪变。显著弥漫性肝脂肪变称为脂肪肝,重度肝脂肪变可继发肝坏死和肝硬化。心肌脂肪变常累及左心室内膜下和乳头肌部位,与正常心肌相间形成黄红色斑纹,称为虎斑心。有时心外膜增生的脂肪组织可沿间质伸入心肌细胞间,称为心肌脂肪浸润,并非心肌脂肪变性。

（3）**玻璃样变**　细胞内或间质中出现均质嗜伊红色半透明状蛋白质蓄积称为**玻璃样变**,或称**透明变**（hyaline degeneration）。玻璃样变是一组物理性状相同,但化学成分、功能意义各异的病变。常见有以下三种:① 细胞内玻璃样变:通常为均质红染的圆形小体,位于细胞浆内。如肾小管上皮细胞重吸收原尿中的蛋白质形成的玻璃样小滴;浆细胞胞浆中蓄积的免疫球蛋白形成的 Russell 小体;以及酒精性肝病时肝细胞胞浆中细胞中间丝变性形成的 Mallory 小体等。② 结缔组织玻璃样变:见于生理性和病理性结缔组织增生,为胶原纤维老化的表现。其特点是增生的胶原纤维增粗,胶原蛋白交联、变性、融合,其间少有血管和纤维细胞,肉眼呈灰白色,质韧半透明。见于萎缩的子宫和乳腺间质、瘢痕组织、动脉粥样硬化斑块及各种坏死组织的机化等。③ 细动脉壁玻璃样变:又称细动脉硬化,常见于缓进型高血压和糖尿病的肾、脑、脾等脏器的细动脉壁（图 4-4）,因有蛋白质蓄积而使管壁增厚、管腔狭窄和血压升高。玻璃样变的细动脉壁弹性减弱、脆性增加,易继发扩张、破裂和出血。

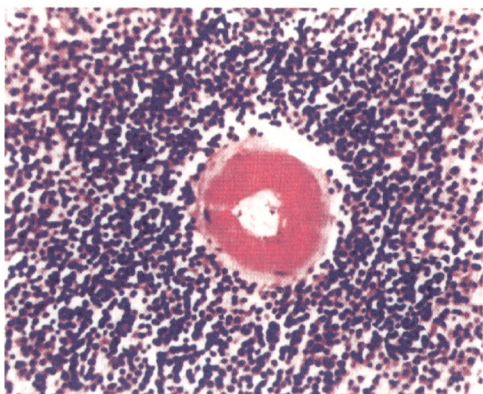

图 4-4　脾细动脉玻璃样变
HE 染色　×200

（4）**淀粉样变**（amyloid change） 细胞间质中出现淀粉样蛋白质——粘多糖复合物沉淀称淀粉样变。其镜下特点是 HE 染色为淡红色均质物，刚果红染色为橘红色，遇碘则为棕褐色，再加硫酸便呈蓝色。淀粉样蛋白成分来自于免疫球蛋白、降钙素前体蛋白、前清蛋白和血清淀粉样 P 物质。局部性淀粉样变发生于皮肤、结膜、舌、喉、肺等处，也可见于霍奇金病、多发性骨髓瘤、甲状腺髓样癌等肿瘤的间质内。全身性淀粉样变可分为原发性和继发性两类。前者为免疫球蛋白轻链，累及肝、肾、脾、心等多个器官；后者见于老年人和结核病等慢性炎症及某些肿瘤。

（5）**黏液样变**（mucoid degereration） 是指细胞间质内粘多糖和蛋白质的蓄结，常见于间叶组织肿瘤、动脉粥样硬化斑块、风湿病和营养不良的骨髓和脂肪组织等，其镜下特点是在疏松的间质中，有多突起的星芒状纤维细胞散在于灰蓝色黏液基质中。在甲状腺功能低下时，含有透明质酸的黏液样物质在皮肤及皮下可形成有特征的黏液性水肿。

（6）**病理性色素沉着** 正常人体内有含铁血黄素、胆红素、脂褐素、黑色素等多种内源性色素。**含铁血黄素**（hemosiderin）是巨噬细胞吞噬、降解红细胞血红蛋白所产生的 Fe^{3+} 与蛋白质结合而成的铁蛋白微粒聚集体。**脂褐素**（lipofuscin）是细胞内自噬溶酶体内未被消化的细胞器碎片残体，其成分 50% 是脂质。**黑色素**（melanin）是由黑色素细胞浆中酪氨酸氧化聚合而成的黑褐色细颗粒，其生成受到垂体 ACTH 和 MSH（黑色素细胞刺激素）的促进。病理情况下，上述某些色素会增多积聚。如陈旧性出血和溶血性疾病时，组织中含铁血黄素增多。血中胆红素增高时，病人出现皮肤黏膜黄疸。Addison 病、某些慢性炎症及色素痣、黑色素瘤、基底细胞癌时，细胞内黑色素可增多。老年人和营养耗竭性病人心肌细胞及肝细胞核周围出现大量脂褐素。常见的外源性色素有炭尘和煤尘等，在空气污染严重情况下，可较多积存于肺组织及引流淋巴结中。

（7）**病理性钙化**（pathological calcification） 骨、牙之外的组织中固态钙盐沉积称为病理性钙化。其主要成分是磷酸钙和碳酸钙，含量较多时，肉眼呈灰白色质硬砂石状。钙盐沉积于变性坏死的组织或异物中，但体内钙磷代谢正常时，称为**营养不良性钙化**（dystrophic calcification），见于结核病、血栓、动脉粥样硬化及瘢痕组织等。由于全身钙磷代谢失调而致钙盐沉积于正常组织内，称为**转移性钙化**（metastatic calcification），主要见于甲状旁腺功能亢进、维生素 D 摄入过多及某些骨肿瘤。

2. 不可逆性损伤 细胞因严重损伤而累及细胞核时，可发生不可逆性代谢、结构和功能障碍，即细胞死亡。细胞死亡分为坏死和凋亡两大类型。

（1）**坏死**（necrosis） 是以自溶性变化为特点的活体局部组织细胞的死亡。大多由变性发展而来，也可因致病因素较强直接导致，其基本表现是细胞溶酶体酶的酶性消化和蛋白质的变性，常引发急性炎症反应。

1）基本病变 细胞核的变化是细胞坏死的主要标志，一般出现细胞核染色质的浓聚（核固缩）、核膜破裂和染色质崩解（核碎裂）及染色质 DNA 和核蛋白水解（核溶解）等变化。细胞质则由于核蛋白体减少、丧失而使胞浆嗜酸性增强，胞浆结构酶解后呈虫蚀状或空泡化。实质细胞坏死后，间质基质和胶原纤维也逐渐崩解液化为无结构物质。

由于坏死细胞膜通透性增加，细胞内乳酸脱氢酶、琥珀酸脱氢酶、肌酸激酶、谷草转氨酶、谷丙转氨酶等被释放入血，造成细胞内相应酶活性降低和血浆中酶水平增高，分别可作为诊断某些细胞（如肝、心肌、胰）坏死的参考指标。细胞内酶活性的降低在坏死初发时即可出现,要早于超微结构的变化,因此有助于细胞损伤的早期诊断。

一般来说,组织坏死后颜色苍白,失去弹性,正常感觉和运动功能丧失,血管无搏动,切割后无新鲜血液流出,临床上谓之失活组织,应予及时清除。

2) 坏死的类型　　坏死分为凝固性坏死、液化性坏死和纤维蛋白样坏死等三个基本类型,其中前两种坏死还有一些特殊类型。

① **凝固性坏死**(coagulative necrosis)　蛋白质变性凝固且溶酶体酶水解作用较弱时,坏死区呈灰黄、干燥、质实状态,称为**凝固性坏死**。凝固性坏死多见于心、肝、肾、脾等器官,常因缺血、细菌毒素、化学腐蚀剂作用引起。此种坏死与健康组织间界限多较明显,镜下特点为细胞微细结构消失,而组织结构轮廓仍可保存,坏死区周围形成充血、出血和炎症反应带。在结核病时,因结核杆菌含脂质较多,坏死区呈黄色,状似干酪,称为**干酪性坏死**(caseous necrosis)。镜下为颗粒状无结构红染物,不见坏死部位原有组织结构的残影,甚至不见核碎屑,是坏死更彻底的特殊类型凝固性坏死。

坏疽(gangrene)是局部组织大块坏死,并继发腐败菌感染。坏疽分为干性、湿性和气性三种,前两者多继发于动脉阻塞引起的缺血性坏死。干性坏疽常见于动脉阻塞但静脉回流尚通畅的四肢,因水分散失较多,故坏死区干燥皱缩呈黑色(为红细胞血红蛋白中 Fe^{2+} 和腐败组织中 H_2S 结合形成硫化铁的色泽),与正常组织界限清楚,腐败变化较轻。湿性坏疽多发生于与外界相通的内脏,如肺、肠、子宫、胆囊等,也发生于动脉阻塞及静脉回流受阻的肢体,坏死区水分较多,腐败菌易于繁殖,故肿胀显蓝绿色,且与周围组织界限不清。气性坏疽也属湿性坏疽,系深达肌肉的开放性创伤合并产气荚膜杆菌等厌氧菌感染所致,除组织发生坏死外,还产生大量气体,使坏死区按之有捻发感,并伴奇臭。湿性坏疽和气性坏疽常伴全身中毒症状。

② **液化性坏死**(liquefactive necrosis)　组织细胞坏死后,由于坏死组织中可凝固的蛋白质少,或中性粒细胞等释放大量水解酶,或组织富含水分和脂质,则细胞组织发生溶解液化,称**液化性坏死**,如脓肿、脑软化以及由细胞水肿发展而来的溶解性坏死。急性胰腺炎时胰酶分解脂肪酸,或乳腺创伤时脂肪细胞破裂,分别引起酶解性和创伤性脂肪坏死,也属液化性坏死范畴,其后脂肪酸和钙离子结合可形成灰白色钙皂。

③ **纤维蛋白样坏死**(fibrinoid necrosis)　曾称为**纤维蛋白样变性**(fibrinoid degeneration),是结缔组织及小血管壁常见的坏死形式。病变部位形成细丝状、颗粒状或小条块状无结构物质,由于其与纤维蛋白染色性质相似而得名。见于某些变态反应性疾病,如风湿病、结节性多动脉炎、新月体性肾小球肾炎,以及非变态反应性疾病如急进型高血压、胃溃疡等。其发生机制可能与胶原纤维肿胀崩解(由于抗原-抗体复合物引发)、结缔组织中免疫球蛋白沉积、或血液中纤维蛋白渗出变性有关。

3) 坏死的结局

① 坏死细胞自溶,引起局部急性炎症反应。

② 溶解吸收　坏死组织及周围中性粒细胞释放水解酶使组织溶解液化,由淋巴管或血管吸收。不能吸收的碎片则由巨噬细胞吞噬清除。坏死液化范围较大可形成囊腔。

③ 分离排出　坏死灶较大不易被完全溶解吸收时,发生在皮肤黏膜的坏死物可被分离,形成组织缺损,浅者称**糜烂**(erosion),深者称**溃疡**(ulcer)。深部组织坏死后形成的开口于表面的深在性盲管称**窦道**(sinus),两端开口的通道样缺损称**瘘管**(fistula)。肺、肾等内脏

坏死物液化后经支气管、输尿管等自然管道排出所残留的空腔称**空洞**(cavity)。

④ **机化与包裹**　新生肉芽组织长入并取代坏死组织、血栓、血块、脓液、异物等的过程，称**机化**(organization)。如坏死组织等太大，难以完全长入或吸收，则由周围增生的肉芽组织将其包围，称**包裹**(encapasulation)。机化和包裹的肉芽组织最终形成纤维瘢痕组织。

⑤ **钙化**　陈旧的坏死与机化组织等可发生营养不良性钙化。

4) **坏死的后果**　坏死对机体的影响与下列因素有关：① 坏死细胞的生理重要性，例如心、脑组织的坏死后果严重；② 坏死细胞的数量，如广泛的肝细胞坏死可致机体死亡；③ 坏死细胞周围同类细胞的再生情况，如易于再生的细胞，坏死组织的结构功能容易恢复；④ 坏死器官的储备代偿能力，如肾、肺等成对器官，储备代谢能力较强。

(2) **凋亡**(apoptosis)　也称**程序性细胞死亡**，是一种形态和生化特征上都有别于坏死的细胞主动性死亡方式，其发生与细胞自身基因调节有关。凋亡在生物胚胎发生、成熟细胞新旧交替、以及自身免疫性疾病和肿瘤中都有重要意义，并非仅是细胞损伤的产物。凋亡的形态学特点是细胞皱缩胞浆致密，核染色质边聚，然后胞核裂解，胞浆芽突并脱落形成含核碎片和(或)胞质成分的膜包被凋亡小体，其可被巨噬细胞和相邻其他细胞吞噬、降解(图4-5)。生化特征是由于 Ca^{2+}/Mg^{2+} 依赖的核酸内切酶活化，早期出现 $180\sim200bp$ 的 DNA 降解片段，琼脂凝胶电泳呈现特征性梯带状。凋亡细胞多为单个或数个，质膜完整，不引起周围炎症反应，也不诱发周围细胞的增生修复。病毒性肝炎时肝细胞内的嗜酸性小体即为肝细胞的凋亡。

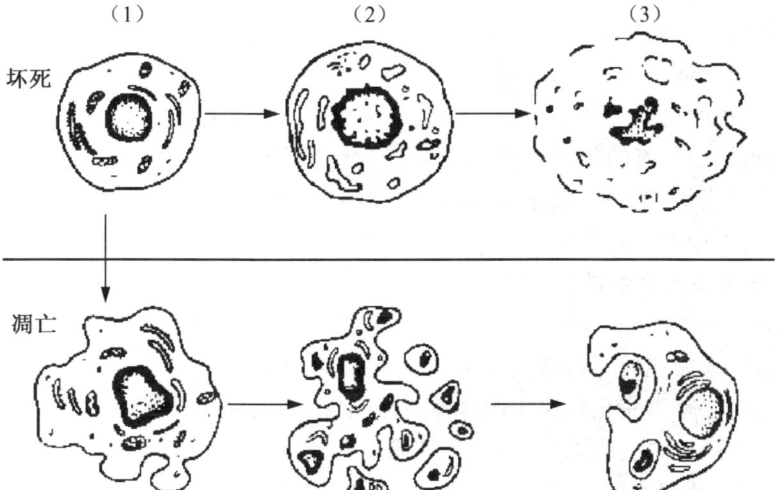

图 4-5　细胞坏死与细胞凋亡的区别
(1) 正常细胞；
(2) 细胞和细胞器肿胀，核染色质边聚；
(3) 细胞膜、细胞器膜和核膜破裂、崩解、自溶；
(4) 细胞和细胞器皱缩，胞浆致密，核染色质边聚；
(5) 胞浆分叶状突起并形成多个凋亡小体，并与胞体分离；
(6) 邻近巨噬细胞等包裹、吞噬凋亡小体。
(2)→(3)为坏死过程；(4)→(6)为凋亡过程

二、组织、细胞的修复

致病因素引起局部细胞和组织损伤缺失,由邻近健康细胞再生、填充、修补、恢复的过程,称为**修复**。修复的过程可概括为两种形式:再生与纤维性修复,两种形式常同时并存。

(一) 再 生

邻近同种细胞通过分裂增殖以完成修复的现象,称**再生**(regeneration)。再生可分生理性和病理性两类。前者指生理过程中某些细胞不断老化消亡,新生同种细胞不断补充,以保持原有结构和功能;后者是指疾病状态下细胞组织受到损伤后由同种细胞发生的再生,其原有结构和功能可能保持,也可能不保持。

1. 细胞周期与不同类型细胞的再生潜能 人体细胞的再生潜能分为三类:

(1) **不稳定细胞**(labile cells) 其在生理情况下能及时从细胞周期 Q 期进入 S 期,不断分裂增殖以更替衰老死亡的细胞,如呼吸、消化和生殖泌尿等自然管腔的黏膜被覆细胞、表皮细胞、血细胞等。病理情况下这些细胞受损后其再生能力也极强。

(2) **稳定细胞**(stable cells) 其在生理状态下不增殖,处在 G_0 期。但若同类细胞受损死亡,则可重新回到 G_1 期转入 S 期而再生修复,如肝、肾等腺上皮细胞,以及成纤维细胞、骨细胞等间叶细胞。平滑肌细胞亦属稳定细胞,但其再生能力通常较弱。

(3) **永久性细胞**(permanent cells) 如神经细胞、心肌和骨骼肌细胞等,在出生后即不再进行细胞分裂。但周围神经纤维在神经细胞胞体存活情况下,具有较强的再生能力。

细胞具有不同再生潜能还由于其细胞周期的时程长短不同,在单位时间内可进入细胞周期增殖的细胞数量亦不相同。通常幼稚组织比高分化组织再生能力强,易受损或经常更新的组织再生能力强。成熟组织中的 G_0 期静止细胞也大多仍保持其分裂潜能。组织受到损伤后,周围同种的稳定细胞和不稳定细胞迅速增殖。当基底膜、肌膜和间质网状支架完好时,可恢复受损组织原有的结构与功能,谓之完全性再生。如永久性细胞受到损伤,或稳定细胞和不稳定细胞损害太重,或基底膜、肌膜和间质网状支架受到破坏,则由肉芽组织填充并形成瘢痕,丧失原有组织结构与功能,称为不完全性再生。

2. 细胞与组织的再生过程

(1) **上皮组织的再生** 鳞状上皮、柱状上皮等被覆上皮的再生是由创伤邻近部位的基底细胞分裂增生来完成的。通常先由立方上皮增高变为柱状上皮,或由单层上皮形成复层上皮。腺上皮再生是否完全取决于腺体基底膜状况,若基底膜破坏则难以再生,否则可恢复原有腺体构造。肝脏再生能力活跃,部分切除后肝细胞可分裂增殖,恢复原有体积。若肝小叶网状支架完整,肝细胞可获完全性再生,否则再生肝细胞易与增生的纤维组织共同形成结构紊乱的肝细胞团(假小叶)。

(2) **纤维组织的再生** 损伤后成纤维细胞可以分裂增殖,该细胞由局部静止状态的纤维细胞或周围幼稚间叶细胞转变分化而来。成纤维细胞停止分裂后开始分泌前胶原蛋白,并在间质中形成胶原纤维,自身逐渐成熟为纤维细胞。

(3) **血管的再生** 毛细血管的再生首先是在蛋白酶作用下分解基底膜,受损处内皮细胞分裂形成幼芽突起,随后增生的内皮细胞向前移动形成实心细胞索,其后在血流冲击下出现管腔,构筑成新的毛细血管及其网络。内皮细胞可分泌 IV 型胶原、层粘连蛋白和纤维粘连蛋白,形成基底膜的基板。周边成纤维细胞分泌 III 型胶原及基质,组成基底膜的网板,本身则成为血管外膜细胞。新生毛细血管基底膜不完整,内皮细胞间隙较大,通透性较高。随后,有的毛细血管闭锁消失,有的转变为小动静脉。大血管离断后需手术吻合,断端两侧内皮细胞分裂弥合原有内膜结构,但肌层多由结缔组织修复。毛细血管的再生与增生过程称为血管形成。

（4）**肌组织的再生**　骨骼肌的再生依肌纤维是否断裂和肌膜是否存在而有所不同。损伤较轻且肌膜完好时,残存肌细胞分裂分化,产生肌浆和肌原纤维,可恢复正常肌结构。若有离断或肌膜破坏时,则由纤维结缔组织连接修复。瘢痕愈合后的肌纤维仍可以收缩,经过锻炼可恢复功能。平滑肌细胞有一定再生能力,但断开的肠管或较大血管平滑肌损害仍由纤维瘢痕连接。心肌细胞几乎没有再生能力,破坏后由瘢痕修复。

（5）**神经组织的再生**　脑和脊髓的神经细胞破坏后不能再生,由胶质细胞形成胶质瘢痕来修复。外周神经离断后,如神经细胞仍存活,可由两端的鞘细胞增生成带状的合体细胞将断端连接,近端轴突以每天 1mm 的速度向远端延伸,达到末梢。若离断两端相隔太远,或两端间有瘢痕等阻隔,则再生纤维不能到达远端,与周围增生的结缔组织混杂成团,形成创伤性神经瘤。

（二）纤维性修复

纤维性修复是指通过肉芽组织增生、填补组织缺损、并逐渐转化为瘢痕组织的过程。

1. 肉芽组织（granulation tissue）　组织损伤过程中,为取代坏死组织,幼稚结缔组织增生形成红色细颗粒样柔软组织,状似肉芽,称**肉芽组织**。肉芽组织主要由增生的成纤维细胞和新生的毛细血管构成。毛细血管内皮细胞呈芽状增生,成为实心细胞团块,继而在血流冲击下出现毛细血管管腔,但其基底膜尚不完整,水分易漏入基质,故基质常呈疏松水肿状。新生毛细血管和成纤维细胞多与损伤表面垂直排列,其间有多少不等的巨噬细胞、中性粒细胞和浆细胞等炎性细胞（图 4-6）。巨噬细胞和中性粒细胞能吞噬细菌及细胞碎屑,释放各种水解酶分解坏死组织和血凝块。巨噬细胞还能分泌 PDGF、FGF 等生长因子,加上创伤处血小板释放的 PDGF,进一步刺激

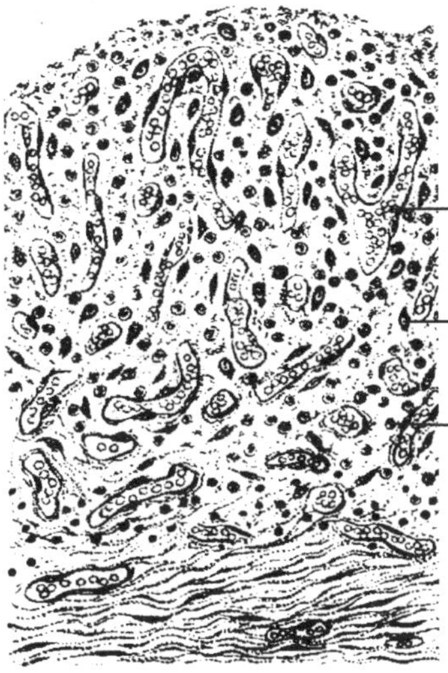

图 4-6　肉芽组织结构模式图

（右侧标注）新生毛细血管　成纤维细胞　炎细胞

成纤维细胞和毛细血管增生。部分成纤维细胞还具有平滑肌的收缩功能,称**肌成纤维细胞**（myofibroblast）。早期肉芽组织没有神经末梢,再生的皮肤亦无附属器,故痛触觉、出汗等功能均有障碍。

肉芽组织的主要功能有：① 抗感染、保护创面；② 填补伤口、接合其他组织缺损；③ 机化、包裹坏死组织和异物（血凝块、坏死组织）等。临床上将红色湿软、触之易出血的肉芽组织称为健康肉芽。伴有血液循环障碍或感染时,肉芽组织苍白水肿,称为不良肉芽,需及时外科清除。

2. 瘢痕组织　新生肉芽组织填充伤口后,由底部向表面逐渐成熟,表现为成纤维细胞

转化为纤维细胞,胶原纤维增多并呈玻璃样变,毛细血管闭合减少,此种由肉芽组织改建成熟的纤维结缔组织称为瘢痕。瘢痕组织对机体有利的作用体现在:① 可长期填补连接组织缺损,保持器官完整性。② 抗拉力虽不如正常皮肤但优于肉芽组织,使器官保持坚固性。对机体不利的方面有:① 瘢痕收缩:由于水分丧失和肌成纤维细胞收缩,可引起组织挛缩或管道狭窄,如心瓣膜变形、关节运动障碍和胃肠梗阻等。② 瘢痕粘连:各器官之间或与体腔壁之间发生的纤维性粘连可影响脏器功能。③ 器官硬化:如肝脏贮脂细胞、肺泡隔间叶细胞转化为成纤维细胞可引起细胞外基质过度沉积,使肝、肺发生纤维化。④ 瘢痕疙瘩:瘢痕组织生长过度突于皮肤表面形成肥大性瘢痕,并向周围不规则扩延。⑤ 瘢痕膨出:因胶原形成相对不足或承受力大而持久,瘢痕膨出形成腹壁疝或心脏室壁瘤等,有破裂可能。

肉芽组织和瘢痕组织中胶原数量取决于胶原合成、分泌和分解间的相对速率。通常在炎细胞和成纤维细胞分泌的胶原酶的作用下,瘢痕组织中的胶原纤维被逐渐分解、吸收,瘢痕可缩小、软化。减少胶原合成和促进胶原分解,有助于缓解器官纤维化及瘢痕收缩的问题。

(三) 创伤愈合

创伤愈合(wound healing)指机械性外力因素造成组织连续性中断后的愈合过程,表现为各种组织再生、肉芽组织增生和瘢痕形成。

1. 皮肤创伤愈合　皮肤创伤轻者为皮肤表皮、皮下组织受损,重者可累及肌肉、神经、肌腱及骨等。

(1) **创伤愈合的基本过程**　① 伤口早期变化:局部有组织坏死和血管断裂出血,数小时后出现充血、浆液渗出及嗜中性粒细胞游出等炎症反应,渗出物和血液中的纤维蛋白、血凝块可结成痂皮,起到保护和连接伤口的作用。② 伤口收缩:损伤后 2~3 日,伤口边缘皮肤及皮下组织向中心移动收缩,使创面缩小。伤口收缩主要是肌成纤维细胞的牵拉所致,与胶原形成无关。伤口收缩至损伤后 14 天左右终止。③ 肉芽组织和瘢痕形成:损伤后第 3 日开始,肉芽组织从伤口底部及边缘长出,机化血凝块和坏死组织,并填平伤口,毛细血管大约每日延长 0.1~0.6mm,第 5~6 日起成纤维细胞开始产生胶原,其后 1 个月形成瘢痕。④ 表皮及其他组织再生:伤口边缘基底细胞自创伤后 24 小时内开始增生,先形成单层上皮,尔后分化为鳞状上皮。健康的肉芽组织为表皮再生提供结构基础和生长因子,存在异物或感染时则阻止表皮再生。伤口直径超过数厘米时,需植皮才能覆盖。毛囊、汗腺、皮脂腺等皮肤附属器损害后多由瘢痕修复。

(2) **创伤愈合的类型**　根据创面大小、深度及有无感染等,可将皮肤创伤愈合分为两类。

1) **一期愈合**(healing by first intention)　见于组织破坏范围小、出血和渗出物少、创缘整齐、对合严密且无感染的伤口,如皮肤无菌手术的切口。创伤后血液及渗出物先将伤口粘着,继而发生充血水肿等炎症反应,24 小时内肉芽组织开始从伤口两边长入,表皮再生覆盖,伤口逐渐收缩减小。第 3~5 天胶原纤维已较丰富,故第 6~7 天即可拆除手术缝线。约 2~3 个月可吸收愈合成白色线状瘢痕,但其拉力强度仅达正常皮肤的 80%。

2) **二期愈合**(healing by second intention)　见于组织缺损较大、创缘不整齐、哆开、无法整齐对合,或伴有感染的伤口。二期愈合与一期愈合比较有以下不同:① 需清除坏死物和异物、控制感染后,再生才能开始;② 伤口大,伤口收缩明显,从伤口底部及边缘长出多量肉芽组织将伤口填平;③ 愈合时间较长且形成的瘢痕较大。

（3）**影响创伤愈合的因素**　影响创伤愈合的因素包括全身和局部两个方面。

全身因素：① 年龄：青少年再生能力强于老年人，可能与老年人血管硬化、细胞老化和生长因子减少有关。② 营养：蛋白质、维生素、钙、磷、锌等的缺乏，影响胶原合成而使愈合延缓。如维生素 C 具有催化羟化酶作用，当其缺乏时，此酶催化脯氨酸赖氨酸形成前胶原分子受阻。含硫氨基酸（如甲硫氨酸、胱氨酸）缺乏，可造成肉芽组织和胶原形成不良。锌则参与细胞内氧化酶功能。③ 药物：肾上腺糖皮质激素和垂体促肾上腺糖皮质激素抑制胶原合成，肾上腺盐皮质激素和甲状腺素促进白细胞浸润，分别抑制和促进修复过程。

局部因素：① 感染与异物：细菌感染、异物、坏死组织都会加重炎症反应的组织损伤，细菌和坏死组织可释放各种水解酶和毒素，水解基质和胶原纤维，伤口感染也导致局部张力增加，使伤口裂开，因此应适时施行清创缝合手术和抗炎治疗。② 局部血液供应：局部血供提供氧和营养，对促进坏死吸收和控制感染也起重要作用。若有动脉粥样硬化或静脉曲张，会延缓伤口愈合。③ 神经支配：植物神经损伤使血管舒缩功能障碍，受损器官组织血供下降。麻风时神经受累而致局部神经性营养不良，也对再生有不利影响。④ 电离辐射：能破坏细胞，损伤小血管，从而抑制组织再生。

2. 骨折愈合　骨骼完整性或连续性的中断称为**骨折**（bone facture），通常可分为外伤性骨折和病理性骨折两类。复位良好的骨折数月内可愈合，恢复正常结构和功能。

（1）**骨折愈合的基本过程**　骨折的愈合大致可分以下几个阶段：① 血肿形成：骨组织和骨髓血管丰富，骨折后断端及其周围出血形成血肿，数小时后凝固。伴血管断裂时，骨皮质和骨髓质可发生缺血性坏死。② 纤维性骨痂形成：骨折后 2～3 天，血肿开始由骨外膜长入的肉芽组织机化，形成纤维性骨痂，或称暂时性骨痂。1 周后肉芽组织中的成纤维细胞可逐渐分化为成软骨细胞和成骨细胞，形成透明软骨和骨组织。此过程约 2～3 周。③ 骨性骨痂形成：逐渐分化形成的成骨细胞分泌胶原和基质，产生类骨骨痂，钙盐沉积后转变为骨性骨痂。纤维性骨痂中的软骨组织也经软骨化骨过程演变为骨组织，形成骨性骨痂。此过程约 4～8 周。④ 骨痂的改建与重塑：改建是在破骨细胞吸收骨质和成骨细胞形成骨质的协调作用下完成的，目的是改建板层骨，使之逐渐适应力学方向要求，恢复骨小梁排列结构和皮质骨髓腔的正常关系。

（2）**影响骨折愈合的因素**　凡影响创伤愈合的因素都影响骨折的愈合，此外还应注意做到：① 骨折断端应及时正确复位，防止错位或有其他异物及组织的嵌塞。② 骨折断端需适时、牢靠地固定，直至骨性骨痂形成。③ 尽早进行全身和局部功能锻炼，保证良好的局部血运，否则会影响骨折的良好愈合，并可能造成肌肉萎缩和关节强直。此外还应防止赘生骨痂（新骨形成过多）和假关节（因断端间纤维性骨痂不能成熟为骨性骨痂而活动）的形成。

第二节　炎　症

一、概　述

炎症（inflammation）是具有血管系统的活体组织对致炎因子所致局部损害而发生的以防御为主的反应。

凡是能引起组织损伤的因子均可称为**致炎因子**，包括生物性因子、物理性因子、化学性因子、免疫反应等。生物性因子是最常见也是最重要的致炎因子,包括细菌、病毒、真菌和寄生虫等。由生物性因子引起的炎症,又称**感染**(infection)。

炎症发生发展的基本过程为:在致炎因子的作用下,炎症局部组织发生变性、坏死,炎症介质形成并释放,炎症局部血管扩张充血,血流加快,继之变慢,血管壁通透性增加,血管内的液体成分及白细胞进入损伤部位,以局限和杀灭致炎因子,清除和吸收坏死组织,最后实质和间质细胞再生,使受损伤的组织得以修复和愈合。因此,炎症的基本病理变化可以概括为:**变质**(alteration)、**渗出**(exudation)及**增生**(proliferation)。变质属于损伤性反应,渗出和增生属于防御性反应,三者密切相关,互相影响,在一定条件下可以互相转化。其中血管反应是炎症过程中的主要特征,也是防御的中心环节。

炎症介质(inflammatory mediator)是指一组参与并诱导炎症发生发展的具有生物活性的化学物质。这些物质可以促进血管反应、使血管壁通透性增高并对白细胞具有趋化作用,从而导致炎性充血和渗出等变化。有的炎症介质还可引起发热、疼痛等。炎症介质一般分为外源性(细菌及其代谢产物)及内源性(来源于细胞及血浆)两大类,以内源性介质最重要。

炎症是一种以防御为主的病理过程,但这个过程往往会损伤组织细胞,甚至给病人带来极大的损害和痛苦,例如心包腔内纤维蛋白性渗出物机化可形成缩窄性心包炎,进而影响心脏功能;严重的过敏反应性炎可危及患者的生命等等。因此,医务工作者既要预防炎症性疾病的发生,又要运用炎症的病理学知识,采取合理的治疗措施,增强机体的防御能力,及早消除致炎因子,减少组织的损伤,促进愈复,使患者早日恢复健康。

二、炎症局部的基本病理变化

炎症的基本病理变化为局部组织细胞不同程度的变质、渗出和增生。一般急性炎症或炎症早期,以变质和渗出为主,慢性炎症及炎症晚期以增生为主。

(一)变　质

变质是指炎症局部组织细胞(包括实质和间质)发生的变性和坏死。

1. 形态变化

(1)**实质细胞**　常见的有细胞肿胀、脂肪变性及凝固性坏死或液化性坏死等。

(2)**间质**　纤维结缔组织胶原纤维出现玻璃样变、黏液样变和纤维蛋白样坏死、崩解等。

2. 代谢变化　以分解代谢增强为特点,可表现为以下两个方面:

(1)**局部酸中毒**　炎症早期血流加快,局部耗氧量增加,氧化过程增强。继之发生局部血液循环障碍和酶系统功能减弱,导致氧化不全的中间代谢产物(乳酸、脂肪酸、酮体等)在局部堆积,使炎症区氢离子浓度增高,导致局部酸中毒。

(2)**组织内渗透压增高**　由于分解代谢增强及坏死组织崩解,加之氢离子浓度增高和盐类离解过程增强,致使炎症区的胶体和晶体渗透压增高,促使渗出过程的发生。

此外,在炎症组织、细胞变性及坏死的同时,可以导致炎症介质的形成与释放。

(二)渗　出

渗出是指炎症局部血管内的液体和细胞成分经血管壁进入组织间隙、体腔、体表或黏膜表面的过程。急性炎症及炎症早期,渗出病变最为明显,在此过程中,以血管反应为主,包括血流动力学改变,液体渗出和白细胞的渗出及吞噬等。

1. 血流动力学改变——炎性充血 当致炎因子作用于局部组织后,局部微循环很快发生血流动力学改变,这种改变一般按下列顺序发生(图4-7):

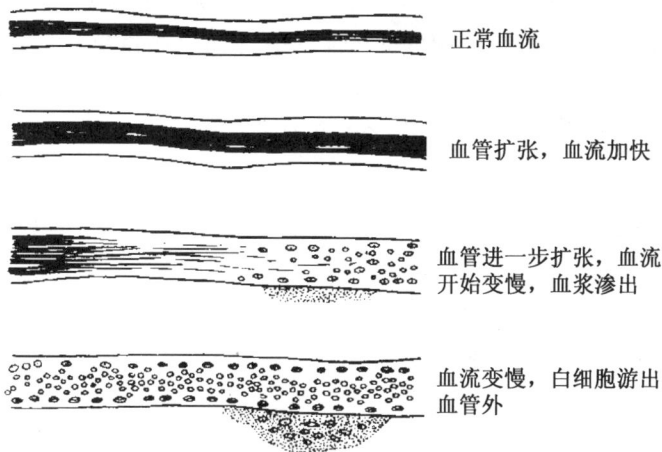

正常血流

血管扩张,血流加快

血管进一步扩张,血流开始变慢,血浆渗出

血流变慢,白细胞游出血管外

图4-7 血管反应和渗出示意图

(1)**细动脉痉挛** 迅速出现,但仅持续几秒钟。

(2)**血管扩张充血** 先是动脉性充血,表现为细动脉和毛细血管扩张,血流加速,血流量增多,炎症局部发红发热。接着由于毛细血管和细静脉广泛显著扩张,血流变慢,血液淤积而发展为静脉性充血。

(3)**液体渗出** 由于血流变慢,血管壁通透性升高,血液的液体成分渗出,血液浓缩,黏滞度增加。

(4)**白细胞游出** 随着血流变慢,轴流加宽,最后血流停滞,微血管血液中的白细胞开始边集并与内皮细胞黏附,接着以阿米巴样运动方式游出血管进入炎区。

2. 液体渗出——炎性水肿 随着炎性充血的发展,血液中含蛋白的液体成分可通过细静脉和毛细血管壁进入到血管外组织间隙,引起组织间隙含水量增多,称为**炎性水肿**。渗出的液体潴留在浆膜腔时称为**积液**(如胸腔积液、腹腔积液、心包腔积液)。渗出的液体称为**渗出液**。

(1)**液体渗出的机制** 主要是由于血管壁通透性增高、血管内流体静压升高和局部组织渗透压增高三方面因素综合作用的结果,简述如下:

1)**血管壁通透性增高** 其机制包括:① 内皮细胞连接缝隙扩大。某些致炎因子或炎症介质可直接损伤内皮细胞之间的连接,或引起内皮细胞收缩,使其连接处缝隙加大。② 内皮细胞的损伤。严重的烧伤或细菌感染,可直接损伤内皮细胞,使之坏死脱落。③ 穿胞作用。穿胞作用是通过内皮细胞中的囊泡性细胞器相互连接形成的穿胞通道而完成的。可增加血管的通透性,使富含蛋白质的液体溢出。④ 新生毛细血管壁的高通透性。在炎症晚期中,出现许多新生的毛细血管参与修复过程,而新生毛细血管的内皮细胞连接不健全,并且具有炎症介质的受体,因而使新生毛细血管具有高通透性。

2)**血管内流体静压升高** 由于细动脉和毛细血管扩张,细静脉血流减慢,毛细血管内流体静压升高,引起液体的渗出。

3)**组织渗透压增高** 由于炎症局部组织的细胞坏死崩解,许多大分子物质分解为小分子物质,使分子浓度和离子浓度均升高,因而局部组织内渗透压升高,可促进液体从血管内渗出。

关于渗出液体的多少及其渗出的成分,则因致炎因子、发炎部位、血管壁损伤的程度等因素而异。如当血管受损不严重时,分子量较小的白蛋白渗出,而较大分子量的球蛋白仅有少量渗出。随着血管壁受损加重,则球蛋白渗出量增多,甚至分子量大的纤维蛋白原也可渗出。纤维蛋白原渗出后,在外源性凝血系统的作用下形成纤维蛋白。

（2）**渗出液与淤血时的漏出液不同**　前者含蛋白量多,比重高,并含有较多的细胞成分,后者含蛋白量少,比重低,含细胞成分少。区别渗出液和漏出液,对于临床某些疾病的诊断与鉴别诊断有一定帮助（表 4 - 1）。

（3）**渗出液的作用**　渗出液具有重要的防御作用：① 稀释毒素及有害物质,以减轻对局部的损伤作用；② 为炎症灶带来营养物质（如葡萄糖、氧等）,带走炎症灶内的代谢产物；③ 渗出液内含有抗体、补体等,可消灭病原体；④ 所含的纤维蛋白原,在坏死组织释放出的组织凝血酶作用下,变成纤维蛋白互相交织成网,可阻止细菌扩散,使炎症灶局限并有利于吞噬细胞发挥吞噬作用；⑤ 在炎症后期,纤维蛋白网还可成为修复支架,有利于纤维母细胞产生胶原纤维；⑥渗出物中的病原微生物及毒素随淋巴液携带至局部淋巴结可刺激机体产生体液和细胞反应。

表 4 - 1　渗出液与漏出液的区别

	渗出液	漏出液
原因	炎症	非炎症
外观	浑浊	澄清
蛋白含量	$\geq 30g/L$	$\leq 29g/L$
比重	> 1.018	< 1.015
细胞数	$> 1000 \times 10^6/L$	$< 500 \times 10^6/L$
凝固	常自凝	不能自凝
Rivalta 试验	阳性	阴性

如果渗出物过多,可压迫邻近组织或器官,影响其功能,如严重的喉头水肿可引起窒息,大量心包腔积液可影响心脏的舒缩功能等；纤维蛋白渗出过多不能完全吸收时,可引起邻近组织发生纤维性粘连,如心包粘连、胸膜粘连等。

3. 白细胞渗出——炎性浸润　白细胞的游出是炎症反应的重要形态学特征。各种白细胞通过血管壁游出到血管外的过程,称为**白细胞渗出**。渗出的白细胞称为**炎细胞**。炎细胞聚集在炎症区域的现象,称为**炎细胞浸润**(inflammatory cellular infiltration)。白细胞渗出是一种主动过程,大致步骤为白细胞靠边、附壁、游出、趋化（图 4 - 8）,到达炎症区域的白细胞主要发挥吞噬作用,是炎症防御反应的中心环节。

靠边 ⟶ 滚动 ⟶ 附壁 ⟶ 游出

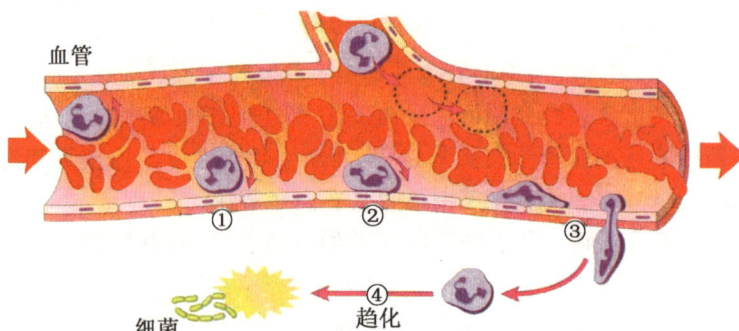

图 4 - 8　中性粒细胞的游出和趋化过程模式图

（1）**靠边与附壁**　正常时血管内的白细胞、红细胞等有形成分在血流的中心部流动，称为轴流。当血流速度减慢、血管扩张及血管壁通透性增强时，轴流变宽、甚至消失，白细胞从轴流逐渐进入周边部，靠近血管壁并缓慢滚动，这种现象称为白细胞靠边。最终，靠边的白细胞与血管壁牢固地黏附在一起，胞质变扁，紧贴在内皮细胞表面，称为白细胞附壁或粘着，为白细胞游出创造条件。

这种粘着由内皮细胞及白细胞表面黏附分子相互识别、相互作用引起，当炎症时，可表达新的黏附分子，且数目增加，以增强两者的亲和性。目前已知黏附因子有四大类：选择蛋白、免疫球蛋白、整合蛋白类和黏液样糖蛋白类。

（2）**游出与趋化**　白细胞穿过血管壁进入周围组织内的过程，称为白细胞游出。附壁的白细胞在内皮细胞的连接处伸出伪足，以阿米巴样运动的形式穿过内皮细胞间隙，到达内皮细胞和基底膜之间。在此停留片刻，最后穿过基底膜到达血管外。白细胞游出后，血管内皮细胞的连接结构恢复正常，白细胞游出主要发生于损伤部位的小静脉（图4-9）。

白细胞游出是主动移动过程，与血管壁通透性增高不呈正比关系。白细胞一旦游出到血管外，就不能再回入血管内。而红细胞无游走能力，它的逸出是被动性的，是由于血管壁通透性增高、血液流体静压升高等使之自血管内皮细胞间隙漏出。故若渗出液中出现大量红细胞，则标志着炎症反应剧烈或血管壁损伤严重。

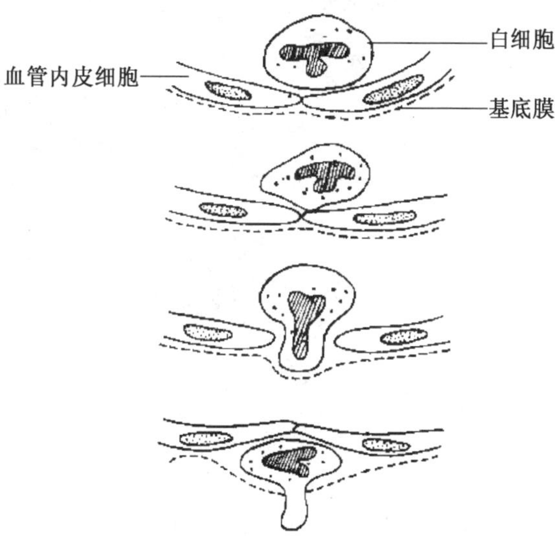

中性粒细胞、嗜酸性粒细胞、嗜碱性粒细胞、单核细胞和淋巴细胞都以同样的方式游出，但以中性粒细胞的运动能力最强，游出最快，淋巴细胞运动能力最弱。炎症的不同阶段，游出的白细胞不同。急性炎症的早期主要是中性粒细胞

图4-9　电子显微镜下白细胞游出模式图

游出，48小时后则以单核细胞在组织内浸润为主，这主要是由于① 中性粒细胞寿命短，一般在24～48小时中性粒细胞崩解消失，而单核细胞在组织内存活时间长；② 在中性粒细胞停止游出后，单核细胞仍可持续游出；③ 在炎症的不同阶段所激活的趋化因子不同，单核细胞趋化因子是由中性粒细胞释放的，因此只有中性粒细胞游出后才能引起单核细胞的游出。另外，由于致炎因子的不同渗出的白细胞也不同，葡萄球菌和链球菌感染引起的炎症以中性粒细胞渗出为主，病毒感染以淋巴细胞渗出为主，而在一些过敏性炎症则以嗜酸性粒细胞渗出为主。

游出的白细胞最初围绕在血管周围，以后受某些化学物质的吸引，沿着组织间隙，以阿米巴样运动的方式，向炎症灶定向游走，这种现象称为趋化性或趋化作用。能引起白细胞定向游走的物质，称为趋化因子。研究发现趋化因子的作用具有特异性：有些趋化因子只吸引中性粒细胞，而另一些趋化因子则只吸引单核细胞或嗜酸性粒细胞。此外，不同的细胞对趋化因子的反应能力也不同：中性粒细胞和单核细胞对趋化因子的反应较明显，而淋巴细

胞反应较弱。炎症灶内还存在不吸引甚至排斥白细胞的阴性趋化因子,这也是炎症的不同阶段及不同原因引起的炎症,浸润的白细胞种类不同的原因。

（3）**吞噬作用**　白细胞在炎症灶内对病原体和组织崩解产物进行吞噬与消化的过程,称为吞噬作用。吞噬细胞主要有两种,即中性粒细胞和巨噬细胞。中性粒细胞又称小吞噬细胞,数量最多,是机体清除和杀灭病原微生物的主要成分。巨噬细胞又称大吞噬细胞,能吞噬中性粒细胞不能吞噬的某些病原微生物（如结核杆菌、伤寒杆菌、寄生虫及其虫卵）和较大的组织碎片、异物、坏死的细胞等,还可互相融合成多核巨细胞以增强其吞噬功能。

吞噬过程大致分为识别和粘着、包围和吞入、杀灭和降解三个阶段（图 4 - 10）。

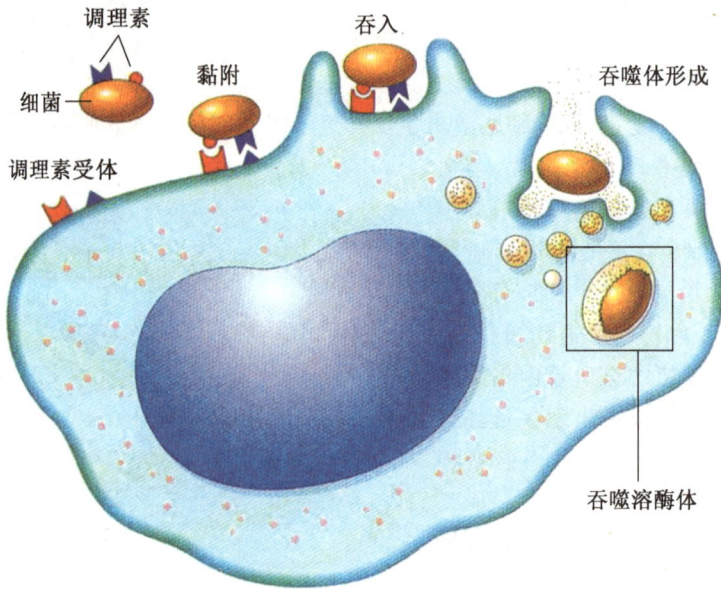

图 4 - 10　吞噬过程示意图

1）**识别和粘着**　吞噬细胞借助表面的 Fc 受体和 C3b 受体,能识别被调理素（抗体或补体）包裹的病原体等,经抗体或补体与相应受体结合,病原体等就被粘着在吞噬细胞的表面。

2）**包围和吞入**　病原体等粘着在吞噬细胞表面之后,吞噬细胞伸出伪足,随伪足的延伸和互相吻合,形成由吞噬细胞膜包围吞噬物的泡状小体,谓之吞噬体。吞噬体逐渐脱离细胞膜进入细胞内部,与初级溶酶体融合形成吞噬溶酶体,病原体等在吞噬溶酶体中被杀灭和降解。

3）**杀灭和降解**　进入吞噬溶酶体内的病原体等主要是被具有活性的氧代谢产物杀伤的。在吞噬过程中,吞噬细胞的糖酵解增强,乳酸增加,这一酸性环境,不仅对细菌有直接杀伤作用,而且还有利于酸性水解酶对细菌的降解作用。

通过吞噬细胞一系列的作用,大多数病原微生物被杀灭、降解,但有些细菌（如结核杆菌）在白细胞内处于静止状态,一旦机体抵抗力降低,这些细菌又能繁殖,并可随吞噬细胞的游走在机体内播散。另外,白细胞在化学趋化、激活和吞噬过程中,还可向细胞外释放溶酶体酶、活性氧自由基、前列腺素和白三烯等物质,引起或加重组织损伤并可能延长炎症过程。

附：炎细胞的种类和功能　炎症时,各种炎细胞除了从血管渗出外,还可来自组织增生的各类细胞,如淋巴细胞、巨噬细胞、浆细胞以及由巨噬细胞转化而来的上皮样细胞和多核巨细胞。

1) **中性粒细胞**　具有活跃的运动能力和较强的吞噬作用,主要能吞噬细菌、坏死组织碎片以及抗原抗体复合物。它是机体重要的防御组成部分。出现在急性炎早期及化脓性炎。

2) **巨噬细胞**　大多来自血液内的单核细胞,也有一部分来自组织内的组织细胞。具有很强的吞噬能力,含有较多的脂酶,可以吞噬、消化含有脂质膜的细菌(如结核杆菌),也可吞噬较大病原体、异物、组织碎片等。巨噬细胞还可互相融合而形成多核巨细胞,如朗汉斯巨细胞、异物巨细胞。巨噬细胞不参与特异性免疫反应,但在免疫反应开始时,它吞噬并处理抗原,把抗原信息传给免疫活性细胞,促进免疫反应进行。出现在急性炎的后期、慢性炎、非化脓性炎(结核病等)、病毒及寄生虫感染时。

3) **淋巴细胞和浆细胞**　淋巴细胞来自血液及局部淋巴组织。淋巴细胞的游走能力较弱,无吞噬作用,可分为 T 和 B 两类。T 淋巴细胞受抗原刺激产生淋巴因子发挥细胞免疫功能;B 淋巴细胞受抗原刺激转化为浆细胞,可以产生、释放各种免疫球蛋白(抗体),起体液免疫作用。淋巴细胞常见于慢性炎或急性病毒性感染,浆细胞浸润常见于慢性炎。

4) **嗜酸性粒细胞**　运动能力较弱,具有一定的吞噬能力,能吞噬抗原抗体复合物。主要见于某些变态反应性疾病或寄生虫感染。

5) **嗜碱性粒细胞和肥大细胞**　嗜碱性粒细胞主要来自血液;肥大细胞主要分布在全身结缔组织内和血管周围。两种细胞的嗜碱性颗粒均含有肝素及组胺。肥大细胞胞浆内还含有 5 -羟色胺。当这些细胞脱颗粒时便释出上述物质,引起炎症反应,多见于变态反应性炎症。

(三) 增　生

炎症时在致炎因子和组织崩解产物的作用下,炎区内细胞增殖,细胞数目增多,称为**增生**(proliferation)。以巨噬细胞、成纤维细胞及血管内皮细胞增生最为常见,在某些情况下,炎症病灶周围的上皮细胞或实质细胞也发生增生。

在炎症早期,增生与变质、渗出相比,反应较轻微,意义较小。但少数炎症在早期就出现以增生为主的变化,如急性肾小球肾炎时,肾小球的系膜细胞和血管内皮细胞明显增生。伤寒病的早期,肠壁淋巴组织就有大量巨噬细胞增生。在炎症的后期和慢性炎症时,增生改变常较明显。

增生是一种防御性反应,可限制炎症的蔓延,使受损组织得以修复。如在炎症早期,增生的巨噬细胞具有吞噬病原体和清除组织崩解产物的能力,在炎症后期,增生的成纤维细胞、毛细血管和各种炎细胞等构成肉芽组织,最后演变成瘢痕组织,使受损组织得以修复。这是对机体有利的一面。但过度的增生又会使原组织遭受破坏,如急性肾小球肾炎及肝炎后肝硬化等,均因为炎症的增生反应严重影响器官的功能。

综上所述,任何炎症的局部都具有变质、渗出和增生三种基本病变。但由于致炎因子的不同,机体反应性的不同,炎症的部位和发展阶段的不同,可形成炎症的各种各样变化,有的以变质为主,有的以渗出为主,有的以增生为主,据此,可将炎症分为许多不同的类型。

三、炎症的类型

根据炎症局部组织的基本病变将炎症分为变质性炎症、渗出性炎症和增生性炎症三大类型。但这种分类不是绝对的,即使同一致炎因子作用于同一患者,在不同条件下,炎症的主要病变也可以发生转化。

(一) 变质性炎症

变质性炎症(alterative inflammation)以组织细胞的变性、坏死为主,而渗出和增生比较轻微。变质性炎症较常见于肝、肾、心、脑等实质性器官,多由于某些重症感染和中毒等引起,多呈急性经过。这类炎症由于实质细胞有广泛的变性、坏死,常出现器官的明显功能障碍。如急性重型病毒性肝炎,肝细胞广泛坏死,而渗出和增生病变轻微,患者常表现严重的肝功能紊乱。

(二) 渗出性炎症

渗出性炎症(exudative inflammation)以炎症灶内形成大量渗出物为特征,同时伴有一定程度的变质,而增生性改变比较轻微。

渗出性炎症多呈急性经过,在炎症中,以渗出为主的炎症最常见,且种类较多。根据渗出物的主要成分和病变特点,可分为以下几类:

1. 浆液性炎　浆液性炎(serous inflammation)以血清渗出为主,其中含少量白细胞及纤维蛋白。

浆液性炎好发于疏松结缔组织、黏膜、浆膜等部位。局部组织明显充血、水肿。发生于疏松结缔组织者,如被毒蛇咬伤或被蜂刺后,渗出物弥漫地浸润于组织内,局部出现明显的炎性水肿;发生于黏膜者,渗出物可排出体外,如感冒初期的流鼻涕液;发生于浆膜者,如结核性渗出性胸膜炎,病变部位充血、水肿,渗出物可在浆膜腔形成积液;发生于表皮内及皮下,如二度烫伤或擦伤时,渗出物蓄积于表皮内,可形成水疱。

浆液性炎一般较轻,易于消退。但胸腔或心包腔内如有大量积液,可影响呼吸及心功能。

2. 纤维蛋白性炎　纤维蛋白性炎(fibrinous inflammation)以渗出物中含有大量纤维蛋白为特征。渗出的纤维蛋白来自血浆。在 HE 染色切片上,纤维蛋白呈红染交织的网状、条状和颗粒状,常混有中性粒细胞和坏死组织碎片。

纤维蛋白性炎好发于黏膜、浆膜和肺,因致炎因子和发生部位的不同,病变可各有一定的特征。

(1) 发生于黏膜的纤维蛋白性炎,渗出的纤维蛋白、中性粒细胞、脱落的上皮和坏死组织等混合在一起,可形成一层膜状物,覆盖在黏膜表面,称假膜,因此,黏膜的纤维蛋白性炎又称为假膜性炎。如发生于气管的假膜性炎(气管白喉),由于黏膜坏死较浅,假膜易脱落,脱落后可引起气道狭窄甚至闭塞。

(2) 发生于浆膜的纤维蛋白性炎,如纤维蛋白性心包炎,由于心脏的不断搏动,使渗出物在心包脏、壁两层表面的纤维蛋白呈绒毛状,故称为"绒毛心"(cor villosum)。

(3) 发生于肺的纤维蛋白性炎,多见于肺炎链球菌引起的大叶性肺炎。大叶性肺炎的红色肝样变期和灰色肝样变期,镜下均可见纤维蛋白性渗出物充满肺泡腔,并交织成网,网中有数量不等的中性粒细胞、红细胞等,使受累的肺叶实变。

纤维蛋白性炎多呈急性经过,渗出的纤维蛋白可被渗出物内的中性粒细胞释放的蛋白酶溶解液化吸收,但当纤维蛋白渗出过多,而蛋白酶相对较少时,纤维蛋白则不能被完全溶解吸收,而发生机化,可严重影响器官的功能。

3. 化脓性炎 化脓性炎（purulent inflammation）以中性粒细胞大量渗出，并伴有不同程度的组织坏死和脓液形成为特征。炎症灶内的坏死组织被中性粒细胞和坏死组织释放的蛋白酶溶解、液化的过程，称为**化脓**（suppuration）。形成的液状物，称为**脓液**（pus），为一种乳状、混浊、黏稠或稀薄的液体，主要成分为大量的中性粒细胞、溶解的坏死组织及少量渗出的液体，常含有致病菌。渗出的中性粒细胞多数已发生变性甚至坏死；这种变性、坏死的中性粒细胞即通常所称的**脓细胞**（pus cell）。

根据化脓性炎发生的原因和部位的不同，可将其分为以下三种类型：

（1）**脓肿**（abscess） 为组织或器官内局限性化脓性炎，其主要特征是局部组织发生坏死溶解，形成充满脓液的腔。多发生于皮肤和内脏（肺、脑、肝、肾）。常由金黄色葡萄球菌引起。金黄色葡萄球菌能分泌凝固酶使渗出的纤维蛋白原转变为纤维蛋白，从而阻止病原菌的蔓延，使病灶局限。同时，细菌产生大量毒素使局部组织坏死，继而大量中性粒细胞渗出并释放蛋白酶将坏死组织液化，形成含有脓液的空腔。

疖（furuncle） 是单个毛囊及其所属皮脂腺所发生的脓肿。疖的中心部分液化变软后，脓肿就可以穿破。

痈（carbuncle） 是多个疖的融合，在皮下脂肪和筋膜组织中形成的许多互相沟通的脓肿，必须及时切开引流，局部才能修复、愈合。

（2）**蜂窝织炎**（phlegmonous inflammation） 为疏松组织发生的弥漫性化脓性炎，其主要特征是炎区组织间隙有明显水肿和大量中性粒细胞弥漫浸润，原有组织不发生明显的坏死和溶解，炎症灶与周围正常组织分界不清。多发生于皮下、肌肉间及阑尾。主要由溶血性链球菌引起。该菌能分泌透明质酸酶溶解结缔组织基质中的透明质酸，还能分泌链激酶溶解纤维蛋白，故细菌容易扩散，并易通过组织间隙和淋巴管蔓延。

（3）**表面化脓和积脓** 表面化脓是指发生在浆膜和黏膜的化脓性炎。其病变特点是中性粒细胞主要向黏膜或浆膜表面渗出，深部组织没有明显的炎细胞浸润。如化脓性尿道炎或化脓性支气管炎，渗出的脓液可通过尿道或气管排出体外。当这种病变发生在浆膜或胆囊、输卵管的黏膜时，脓液则在浆膜腔或胆囊、输卵管腔内蓄积，称为积脓。

4. 出血性炎 当炎症灶内的血管壁损伤较重时，渗出物中含有大量红细胞，称为**出血性炎**（hemorrhagic inflammation）。常发生于毒性甚强的病原微生物感染，如炭疽、鼠疫、钩端螺旋体病及流行性出血热等。出血性炎常常不是一种独立的炎症类型，而与其他类型的炎症混合存在，如浆液性出血性炎、纤维蛋白性出血性炎、化脓性出血性炎等。

上述各种渗出性炎症，其渗出物的成分之所以有种种不同，是由于炎症时机体的反应性、致炎因子、发病部位以及血管损伤程度不同所致。在炎症发展过程中，可由一种渗出性炎转变为另一种渗出性炎，如浆液性炎可转化为浆液纤维蛋白性或化脓性炎；也可几种渗出性炎混合存在，如浆液纤维蛋白性、纤维蛋白性出血性炎等。

（三）增生性炎症

增生性炎症以组织、细胞的增生为主要特征，而变质、渗出较轻。增生性炎一般呈慢性经过，多属慢性炎。但也可呈急性经过，如急性链球菌感染后肾小球肾炎、伤寒病等。

根据增生性炎病变的特点可分为非特异性增生性炎和肉芽肿性炎两种。

1. 非特异性增生性炎 非特异性增生性炎常出现在慢性炎症，其病变特点为：① 有大量成纤维细胞、血管内皮细胞和巨噬细胞增生，有慢性炎细胞浸润，也可伴有局部被覆上皮或腺上皮增生,以替代损伤的组织;② 炎症灶内浸润的细胞主要是淋巴细胞、浆细胞和单核细胞。

2. 肉芽肿性炎　炎症局部以巨噬细胞及其演变的细胞增生为主,形成境界明显的结节状病灶,称为**肉芽肿性炎**(granulomatous inflammation),也称炎性肉芽肿。不同的病因可引起形态不同的肉芽肿,因此,可根据典型的肉芽肿形态特点做出病理诊断,如找到结核性肉芽肿的形态结构就能诊断结核病。

根据致炎因子的不同,肉芽肿大致可分为感染性肉芽肿和异物性肉芽肿两类。

(1) **感染性肉芽肿**　由多种不同的感染因子,如结核杆菌、伤寒杆菌、血吸虫、梅毒螺旋体、真菌等引起。最常见的是**结核性肉芽肿(结核结节)**,表现为局部组织内巨噬细胞增生,以后巨噬细胞又转变为上皮样细胞和朗汉斯巨细胞(胞体大、胞浆丰富、细胞境界清楚,核数目多,核排列在胞浆周围呈马蹄状或花环状)。结节外围有许多淋巴细胞和成纤维细胞增生,中央可有干酪样坏死。上述细胞排列形成境界明显的小结节病灶即结核结节(图 4 - 11)。肉芽肿能围歼病原菌,限制微生物的扩散,具有重要的防御作用。

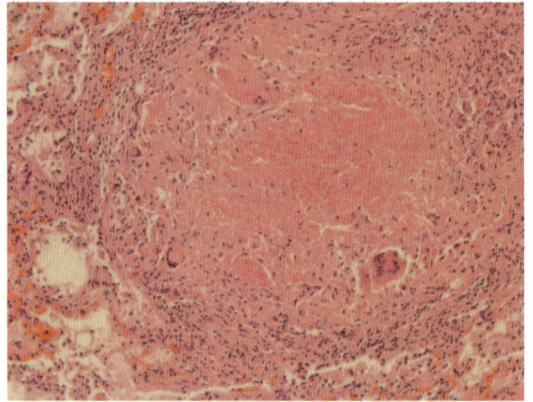

图 4 - 11　结核结节　HE 染色　×200

(2) **异物性肉芽肿**　主要由多种异物,如滑石粉、矽尘、外科缝线、寄生虫、虫卵等引起。由于异物对局部组织的刺激,在其周围出现多少不等的巨噬细胞及其转变而成的上皮样细胞和异物巨细胞(胞体大、胞浆丰富,细胞境界不太清楚,核数目多,核位于细胞中央呈重叠排列)。由异物及其周围的上述细胞构成的小结节,称为异物性肉芽肿。

慢性炎除一般和特殊性表现形式外,有时还可以形成炎性息肉和炎性假瘤。**炎性息肉**多见于黏膜被覆部位,如鼻、胃肠道、宫颈等处,主要由增生的黏膜上皮、腺体、血管及大量纤维结缔组织组成,并常伴有水肿和大量慢性炎细胞浸润,肉眼观呈突出于黏膜表面的肿块状,其根部较细成蒂。**炎性假瘤**多见于肺和眼眶,组织炎性增生,常形成一个境界清楚的肿瘤样团块,并非真性肿瘤。

四、炎症的局部表现与全身反应

(一)炎症的局部表现

以体表的急性炎症最为明显,局部可出现红、肿、热、痛及功能障碍。

1. 红　炎症早期即可出现,是炎性充血的表现。动脉性充血时,呈鲜红色,以后逐渐发展为静脉性充血,呈暗红色,但炎区边缘可仍呈鲜红色。

2. 肿　急性炎症时,炎区肿胀显著,主要是由于充血、炎性渗出物聚积所致。某些慢性炎症,局部也可出现肿胀,主要是由于局部组织增生所致。

3. 热　由于炎区局部出现动脉性充血,血流量增多,血流速度加快,代谢旺盛,产热增多所致。

4. 痛　引起炎症疼痛的因素很复杂,与多种因素有关。炎症局部组织渗透压的改变以及组织损伤、细胞坏死使局部钾离子、氢离子集聚,尤其是炎症介质释放,如前列腺素、5-羟色胺、缓激肽的刺激是引起疼痛的主要原因。炎症局部张力增加(如炎性水肿),可压迫和牵拉感觉神经末梢,引起疼痛。一些结构比较致密或者感觉神经末梢分布较多的部位,如手指、外耳道、肛门等部位发生炎症时疼痛较重。

5. 功能障碍　炎症时局部细胞变性、坏死,代谢异常,炎性渗出物引起机械性阻塞、压迫或疼痛,都可引起发炎器官的功能障碍。

(二)炎症的全身反应

炎症病变虽然主要出现在致炎因子所作用的局部,但也会引起全身反应,因此既要注意局部的病理变化,还要注意炎症时的全身表现。

1. 发热　炎症性疾病,特别是急性炎症常伴有发热。一定程度的发热,使机体代谢加强,有利于抗体形成和促进吞噬细胞的吞噬作用,并使肝细胞解毒功能加强,促进骨髓及淋巴组织增生,具有一定的防御意义。但热度过高或长期发热可使中枢神经、血液循环、消化和排泄等器官的代谢和功能发生障碍,特别是中枢神经系统的功能障碍,可给机体带来不良后果,甚至危及病人生命。如果炎症病变严重,体温却不上升,则是机体反应差、抵抗力低下的表现,预示预后不良。

2. 外周血白细胞的变化　炎症时外周血白细胞常会增多,是机体防御反应的表现。增多的白细胞类型常随炎症不同原因及不同阶段而异,具有一定的诊断意义。一般由细菌引起的急性炎常伴中性粒细胞增多,特别是化脓菌感染时中性粒细胞可明显增多,但如果病人感染很严重,而抵抗力较差时,中性粒细胞的数目反而会减少;某些感染如伤寒病时,血中中性粒细胞有减少的趋势。寄生虫感染和变态反应性疾病常伴嗜酸性粒细胞增多。一些慢性炎和病毒性感染,则常见淋巴细胞增多。在严重感染时,外周血液中可见幼稚的杆状核中性粒细胞增多,这种现象称为核左移,提示病人对感染的抵抗力较强,感染的程度较重。

3. 单核巨噬细胞系统的增生　临床上常见到炎症时局部淋巴结肿大,有时脾、肝等也肿大,这是单核巨噬细胞系统增生反应的表现。增生的细胞具有很强的吞噬功能,能吞噬和消化病原体,清除坏死细胞,并可释放溶酶体酶和溶菌素等。

4. 实质器官的改变　较严重的炎症,因病原微生物及其毒素、发热和血液循环障碍等因素的作用,患者的心、肝、肾等实质器官可出现不同程度的物质代谢障碍,细胞发生变性、坏死等变化并引起相应的临床表现。

五、炎症的临床分型和结局

(一)炎症的临床分型

根据炎症发生、发展过程中持续时间的长短,大致可将炎症分为以下四型:

1. 超急性炎症(superacute inflammation)　呈暴发性经过,炎症反应非常剧烈,整个病程为几小时至几天,短期内引起组织器官的严重损害,甚至导致机体死亡。多属变态反应性炎症。如器官移植引起的超急性排斥反应,可在移植器官血管接通后数分钟即引起移植组织或器官的严重破坏及功能丧失。

2. 急性炎症(acute inflammation)　是指起病急骤,症状明显,病程较短的炎症,一般为几天到一个月。急性炎症起病急,症状明显,局部病变常以变质、渗出为主,炎症灶内渗出、浸润的炎细胞以中性粒细胞为主,如急性阑尾炎、急性细菌性痢疾等。

3. 慢性炎症(chronic inflammation)　是指临床上起病缓慢,病程较长的炎症,一般从几个月到几年。慢性炎症可由急性炎症转变而来,或一开始即为慢性经过。慢性炎症的临床表现常不明显,局部病变常以增生为主,变质、渗出较轻。渗出和浸润的炎细胞常以淋巴细胞、单核巨噬细胞和浆细胞为主。当机体免疫力下降时,慢性炎症可以转化为急性炎症,如慢性阑尾炎的急性发作,是病原体繁殖和活动的结果。

4. 亚急性炎症(subacute inflammation)　是指病程介于急性和慢性之间的炎症,病程为一至几个月。临床上少见,亚急性炎症有的是从急性炎症迁延而来,有的是与致炎因子有关。如亚急性细菌性心内膜炎,多为毒力较弱的草绿色链球菌引起。

(二) 炎症的结局

炎症的结局与致炎因子、机体抵抗力和治疗措施等因素有密切关系。一般来讲,炎症的结局有以下三种情况:

1. 痊愈　有两种情况,如果机体的抵抗力较强,病原体被及时消灭、清除,炎性渗出物和坏死组织及时溶解液化吸收,通过周围正常细胞完全再生修复,使病变组织完全恢复正常结构和功能,也称**完全痊愈**。如果机体抵抗力较弱,炎症灶渗出、坏死的范围较大,则形成肉芽组织,再逐渐变成纤维组织而修复,局部有较多的瘢痕组织形成,也称**不完全痊愈**。

2. 迁延不愈　当急性炎症治疗不彻底或机体抵抗力时高时低时,致炎因子不能在短期内消除,炎症过程可迁延不愈,甚至转为慢性炎症,如急性肝炎转为慢性肝炎等。临床表现随病情的变化时轻时重,病程延长,转为慢性炎症后常有慢性炎症急性发作的现象。

3. 蔓延扩散　由于机体抵抗力较弱,病原体毒力强、数量多,在体内大量繁殖,炎症灶则向周围扩散,并侵入淋巴管、血管扩散到全身,引起不良后果。

(1) **局部蔓延**　病原体经组织间隙或器官的自然管道向周围组织、器官扩散。如肾结核可沿泌尿道向下扩散,引起输尿管结核和膀胱结核。

(2) **淋巴道扩散**　病原体经组织间隙侵入淋巴管内,通过淋巴液进入引流的局部淋巴结,引起局部淋巴结炎。如下肢局部组织炎症,有时腹股沟淋巴结也发炎肿大。

(3) **血道扩散**　病原体或某些毒性产物从炎症灶侵入血循环或其毒素被吸收入血,引起菌血症、毒血症、败血症和脓毒败血症,严重者可危及生命。

1) **菌血症**(bacteremia)　细菌由局部病灶入血,血液中可查到细菌,但临床上没有全身中毒症状。一般在某些炎症性疾病的早期可存在有菌血症,细菌可很快被吞噬细胞消灭,如肠伤寒和大叶性肺炎。

2) **毒血症**(toxemia)　细菌产生的毒素或毒性代谢物被吸收入血,临床上出现全身中毒症状,如高热、寒战甚至中毒性休克。常伴有心、肝、肾等器官的实质细胞变性或坏死。血培养找不到细菌。

3) **败血症**(septicemia)　毒性强的细菌入血,在血中大量繁殖并产生毒素,临床上出现严重的全身中毒症状,如高热、寒战、皮肤和黏膜的出血点,脾及全身淋巴结明显肿大等。常见的败血症有葡萄球菌性败血症、脑膜炎双球菌性败血症等。血培养细菌阳性。

4) **脓毒败血症**(pyemia)　除有败血症的表现外,化脓菌可随血流到达全身各处,常在肺、肝、肾、皮肤等处形成多发性小脓肿,脓肿中央及小血管内常见细菌菌落。这些小脓肿是由于化脓菌团块栓塞许多组织器官内的毛细血管引起,故又称栓塞性脓肿。

第三节　肿　瘤

　　肿瘤(tumor,neoplasm)是一种常见病、多发病,可分为良性肿瘤与恶性肿瘤。恶性肿瘤是严重危害人类健康的疾病之一。在欧美一些国家,癌症的死亡率仅次于心血管系统疾病而居第二位。在我国,随着人口老龄化,肿瘤的发病率和死亡率都有所增加。城市居民恶性肿瘤死亡率已居死因第一位,农村居民恶性肿瘤死亡率也居死因第三位。我国常见的恶性肿瘤的死亡率依次为胃癌、肝癌、肺癌、食管癌、大肠癌、白血病及淋巴瘤、子宫颈癌、鼻咽癌、乳腺癌、膀胱癌。城市前5位高死亡率恶性肿瘤是肺癌、肝癌、胃癌、食管癌、大肠癌;农村则为胃癌、肝癌、食管癌、肺癌、大肠癌。

　　肿瘤的预防、诊断和治疗,是医学科学十分重要的组成部分,形成一个专门的分支学科——肿瘤学。肿瘤发生发展机制和肿瘤的病理诊断是病理学和肿瘤学的重要内容。

一、肿瘤的概念

　　肿瘤是机体在致瘤因素的作用下,局部组织细胞在基因水平上失去了对其生长的正常调控,导致克隆性异常增生而形成的新生物,这种新生物常形成局部肿块。肿瘤细胞由正常细胞转化而来,但是,肿瘤细胞具有与正常细胞不同的特点:细胞不同程度地失去分化成熟的能力,表现出形态、代谢、功能的异常;即使致瘤因素已不存在,仍继续相对无止境地生长;对机体有害无益。特别是恶性肿瘤具有浸润及转移能力而严重破坏组织、器官。肿瘤这些特点的产生,主要是由于瘤细胞的遗传基因在结构和功能上发生了变异,变异的遗传物质使肿瘤获得不断生长的能力并将其特性传给子代细胞,使瘤细胞不断繁衍。

　　细胞、组织的增生也可由炎症、损伤修复时细胞的增殖而引起。这类增生是针对损伤发生的防御性、修复性反应。增生的细胞、组织分化成熟,能恢复原来正常组织的结构和功能。增生有一定限度,一旦病因消除后不再继续生长,所以与肿瘤具有的上述特点是完全不同的。

二、肿瘤的一般形态和结构

(一)肿瘤的肉眼观形态

　　1. 肿瘤的形状　发生于深部组织和器官内的肿瘤多呈结节状、分叶状、哑铃状或囊状。发生于体表和空腔器官内的肿瘤常突出于皮肤或黏膜面,呈息肉状、蕈伞状、乳头状或菜花状等,也可呈斑块状或溃疡状。恶性肿瘤因其呈浸润性生长,常呈蟹足状或树根状,侵入周围正常组织(图4-12)。

　　2. 肿瘤的颜色　一般来说,肿瘤的切面多呈灰白色或灰红色。如肿瘤富于血液(血管)呈灰红色、暗红色;富于脂肪呈黄色;富于黑色素则呈黑色、灰褐色。有时,可根据肿瘤的颜色大致推测肿瘤的来源。如出现变性、坏死、出血、纤维增生等,则可呈现不同的颜色。

　　3. 肿瘤的硬度　肿瘤的硬度与组织来源、肿瘤实质与间质比例以及有无变性、坏死、出血等因素有关。如脂肪瘤质地软,骨肿瘤质地硬,纤维瘤则质地韧。间质(纤维组织)多则质韧、硬;实质(肿瘤细胞)多则质软。瘤组织发生坏死时变软,钙化、骨化时变硬。

　　4. 肿瘤的大小　取决于肿瘤的良恶性、部位和时间。如卵巢良性肿瘤,可生长几十年,长至数十千克;椎管内肿瘤,很小就可以压迫脊髓,短期内即出现症状;原位癌,肉眼看不到,

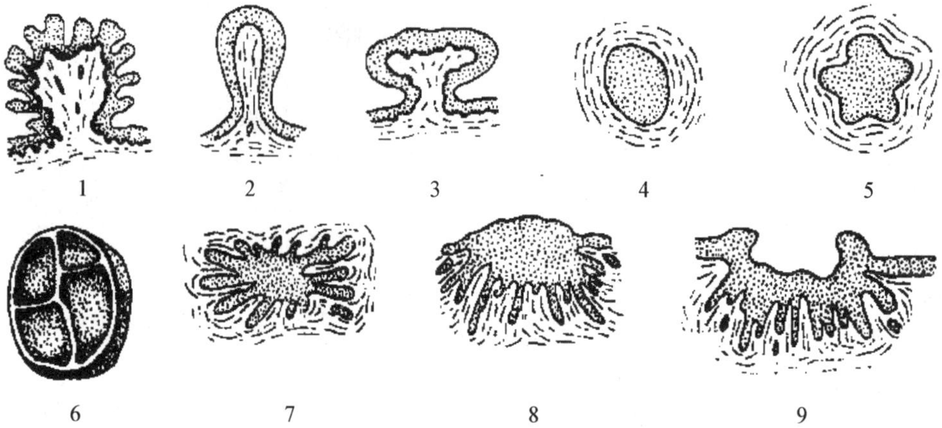

图 4 - 12　肿瘤的形状和生长方式模式图

1. 乳头状(外生性生长)　2. 息肉状(外生性生长)　3. 覃伞状(外生性生长)　4. 结节状(膨胀性生长)
5. 分叶状(膨胀性生长)　6. 囊状　7. 蟹足状(浸润性生长)　8. 向表面突起并向深部浸润　9.溃疡状

只有在显微镜下才能发现。体积很大的肿瘤,通常生长缓慢,生长时间较长,多为良性。恶性肿瘤生长迅速,短期内即可危及生命,一般不会长得很大。

5. 肿瘤的数目　通常只有一个,也可以在一个或多个器官内同时或先后出现多个肿瘤,如多发性子宫平滑肌瘤等。

(二) 肿瘤的镜下组织结构

肿瘤的组织结构千变万化,一般可分为实质和间质两个部分。

1. 肿瘤的实质　肿瘤的实质指肿瘤细胞。它决定肿瘤的病理学特性和临床特点。肿瘤细胞不同程度地与起源细胞相似,因此可依据这一特点推测肿瘤的组织起源,并进行命名和分类。肿瘤的实质在形态上与起源组织相似即分化高,常为良性肿瘤;反之则多为恶性肿瘤。所以,瘤细胞的形态不仅与起源有关,也与它们的分化程度有关。确定分化程度主要根据实质细胞。大多数肿瘤只有一种实质细胞,少数肿瘤可有两种或多种实质细胞。

2. 肿瘤的间质　肿瘤的间质指结缔组织和血管,有时还有淋巴管。它们主要起支持和营养作用。血管丰富时肿瘤生长迅速,反之则缓慢。血管形成是肿瘤生长、转移的重要条件,抑制其生长则可达到治疗肿瘤的目的。肿瘤细胞产生的血管生成因子是导致血管增生的主要原因,也是目前研究的热点;间质内有淋巴细胞浸润时预后较好,是机体免疫反应较强的表现;有的肿瘤可产生肌成纤维细胞,有收缩和产生胶原纤维的能力,一方面可抑制瘤细胞播散,另一方面也可导致诸如乳腺癌时乳头下陷、回缩,食管癌、肠癌的管腔狭窄等改变。

三、肿瘤的异型性

肿瘤组织在组织结构和细胞形态上与起源组织之间的差异称为**肿瘤异型性**(atypia)。异型性的大小反映了瘤细胞成熟的程度(分化程度)。在肿瘤学中,分化是指肿瘤组织(细胞)与其起源组织(细胞)的相似程度。异型性是显微镜下判断良、恶性肿瘤的主要根据。良性肿瘤异型性小,分化程度高(成熟),肿瘤组织与正常组织相似;恶性肿瘤异型性大,分化程度低(不成熟),与正常组织差异大。

　　间变(anaplasia)性肿瘤是指缺乏明确的分化且异型性显著的肿瘤,在 HE 染色下往往难于确定其来源。间变性肿瘤几乎都是高度恶性肿瘤。

(一)肿瘤组织结构的异型性

　　任何组织都由特定的细胞按照一定的数量、排列方式、极向、层次组合而成。肿瘤的组织结构不同于起源组织的构筑规则即认为具有异型性。良、恶性肿瘤都有不同程度的组织结构的异型性。良性肿瘤细胞的异型性较小,与起源组织十分相似,因此诊断良性肿瘤的主要依据是其组织结构的异型性。如纤维瘤,瘤细胞与正常的纤维细胞非常相似,但瘤细胞失去正常的排列方式而呈编织状、旋涡状排列。恶性肿瘤组织结构的异型性大,如腺癌形成的腺体形态不规则,上皮层次增多,极向紊乱,甚至腺腔消失呈实心条索状(图 4 - 13),比较容易识别。

图 4 - 13　结肠腺癌　HE 染色　×100
癌细胞形成不规则腺样结构,排列紊乱,
已浸润至黏膜下层;图右边为正常黏膜

(二)肿瘤细胞的异型性

　　良性肿瘤细胞的异型性小,一般与其起源的正常细胞相似。恶性肿瘤细胞具有高度的异型性,表现为:

　　1. 肿瘤细胞的多形性　指肿瘤细胞的形态、大小不一致。多数情况下,瘤细胞比正常的细胞大,但大小不一,有时出现瘤巨细胞(图 4 - 14)。少数分化很差的肿瘤,其瘤细胞比正常细胞小,大小较一致,呈小圆、小梭形。

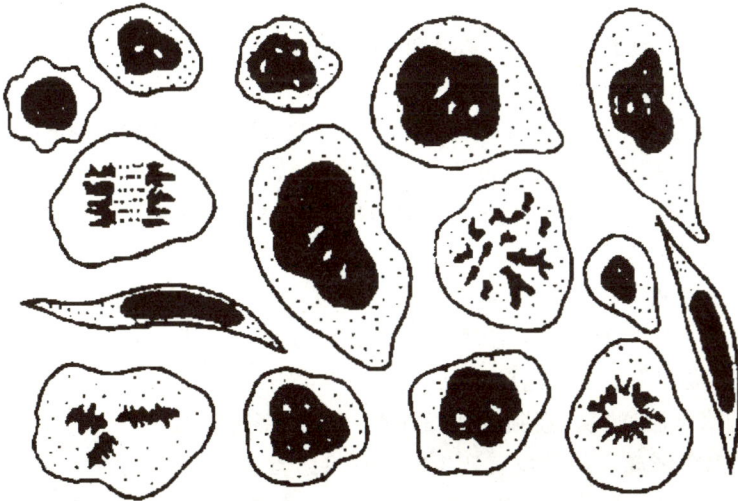

图 4 - 14　示肿瘤细胞的异型性及病理性核分裂

2. 肿瘤细胞核的多形性　　指核的形态、大小、染色不一致。瘤细胞核大、深染、核浆比例失调（正常为 $1:4\sim6$；恶性肿瘤细胞可达 $1:1$），核增大而胞浆很少时称裸核状。核染色质常呈粗颗粒状，分布不均匀，多聚积在核膜下，使核膜增厚。核仁肥大，数目可增多。核分裂象增多，常出现病理性核分裂象，对诊断恶性肿瘤有十分重要的意义。

3. 肿瘤细胞胞浆的改变　　胞浆内核蛋白体增多，胞浆呈嗜碱性；瘤细胞胞浆内可根据细胞来源不同出现不同的结构及代谢产物，如黏液、脂质、角质、糖原、色素等，可据此判断其组织起源。

四、肿瘤的生长与扩散

具有局部浸润和远处转移的能力是恶性肿瘤最重要的特点，也是恶性肿瘤致死的主要原因。

（一）肿瘤的生长

肿瘤细胞遗传学研究证实，肿瘤是由一个转化细胞不断增生、繁衍而形成的。肿瘤细胞自然生长史可分为以下几个阶段：一个细胞恶性转化→单克隆性增生形成肿瘤→局部浸润→远处转移。整个过程直接影响到肿瘤的生长、演进与扩散。

1. 肿瘤的生长速度　　各种肿瘤的生长速度差异很大，主要取决于瘤细胞分化程度。一般来说，良性肿瘤分化较好，大部分瘤细胞处于非增殖状态，因而生长慢，可以生长几年至几十年。如果其生长速度突然加快，应考虑其恶性变或肿瘤发生坏死、出血、囊性变的可能。恶性肿瘤分化较差，大部分瘤细胞处于活跃增殖状态，因而生长快，短期即可危及生命。生长快的肿瘤由于血供不足可发生坏死、出血等继发性改变。

肿瘤细胞的生长速度与下列因素有关：

（1）**瘤细胞倍增时间**　　指完成一个细胞周期所用的时间。恶性转化细胞的生长周期与正常细胞一样，分为 G_0、G_1、S、G_2 和 M 期。多数恶性肿瘤细胞的倍增时间并不比正常细胞快，所以，恶性肿瘤的生长速度可能主要不是肿瘤细胞倍增时间缩短引起的。

（2）**生长分数**　　指瘤细胞群体中，处于增殖阶段细胞与所有瘤细胞的比例。在细胞恶性转化的初期，绝大多数的细胞处于复制期，生长分数很高。随着肿瘤的形成、生长、分化，大多数瘤细胞处于 G_0 期。所以，即使生长迅速的肿瘤其生长分数也只在 20% 左右。目前几乎所有的抗癌药物均针对处于增殖期的细胞。因此，高生长分数的肿瘤（如高度恶性的淋巴瘤）对于化学治疗特别敏感；低生长分数的实体瘤（如结肠癌），对化学治疗不够敏感。临床上治疗这些肿瘤的策略是先用放射或手术治疗将肿瘤缩小或去除，让残存的瘤细胞从 G_0 期进入增殖期后再用化学药物治疗。

（3）**瘤细胞的生成与死亡的比例**　　肿瘤生长过程中，由于营养供应和机体抗肿瘤反应等因素的影响，有一些肿瘤细胞会死亡，并且常常以凋亡的形式发生。肿瘤细胞的生成与死亡的比例，可能在很大程度上决定肿瘤是否能持续生长、能以多快的速度生长。促进肿瘤细胞死亡和抑制肿瘤细胞增殖，是肿瘤治疗的两个重要方面。

（4）**肿瘤的血管形成**　　如果没有新生的血管供给营养，肿瘤在达到 $1\sim2mm$ 时（10^7 个细胞）不再增大。肿瘤的血管形成是由血管生成因子和抗血管生成因子共同控制的。瘤细胞和巨噬细胞能产生血管生成因子，最主要的是**碱性成纤维细胞生长因子**（basic fibroblastic growth factor，b-FGF）和**血管内皮细胞生长因子**（vascular endothelial growth factor，

VEGF)。它们能促进血管内皮细胞分裂、毛细血管出芽、生长，形成新的毛细血管，为肿瘤生长提供营养，也为转移准备了条件。研究发现瘤细胞还能诱导抗血管生成因子形成，如**血管抑素**(angiostatin)、**脉管抑素**(vasculostatin)等具有抑制血管形成的作用。

（5）**肿瘤的演进与异质化**　恶性肿瘤在生长过程中变得越来越富有侵袭性的现象称肿瘤的**演进**(progression)，包括生长加快、浸润、转移等特性。这些生物学行为的出现与肿瘤的**异质化**(heterogeneity)有关。单克隆来源的肿瘤细胞在生长过程中形成不同的亚克隆，在侵袭能力、生长速度、对激素和抗癌药物的敏感性等方面的差异叫肿瘤的**异质化**。由于肿瘤在生长过程中，出现附加的基因突变，使瘤细胞亚克隆获得不同的特性。在此过程中，机体的抗肿瘤反应可杀死那些具有较高抗原性的亚克隆，而抗原性低的亚克隆则可躲过机体的免疫监视。因此，部分亚克隆在生长过程中，能保留适应存活、生长、浸润、转移及耐药等特性，形成了肿瘤的异质化。异质化的过程实际上是基因改变而出现新克隆的过程。

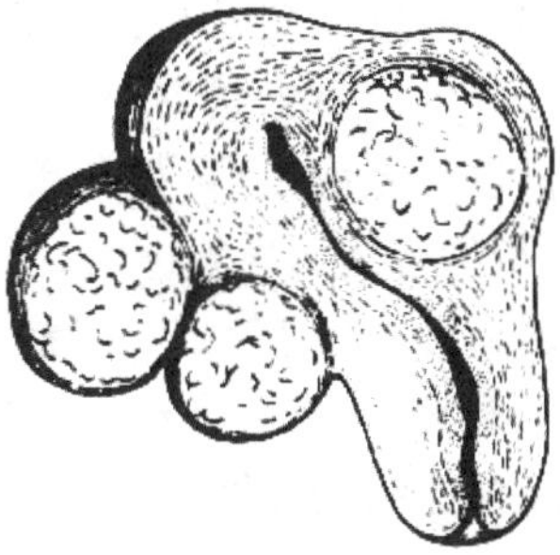

图 4-15　多发性子宫平滑肌瘤，示膨胀性生长

2. 肿瘤的生长方式　主要有以下三种：

（1）**膨胀性生长**　为发生于深部组织的良性肿瘤的生长方式。像吹气球一样，把周围组织推开，呈结节状，周围常形成完整包膜，界限清楚，易推动（图 4-15）。肿瘤容易手术摘除，不复发。对局部组织器官起压迫、阻塞作用。一般不明显破坏组织结构。

（2）**浸润性生长**　为大多数恶性肿瘤的生长方式，瘤组织像蟹足状或树根长入泥土、石缝一样侵入周围组织或血管淋巴管内，常无明显的界限及包膜（图 4-16）。有时在肿瘤周围出现纤维组织增生，肿瘤细胞浸润其中，形成"假包膜"。肿瘤不易推动，不易手术切净，易复发。浸润性生长是诊断恶性肿瘤的重要指征之一。常破坏脏器的结构和功能，易引起出血、感染。

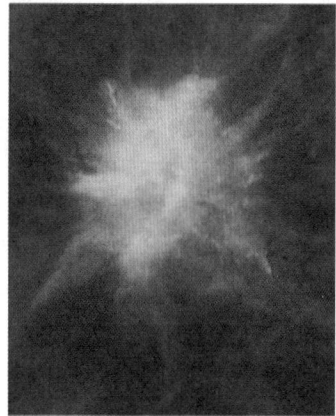

（3）**外生性生长**　体表及管腔表面的良、恶性肿瘤都可呈外生性生长。良性肿瘤常呈息肉状、蕈状、乳头状等；恶性肿瘤在上述特点的基础上还出现浸润性生长，外生性部分常坏死、脱落而形成癌性溃疡。

图 4-16　乳腺浸润性导管癌的 X 线片，肿瘤呈放射状向周围组织浸润，边界不清

（二）肿瘤的扩散

一般而言，扩散是恶性肿瘤才具有的特性。扩散的方式有两种。

1. 直接蔓延　恶性肿瘤从原发部位连续不断地沿着组织间隙、淋巴管、血管、神经侵入邻近的器官或组织继续生长叫**直接蔓延**(direct spread)。例如，晚期宫颈癌可通过直接蔓延到直肠和膀胱；晚期乳腺癌可侵犯胸肌、胸壁进入胸腔。

2. 转移　部分肿瘤细胞脱离原发部位，通过血管、淋巴管或体腔，迁徙到另一个地方继续生长，形成与原肿瘤相同类型的新肿瘤，这种过程叫**转移**(metastasis)。所形成的新肿瘤称为转移瘤或继发瘤。常见的转移途径有以下三种：

（1）**淋巴道转移**　癌多由淋巴道转移。癌细胞侵入淋巴管后，随淋巴液到达局部淋巴

结。例如,乳腺癌首先转移到同侧腋窝淋巴结;肺癌则转移到肺门淋巴结。受累淋巴结常呈无痛性肿大,质硬,可推动。当癌组织侵破淋巴结外膜后或有多个淋巴结受累时,可因癌性粘连形成固定的团块,切面多呈灰白色。镜下:淋巴结正常结构部分或全部被癌组织破坏并取而代之。淋巴道转移一般首先累及局部淋巴结,再依次累及远处各组淋巴结,但有时因受累淋巴窦或淋巴管阻塞,也可发生跳跃或逆行性转移,最终可经胸导管进入血流,进而发生血道转移(图4-17)。有时癌症患者局部淋巴结肿大,并不意味着一定有癌转移,也可能是淋巴结反应性增生。

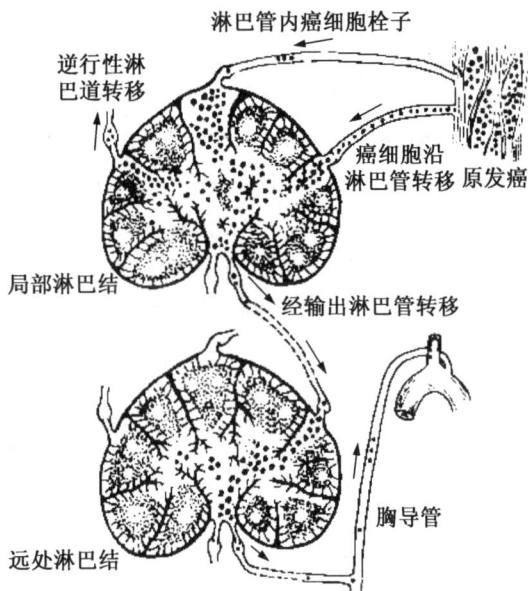

图4-17 癌的淋巴道转移示意图

(2) **血道转移** 肉瘤常见的转移方式,癌经血道发生远隔转移也不少见。血道转移途径与栓子运行途径相似,即肿瘤细胞侵犯小静脉而入血后,经右心到肺,在肺内形成转移性肿瘤。肺内的瘤细胞侵入肺静脉进入左心引起脑、骨、肾上腺等处转移。胃肠道的肿瘤细胞侵入门静脉引起肝内转移。侵入胸、腰、骨盆的瘤细胞可通过吻合支进入脊椎静脉丛,直接转移到脑。血道转移瘤的形态特点是:边界清楚、多发性散在分布的圆形结节状病灶。位于器官表面的转移瘤,由于中央区域出血、坏死而下陷,可形成"**癌脐**"。

肺和肝是血道转移最常累及的器官,临床上判断癌症患者有否血道转移,应做肺和肝的影像学检查。

(3) **种植性转移** 胸、腹腔内脏的恶性肿瘤侵犯到浆膜,肿瘤细胞可以脱落,像播种一样,种植在脏器表面,在浆膜上形成转移瘤。如胃腺癌,可穿破浆膜,种植在大网膜、腹膜、卵巢等处。胃肠道的印戒细胞癌经种植转移到卵巢,叫**克鲁根勃瘤**(Krukenberg)。由于浆膜下淋巴管或小静脉受阻和受刺激可有液体渗出,如同时有小静脉破裂则形成血性腹水。肿瘤细胞通过手术操作、器械等污染造成的局部转移叫医源性种植,应避免。

五、肿瘤的分级与分期

分级和分期只用于恶性肿瘤,良性肿瘤不分级也不分期。分级的目的是确定肿瘤的恶性程度。分级的原则主要根据肿瘤细胞分化高低、异型性大小及核分裂象的多少来确定级别。多采用三级分类法:Ⅰ级:分化良好,低度恶性;Ⅱ级:分化中等,中度恶性;Ⅲ级:分化低,高度恶性。这种分级法简单易行,但缺乏定量标准,受主观因素影响较大。

分期的目的,是确定肿瘤的发展阶段,即确定肿瘤的早、中、晚期。分期原则,根据原发肿瘤的大小、浸润深度、范围,是否累及周围组织,有无淋巴结转移、血道转移、远处转移等因素来分。所以,肿瘤的分期必须结合各种恶性肿瘤各自的生物学特性以及病人的全身情况综合考虑。小的病理活检组织、标本不能分期,只能分级,应引起注意。

肿瘤分期目前有不同的方案,国际上广泛采用 TNM 分期系统。T 指肿瘤的原发灶,肿

瘤不断增大依次用 $T_1 \sim T_4$ 来表示；N 指累及局部淋巴结，无累及时用 N_0 表示，淋巴结受累程度和范围加大时，依次用 $N_1 \sim N_3$ 表示；M 指血道转移，无血道转移者用 M_0 表示，有血道转移者用 M_1 或 M_2 表示。肿瘤的分级和分期对临床医师制定治疗方案和估计预后有一定参考价值。

六、肿瘤对机体的影响

肿瘤因其良、恶性不同，生长部位及大小不同而对机体的影响有所不同。

(一)局部影响

1. 压迫和阻塞　良、恶性肿瘤长到一定大小都会压迫脏器和阻塞管腔。例如，颅内或椎管内肿瘤可压迫脑和脊髓；胰头癌压迫总胆管，引起阻塞性黄疸。

2. 破坏器官的结构和功能　恶性肿瘤生长到一定程度，都可能破坏器官的结构和功能。例如，肝癌可广泛破坏肝脏组织，引起肝功能障碍；骨肉瘤可破坏骨组织造成病理性骨折。

3. 出血与感染　多见于恶性肿瘤。肿瘤的浸润性生长可导致血管破裂、出血。例如，鼻咽癌导致鼻出血；膀胱癌引起血尿；直肠癌可出现便血。

4. 疼痛　一般为晚期恶性肿瘤的症状，常为顽固性疼痛。其原因是肿瘤压迫或侵犯神经组织。例如，肝癌时肝包膜受累引起疼痛；鼻咽癌累及三叉神经时产生疼痛。

(二)全身影响

1. 发热　肿瘤的代谢产物、坏死崩解吸收、继发性感染均可引起发热。

2. 恶病质　是一种综合症状，常出现于恶性肿瘤的晚期，包括严重的消瘦、贫血、衰竭等表现。其原因包括：① 肿瘤消耗了大量的营养物质；② 疼痛、少食、失眠；③ 出血、坏死、感染、坏死物吸收；④ 巨噬细胞产生的肿瘤坏死因子(TNF)；⑤ 分解代谢增加。食管癌、肝癌、胃癌等还可因严重影响进食和吸收使恶病质出现早而严重。

3. 内分泌激素的影响　某些内分泌腺肿瘤可产生激素。如胰岛细胞瘤可产生胰岛素，引起阵发性低血糖。垂体嗜酸性腺瘤可分泌促生长激素，引起巨人症或肢端肥大症等。弥散性神经内分泌系统的肿瘤，如神经内分泌癌、嗜铬细胞瘤等，也可产生多肽激素，有时引起内分泌紊乱。

一些非内分泌腺肿瘤能产生激素或激素样物质，可能与肿瘤细胞基因表达异常有关。以恶性肿瘤多见，尤其是癌，如肺癌、胃癌、肝癌、胰腺癌、结肠癌；也可见于纤维肉瘤、平滑肌肉瘤、横纹肌肉瘤等。它们可以产生两种以上激素，如促肾上腺皮质激素(ACTH)、甲状旁腺素(PTH)、抗利尿激素(ADH)、绒毛膜促性腺激素(HCG)、生长激素(GH)、促甲状腺激素(TSH)、胰岛素(insulin)、降钙素(calcitonin)等。患者常出现内分泌紊乱症状，称之为**异位内分泌综合征**。

4. 副肿瘤综合征　由于肿瘤的产物或异常免疫反应或其他不明原因，引起内分泌、神经、消化、造血、肾脏、骨关节、皮肤等系统发生病变，出现相应的临床表现，称为**副肿瘤综合征**。这些表现不是由原发瘤或转移瘤直接引起，而是通过产生某些产物间接引起的。异位内分泌综合征属于副肿瘤综合征。有关产生副肿瘤综合征的机制不明，可能与瘤细胞内基因表达异常有关。认识此类肿瘤及相应综合征对早期发现肿瘤和判断肿瘤治疗效果有十分重要的意义。

七、良性肿瘤与恶性肿瘤的区别

良性肿瘤和恶性肿瘤在生物学特点上有明显不同,对机体的影响也不同。良性肿瘤一般对机体影响小,易于治疗,效果好;恶性肿瘤危害较大,治疗措施复杂,效果不理想。如果把恶性肿瘤误诊为良性肿瘤,就会延误治疗,治疗不彻底造成复发、转移。相反,如把良性肿瘤误诊为恶性肿瘤,进行一些不必要的治疗,患者遭受不应有的痛苦、伤害和精神负担。区别良、恶性肿瘤,对于正确的诊断和治疗具有重要的实际意义。良、恶性肿瘤的区别简单列于表4-2中。

表4-2 良性肿瘤与恶性肿瘤的区别

	良性肿瘤	恶性肿瘤
组织分化程度	分化好,异型性小,与原有组织的形态相似	分化不好,异型性大,与原有组织的形态差别大
核分裂象	无或稀少	多见,可见病理性核分裂象
生长速度	缓慢	较快
生长方式	膨胀性或外生性生长,前者常有包膜形成,与周围组织分界清楚,可推动	浸润性或外生性生长,无包膜,常与周围组织分界不清,不易推动,后者常伴浸润性生长
继发改变	很少发生出血、坏死	常形成出血、坏死、溃疡形成等
转移	不转移	可有转移
复发	手术切除后很少复发	多有复发
对机体影响	较小,主要为局部压迫或阻塞,如发生在重要脏器也可引起严重后果	较大,除压迫、阻塞外,还可破坏组织,引起出血、坏死、合并感染,甚至造成恶病质

必须指出,上述各项指标,单就某一项来说都是相对的或都有例外,必须综合判断。良性肿瘤与恶性肿瘤之间有时并无绝对界限。有些肿瘤的组织学形态与生物学行为介于良性与恶性之间,称为**交界性肿瘤**(borderline tumor)。如卵巢交界性浆液性乳头状囊腺瘤和黏液性囊腺瘤,它们可有腺上皮细胞层次增加,并有一定的异型性,但尚无间质浸润。此类肿瘤有恶变倾向,在一定的条件下可逐渐向恶性发展,临床上应加强随访。此外,肿瘤的良恶性也并非一成不变,有些良性肿瘤如不及时治疗,有时可转变为恶性肿瘤,称为**恶变**,如结肠息肉状腺瘤可恶变为腺癌。而个别的恶性肿瘤(如黑色素瘤),有时由于机体免疫力加强等原因,可以停止生长甚至完全自然消退。又如儿童的神经母细胞瘤的瘤细胞有时能发育成为成熟的神经细胞,有时甚至转移灶的瘤细胞也能继续分化成熟,使肿瘤停止生长而自愈。但是,这种情况毕竟是极少数,绝大多数恶性肿瘤不能自然逆转为良性,应及时治疗。

八、肿瘤的命名和分类

(一)命名原则

人体任何部位、器官和组织都可以发生肿瘤,因此种类繁多,命名也比较复杂。命名的一般原则是：根据其组织来源（分化方向）和生物学行为（良恶性）来命名。

1. 良性肿瘤的命名 来源的组织名称后加"瘤"（-oma）字，例如，脂肪瘤（lipoma）、纤维瘤、平滑肌瘤、神经纤维瘤、腺瘤等。有时可结合形态命名，如，来源于皮肤鳞状上皮的良性肿瘤，外观呈乳头状，称为（鳞状上皮）乳头状瘤。

2. 恶性肿瘤的命名

（1）**癌**（carcinoma） 来源于上皮组织的恶性肿瘤称为癌。命名时在其来源的组织名称之后加"癌"字，例如，鳞状细胞癌、腺癌、移行细胞癌。有时癌既向鳞状上皮分化，又向腺上皮分化，则称为腺鳞癌。

（2）**肉瘤**（sarcoma） 来源于间叶组织（包括纤维结缔组织、脂肪、肌肉、脉管、骨、软骨组织等）的恶性肿瘤称为肉瘤。命名时在其来源的组织名称之后加"肉瘤"，例如，脂肪肉瘤、纤维肉瘤、平滑肌肉瘤、横纹肌肉瘤。

在病理学上，癌是指上皮组织的恶性肿瘤。所谓"癌症"（cancer），泛指所有的恶性肿瘤，包括癌和肉瘤。一个肿瘤中含有癌和肉瘤两种成分称癌肉瘤。

3. 肿瘤的特殊命名 有少数肿瘤不按上述原则命名。

（1）来源于幼稚组织的肿瘤称为"母细胞瘤"，恶性者如神经母细胞瘤、视网膜母细胞瘤、髓母细胞瘤、肾母细胞瘤；良性者如骨母细胞瘤、软骨母细胞瘤和脂肪母细胞瘤。

（2）在肿瘤的名称前加"恶性"二字，如恶性畸胎瘤、恶性脑膜瘤、恶性神经鞘瘤等。

（3）以"人名"或"病"或"瘤"命名的恶性肿瘤，如尤文（Ewing）瘤、霍奇金（Hodgkin）淋巴瘤、白血病、精原细胞瘤等。

（4）根据肿瘤细胞的形态命名，如透明细胞肉瘤。

（5）以"瘤病"命名，多用于多发性良性肿瘤，如神经纤维瘤病，或在局部呈广泛弥漫生长的良性肿瘤，如脂肪瘤病和血管瘤病。

（二）分　类

肿瘤分类原则通常是根据组织来源（分化方向）和生物学行为来分。一般根据组织来源可分为上皮组织肿瘤、间叶组织肿瘤、淋巴造血组织肿瘤、神经组织肿瘤及其他肿瘤，每类肿瘤再根据生物学行为分为良性肿瘤与恶性肿瘤。

九、常见肿瘤举例

本文仅介绍常见上皮组织及间叶组织肿瘤。

（一）上皮组织肿瘤

上皮组织发生的肿瘤最为常见，其中恶性上皮组织肿瘤（癌）对人类的危害最大，人体的恶性肿瘤大部分来源于上皮组织。

1. 良性上皮组织肿瘤

（1）**乳头状瘤** 由鳞状上皮、尿路上皮组织起源。瘤体多呈指状或乳头状突起，也可呈菜花状、绒毛状外观。常有蒂与正常组织相连，切面可见到乳头中央有血管、纤维性轴心（图4-18）。膀

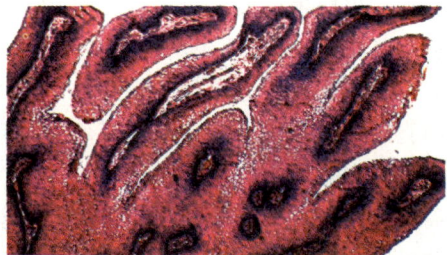

图4-18　皮肤乳头状瘤
HE染色　×100

胀、外耳道、阴茎的乳头状瘤易恶变,应引起注意。

（2）**腺瘤**　由腺体、导管、分泌性上皮发生的良性肿瘤,多见于甲状腺、卵巢、乳腺、涎腺和肠等处。腺瘤的腺体与其起源腺体不仅在结构上十分相似,而且常具有一定的分泌功能。根据腺瘤的组成成分或形态特点,可将其分为以下类型：

1）**囊腺瘤**　由于腺瘤组织中的腺体分泌物淤积,腺腔逐渐扩大并互相融合而成。肉眼上可见到大小不等的囊腔,因而得名。囊腺瘤常发生于卵巢,亦偶见于甲状腺及胰腺。

2）**纤维腺瘤**　常发生于女性乳腺,是乳腺常见的良性肿瘤。除腺上皮细胞增生形成腺体外,同时有大量纤维结缔组织增生,两者共同构成肿瘤实质。间质为血管及其周围少量的纤维组织。

3）**多形性腺瘤**　常发生于涎腺,特别常见于腮腺。过去曾称之为混合瘤。目前认为,此瘤是由腮腺闰管上皮细胞和肌上皮细胞发生的一种腺瘤。由于分散的肌上皮细胞之间可出现黏液样基质,并可化生为软骨样组织,从而构成多形性特点。本瘤生长缓慢,但切除后较易复发。

4）**息肉状腺瘤**　又称腺瘤性息肉。多见于直肠和结肠。发生于黏膜,呈息肉状,有蒂与黏膜相连(图4-19),特别是表面呈乳头状或绒毛状者恶变率较高。结肠多发性腺瘤性息肉病常有家族遗传性,不但癌变率很高,并易早期发生癌变。

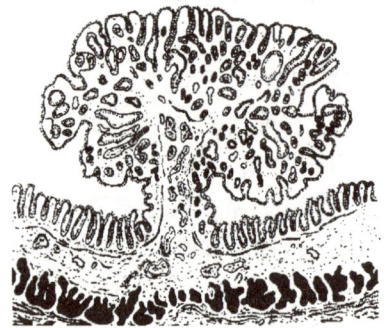

图4-19　结肠息肉状腺瘤模式图

2. 恶性上皮组织肿瘤　由上皮发生的恶性肿瘤统称为癌,多见于40岁以上的人群,是人类最常见的一类恶性肿瘤。癌常以浸润性生长为主,故与周围组织分界不清。发生在皮肤、黏膜表面的癌外观上常呈息肉状、蕈伞状或菜花状,表面常有坏死及溃疡形成；发生在器官内的常为不规则的结节状,呈树根状或蟹足状向周围组织浸润,质地较硬,切面常为灰白色,较干燥。镜下,癌细胞可呈巢状、条索状或腺管状排列,与间质分界清楚。网状纤维染色可见网状纤维存在于癌巢周围,癌细胞之间则无。上皮下有较多的淋巴管,所以,癌在早期一般多经淋巴道转移,到晚期才发生血道转移。

癌的常见类型有以下几种：

（1）**鳞状细胞癌**　简称鳞癌,常发生于皮肤、口腔、唇、子宫颈、阴道、食管、喉、阴茎等处。有些部位如支气管、胆囊、肾盂等处,可以通过鳞状上皮化生而发展为鳞状细胞癌。肉眼观,常呈菜花状,也可坏死脱落而形成溃疡。癌组织同时向深层作浸润性生长。镜下,在分化好的鳞状细胞癌的癌巢中,细胞间还可见到细胞间桥,在癌巢的中央可出现层状的角化物,称为角化珠或癌珠(图4-20)。分化较差的鳞状细胞癌无角化珠形成,甚至也无细胞间桥,癌细胞呈明显的异型性并见较多的核分裂象。

（2）**腺癌**　是从腺体、导管、分泌性上皮发生

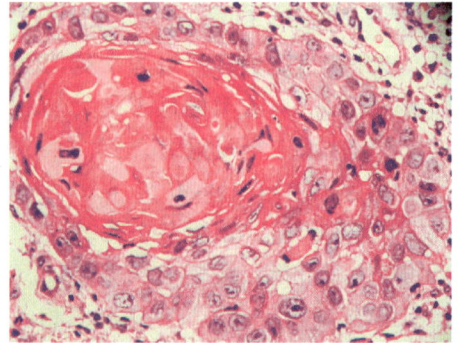

图4-20　鳞状细胞癌　HE染色　×400

的恶性肿瘤。根据其形态结构和分化程度,可分为管状腺癌、实性癌和黏液癌等。

1)**管状腺癌**　见于胃肠、胆囊、子宫体等处。癌细胞形成大小不等、形状不一、排列不规则的腺样结构,细胞常不规则地排列成多层,核大小不一,核分裂象多见(图4-21)。当腺癌伴有大量乳头状结构时称为**乳头状腺癌**;腺腔高度扩张呈囊状的腺癌称为**囊腺癌**;呈乳头状生长的囊腺癌称为**乳头状囊腺癌**。

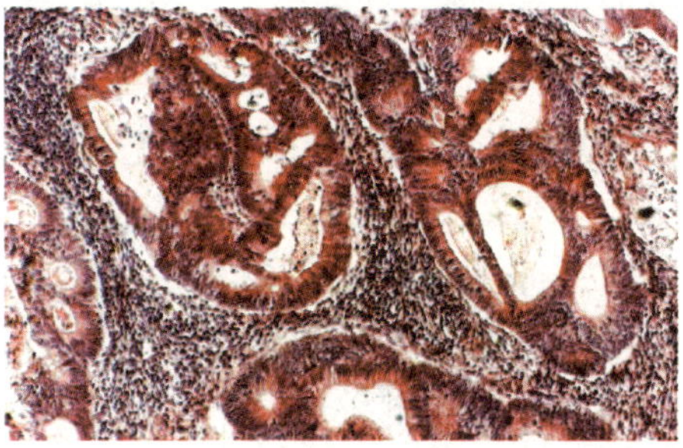

2)**黏液癌**　分泌大量黏液的腺癌称为黏液癌,又称为胶样癌。常见于胃和大肠。镜下,初时黏液聚积在癌细胞内,将核挤向一侧,使该细胞呈印戒状,故一般称之为印戒细胞。以后黏液堆积在腺腔内,并可由于腺体的崩解而形成黏液池(湖)。此时,往往可见小堆或散在印戒状癌细胞漂浮其中。肉眼观,癌组织呈灰白色,湿润,半透明如胶冻样,胶样癌因而得名。当印戒细胞为主要成分呈广泛浸润时则称印戒细胞癌。

图4-21　结肠腺癌　HE染色　×200
癌细胞形成不规则腺样结构,
排列紊乱,癌细胞异型性明显

3)**实性癌**　属低分化的腺癌,恶性程度较高,多发生于乳腺,少数可发生于胃及甲状腺。癌巢为实体性,无腺腔样结构,癌细胞异型性高,核分裂象多见。有的实性癌,癌巢少而小,间质结缔组织多,质地硬,称**硬癌**;有的实性癌,癌巢较大甚至成片,质软如脑髓,间质结缔组织相对较少,其中有多量淋巴细胞,称为**髓样癌**。

(3)**基底细胞癌**　多见于老年人面部如眼睑、颊及鼻翼等处,由该处表皮原始上皮胚芽或基底细胞发生。癌巢主要由浓染的基底细胞样的癌细胞构成,边缘细胞常呈栅栏状排列。肿瘤生长缓慢,表面常形成溃疡,并可浸润破坏深层组织,但很少发生转移,对放射治疗很敏感,临床上呈低度恶性的经过。

(4)**尿路上皮癌**　好发于膀胱或肾盂等处的尿路上皮,常多发性,呈乳头状,可溃破形成溃疡或广泛浸润膀胱壁。镜下,癌细胞似移行上皮,呈多层排列,异型性明显。

3. 癌前病变、异型增生及原位癌　正确识别癌前病变、异型增生及原位癌是防止肿瘤发生发展及早期诊断肿瘤的重要环节。

(1)**癌前病变**(precancerous lesion)　癌前病变是指某些在统计学上具有癌变可能,如不及时治愈有可能转变为癌的疾病和病变。因此,早期发现与及时治愈癌前病变,对肿瘤的预防具有重要的实际意义。临床上常见的癌前病变有以下几种:① 黏膜白斑;② 慢性子宫颈炎伴子宫颈糜烂;③ 乳腺增生性纤维囊性变;④ 结肠、直肠的息肉状腺瘤,尤其是遗传性的家族性腺瘤性息肉病,更易发生癌变;⑤ 慢性萎缩性胃炎及胃溃疡;⑥慢性溃疡性结肠炎;⑦皮肤慢性溃疡;⑧肝硬化,尤其是由于慢性乙型病毒性肝炎所致的肝硬化病人。

必须指出,癌的形成往往经历一个漫长的,逐渐演进的过程,而且并非所有癌前病变都必然转变为癌,也并非所有的癌都有明确的癌前病变,这方面的研究在肿瘤的预防上具有重要意义。

(2)**异型增生**(dysplasia)　又称为**非典型增生**(atypical hyperplasia),主要指上皮细胞增生,形态出现一定的异型性,但还不足以诊断为癌。镜下表现为增生的细胞大小不一,形态多样,核大而深染,核浆比例增大,核分裂可增多但多属正常核分裂象。细胞排列较乱,极向消失。异型增生多发生于皮肤或黏膜表面被覆的鳞状上皮,也可发生于腺上皮。根据其异型性程度和累及范围可分为轻、中、重三级。轻度和中度的异型增生(分别累及上皮层下部的 1/3 和 2/3 处),在病因消除后可恢复正常。而累及上皮 2/3 以上尚未达到全层的属重度异增生(图 4-22),病变很难逆转,常转变为癌。癌前病变多通过异型增生而发生癌变。

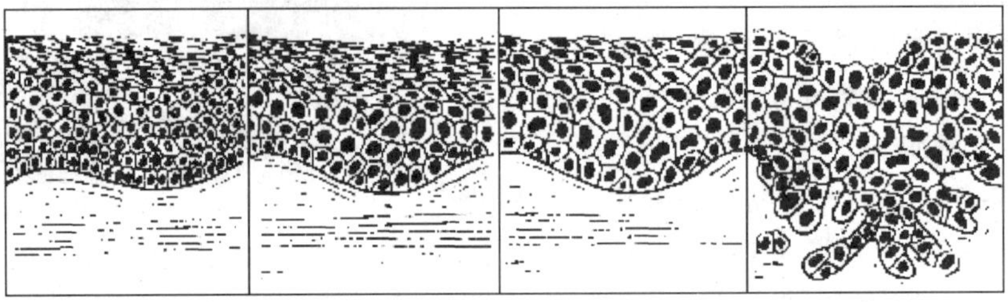

图 4-22　异型增生、原位癌、浸润癌的演变过程模式图
1. 正常鳞状上皮细胞　2. 异型增生　3. 原位癌　4. 浸润癌

(3) **原位癌**(carcinoma in situ)　一般指不典型增生累及上皮全层,但尚未突破基底膜者。例如子宫颈、食管及皮肤的原位癌。此外,当乳腺小叶腺泡发生癌变而尚未侵破基底膜者,亦可称为小叶原位癌。原位癌是一种早期癌,早期发现和积极治疗,可防止其发展为浸润性癌,提高其治愈率。

目前较多使用**上皮内瘤变**(intraepithelial neoplasia,IN)这一概念来描述上皮从异型增生到原位癌这一连续的过程,将轻度、中度非典型增生分别称为上皮内瘤变Ⅰ级和Ⅱ级,重度非典型增生和原位癌统称为上皮内瘤变Ⅲ级。因为重度非典型增生和原位癌两者很难截然分开,而临床上处理原则基本一致。

(二) 间叶组织肿瘤

1. 良性间叶组织肿瘤　这类肿瘤的分化成熟程度高,其组织结构、细胞形态等均与其起源的正常组织相似。肿瘤生长慢,呈膨胀性生长,一般都具有包膜。现将其中比较常见的类型分述如下:

(1) **脂肪瘤**　最常见的部位为背、肩、颈及四肢近端的皮下组织。外观为扁圆形或分叶状,有包膜,质地柔软,切面色淡黄,似正常的脂肪组织。肿瘤大小不一,直径由几厘米至儿头大或更大,常为单发性,亦可为多发性。镜下结构与正常脂肪组织的主要区别在于有包膜,瘤组织呈不规则的分叶状,并有纤维组织间隔存在。脂肪瘤一般无明显症状,但也有引起局部疼痛者。手术易切除。

(2) **脉管瘤**　可分为**血管瘤**及**淋巴管瘤**两类,其中以血管瘤最为常见,多为先天性发生,故常见于儿童。血管瘤可以发生在任何部位,但以皮肤为多见。一般分为毛细血管瘤(由增生的毛细血管构成)、海绵状血管瘤(由扩张的血窦构成)及混合型血管瘤(即两种改变并存)三种。肉眼无包膜,呈浸润性生长。在皮肤或黏膜可呈突起的鲜红肿块,或仅呈暗红或紫红色斑。内脏血管瘤多呈结节状。发生于肢体软组织的弥漫性海绵状血管瘤可引起肢体增大。血管瘤一般随身体的发育而长大,成年后即停止发展,甚至可以自然消退。

(3) **平滑肌瘤**　最多见于子宫,其次为胃肠道。瘤组织由形态比较一致的梭形平滑肌细胞构成。细胞排列成束状,互相编织,核呈长杆状,两端钝圆,同一束内的细胞核有时排列成栅栏状,核分裂象少见。

（4）**骨瘤**　好发于头面骨及颌骨,也可累及四肢骨,形成局部隆起。镜下见主要由成熟的骨质组成,但失去正常骨质的结构和排列方向。骨瘤发生在颅骨内板者,可凸向颅腔,引起颅神经压迫症状。发生于眼眶、鼻窦或颌骨者可引起相应部位压迫症状。

2. 恶性间叶组织肿瘤　恶性间叶组织肿瘤统称为肉瘤。肉瘤比癌少见,多发生于青少年。肉眼观呈结节状或分叶状。由于其生长较快,除浸润性生长外,也可挤压周围组织形成假包膜。肉瘤体积常较大,质软,切面多呈灰红色,均质性,湿润,外观多呈鱼肉状,故称为肉瘤。肉瘤易发生出血、坏死、囊性变等继发性改变。镜下,肉瘤细胞大多弥漫排列,不形成细胞巢,与间质分界不清(图4-23),网状纤维染色可见网状纤维穿插于肉瘤细胞之间。肿瘤间质的结缔组织少,但血管较丰富,故肉瘤多先由血道转移。上述各点均与癌的特点有所不同(表4-3)。正确掌握癌与肉瘤的特点,对临床诊断和治疗均有实际意义。

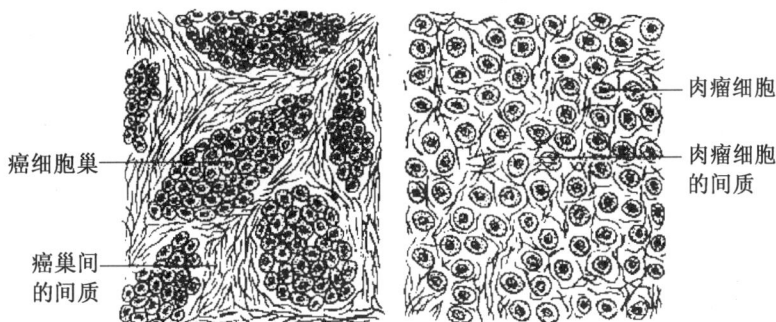

图4-23　癌与肉瘤的区别(镜下模式图)

表4-3　癌与肉瘤的区别

	癌	肉瘤
组织来源	上皮组织	间叶组织
发病率	较常见,约为肉瘤的9倍,多见于40岁以上成人	较少见,大多见于青少年
大体特点	质较硬,色灰白,较干燥	质软,色灰红,湿润,鱼肉状
组织学特征	多形成癌巢,实质与间质分界清楚	肉瘤细胞弥漫分布,实质与间质分界不清,间质内血管丰富
网状纤维	癌细胞间多无网状纤维	肉瘤细胞间多有网状纤维
转移	多经淋巴道转移	多经血道转移

常见的肉瘤有以下几种:

（1）**脂肪肉瘤**　为肉瘤中较常见的一种类型。多发生于大腿及腹膜后的软组织深部。与脂肪瘤的分布相反,极少从皮下脂肪层发生。多见于40岁以上成人,极少见于青少年。肿瘤来自原始间叶组织,这说明脂肪肉瘤极少是由脂肪瘤恶变而来,而是一开始即具恶性特征。肉眼观,大多数肿瘤呈结节状或分叶状,表面常有一层假包膜,可似一般的脂肪瘤,亦可呈黏液样外观,或均匀一致呈鱼肉样。镜下观,瘤细胞形态多种多样,以出现脂肪母细胞为特点,胞质内可见多少不等、大小不一的脂滴空泡(图4-24),也可见分化成熟的脂肪细胞。

（2）**横纹肌肉瘤**　是较常见而且恶性程度很高的肉瘤。好发于头、颈、泌尿生殖道及腹膜后,偶可见于四肢。主要发生于10岁以下的婴幼儿和儿童,少见于青少年和成人。肿瘤由不同分化阶段的横纹肌母细胞组成。分化较高者红染的胞浆内可见纵纹和横纹,用磷钨酸苏木素染色更易显示。横纹肌肉瘤均生长迅速,易早期发生血道转移,如不及时诊断治疗,预后极差,约90%以上在5年内死亡。

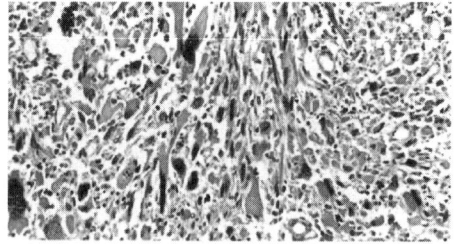

图4-24　脂肪肉瘤　HE染色　×400
肉瘤细胞弥漫排列与间质分
界不清,瘤细胞异型性明显

（3）**平滑肌肉瘤**　多见于子宫及胃肠,偶可见于腹膜后、肠系膜、大网膜及皮下软组织。患者多为中老年人。平滑肌肉瘤的瘤细胞有轻重不等的异型性,核分裂象的多少对判断其恶性程度有重要意义。恶性程度高者,手术后易复发,可发生血道转移至肺、肝及其他器官。

（4）**骨肉瘤**　为最常见的骨恶性肿瘤,起源于骨母细胞。好发于青少年的四肢长骨,尤其是股骨下端和胫骨上端。肉眼观,肿瘤位于长骨干骺端,呈梭形膨大,切面灰白色鱼肉状,常见出血坏死,侵犯破坏骨皮质。其表面的骨外膜常被掀起,可见肿瘤上下两端的骨皮质和掀起的骨外膜之间形成三角形隆起,内有由骨外膜产生的新生骨。在X线上称为Codman三角。此外,由于骨膜被掀起,在骨外膜和骨皮质之间可形成与骨表面垂直的放射状反应性新生骨小梁。在X线上表现为日光放射状阴影,这种现象与上述的Codman三角在X线上对骨肉瘤的诊断具有特征性。镜下观,肿瘤由明显异型性的梭形或多边形肉瘤细胞组成,瘤细胞可直接形成肿瘤性骨样组织或骨组织是诊断骨肉瘤的最重要的组织学证据。骨肉瘤呈高度恶性,生长迅速,常在发现时已经有血行转移至肺。

（5）**血管肉瘤**　可发生于皮肤、乳腺、肝、脾、骨等器官和软组织。皮肤血管肉瘤最多见,尤其是头面部皮肤。肿瘤多隆起于皮肤表面,呈丘疹或结节状,暗红或灰白色,易坏死出血;有扩张的血管时,切面可呈海绵状。镜下,肿瘤细胞有不同程度的异型性,形成大小不一、形状不规则的血管腔样结构;分化差者细胞片状增生,血管腔形成不明显或仅见腔隙状,腔隙内见红细胞。

十、肿瘤的病因学和发病学概述

肿瘤的形成是一个十分复杂的过程,其病因及发病机制尚未完全清楚。肿瘤的病因即肿瘤发生的始动因素,主要包括环境致癌因素和遗传性致癌因素。环境致癌因素有:① 化学致癌因素,包括多环芳烃、芳香胺类与氨基偶氮染料、亚硝胺类、真菌毒素等间接致癌物,烷化剂、酰化剂、某些金属元素等直接致癌物;② 物理性致癌因素,主要是电离辐射、紫外线、慢性炎症刺激等;③ 病毒和细菌,人乳头状瘤病毒、EB病毒、乙型肝炎病毒、人类T细胞白血病/淋巴瘤病毒1、幽门螺杆菌等与人类某些肿瘤形成密切相关。遗传因素对肿瘤发生的作用在动物实验中已得到证实,人类肿瘤是否有遗传性,以及遗传因素到底在肿瘤发生上起多大作用,是人们普遍关注的话题。不同的肿瘤可能有不同的遗传方式,真正直接遗传的只是少数不常见的肿瘤,在大多数肿瘤的发生中,遗传因素的作用只表现为对致癌因素的易感性或倾向性。

目前对肿瘤发病机制的研究表明,肿瘤从本质上来说是基因病。环境和遗传性致癌因素是引起基因改变的始动环节,两者可能以协同或序贯的方式引起细胞非致死性 DNA 损伤,从而激活原癌基因或/和灭活肿瘤抑制基因,继而引起附加细胞周期调控基因、凋亡调节基因和/或 DNA 修复基因表达的改变,使靶细胞发生转化(图 4 - 25)。被转化的细胞先呈多克隆性增生,经过漫长的多阶段的演进过程,其中一个克隆相对无限制地增生,然后通过附加突变,选择性地形成具有不同特点的亚克隆,从而获得浸润和转移能力,形成恶性肿瘤。

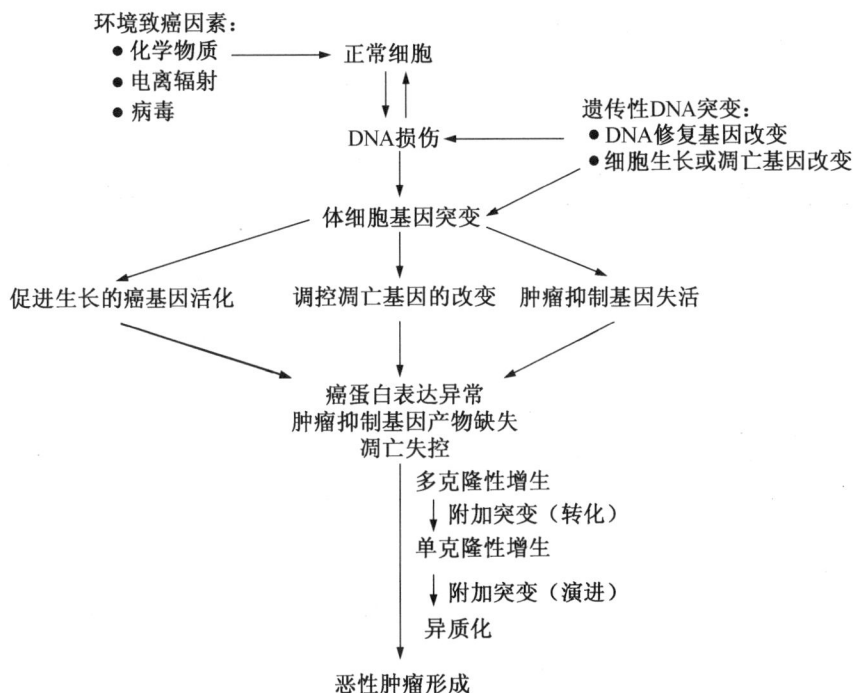

图 4 - 25　恶性肿瘤病因与发病的分子机制示意图

(葛建荣　张巧英)

第五章

运动系统

运动系统(locomotor system)由骨、骨连结和骨骼肌3部分组成,约占成人体重的 60%,具有支持体重、保护体内器官和运动等功能。全身各骨借骨连结连成人体的支架,称**骨骼**(skeleton)(图 5-1),骨骼周围附有骨骼肌,赋予了人体的基本形态。**骨骼肌**(skeletal muscle)的两端多附着于骨,并跨越关节,受神经系统支配,是运动系统的动力部分。肌肉收缩时,以关节为运动枢纽,促使被附着的骨被动地相互靠近或远离而产生运动。

能在体表看到或摸到的一些骨的突起或肌的隆起,称为**体表标志**,它们对于确定内脏器官的位置等具有重要意义。

第一节　骨

一、概　述

骨(bone)是具有一定形态和结构的器官,有丰富的血管、淋巴管和神经分布。骨能不断进行新陈代谢和生长发育,并具有不断改建自身结构和修复损伤的能力。随年龄的增长和活动状况的改变骨质可发生变化,经常锻炼的人,骨发育粗壮而坚实,长期不活动,就会导致骨质疏松和退化。

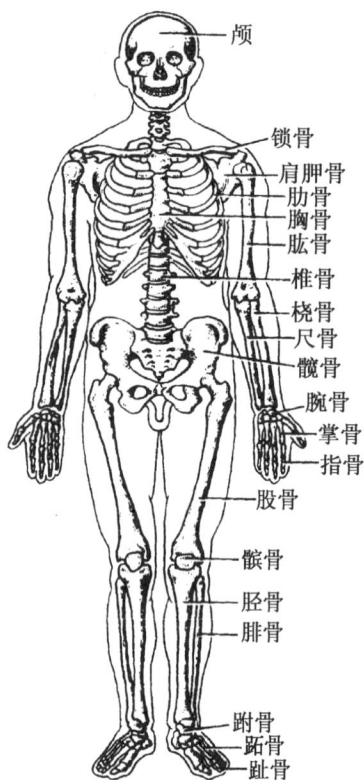

图 5-1　人体的骨骼(前面)

1. 骨的分类和形态　成人约有 206 块骨,根据骨在人体的位置,可分为躯干骨、颅骨和附肢骨;根据骨的形态,又可分为长骨、短骨、扁骨和不规则骨等。

(1) **长骨**(long bone)　呈长管状,可分一体两端,其中部称为**骨干**(bone diaphysis)或骨体,表面有 1～2 个血管出入的滋养孔,内部的空腔称**髓腔**(medullary cavity);两端较膨大,称**骺**(epiphysis),有光滑的关节面,其表面覆盖有一层**关节软骨**(articular cartilage)。干和骺之间的部分称干骺端。长骨多分布于四肢,如肱骨和股骨等。

(2) **短骨**(short bone)　短小,近似立方形,分布于承受压力较大而运动较复杂的部位,如腕骨和跗骨等。

（2）**扁骨**（flat bone）　呈板状，主要参与围成体腔的壁，以保护腔内的脏器，如构成颅腔的顶骨、围成胸廓的胸骨、肋骨等。

（4）**不规则骨**（irregular bone）　形状不规则，如躯干的椎骨、颅底的颞骨和面部的上颌骨等。某些不规则颅骨内有含气的腔，称含气骨，可对发音起共鸣作用，并能减轻颅骨的重量。

另外，在手、足和膝部肌腱内还有一种形如豆状的**籽骨**（sesamoid bone），运动时它既可改变力的方向，又可减少对肌腱的摩擦力，如髌骨。

2. 骨的构造　骨主要由骨质、骨膜和骨髓等构成（图 5-2）。

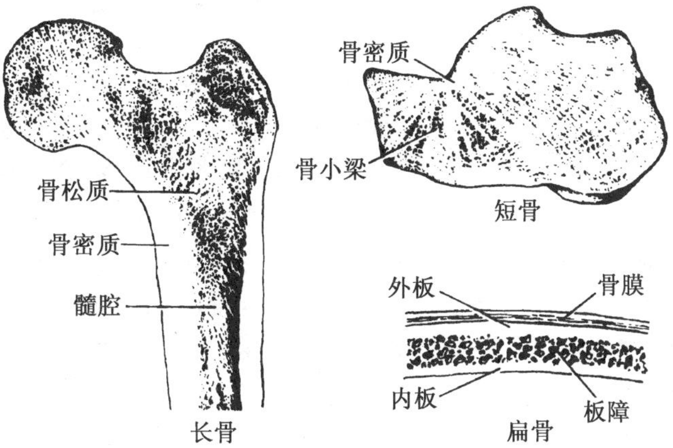

图 5-2　骨的构造

（1）**骨质**（bony substance）　即骨组织，构成骨的主体，分骨密质和骨松质两类。**骨密质**（compact bone）致密坚实，耐压性强，分布于骨的表层。**骨松质**（spongy bone）位于骨密质的深面，由相互交织的骨小梁构成，结构疏松。骨小梁的排列方向，多数与该骨所承受的压力和张力的方向一致。颅盖诸扁骨由内、外两层骨密质构成内板和外板，两板之间的骨松质称**板障**（diploe），内有板障静脉通行（图 5-2）。

（2）**骨膜**（periostium）　除关节面外，骨的表面都覆盖有骨膜。骨膜由致密结缔组织构成，含有丰富的血管、神经，对骨的营养、感觉、生长和再生有重要作用。骨膜最内层有大量具有潜在分化能力的骨原细胞，分别有产生新骨质和破坏旧骨质的功能，幼年时参与骨的生长，成年后这一功能处于静止状态，但在骨折时它们可重新恢复分裂增殖功能，参与骨折后的修复和改建。

（3）**骨髓**（bone marrow）　充填于髓腔和骨松质的间隙内，质地柔软，可分红骨髓和黄骨髓两种。**红骨髓**（red bone marrow）主要由网状组织以及充满于其中的不同发育阶段的血细胞构成，是造血的主要场所。胎儿和幼儿的骨髓全是红骨髓。5 岁以后，幼儿长骨髓腔内的红骨髓逐渐被脂肪组织代替而变成**黄骨髓**（yellow bone marrow）。正常情况下，黄骨髓已不具备造血能力，当失血过多或重度贫血时，黄骨髓仍可能转化为红骨髓而恢复造血功能。在成人长骨的骺、短骨、扁骨和不规则骨的骨松质内终生保存红骨髓，如髂骨、胸骨和椎骨等处，临床上常在这些骨的部位（如髂后上棘）进行骨髓穿刺，抽取骨髓象以诊断某些血液疾病。

3. 骨的化学成分和物理特性　骨由无机质和有机质组成。有机质主要是骨胶原纤维和粘多糖蛋白，使骨具有韧性和弹性；无机质主要是钙盐（如磷酸钙[$Ca_3(PO_4)_2$]和碳酸钙[$CaCO_3$]），使骨具有硬度和脆性。

有机质与无机质的比例随年龄不同而发生变化,成年人约为 3∶7,其比例最为合适,使骨既有很强的硬度,又有一定的弹性和韧性,能承受较大的压力而不变形。幼儿的骨,有机质的比例较成人高,骨的弹性和韧性较大,易弯曲变形或骨折而不断成青枝状骨折,故儿童应养成良好的坐、立姿势,以免骨弯曲变形。老年人的骨,无机质的比例增高,因而脆性增大,易致粉碎性骨折。

4. 骨的发生和生长　骨由中胚层的间充质发育而成,有两种方式:一种是由间充质先形成结缔组织膜,然后骨化成骨,称**膜化骨**,如锁骨、颅盖各骨。另一种是由间充质先发育成软骨雏形,再由软骨改建为骨,称**软骨化骨**,如躯干骨和四肢骨(锁骨除外)。

📖**知识链接**

> ### 骨的发生
>
> 绝大部分骨是以软骨化骨的方式发育而成的。以长骨为例,在形成软骨雏形的基础上,骨干的中央出现**初级骨化中心**,骺的中央出现**次级骨化中心**,然后在骨化中心的基础上不断发育成骨。幼年时,骺与骨干之间的干骺端有一片未骨化的软骨称**骺软骨**,骺软骨不断地骨化使骨增长,大约至 17～25 岁,骺软骨完全骨化,于是在骨干与骺融合处形成一条致密的骨质线,称**骺线**,从此,长骨即停止增长。在长骨长长的同时,骨膜内层的成骨细胞也在骨干周围不断形成新的骨质,从而使骨干逐渐加粗。

二、躯干骨

躯干骨共 51 块,包括椎骨、胸骨和肋,其中椎骨 24 块、骶骨 1 块、尾骨 1 块以及胸骨 1 块和肋 12 对,分别参与构成脊柱和胸廓。骶骨和尾骨还参与构成骨盆。

1. 椎骨(vertebrae)　未成年时椎骨有 32～33 块,即**颈椎** 7 块、**胸椎** 12 块、**腰椎** 5 块、**骶椎** 5 块和**尾椎** 3～4 块。成年后 5 块骶椎融合成 1 块骶骨,4 块尾椎融合成 1 块尾骨,因而椎骨共有 26 块。

(1)**椎骨的一般形态**　椎骨属不规则骨,由前部的椎体和后部的椎弓构成(图 5-3)。

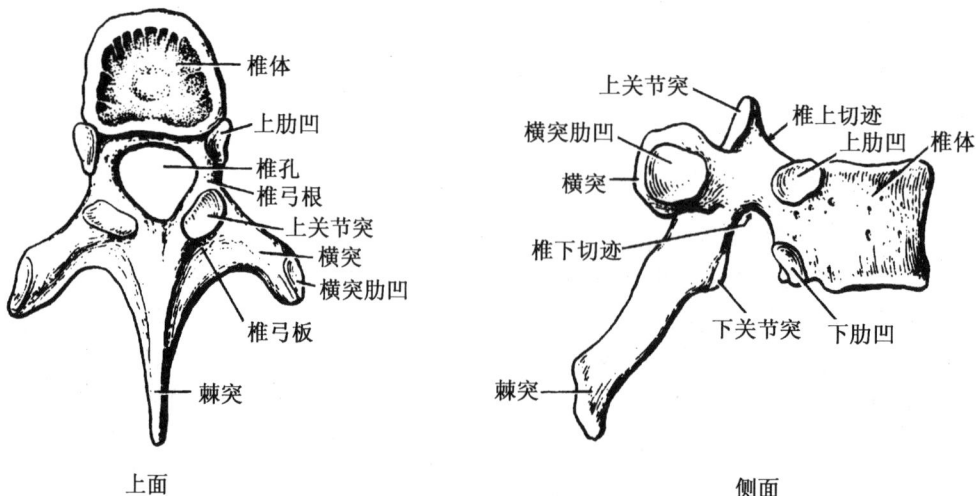

上面

侧面

图 5-3　胸椎

　　椎体（vertebral body）位于椎骨的前方，呈短圆柱状，是脊柱承重的主体，主要由骨松质构成，表面的骨密质较薄，故易因暴力而引起压缩性骨折。

　　椎弓（vertebral arch）附在椎体后方呈半环状，与椎体共同围成**椎孔**（vertebral foramen），全部椎骨的椎孔连成**椎管**（vertebral canal），容纳脊髓。椎弓前部与椎体相连的较窄细，称**椎弓根**，其上、下缘各有一切迹，分别称为**椎上切迹**和**椎下切迹**，相邻椎骨的椎下、上切迹围成**椎间孔**（intervertebral foramen），孔内有脊神经根和血管通过。椎弓的后部较宽薄，称**椎弓板**。椎弓上发出 7 个突起：向后方伸出一个**棘突**，向两侧伸出一对**横突**，向上方和下方各伸出一对**上关节突**和**下关节突**。

　　（2）各部椎骨的主要特征

　　1）**颈椎**（cervical vertebrae）（图 5-4）：椎体较小，椎孔相对较大，呈三角形，横突根部有**横突孔**（transverse foramen），其中上 6 位颈椎的横突孔内有椎动、静脉通过，上、下关节突几成水平位，第 2～6 颈椎的棘突较短，末端分叉。成年人第 3～7 颈椎椎体上面两侧多有向上的突起称**椎体钩**，它常与上位颈椎相应处形成钩椎关节（Luschka 关节），它的增生可导致颈椎病。

　　第 1 颈椎又称**寰椎**（atlas），呈环形，无椎体、棘突和关节突，两侧部的上、下各有一对上、下关节面，上关节面与枕髁形成寰枕关节（图 5-5）。

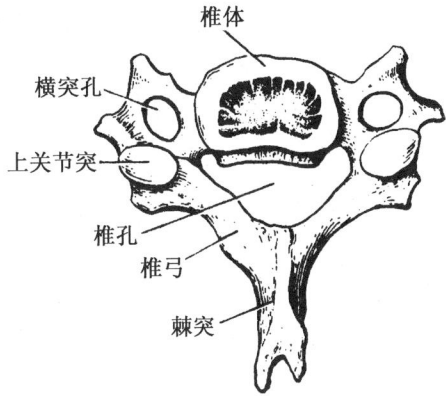

图 5-4　颈椎（上面）

第 2 颈椎又称**枢椎**（axis），其椎体上方伸出一个**齿突**（图 5-6）。第 7 颈椎又称**隆椎**（vertebra prominens）（图 5-6），棘突特别长，末端不分叉，易在体表摸到，是计数椎骨序数的标志。

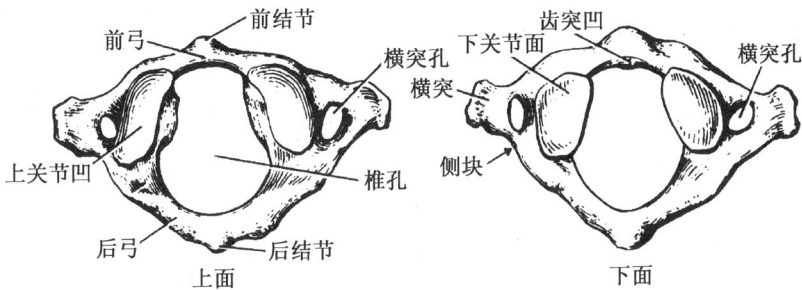

图 5-5　寰椎

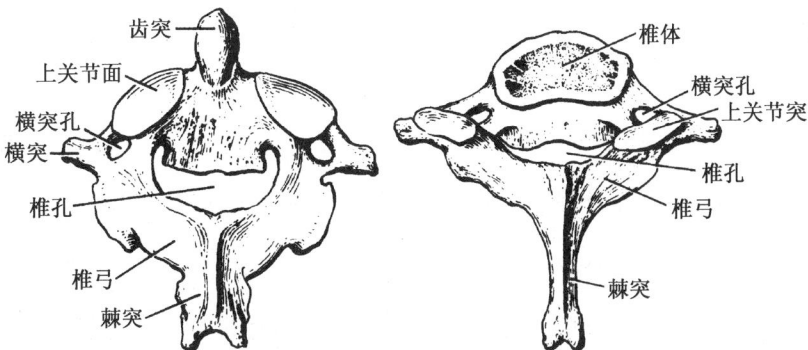

图 5-6　枢椎与隆椎（上面）

2）**胸椎**（thoracic vertebrae）（图 5 - 3）椎体后部两侧的上、下和横突末端前面均有关节面，与肋骨相连结，分别称**上肋凹、下肋凹**和**横突肋凹**。棘突较长，伸向后下方呈叠瓦状排列。胸椎上、下关节突的关节面基本呈冠状位。

3）**腰椎**（lumbar vertebrae）（图 5 - 7）椎体特别大，棘突短而宽呈板状，向后平伸，相邻棘突间距较宽，临床上常经此作腰椎穿刺术。腰椎上、下关节突的关节面基本呈矢状位。

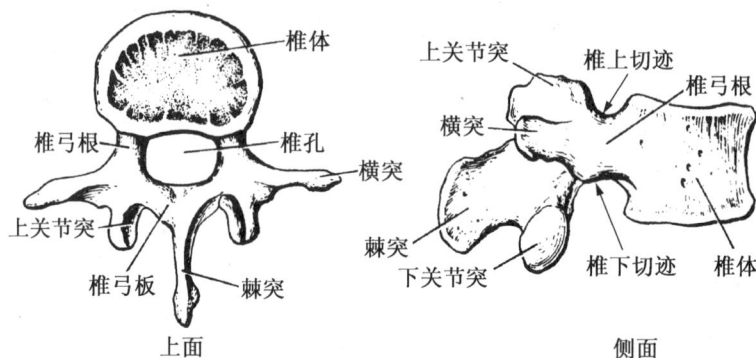

图 5 - 7　腰椎

4）**骶骨**（sacrum）（图 5 - 8、图 5 - 9）由 5 块骶椎融合而成，呈倒置三角形。骶骨的盆面（前面）光滑而微凹，有 4 对**骶前孔**，上缘中份向前突出，称为**岬**（promontory），是女性骨盆径线测量的重要标志；骶骨的背面（后面）粗糙隆凸，正中线上有骶正中嵴，嵴的外侧有 4 对**骶后孔**，骶骨侧部的上份各有一个粗糙的关节面，称**耳状面**，与髋骨的耳状面相对应，形成骶髂关节。骶骨内的纵行管道称**骶管**，它构成椎管的下部，与骶前、后孔相通。骶管下端的裂孔称**骶管裂孔**（sacral hiatus），其两侧各有一个向下的突起，称**骶角**（sacral cornu），是骶管麻醉时确定进针部位的标志。

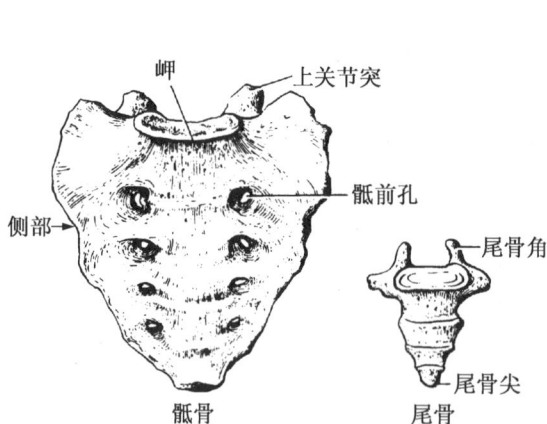

图 5 - 8　骶骨和尾骨（前面）　　　　图 5 - 9　骶骨和尾骨（后面）

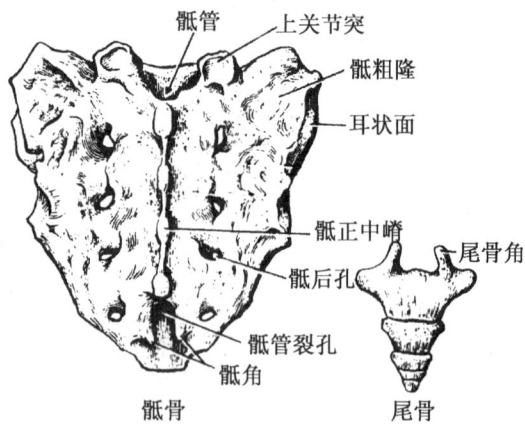

5）**尾骨**（coccyx）（图 5 - 8、图 5 - 9）由 3～4 块退化的尾椎融合而成，上接骶骨，下端游离为尾骨尖。

2. 胸骨（sternum）　位于胸前壁正中，自上而下依次分为胸骨柄、胸骨体和剑突 3 部分（图 5 - 10）。**胸骨柄**上宽下窄，其上缘中份微凹，称**颈静脉切迹**，柄外侧有与锁骨相关节的**锁切迹**和与第 1 肋相连的**第 1 肋切迹**。胸骨柄和胸骨体的连结部微向前凸,形成**胸骨角**(sternal angle),其平对第 2 肋,是计数肋序数的重要标志。**胸骨体**呈长方形,其外侧缘有**肋切迹**与第 2～7 肋软骨相连。**剑突**窄而薄,下端游离。

图 5-10 胸骨(前面)

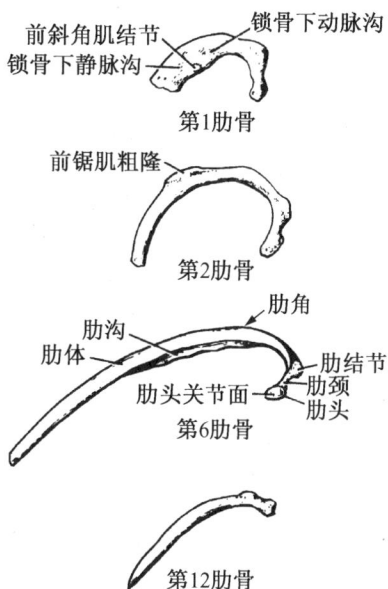

图 5-11 肋骨(上面)

3. 肋(ribs) 包括肋骨和肋软骨两部分。**肋骨**(costal bone)为细长弓状的扁骨,共 12 对,可分体和前、后端(图 5-11)。肋骨后端稍膨大称**肋头**,与胸椎的上、下肋凹相关节,肋头外侧稍细的部分称**肋颈**,再转向前方为**肋体**,颈体交界处的后外侧有突出的**肋结节**,与胸椎的横突肋凹相关节,颈体处的转角称**肋角**。肋体内面近下缘处有一浅沟,称**肋沟**,沟内有肋间神经和血管经过。肋骨的前端与**肋软骨**相连,其中第 1～7 肋的肋软骨直接与胸骨相连称**真肋**;第 8～10 肋的肋软骨依次与上位肋软骨相连称**假肋**,第 11～12 肋的肋软骨前端游离称**浮肋**。第 7～10 肋的肋软骨依次相连构成**肋弓**,是肝、脾的触诊标志。

三、颅 骨

颅(skull)位于脊柱的上方,可分位于后上部的脑颅和前下部的面颅。成人颅由 23 块颅骨构成(有 6 块听小骨位于颞骨内另计入),借骨连结连成颅。颅对头部器官起保护和支持作用。

(一)颅骨的组成

1. 脑颅骨 脑颅骨(bones of cerebral cranium)有 8 块,包括颅前方的**额骨**(frontal bone)、颅后方的**枕骨**(occipital bone)、两者之间的 1 对**顶骨**(parietal bone)、颅底中部形如蝴蝶的**蝶骨**(sphenoid bone)、颅底前部的**筛骨**(ethmoid bone)和颅两侧的 1 对**颞骨**(temporal bone),它们共同围成颅腔,腔内容纳脑。颅腔的顶称**颅盖**,由前方的额骨、后方的枕骨、两者间的顶骨及部分颞骨构成(图 5-12)。颅腔的底称**颅底**(图 5-13),由中部的蝶骨、后方的枕骨、两侧的颞骨、前方的额骨和筛骨构成。

图 5 - 12　颅（侧面）

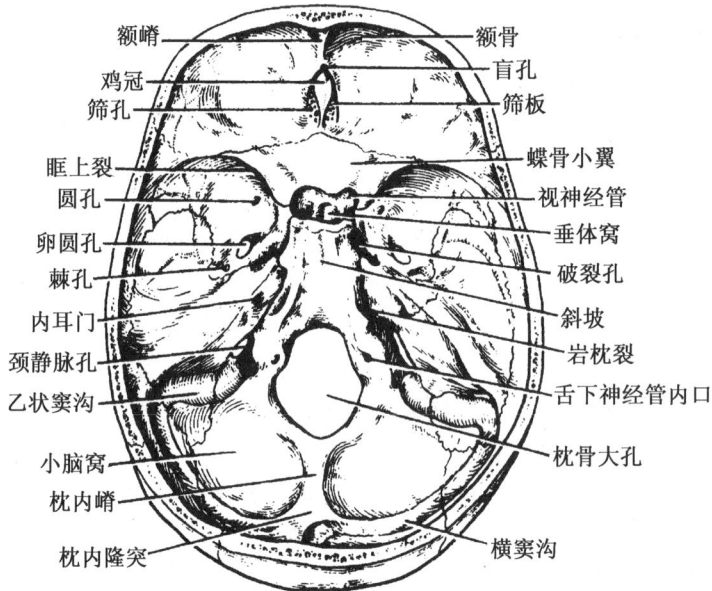

图 5 - 13　颅底（内面）

2. 面颅骨　面颅骨（bones of facial cranium）有 15 块（图 5 - 14），包括下方的 1 块**下颌骨**（mandible），其上的 1 对**上颌骨**（maxilla），上颌骨后方的 1 对**腭骨**（palatine bone），两上颌骨上方之间的 1 对**鼻骨**（nasal bone），上颌骨外上方突出的 1 对**颧骨**（zygomatic bone），鼻腔正中后下的 1 块**犁骨**（vomer），鼻腔外侧壁下方的 1 对**下鼻甲**（inferior nasal concha），两眶内侧壁有 1 对**泪骨**（lacrimal bone），以及位于喉上方的 1 块游离的**舌骨**（hyoid bone）。

面颅骨构成颜面的支架，并围成眶腔、骨性鼻腔和骨性口腔，容纳视觉、嗅觉和味觉等器官。

下颌骨（mandible）可分一体两支（图 5 - 15、图 5 - 16）。**下颌体**位于前部，呈蹄铁形，它的上缘形成**牙槽弓**，牙槽弓有一列深窝称**牙槽**，容纳牙根。下颌体的前外侧面有一对小孔，称**颏孔**。体内面的后下部有一三角形浅窝称**下颌下腺凹**。**下颌支**位于后部，略呈长方形，向

图 5-14 颅（前面）

上有两个突起，前方的一个称**冠突**，后方的一个称**髁突**（condylar process），髁突又分为上端膨大的**下颌头**及其下方缩细的**下颌颈**。下颌支后缘与下颌体下缘相接处形成**下颌角**（angle of mandible）。下颌支内面中央有一开口向后上方的**下颌孔**，向下经**下颌管**通颏孔。

图 5-15 下颌骨（外侧面）

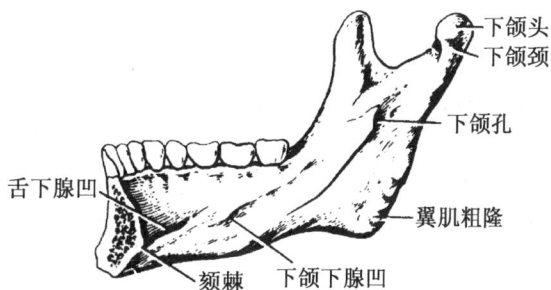

图 5-16 下颌骨（内侧面）

（二）颅的整体观

1. 颅的上面观 颅的上面称**颅盖**（calvaria），有呈工字形的 3 条缝，前方位于额骨与两顶骨之间的称**冠状缝**（coronal suture）；正中位于左、右顶骨之间的称**矢状缝**（sagittal suture）；后方位于两顶骨与枕骨之间的称**人字缝**（lambdoid suture）。

2. 颅的侧面观 颅的侧面的中部有**外耳门**，其向内通**外耳道**。外耳门后下方的突起称**乳突**（mastoid process）。自外耳门向前有一骨"桥"称**颧弓**，颧弓上方大而浅的窝为**颞窝**，窝的内侧面有额骨、顶骨、颞骨和蝶骨，4 骨会合处呈"H"形，称**翼点**（pterion）（图 5-12），此处骨质薄弱，其内有脑膜中动脉前支经过，若外伤或骨折时，易损伤该血管而引起颅内的硬膜外血肿。颞窝下方的深窝称**颞下窝**，窝内向内侧的三角形间隙称**翼腭窝**。翼腭窝是连通鼻腔、眶腔、口腔和颅腔的交通"要道"。

3. 颅的前面观 颅前面上部为额骨的鳞部,其下方两侧的一对弓形隆起称**眉弓**,眉弓的中间部称**眉间**。眉弓的下外方为 1 对眶,位于眶的内下方、左右上颌骨之间为骨性鼻腔,骨性鼻腔的下方是上、下颌骨围成的不完整的骨性口腔(图 5-14)。

(1) **眶**(orbit) 呈四棱锥形,容纳视器。眶尖斜向后内侧,经视神经管(optical canal)与颅中窝相通;底朝前称**眶口**,其上、下缘分别称**眶上缘**与**眶下缘**。在眶上缘的内、中 1/3 交界处,有**眶上切迹**或**眶上孔**。在眶下缘中份下方有**眶下孔**。眶的上壁与颅前窝相邻,其外侧部有**泪腺窝**;内侧壁前下部有**泪囊窝**,此窝向下经**鼻泪管**与鼻腔相通;下壁中部有眶下沟,此沟向前经眶下管与眶下孔相通。眶上壁与外侧壁之间的后方有**眶上裂**,与颅中窝相通;眶下壁与外侧壁之间有**眶下裂**,向后通入颞下窝和翼腭窝。

(2) **骨性鼻腔**(bony nasal cavity) 位于面颅中央,腔内正中矢状位有由筛骨垂直板与犁骨构成的**骨性鼻中隔**,将骨性鼻腔分为左、右两腔,其前方的开口称**梨状孔**,后方有 1 对**鼻后孔**通向鼻咽部。骨性鼻腔的顶为筛板,底为骨腭,外侧壁由上而下有 3 块向下卷曲的骨片,即上、中、下鼻甲(图 5-17)。每个鼻甲的下方有相应的鼻道,分别为**上鼻道**、**中鼻道**和**下鼻道**。上鼻甲后上方与蝶骨体之间的浅窝称**蝶筛隐窝**。

图 5-17 骨性鼻腔外侧壁

鼻窦(paranasal sinuses)又称**鼻旁窦**、**副鼻窦**,包括**上颌窦**(maxillary sinus)、**额窦**(frontal sinus)、**筛窦**(ethmoidal sinus)和**蝶窦**(sphenoidal sinus)共 4 对,均位于同名骨内,即为上颌骨、额骨、筛骨和蝶骨内的含气空腔,在鼻腔周围并与其相通。其中上颌窦、额窦和筛窦的前、中群开口于中鼻道,筛窦后群开口于上鼻道,蝶窦开口于蝶筛隐窝(图5-18)。鼻窦对发音、共鸣和减轻颅骨重量起重要作用。

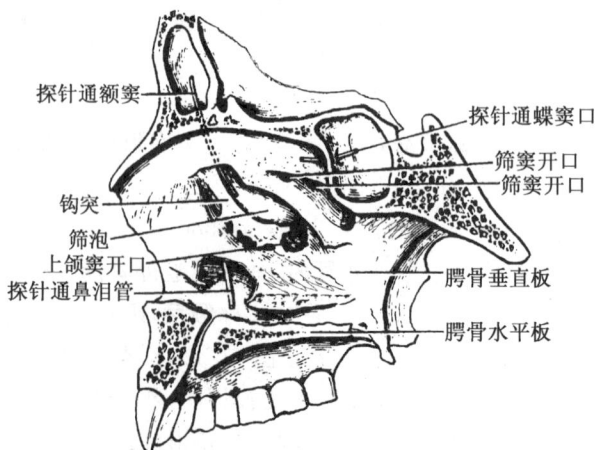

图 5-18 骨性鼻腔外侧壁(示鼻窦开口)

（3）**骨性口腔**（bony oral cavity）　由上颌骨、腭骨和下颌骨构成。顶是骨腭，前壁和两侧壁由上、下颌骨的牙槽及牙围成。

4. 颅底内面观　颅底内面（图 5 - 13）高低不平，呈阶梯状，分为颅前、中、后窝。其中颅前窝最浅，颅后窝最深。

（1）**颅前窝**（anterior cranial fossa）　容纳大脑额叶。正中有一向上的突起称**鸡冠**，其两侧的水平骨板即**筛板**，筛板上有许多小孔，称**筛孔**，向下通骨性鼻腔。外侧为额骨眶部，构成眶的上壁。

（2）**颅中窝**（middle cranial fossa）　容纳大脑颞叶。中央部可见马鞍形的结构，称**蝶鞍**，主要由**蝶骨体**构成，蝶鞍的正中有容纳垂体的**垂体窝**（hypophyseal fossa），窝前方是横行的**交叉前沟**，此沟向两侧通向视神经管，窝后方高耸的横位骨板称**鞍背**。垂体窝两侧的浅沟称**颈内动脉沟**。此沟向前通**眶上裂**，向后通破裂孔，继而续于孔内的**颈动脉管内口**。蝶鞍两侧，由前内向后外，依次排列有**圆孔、卵圆孔**和**棘孔**。颅中窝外侧部与颅后窝之间的三棱锥形隆起是颞骨岩部，其前面朝向颅中窝骨质较薄的部分称**鼓室盖**。岩部向前内侧近尖端处有光滑的浅窝，称**三叉神经压迹**。

（3）**颅后窝**（posterior cranial fossa）　容纳小脑和脑干。中部有**枕骨大孔**，其向下通椎管。枕骨大孔后上方有一十字形隆起，其交会处称**枕内隆凸**，在隆凸的两侧各有一条**横窦沟**。横窦沟转向前下改称**乙状窦沟**，其末端终于**颈静脉孔**。颈静脉孔与枕骨大孔之间有**舌下神经管**。在颞骨岩部后面的中份有**内耳门**（internal acoustic pore），通内耳道。

5. 颅底外面观　颅底后部（图 5 - 19）中央有枕骨大孔，枕骨大孔后上方的隆起称**枕外隆凸**（external occipital protuberance）。枕骨大孔的前外侧有椭圆形的**枕髁**（occipital condyle），枕髁根部有一向前外方向开口的**舌下神经管外口**。枕髁外侧为颈静脉孔。颈静脉孔前方有颈动脉管外口，向内通向颞骨岩部内的**颈动脉管**，颈内动脉由此管通入颅中窝。颈静脉孔后外侧的细长突起称**茎突**，茎突根部有**茎乳孔**，为面神经管外口。茎突后外侧为乳突，外耳门前方的凹陷称**下颌窝**，窝的前缘隆起，称**关节结节**。

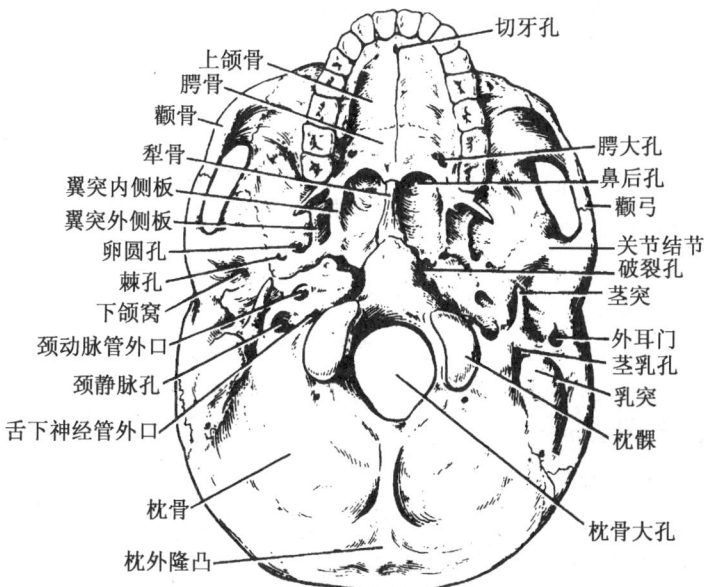

图 5 - 19　颅底（外面）

颅底前部(图5-19)上颌牙围绕的部分称**骨腭**,由上颌骨的腭突和两块腭骨组成,其前部正中的孔称**切牙孔**,后部两侧的孔称**腭大孔**。鼻后孔两侧的垂直突起称**翼突**,翼突根部的后外侧依次有卵圆孔和棘孔。

6. 新生儿颅的特征及其生后变化　　新生儿颅(图5-20)与身高比较,体积相对较大。因胎儿脑及感觉器官发育早,而咀嚼和呼吸器官,尤其是鼻窦尚未发育完善,故脑颅比面颅大得多。新生儿面颅约为全颅的1/8,而成年人为1/4。新生儿颅顶各骨间有一定的间隙,被结缔组织膜封闭,这些间隙称**颅囟**(cranial fontanelles),其中较大的位于矢状缝的前、后方,分别称**前囟**(anterior fontanelle)和**后囟**(posterior fontanelle)。前囟一般于一岁半左右闭合,后囟于生后不久即闭合。前囟闭合的早晚可作为婴儿发育的标志和颅内压力变化的测试窗口。

图5-20　新生儿颅(上面、侧面)

四、上肢骨

人类由于身体直立,上肢不再承重而成为劳动器官,因而,上肢骨变得相对细小而灵巧,以适于灵活的运动。上肢骨包括上肢带骨(锁骨、肩胛骨)和自由上肢骨(肱骨、桡骨、尺骨和手骨)。

(一)上肢带骨

1. 锁骨(clavicle)(图5-21)　呈"～"形,位于胸廓前上部两侧,全长可在体表扪到。上面光滑,下面粗糙,内侧端粗大称**胸骨端**,与胸骨柄相连;外侧端扁平称**肩峰端**,与肩峰相关节。内侧2/3凸向前,外侧1/3凸向后,锁骨骨折多发生在此中、外1/3交界处。锁骨是上肢骨中唯一直接与躯干骨构成连接的骨,具有固定上肢、支持肩胛骨、便于上肢灵活运动等功能。

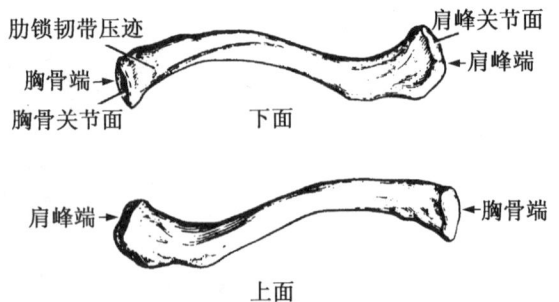

图5-21　锁骨

2. 肩胛骨(scapula)(图5-22)　为三角形扁骨,附于胸廓后外侧,可分为两面、三缘和三角。前面微凹陷称**肩胛下窝**;后面上方有一横位的骨嵴称**肩胛冈**(spine of scapula),冈的外侧端较平宽称**肩峰**(acromion),冈的上、下方浅窝分别称**冈上窝**和**冈下窝**。内侧缘对向脊柱,叫**脊柱缘**;外侧缘对向腋窝,又称**腋缘**;上缘近外侧有一小切迹称**肩胛切迹**,有肩胛上神经等通过,自切迹的外侧向前伸出一指状突起,称**喙突**。上角在内上方,平对第2肋;下角对应第7肋或第7肋间隙,常作为背部计数肋和肋间隙序数的标志;外侧角膨大,有一微凹朝外的关节面称**关节盂**(glenoid cavity),与肱骨头相关节。

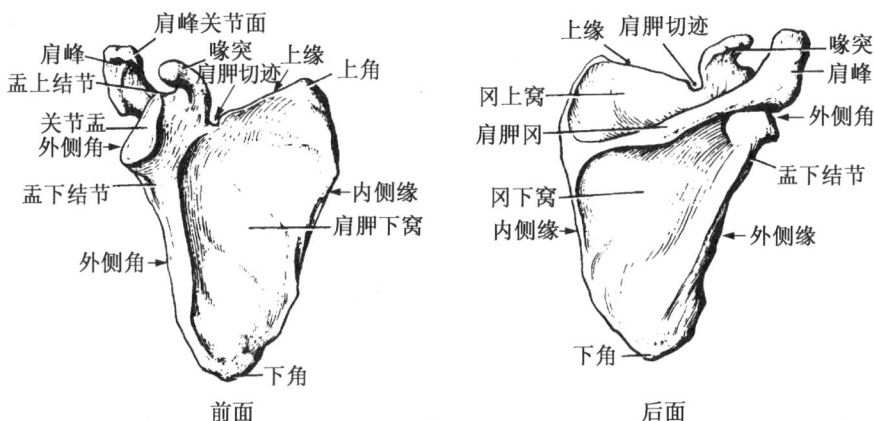

图5-22 肩胛骨

(二)自由上肢骨

1. 肱骨(humerus) 为位于臂部的典型长骨,分一体和两端(图5-23)。上端膨大,其内上部呈半球状,称**肱骨头**(head of humerus),与肩胛骨的关节盂构成肩关节。头周围的环形浅沟称**解剖颈**,上端与肱骨体交界处较细称**外科颈**(surgical neck),是易发生骨折的部位。上端外侧的隆起称**大结节**;前面较小的隆起称**小结节**,两结节向下延伸的骨嵴,分别称**大结节嵴**和**小结节嵴**,两嵴之间的纵沟内有肱二头肌长头腱经过。肱骨体外侧面中部有较大隆起的粗糙面,称**三角肌粗隆**。后面有一条由内上斜向外下的浅沟,称**桡神经沟**(sulcus for redial nerve),桡神经和肱深动脉从此沟经过,因而肱骨中段骨折,易损伤桡神经。下端两侧各有一突起,分别称**内上髁**(medial epicondyle)和**外上髁**(lateral epicondyle)。内上髁后面有**尺神经沟**,有尺神经经过。下端内侧部形如滑车,称**肱骨滑车**,与尺骨相关节;外侧部小而呈球形,称**肱骨小头**,与桡骨相关节。滑车与小头前上方各有一窝,称**冠突窝**和**桡窝**。滑车的后上方有一大窝,称**鹰嘴窝**。

图5-23 肱骨

2. 尺骨(ulna)(图 5-24)　位于前臂内侧部。上端膨大,前面有一半月形切迹,称**滑车切迹**,与肱骨滑车相关节。滑车切迹后上方的突起,称**鹰嘴**;前下方的突起称**冠突**。体呈三棱柱形,其外侧缘锐利,称**骨间缘**。下端有球形的**尺骨头**(head of ulna),与桡骨的尺切迹相关节。尺骨头的后内侧向下突起,称**茎突**(styloid process)。

图 5-24　尺骨和桡骨

3. 桡骨(radius)(图 5-24)　位于前臂外侧部。上端有略膨大的**桡骨头**,头下方略细,称**桡骨颈**,颈下方前内侧有突出的**桡骨粗隆**(radial tuberosity)。体的内侧缘有锐利的骨间缘。下端膨大,下面有**腕关节面**,与腕骨相关节;内侧面有一凹面,称**尺切迹**;外侧向下的突起,称为**茎突**(styloid process)。

4. 手骨(bones of hand)　包括腕骨、掌骨和指骨(图 5-25)。

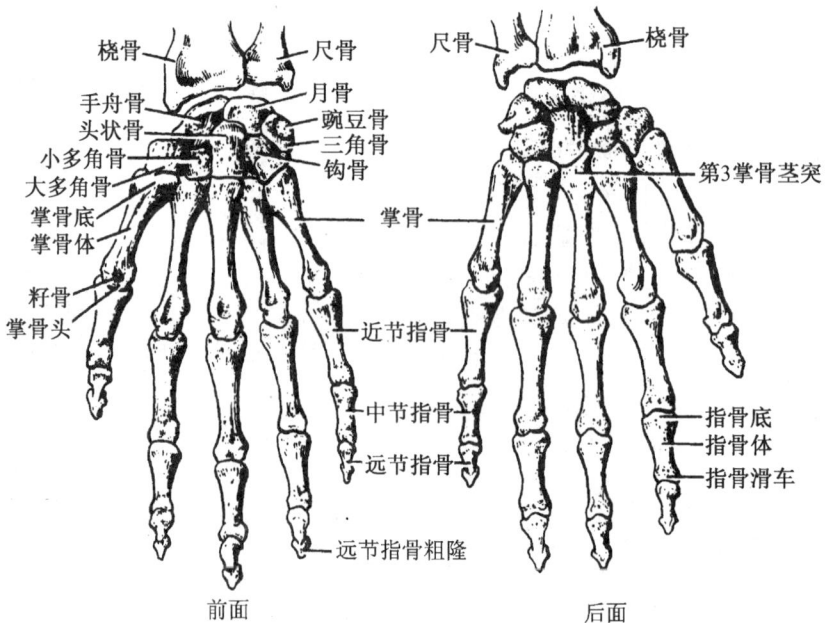

图 5-25　手骨

（1）**腕骨**（carpal bones）　共 8 块，属短骨，排成近侧和远侧两列。由桡侧向尺侧，近侧列依次是**手舟骨、月骨、三角骨和豌豆骨**，远侧列依次是**大多角骨、小多角骨、头状骨和钩骨**。8 块腕骨构成一掌面凹陷的**腕骨沟**。

（2）**掌骨**（metacarpal bones）　有 5 块，属长骨。从桡侧向尺侧依次为第 1～5 掌骨。掌骨的近侧端为底，接腕骨；中部为体；远侧端为头，与指骨相关节。

（3）**指骨**（phalanges of fingers）　共 14 块，属长骨。除拇指为两节外，其余均为 3 节。由近侧向远侧依次分别称为**近节指骨、中节指骨**和**远节指骨**。

籽骨（sesamoid bone）是包于肌腱内如豆状的小骨，不恒定，一般位于第 1 和第 5 掌骨头前方，形体较小。

五、下肢骨

人类下肢的功能主要是支持、承重和行走，因而，下肢骨均较上肢骨粗大、结实。下肢骨包括下肢带骨（髋骨）和自由下肢骨（股骨、髌骨、胫骨、腓骨和足骨）。

（一）下肢带骨

髋骨（hip bone）（图 5 - 26）为不规则扁骨，由髂骨、耻骨和坐骨融合而成，幼年时期，三骨之间由软骨连结，16 岁左右完全融合。三骨融合部的外侧面，有一深窝，称**髋臼**（acetabulum），与股骨头形成髋关节。髋臼前下方由耻骨与坐骨连结围成一卵圆形大孔，称**闭孔**（obturater foramen）。

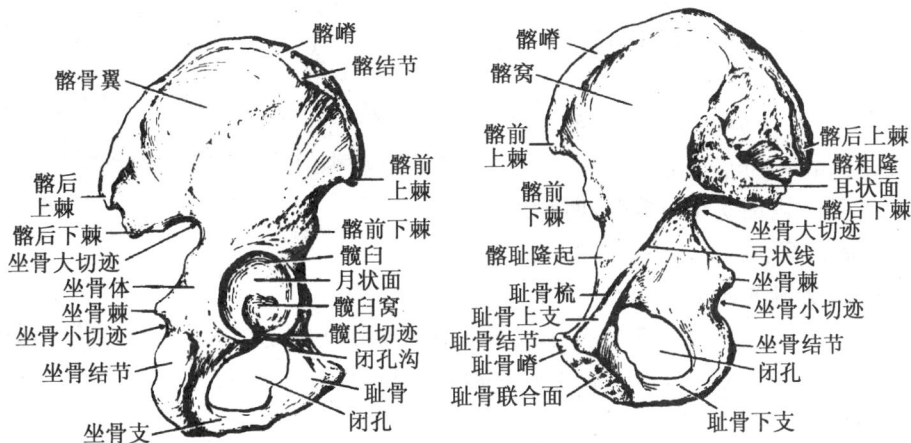

图 5 - 26　髋骨（外面和内面）

1. 髂骨（ilium）　构成髋骨的上部，分体和翼两部，**髂骨体**构成髋臼的上部，肥厚而坚固。**髂骨翼**位于体的上方，为宽阔的骨板。上缘肥厚，称**髂嵴**（iliac crest）。两侧髂嵴最高点的连线，平对第 4 腰椎棘突，是腰椎穿刺时确定穿刺部位的标志。髂嵴前、后端的突出部，分别称为**髂前上棘**（anterior superior iliac spine）和**髂后上棘**。髂嵴外缘距髂前上棘 5～7cm处向外侧突出，称**髂结节**（tubercle of iliac crest）。在髂前、后上棘的下方，各有一突起，分别称为**髂前下棘**和**髂后下棘**。髂骨翼的内面微凹，称**髂窝**（iliac fossa）；其后下方有粗糙的**耳状面**，与骶骨的耳状面相关节。髂窝下界的圆钝骨嵴，称**弓状线**。

2. 坐骨（ischium）　构成髋骨的后下部，分为**坐骨体**和**坐骨支**，两者移行处的后部有粗糙的**坐骨结节**(ischium tuberosity)。髂后下棘与坐骨结节之间有一个三角形突起称**坐骨棘**,棘的上、下方各有一切迹,分别称**坐骨大切迹**和**坐骨小切迹**。

3. 耻骨(pubis) 构成髋骨的前下部,分为**耻骨体**、**耻骨上支**和**耻骨下支**。自体向前内侧延伸为耻骨上支,转向后下为耻骨下支。耻骨下支与坐骨支合称**耻骨弓**。耻骨上、下支连接处的内侧面粗糙,为**耻骨联合面**。耻骨上支上面有一条锐嵴,称**耻骨梳**,其后端与弓状线相续,前端终于**耻骨结节**(pubic tubercle)。

(二)自由下肢骨

1. 股骨(femur)(图 5-27) 位于大腿,是人体最长最粗的长骨,其长度约占身高的 1/4,可分一体两端。上端有朝向内上方的球形**股骨头**(femoral head),与髋臼相关节,头中央稍下有一小凹,称股骨头凹,股骨头韧带附着于此。股骨头外下方的缩细部分称**股骨颈**(neck of femur),股骨颈以下为股骨体,颈与体之间形成一钝角称**颈干角**,在男性平均约 132°,女性约 127°左右,儿童约 150°~160°。颈与体交界处向外侧的粗糙隆起称**大转子**(greater trochanter),向后内侧的隆起称**小转子**(lesser trochanter)。**股骨体**呈圆柱形,粗壮而略弓向前,体的后方有纵行的骨嵴称**粗线**。此线向上延续为粗糙的突起称**臀肌粗隆**(gluteal tuberosity)。股骨下端膨大并向后突出,形成**内侧髁**和**外侧髁**,两髁之间的深窝称**髁间窝**。内、外侧髁侧面最突出处,分别称**内上髁**和**外上髁**。

图 5-27 股骨

2. 髌骨(patella)(图 5-28) 位于股骨下端的前方,包于股四头肌腱内,是人体最大的籽骨,略呈上宽下尖的扁椭圆形。股四头肌腱经过其前面续于髌韧带。

3. 胫骨(tibia)(图 5-29) 粗壮,位于小腿内侧部。上端膨大,向两侧突出,形成**内侧髁**和**外侧髁**,两髁上面均有微凹的关节面,分别与股骨的内、外侧髁相关节,两髁之间有向上的**髁间隆起**。上端与体移行处的前面有粗糙的隆起,称**胫骨粗隆**(tibia tuberosity)。胫骨下端略膨大,其内侧部向下突起,形成**内踝**(medial malleolus)。下端下面和内踝外侧面均有关节面与距骨相关节。

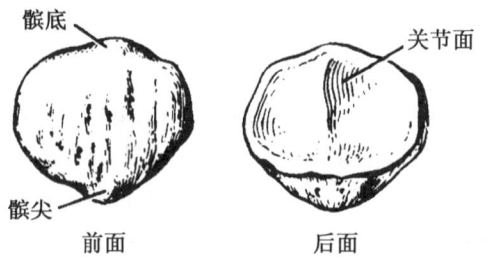

图 5-28 髌骨

4. 腓骨(fibula)(图 5-29) 细长,位于小腿外侧部。上端略膨大称**腓骨头**,其前内侧有关节面与胫骨的腓关节面相关节。头下方的缩细部为**腓骨颈**。下端膨大部称**外踝**（lateral malleolus），其内侧有关节面，与距骨相关节。临床上常截取一段带血管的腓骨，作为自身移植的供骨。

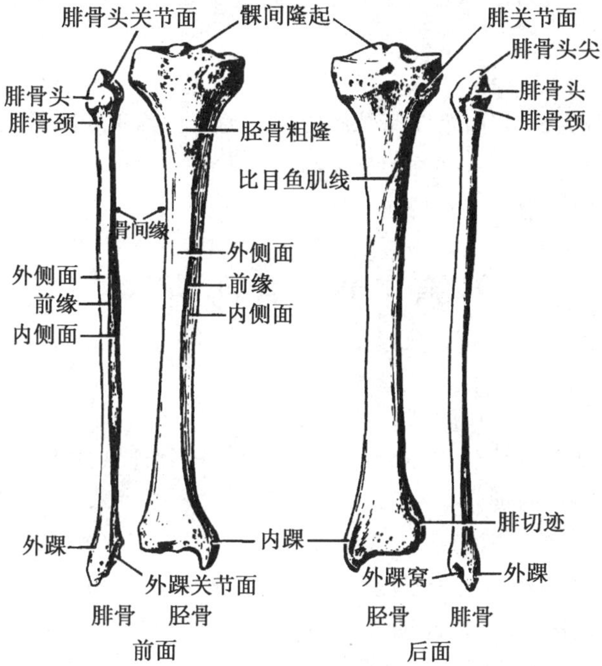

图 5-29　胫骨和腓骨

5. 足骨　包括跗骨、距骨和趾骨（图 5-30）。

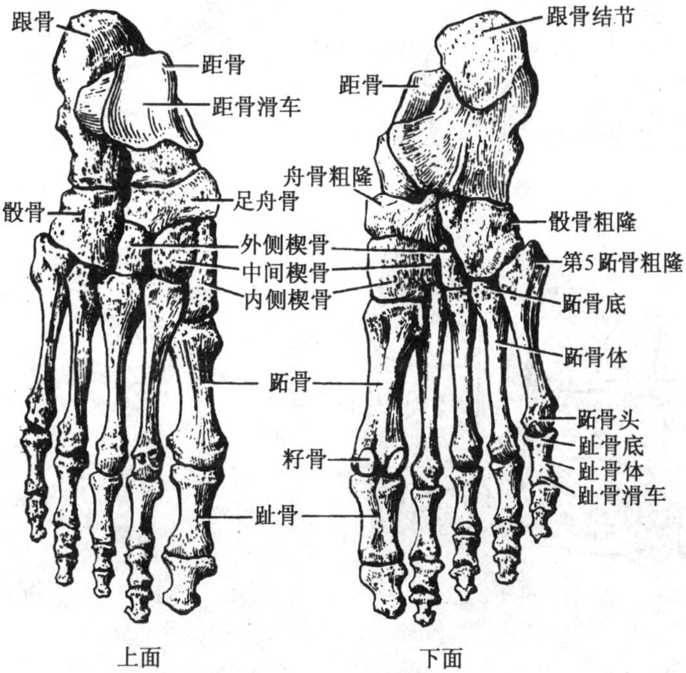

图 5-30　足骨

（1）**跗骨**（tarsal bones）　共 7 块，属短骨。上方与胫、腓骨连结的为**距骨**（talus），距骨前内侧为**足舟骨**（navicular bone），足舟骨前方由内侧向外侧分别为**内侧楔骨**（medial cuneiform bone）、**中间楔骨**（intermediate cuneiform bone）和**外侧楔骨**（lateral cuneiform bone），前外侧为**骰骨**（cuboid bone）；距骨的下方是**跟骨**（calcaneus），跟骨的后下方膨大为**跟骨结节**。

（2）**跖骨**（metatarsal bones）　共 5 块，属长骨。由内侧向外侧依次称第 1～5 跖骨。每块跖骨可分为**底**、**体**和**头** 3 部分，第 5 跖骨底向后外的突出称**第 5 跖骨粗隆**。

（3）**趾骨**（phalanges of toes）　共 14 块，属长骨。一般踇趾为 2 节，其他各趾为 3 节。各节趾骨的名称和结构均与手指骨相同。

第二节　骨连结

一、概　述

骨与骨之间的连结装置称**骨连结**（articulation）。按骨连结的方式不同，可分为直接连结和间接连结（滑膜关节）两类。

1. 直接连结　骨与骨之间借致密结缔组织、软骨或骨直接相连，其相对骨面间没有腔隙（图 5-31），运动性能很小或完全不能运动。直接连结可分为纤维连结、软骨连结和骨性结合。如前臂骨的骨间膜，颅骨之间的缝，椎骨之间的椎间盘、韧带，耻骨联合，骶椎之间的骨性结合以及髂、坐、耻骨之间的骨性结合等。

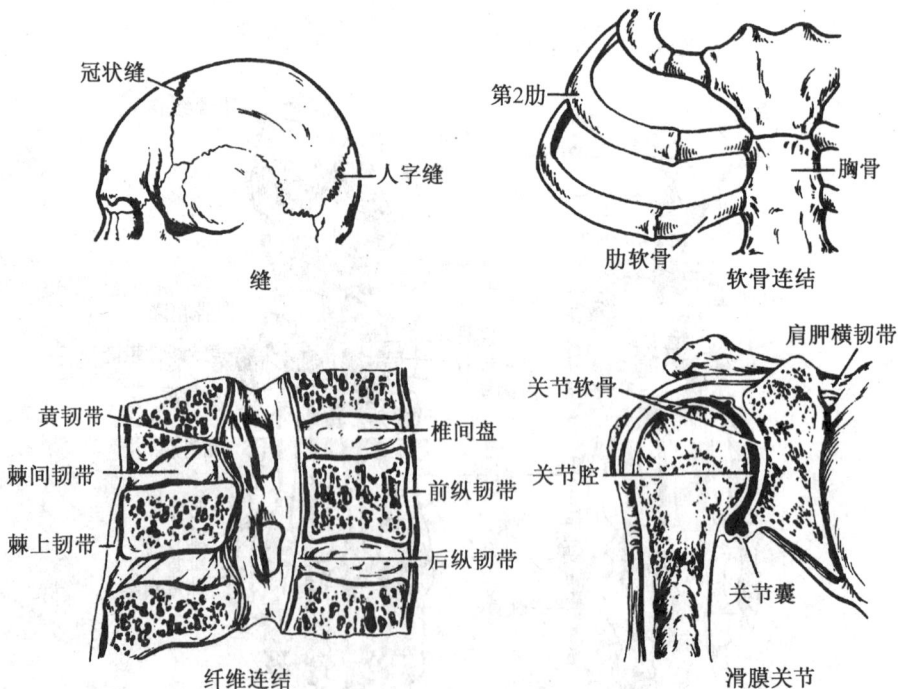

图 5-31　骨连结形式

2. 间接连结　又称**关节**(articulation)或**滑膜关节**(synovial joint),是指骨与骨之间借结缔组织囊相连,在相对的骨面之间有腔隙。滑膜关节具有较大的运动性能,是骨连结的主要形式。

（1）**滑膜关节的基本结构**　人体各部关节的构造虽不尽相同,但每个关节都具有关节面、关节囊和关节腔(图5-32)。

1）**关节面**(articular surface)　是构成关节各骨的邻接面,关节面的形态常为一凸一凹,分别构成关节头和关节窝。关节面表面覆盖一层关节软骨。关节软骨多数由透明软骨构成,游离面光滑,可减小关节运动时的摩擦以及缓冲震荡和冲击。

2）**关节囊**(articular capsule)　是由结缔组织构成的膜性囊,附着于关节面周缘的骨面上,可分内、外两层。外层称**纤维膜**,厚而坚韧,由致密结缔组织构成;内层称**滑膜**,薄而柔软,能产生滑液。滑液具有润滑关节和营养关节软骨等作用。

图5-32　滑膜关节的基本结构(模式图)

3）**关节腔**(articular cavity)　是关节囊的滑膜和关节软骨共同围成的密闭腔隙,内含少量滑液,有润滑关节、减少摩擦的作用。关节腔内为负压,有助于维持关节的稳固性。

（2）**滑膜关节的辅助结构**　滑膜关节除上述基本结构外,有的关节还具有韧带、关节唇、关节盘或关节半月板等辅助结构(图5-32),以增加关节的稳固性和灵活性。

1）**韧带**(ligaments)　多呈束状,由致密结缔组织构成,有增强关节的稳固性和限制关节的运动幅度等作用。位于关节囊外的称囊外韧带,位于关节囊内的称囊内韧带。

2）**关节唇**(articular labrun)　是附着于关节窝周缘的纤维软骨环,如肩关节和髋关节,它可加深关节窝,增大关节面,增加关节的稳固性。

3）**关节盘**(articular disc)和**关节半月板**(articular meniscus)　分别呈盘状和半月状,均由纤维软骨构成,其周缘略厚,附着于关节囊内面,中央稍薄,使相邻两骨关节面的形态更相适应,增加了关节的稳固性和灵活性,并具有一定弹性和缓冲震荡作用。膝关节内的关节盘呈半月形,称**关节半月板**。

（3）**滑膜关节的运动**　主要有以下几种形式:

1）**屈和伸**　是围绕冠状轴进行的运动,一般两骨之间夹角变小为**屈**,反之为**伸**。

2）**内收和外展**　是围绕矢状轴进行的运动,骨向正中矢状面靠拢为**内收**,反之为**外展**。

3）**旋转**　是围绕垂直轴进行的运动,骨从前面转向内侧为**旋内**,反之为**旋外**。在前臂由桡骨围绕尺骨的旋前、旋后运动,即手背转向前方为**旋前**,反之为**旋后**。

4）**环转**　骨的近侧端在原位转动,远侧端做圆周运动,这实际上是矢状轴和冠状轴连续变换,屈、内收、伸、外展依次结合的连续动作,如肩关节和髋关节。

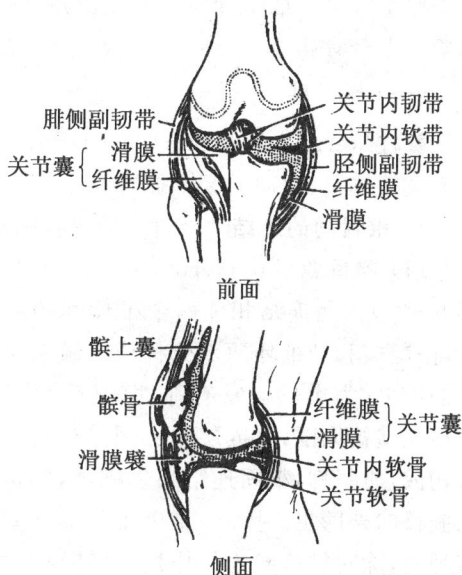

二、躯干骨的连结

躯干骨借骨连结分别构成脊柱和胸廓。脊柱构成人体的中轴,上承托颅,下接下肢骨;胸廓与上肢骨相连。

(一)脊 柱

脊柱(vertebral column)位于躯干后正中,由 24 块椎骨、1 块骶骨和 1 块尾骨连结而成,具有支持体重、运动和保护脏器等功能。

1. 椎骨间的连结 椎骨之间借椎间盘、韧带和滑膜关节相连。

(1)**椎间盘**(intervertebral disc)(图 5-33、图 5-34) 是连结相邻两个椎体间的纤维软骨盘,由髓核和纤维环两部分构成。**髓核**位于椎间盘的中央,为柔软而富有弹性的胶状物;**纤维环**环绕在髓核周围,由数层同心圆排列的纤维软骨环构成,质坚韧,牢固连结相邻椎体,并保护和限制髓核向外膨出。因此,整个椎间盘既坚韧又富有弹性,除对椎体起连结作用外,还可缓冲震荡,起"弹性垫"样作用,并保证脊柱能向各个方向运动。整个脊柱有 23 个椎间盘。各部椎间盘厚薄不一,腰部最厚,颈部次之,中胸部最薄,故脊柱腰部活动度最大。当纤维环破裂时,髓核容易向后或后外侧脱出,突入椎管或椎间孔,压迫脊髓或脊神经根,导致相应的症状,临床上称**椎间盘突出症**。脊柱腰部负重及活动度最大,故椎间盘突出症多发生在腰部。

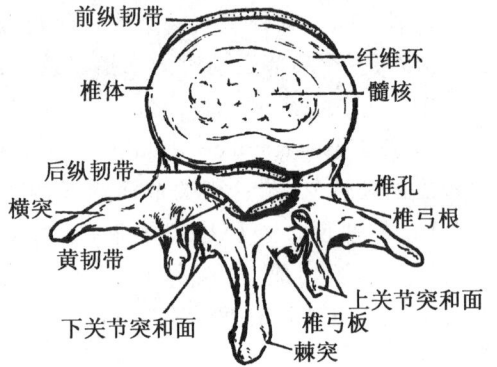

图 5-33 椎间盘(水平切面)

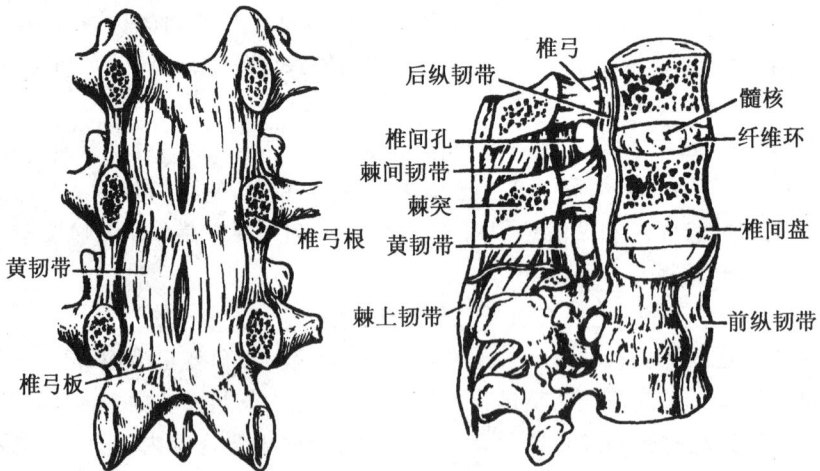

图 5-34 椎骨间的连结

(2)**韧带** 连结椎骨的韧带有长、短两类(图 5-33、图 5-34)。

长韧带连接脊柱全长,共有 3 条,即**前纵韧带**(anterior longitudinal ligament)、**后纵韧带**(posterior longitudinal ligament)和**棘上韧带**(supraspinal ligament)。前、后纵韧带分别连

于椎体和椎间盘的前、后面,有限制脊柱过度后伸或前屈的作用。棘上韧带连于各个棘突的尖端,细长而坚韧,但在第 7 颈椎以上,则扩展成为三角形膜状的**项韧带**。

短韧带连结相邻的两个椎骨,主要有:

1) **黄韧带**(ligamenta flava)　连于相邻两椎弓板之间,由黄色的弹性纤维构成,厚而坚韧,参与构成椎管的后壁,有限制脊柱过度前屈的作用。

2) **棘间韧带**(interspinal ligaments)　较薄弱,连于相邻棘突之间,前接黄韧带,后续棘上韧带(图 5 - 34)。

3) **横突间韧带**　连于相邻横突之间。

(3) **滑膜关节**　椎骨间的关节有关节突关节、寰枢关节和寰枕关节。**关节突关节**(zygapophyseal joint)是由相邻椎骨的上、下关节突构成的联合关节,属于微动关节。**寰枕关节**由寰椎侧块的上关节凹与枕髁构成,属联合关节,可使头前俯、后仰和侧屈运动。**寰枢关节**包括寰枢外侧关节和寰枢正中关节。三个关节联合运动,可使头部做轻微的旋转运动。

2. 脊柱的整体观

(1) **前面观**　可见椎体自上而下逐渐增大,从骶骨耳状面以下又渐次缩小。椎体大小的这种变化,与脊柱承受的重力及其变化密切相关。

(2) **侧面观**　可见脊柱有 4 个生理性弯曲(图 5 - 35),即颈曲、胸曲、腰曲和骶曲。颈曲、腰曲凸向前,胸曲、骶曲凸向后。这些弯曲增强了脊柱的弹性,可减轻在行走或跳跃时对脑和其他器官的冲击与震荡。

(3) **后面观**　可见棘突末端纵行排列在后正中线上。第 7 颈椎的棘突特别长;胸椎的棘突斜向后下方,呈叠瓦状;腰椎的棘突向后平伸,棘突间的距离较大,是腰椎穿刺的常选部位。

3. 脊柱的功能　脊柱除支持体重、传递重力、缓冲震动、保护脊髓和脏器等功能外,还有较大的运动性。虽然相邻两个椎骨之间的运动幅度很小,但整个脊柱联合起来,运动幅度相当大。脊柱可做前屈、后伸、侧屈、旋转和环转运动。颈部和腰部运动幅度大,损伤也较多见。

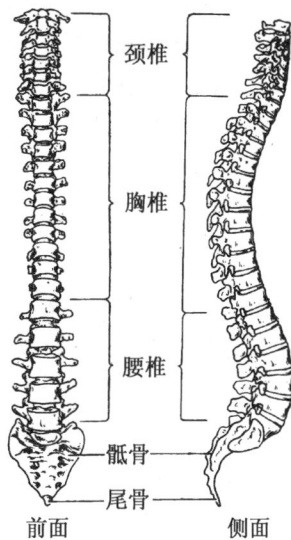

图 5 - 35　脊柱

(二) 胸　廓

胸廓(thorax)由 12 块胸椎、12 对肋和 1 块胸骨连结而成(图 5 - 36);具有支持和保护胸、腹腔内的脏器和参与呼吸运动等功能。

1. 肋椎连结　肋后端与胸椎之间形成的关节,包括肋头关节和肋横突关节,两者合称**肋椎关节**(costovertebral joints)。**肋头关节**由肋头与相邻椎体下、上肋凹组合的关节窝构成;**肋横突关节**由肋结节与横突肋凹构成。

2. 胸肋连结　肋的前端有**肋软骨**(costal cartilage),第 1 肋前端与胸骨柄之间为软骨连结,称**第 1 胸肋结合**。第 2～7 肋前端分别与胸骨体的肋切迹构成**胸肋关节**(sternocostal joints)。第 8～10 肋前端借肋软骨依次与上位肋软骨相连,形成**肋弓**。第 11、12 肋前端游离于腹壁肌肉之中。

3. 胸廓的整体观　成人胸廓呈前后略扁的圆锥体形,上窄下宽(图 5 - 36)。胸廓有上、下两口：胸廓上口较小，由第 1 胸椎体、第 1 对肋和胸骨柄上缘围成，向前下倾斜，胸骨柄上缘的颈静脉切迹约平对第 2 胸椎体的下缘。胸廓下口大而不整齐，由第 12 胸椎体、第 12 对肋、第 11 对肋前端、两侧肋弓和胸骨剑突围成。两侧肋弓在前正中线处构成向下开放的角，称**胸骨下角**，角内有剑突。相邻两肋之间的间隙称**肋间隙**。

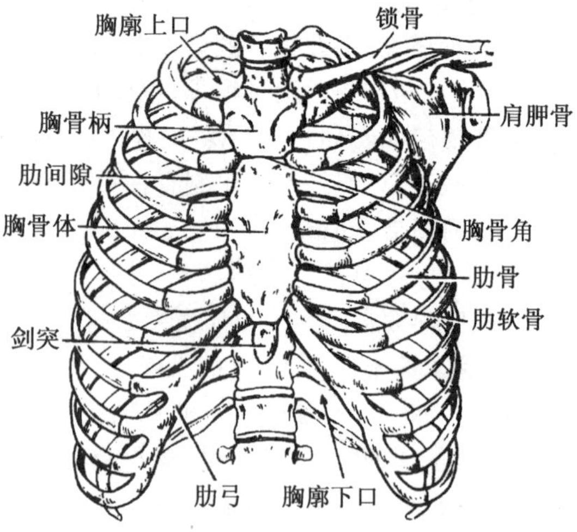

胸廓的状形和大小可因年龄、性别、体型和健康状况不同而有所差异。新生儿的胸廓呈圆桶形，前后径与横径相近；老年人则因肋的弹性减小，运动减弱，胸廓比成年人更扁而长；成年女性的胸廓比男性短而圆。患佝偻病的儿童，因缺钙而使骨组织疏松，胸廓易变形，如胸骨前突，形成"鸡胸"；患哮喘、肺气肿的老年人，因长期咳嗽，胸廓增大，形成"桶状胸"。

4. 胸廓的功能　主要是参与呼吸运动。在呼吸肌的作用下，吸气时肋的前部上提，肋体向外扩展，使胸廓向两侧和前方扩大，胸腔的容积增大；呼气时胸廓恢复原状，胸腔的容积缩小。

图 5-36　胸廓（前面）

三、颅的连结

颅骨之间大多以缝或软骨直接相连，只有下颌骨与颞骨之间以颞下颌关节相连。

颞下颌关节（temporomandibular joint）由下颌骨的下颌头与颞骨的下颌窝和关节结节构成（图 5-37），是颅骨连结中唯一的滑膜关节。该关节囊较松弛，囊外有外侧韧带加强，关节腔内的关节盘，将关节腔分为上、下两部分。两侧颞下颌关节必须同时联合运动，可使下颌骨上提、下降、前移、后退和向侧方移动。当张口过大且关节囊过分松弛时，下颌头可滑至关节结节前方而无法退回关节窝，造成颞下颌关节脱位。

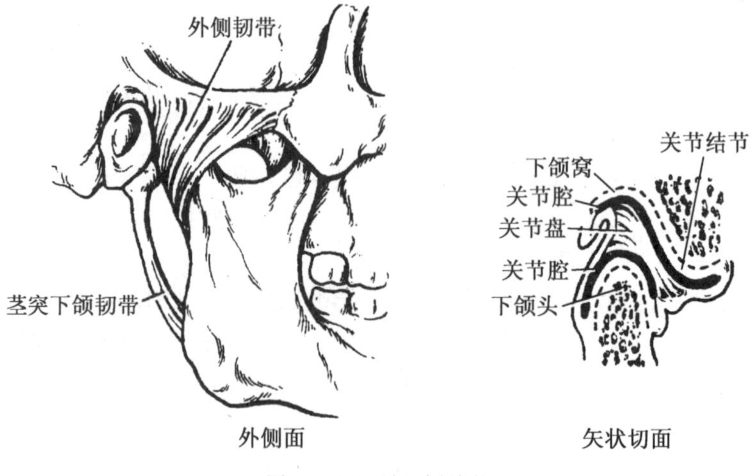

图 5-37　颞下颌关节

四、上肢骨的连结

（一）上肢带骨的连结

1. 胸锁关节（sternoclavicular joint）（图
5-38）　是上肢骨与躯干骨连结的唯一关节。
由胸骨的锁切迹和锁骨的胸骨端构成，其关节
囊坚韧，并有韧带加强，囊内有关节盘。胸锁
关节可使锁骨外侧端小幅度地向上、下、前、后
运动及做微小的旋转、环转运动。

2. 肩锁关节（acromioclavicular joint）（图
5-38）　由肩胛骨的肩峰与锁骨的肩峰端构
成，属平面微动关节。

（二）自由上肢骨的连结

图 5-38　胸锁关节（前面）

1. 肩关节（shoulder joint）（图5-39）　由肱骨头与肩胛骨的关节盂构成。关节盂小而
浅，边缘附有**盂唇**。关节囊薄而松弛，囊内有肱二头肌长头腱从肱骨头前上方通过。关节囊
外有喙肱韧带和喙肩韧带，关节囊的前、后、上壁都有腱纤维编入，以加强关节的稳固性，唯
其下壁较薄弱，故肩关节脱位时肱骨头常从前下壁脱出。

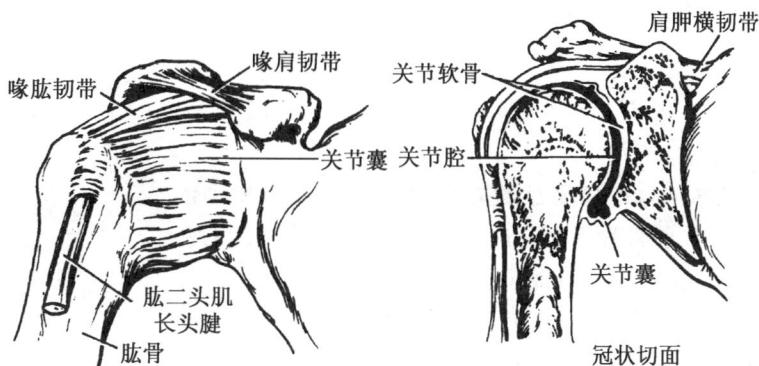

图 5-39　肩关节

肩关节是全身运动幅度最大、最灵活的关节，可做屈、伸、内收、外展、旋内、旋外和环转
运动。

2. 肘关节（elbow joint）（图5-40）　由肱骨下端与尺、桡骨上端构成，包括三个关节：
① **肱尺关节**（humeroulnar joint）由肱骨滑车与尺骨的滑车切迹构成；② **肱桡关节**（humerora-
dial joint）由肱骨小头与桡骨头的上关节面构成；③ **桡尺近侧关节**（proximal radioulnar
joint）由桡骨头的环状关节面与尺骨桡切迹构成。3个关节包在一个关节囊内，关节囊的前、
后壁薄而松弛，两侧部厚而紧张，分别有**尺侧副韧带**和**桡侧副韧带**加强。此外，环绕在桡骨
环状关节面周围的还有桡骨环状韧带，可防止桡骨头脱出。幼儿的桡骨头发育尚未完全，桡
骨环状韧带较宽松，在肘关节伸直位猛力牵拉前臂时，有可能发生桡骨头半脱位。

肘关节只能做屈、伸运动。当肘关节伸直时，肱骨内、外上髁与尺骨鹰嘴三点位于一条

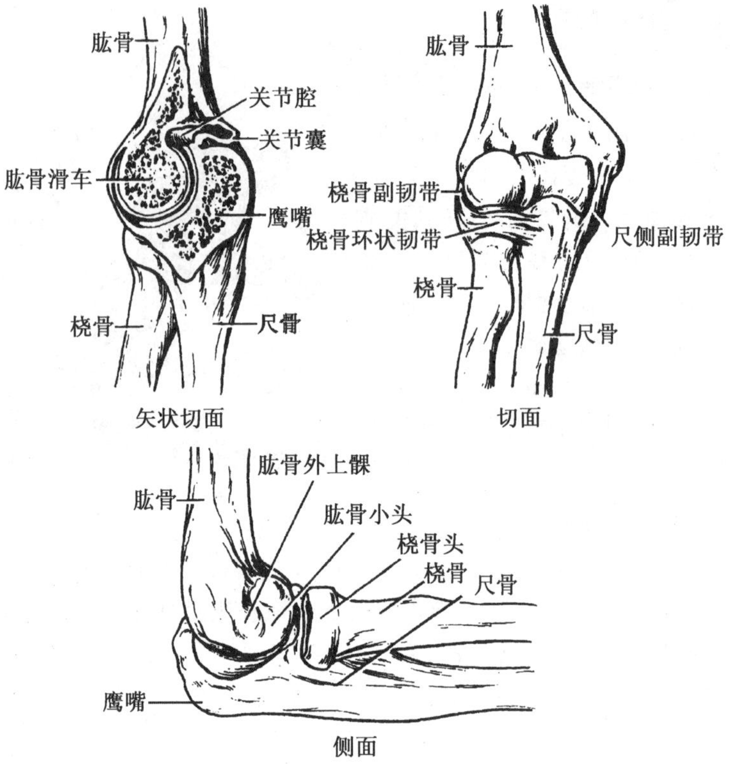

图 5-40 肘关节

直线上；当肘关节屈至 90° 时，这三点的连线组成肘后等腰三角形。肘关节脱位时，三点的位置关系会发生改变。

3. 前臂骨连结 包括**桡尺近侧关节**、**前臂骨间膜**和**桡尺远侧关节**（图 5-41）。前臂骨间膜是连于桡、尺骨骨间缘之间的坚韧的纤维膜。桡尺近侧关节和桡尺远侧关节必须同时运动，使前臂旋前、旋后。当桡骨下段转至尺骨的内前方，桡、尺两骨交叉，手背朝前时称旋前；反之，当桡骨转回尺骨外侧，两骨平行，手背朝后时称为旋后。

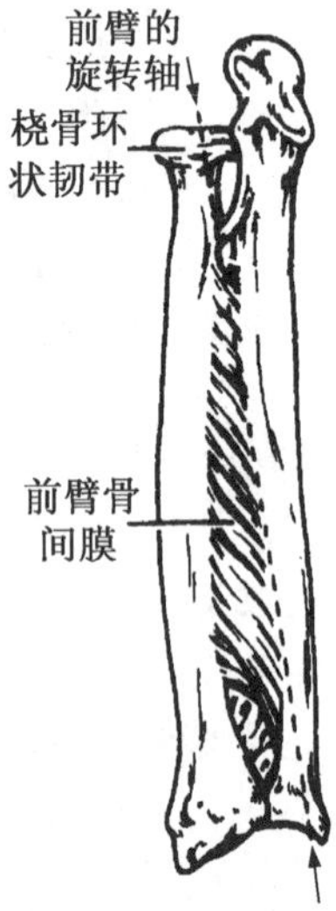

4. 手的连结 包括桡腕关节、腕骨间关节、腕掌关节、掌指关节和指骨间关节（图 5-42）。

（1）**桡腕关节**（radiocarpal joint） 又称**腕关节**（wrist joint），由桡骨的腕关节面和尺骨头下方的关节盘共同构成的关节窝，与手舟骨、月骨和三角骨的近侧关节面共同组成的关节头构成。关节囊松弛，其前、后和两侧有韧带加强。桡腕关节为椭圆关节，可做屈、伸、收、展和环转运动。

（2）**腕骨间关节**（intercarpal joints） 为相邻各腕骨之间构成的微动关节。

图 5-41 前臂骨连结（前面）

（3）**腕掌关节**（carpometacarpal joints） 由远侧列腕骨与 5 块掌骨底构成。其中**拇指腕掌关节**的关节囊松弛，运动灵活，能做屈、伸、收、展、环转和对掌运动。**对掌运动**即拇指与

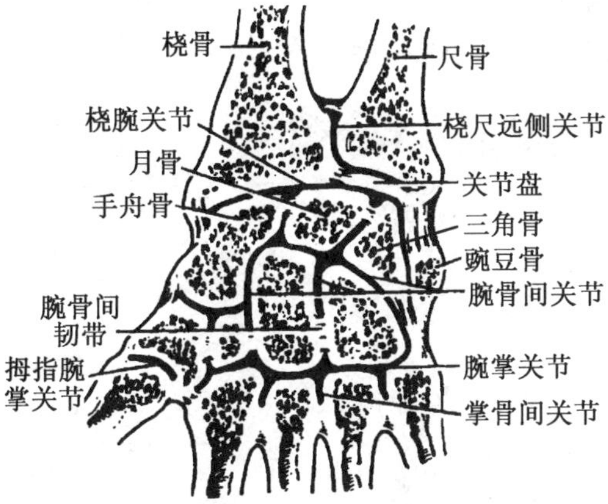

图 5 - 42　手关节（冠状面）

其他各指的掌面相对，这是手的握持和精细灵巧运动的基础，是人类所特有的重要功能。其他各腕掌关节活动范围较小。

（4）**掌指关节**（metacarpophangeal joints）　共 5 个，由掌骨头与近节指骨底构成，可做屈、伸、收、展和轻微的环转运动。指的收、展以中指为准，靠近中指为收，远离中指为展。

（5）**指骨间关节**（interphalangeal joints）　由相邻的指骨滑车与指骨底构成，只能做屈、伸运动。

五、下肢骨的连结

（一）下肢带骨的连结

1. 骨盆的连结　两侧髋骨的后部借骶髂关节、韧带与骶骨相连；前部借耻骨联合相互连结（图 5 - 43）。

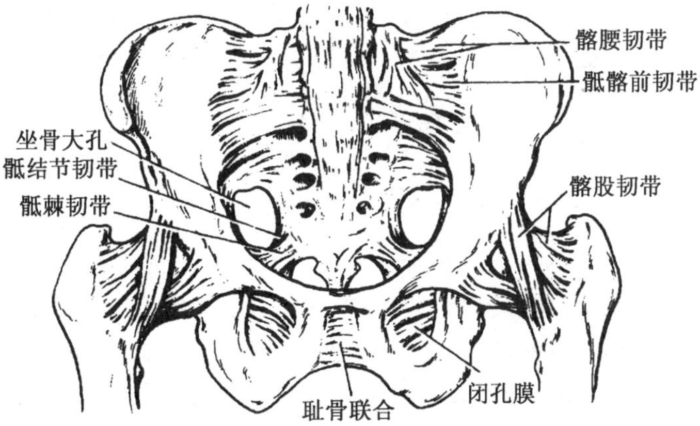

图 5 - 43　骨盆的连结（前面）

（1）**骶髂关节**（sacroiliac joint）　由骶、髂两骨的耳状面构成。关节面对合紧密，关节囊紧张，周围有强厚的韧带加强，连结牢固，活动性甚微（图 5 - 43）。

（2）**髋骨与骶骨的韧带连结**　在骶髂关节的后方，有两条强大的韧带。从骶、尾骨侧缘到坐骨结节之间呈扇形者称**骶结节韧带**；从骶、尾骨侧缘至坐骨棘者称**骶棘韧带**。这两条韧带与坐骨大、小切迹分别围成**坐骨大孔**和**坐骨小孔**(图5-44)。

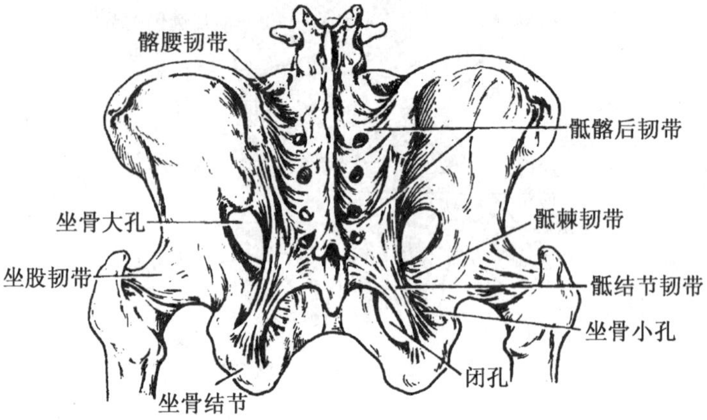

图5-44　骨盆的连结(前面)

(3) **耻骨联合**(pubic symphysis)　由两侧耻骨联合面借纤维软骨构成的**耻骨间盘**(图5-45)连结而成，其内有一矢状位的纵行裂隙，孕妇分娩时此裂隙可增宽。

此外，髋骨上的闭孔也被纤维组织所构成的闭孔膜封闭，仅上部留有供血管、神经穿过的**闭膜管**。

2. 骨盆的构成与功能　骨盆(pelvis)由骶骨、尾骨和左、右髋骨以及其间的骨连结构成(图5-45)。

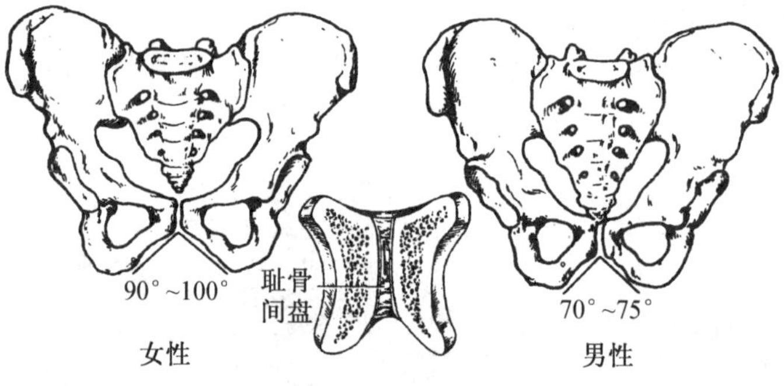

图5-45　骨盆的性别差异

从骶骨岬、两侧弓状线、耻骨梳、耻骨结节至耻骨联合上缘形成的环形线称**界线**。骨盆以界线为界分为上部的**大骨盆**(又称假骨盆)和下部的**小骨盆**(又称真骨盆)两部分。大骨盆的内腔是腹腔的一部分，小骨盆的上口称**骨盆上口**，即由界线围成，**骨盆下口**由尾骨尖、骶结节韧带、坐骨结节、耻骨弓和耻骨联合下缘围成。一侧坐骨支与耻骨下支连成耻骨弓，两侧耻骨弓之间的夹角称**耻骨下角**。骨盆上、下口之间的腔称**骨盆腔**。人体直立时，骨盆上口平面与水平面之间形成50°～60°角，称为骨盆倾斜度。

骨盆具有承受、传递重力和保护盆腔内脏器的作用。在女性，骨盆还是胎儿娩出的产道。

3. 骨盆的性别差异　由于女性骨盆要适应妊娠、分娩的需要，因此与男性骨盆比较，其形态有明显差异(表5-1)。

表5-1　骨盆的性别差异

	男性	女性
骨盆形状	窄而长	宽而短
骨盆上口	心形	椭圆形
骨盆下口	狭小	宽大
骨盆腔	漏斗形	圆桶形
耻骨下角	70°~75°	90°~100°

(二)自由下肢骨的连结

1. 髋关节(hip joint)(图5-46)　由髋臼与股骨头构成。髋臼深,周缘附有**髋臼唇**;关节囊厚而坚韧;股骨颈的前面全部包在关节囊内,后面仅内侧2/3包在囊内,外侧1/3露于囊外,故股骨颈骨折有囊内、囊外骨折之分;关节囊周围有韧带加强,其中以前方的髂股韧带最为强大,它起自髂前下棘,止于转子间线,可加强关节囊前部,并限制髋关节过伸,对维持人体直立姿势作用很大;关节囊内有连于股骨头凹与髋臼横韧带之间的**股骨头韧带**,内含营养股骨头的血管,是唯一与关节稳固性无关的韧带。

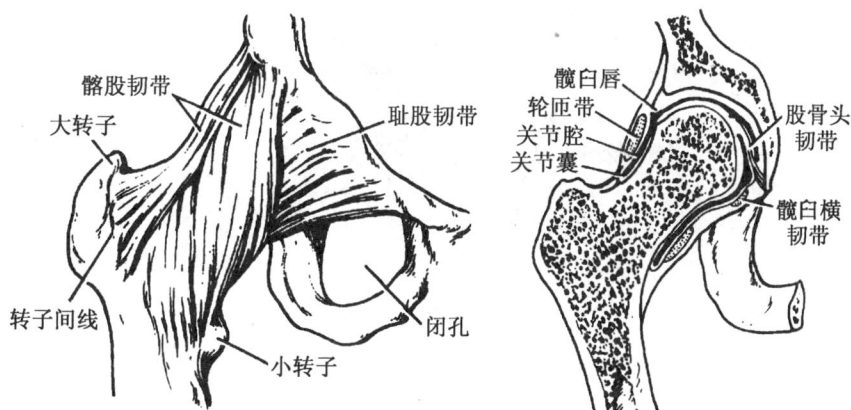

图5-46　髋关节(前面和冠状切面)

髋关节可做屈、伸、收、展、旋内、旋外和环转运动,但其稳固性较强,运动幅度远不及肩关节,以适应下肢负重行走功能的需要。

2. 膝关节(knee joint)(图5-47、图5-48)　由股骨下端、胫骨上端和髌骨构成,是人体最大最复杂的关节。髌骨与股骨的髌面相对,股骨内、外侧髁分别与胫骨内、外侧髁相对。

膝关节囊前、后薄而松弛,两侧有韧带加固。其前方有股四头肌腱及其向下延伸的**髌韧带**(patellar ligament)。关节囊的内、外侧有**胫侧副韧带**和**腓侧副韧带**。囊内有**前交叉韧带**(anterior cruciate ligament)、**后交叉韧带**(posterior cruciate ligament),可防止胫骨向前、后移位。

在股骨与胫骨的关节面之间垫有两块纤维软骨板,分别称**内侧半月板**(medial meniscus)和**外侧半月板**(lateral meniscus)(图5-49)。内侧半月板较大,呈"C"形;外侧半月板较

图 5-47 膝关节(前面)

股四头肌腱
髂胫束
腓侧副韧带
髌外侧支持带
腓骨头前韧带
小腿骨间膜
髌骨
胫侧副韧带
髌内侧支持带
髌韧带
后交叉韧带
前交叉韧带
外侧半月板
内侧半月板
髌韧带
髌骨
股四头肌腱

图 5-48 膝关节(后面)

内侧髁
内侧半月板
后交叉韧带
胫侧副韧带
胫骨
前交叉韧带
外侧半月板
腓侧副韧带
腓骨头

小,呈"O"形。半月板外缘厚,与关节囊紧密相连,内缘薄而游离。半月板分别与胫骨、股骨的关节面相适应,增强了关节的稳固性,还起到缓冲作用。

膝关节主要可做屈、伸运动,在半屈位时,还可有小幅度的旋内、旋外运动。

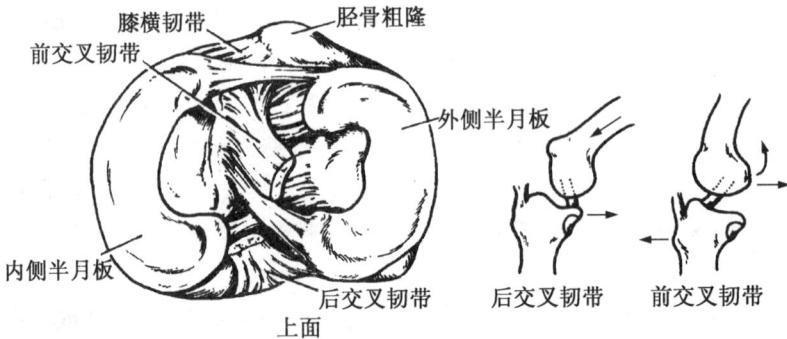

膝横韧带
前交叉韧带
胫骨粗隆
外侧半月板
内侧半月板
后交叉韧带
上面
后交叉韧带
前交叉韧带

图 5-49 膝关节半月板(上面)

3. 小腿骨连结 胫骨与腓骨的连结包括 3 部分：上端由胫骨的腓关节面与腓骨头构成胫腓关节；两骨干之间借小腿骨间膜相连；下端借韧带连结。胫腓骨之间活动度甚小。

4. 足骨的连结 包括距小腿关节、跗骨间关节、跗跖关节、跖趾关节和趾骨间关节(图5-50)。

（1）**距小腿关节**(talocrural joint) 亦称**踝关节**(ankle joint)，由胫、腓骨下端与距骨构成。关节囊前、后壁松弛，两侧有韧带加强，内侧韧带较强厚，外侧的韧带较薄弱，足过度内翻容易引起外侧韧带扭伤。

距小腿关节能做背屈（伸）和跖屈（屈）运动。足尖上抬，足背向小腿前面靠拢称**背屈**，反之足尖向下称**跖屈**。跖屈时还可做轻度的侧方运动，此时关节不够稳固，故踝关节扭伤多发生在跖屈状态下。

（2）**跗骨间关节**(intertarsal joints) 为各跗骨之间的关节，跗骨间关节的联合运动可使足内翻或外翻。足内侧缘及足底转向内侧称**内翻**，反之称**外翻**。足内、外翻常与踝关节的跖屈、背屈协同运动，内翻常伴以跖屈，外翻常伴以背屈。距跟舟关节与跟骰关节联合构成**跗横关节**，其关节线呈横位的"S"形，临床上常沿此线做足的离断手术。

（3）**跗跖关节**(tarsometatarsal joints) 又名

图 5-50 足骨的连结

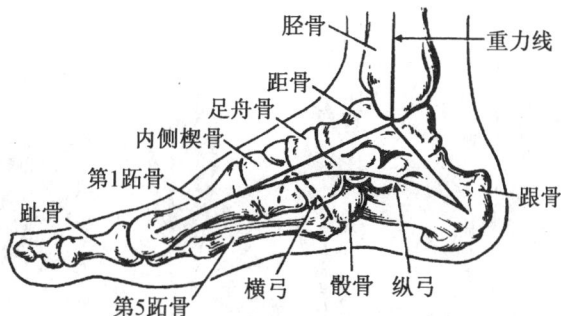

Lisfranc 关节，由 3 块楔骨和骰骨的前端与 5 块跖骨底构成，属微动关节。

（4）**跖趾关节**(metatarsophalangeal joints) 由跖骨头与近节趾骨底构成，可做轻微屈、伸、收、展运动。

（5）**趾骨间关节**(interphalangeal joints of foot) 同指骨间关节，只能做屈、伸运动。

5. 足弓(图 5-51) 是跗骨和跖骨借其连结形成凸向上的弓形，可分为前后方向的**内、外侧纵弓**和内外侧方向的**横弓**。站立时，足仅以跟骨结节及第 1、5 跖骨头三点着地，如同"三脚架"，保证站立的稳定性。足弓既增加了足的弹性，有利于行走和跳跃，并能缓冲震荡，又可保护足底血管、神经免受压迫。足弓的维持除靠各骨的连结外，足底韧带、肌和肌腱的牵拉也起重要作用，如果以上结构发育不良或损伤，便可造成足弓塌陷，成为扁平足。

图 5-51 足弓

第三节 骨骼肌

一、概 述

肌(muscle)是运动系统的动力部分,多数附着于骨骼,故称**骨骼肌**(skeletal muscle),因受躯体神经支配,可通过人的意志控制,又属随意肌。骨骼肌共有 600 余块,占体重的 40% 左右,主要存在于躯干和四肢,有少数附着于皮肤者,亦称皮肌。每块肌都具有一定的形态、构造和辅助结构,并有丰富的血管、淋巴管和神经分布,执行一定的功能,所以每块肌都是一个器官。能在体表看到或摸到的一些肌性隆起,称为肌性标志,它们对于确定内脏器官的位置等具有重要意义。若肌的血液供应受阻或支配肌的神经遭受损伤,可分别引起肌的坏死或瘫痪。

(一)肌的结构和形态

每块骨骼肌一般由中间的肌腹和两端的肌腱构成。**肌腹**主要由骨骼肌纤维构成,色红而柔软,有收缩和舒张的功能,且收缩迅速有力,但易疲劳;**肌腱**由致密结缔组织构成,色白而坚韧,但无收缩能力,主要起附着和传递力的作用。

每条肌纤维都包有薄层的结缔组织膜,称肌内膜;许多肌纤维被结缔组织组成的肌束膜包裹形成肌束;很多肌束被结缔组织组成的肌外膜包裹形成肌;在四肢,结缔组织组成的深筋膜伸入肌或肌群之间,构成肌间隔,起约束、协调肌或肌群的作用。

肌的形态多样,按外形大致可分长肌、短肌、扁肌和轮匝肌四类(图 5 - 52)。**长肌**呈梭形,主要分布于四肢,其肌束通常与肌的长轴一致,因跨越距离较长,故收缩时可产生较大幅

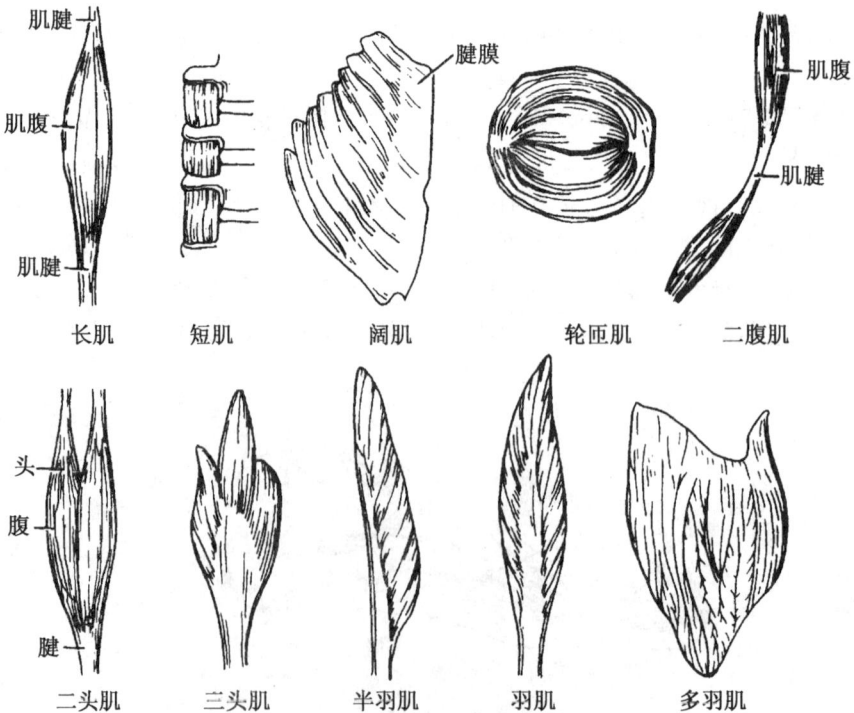

图 5 - 52 肌的形态

度的运动。某些长肌的肌腱内有扁圆形的**籽骨**,可减少肌腱与骨面之间的摩擦力。有的长肌起端有两个或两个以上的头,以后聚合成一个肌腹,称为二头肌、三头肌或四头肌;有的长肌由多个肌腹中间隔以腱划融合而成,如腹直肌;有的长肌被中间的肌腱分成二个肌腹,称二腹肌。**短肌**短小,多分布于躯干深层,收缩时引起的幅度较小。**扁肌**呈薄片状,多分布于胸、腹壁,即躯干浅层,因其肌腱呈膜状,又称为**腱膜**。**轮匝肌**呈环形,分布于孔裂的周围,收缩时可关闭孔裂。

(二)肌的起止、配布和作用

骨骼肌通常以两端附着于两块或两块以上的骨面,中间跨跃一个或多个关节(图 5-53)。肌收缩时两骨彼此靠近,从而使关节产生运动。通常运动时,两块骨中总有一块骨的位置相对固定,另一块骨做相对移动。肌靠近身体正中线或四肢近侧端的附着点称为起点,而肌另一端的附着点称为止点;或者把固定骨上的附着点称定点,在移动骨上的附着点称动点。一般来说,全身肌的起止点有一定的规律性,而肌的定点和动点可因肌作用的不同而相互置换。

肌在关节周围配布的方式和多少与关节的运动类型密切相关,即每一个关节根据关节运动轴配备

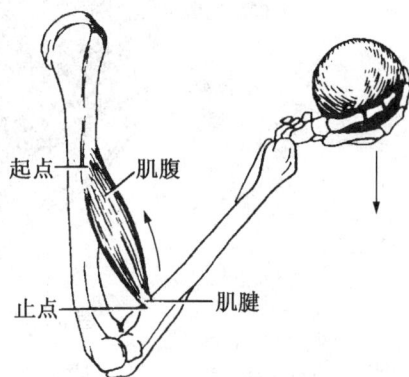

图 5-53 肌的起止与作用

有两组或两组以上作用完全相反的肌,这些在作用上互相对抗的肌称为**拮抗肌**。而在一个运动轴同侧配布,并具有相同功能的两组或多组肌,因其功能相同,互相协同,称为**协同肌**。关节在进行某一种运动时,通常是由几块拮抗肌和协同肌共同配合完成的,同一块肌在不同的运动轴可产生拮抗或协同的作用。各肌在神经系统的统一调节下,彼此协调,相辅相成,配合完成各种动作。

肌的配布与人类的直立姿势和从事的劳动有密切关系。如为适应人体直立姿势,项背部、臀部、大腿前面和小腿后面的肌特别发达;上肢为了适应劳动分工的特点,屈肌比伸肌发达,尤其表现在运动手指的肌上,其分化程度比足肌高。

(三)肌的辅助装置

肌的辅助装置有协助骨骼肌运动的作用,位于肌的周围,包括筋膜、滑膜囊和腱鞘。

1. 筋膜(fascia) 分浅筋膜和深筋膜两种(图 5-54)。

(1) **浅筋膜**(superficial fascia) 又称皮下筋膜,位于真皮之下,包被全身各部,由疏松结缔组织构成,内含脂肪、血管和神经等,所含脂肪的多少因部位、性别、营养状况等而不同。浅筋膜内有丰富的浅动脉、浅静脉、皮神经和淋巴管等,对深部的肌、血管、神经有一定的保护作用。

(2) **深筋膜**(deep fascia) 又称固有筋膜,位于浅筋膜的深面,包裹肌、血管和神经等,由致密结缔组织构成。在四肢,由深筋膜发出筋膜隔插入肌或肌群之间,并附着于骨,构成肌间隔。肌间隔与深筋膜、骨膜共同构成鞘状结构,并包绕单个肌或肌群以及出入肌的血管、神经等称**骨-纤维鞘**。深筋膜包绕在血管、神经周围形成**血管神经鞘**,如颈鞘、腋鞘等。深筋膜有保护和约束肌的作用,并在肌收缩时,还可减少相邻肌或肌群之间的摩擦,有利于

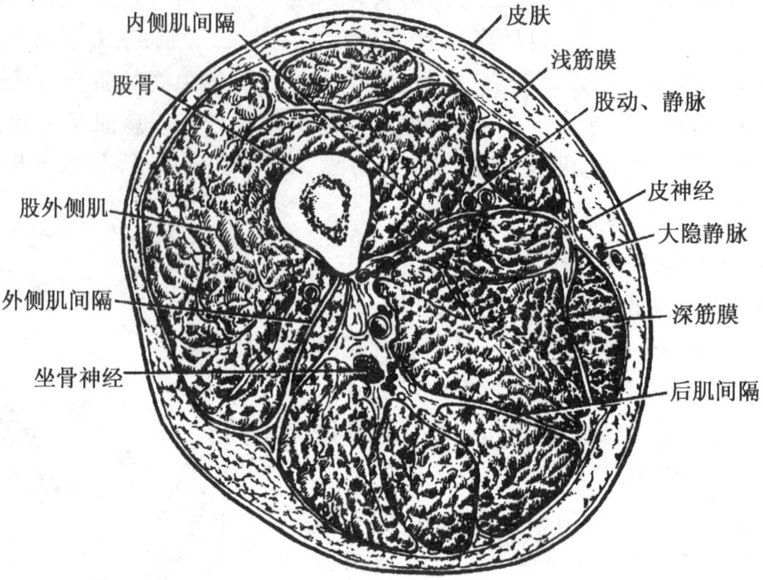

图 5-54　大腿中部横切面(示筋膜)

肌或肌群的独立运动。在病理情况下,肌或肌群之间、肌与筋膜鞘之间形成的筋膜间隙内可以潴留脓液,并限制炎症的扩散,或因炎症肿胀压迫神经发生疼痛。

2. 滑膜囊(synovial bursa)　为扁薄密闭的结缔组织囊,内含少量滑液,多位于腱与骨面相接触处,具有减少肌腱与骨面之间摩擦的作用,如髌上囊。

3. 腱鞘(tendinous sheath)　是套在长肌腱外面的鞘管,存在于如腕、踝、手指和足趾等活动性较大的部位(图 5-55)。腱鞘呈双层套管状,可分纤维层和滑膜层两部分。纤维层居滑膜层的外面;滑膜层紧包于腱的周围,分内、外两层,其内层紧贴肌腱表面,外层贴于腱鞘纤维层的内面和骨面,内、外两层相互移行形成密闭腔隙,内含少量滑液,从而保证肌收缩时,肌腱能在腱鞘内灵活滑动。因此,腱鞘有约束肌腱,并在肌收缩中减少肌腱与骨面之间摩擦的作用。若固定于某一种体位,使手部长期、过度而快速地运动,可导致腱鞘损伤,影响肌腱在腱鞘内的滑动并产生疼痛,称腱鞘炎。

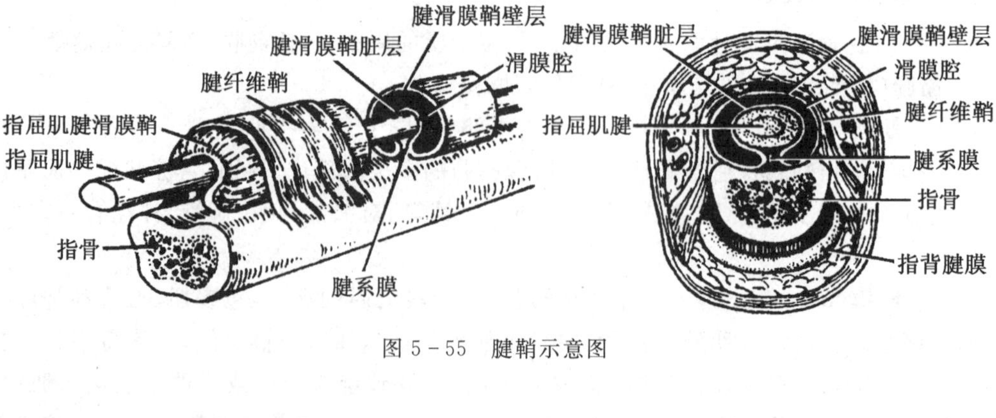

图 5-55　腱鞘示意图

二、头　肌

头肌分为面肌和咀嚼肌两部分。

（一）面　肌

面肌也称**表情肌**（图 5 - 56），为扁而薄的皮肌，主要分布在口裂、睑裂和鼻孔的周围。起自颅骨的不同部位，止于面部皮肤，有环形肌和辐射肌两种。面肌的作用是开大或闭合孔裂，并能牵拉面部皮肤，产生喜怒哀乐等各种表情。

枕额肌（occipitofrontal muscle）由前后两个肌腹和中间的**帽状腱膜**构成。前方的肌腹位于额部皮下，称**额腹**，收缩时可提眉，并产生额纹；后方的肌腹位于枕部皮下，称**枕腹**，收缩时可向后牵拉帽状腱膜。

眼轮匝肌（orbicularis oculi）位于睑裂周围，肌纤维呈环形，收缩时可使睑裂闭合。

人类由于语言的发展，口周围的肌肉高度分化。**口轮匝肌**（orbicularis oris）位于口裂周围，呈扁环形，收缩时可使口裂闭合；**颊肌**（buccinator）紧贴口腔侧壁，有协助咀嚼和吸吮的作用；另外，还有辐射状肌分别位于口唇的上、下方，收缩时向各方牵拉口唇和口角，可协助开大口裂或改变口裂的外形。

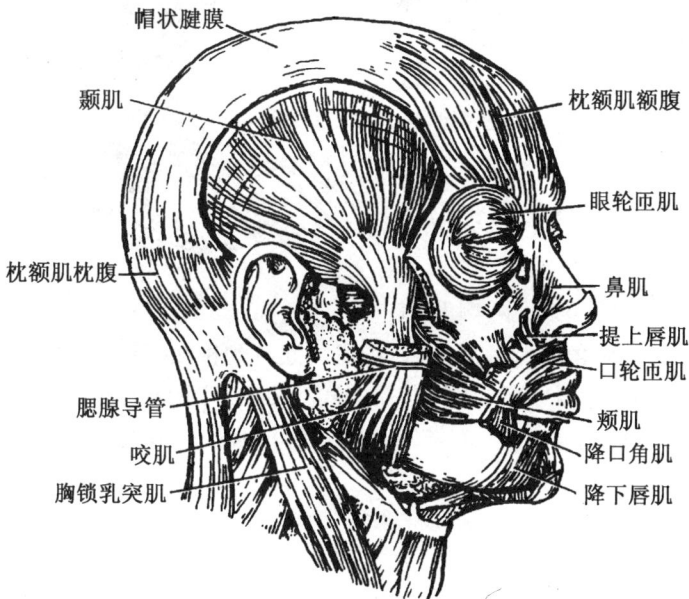

图 5 - 56　头肌（右侧面）

（二）咀嚼肌

咀嚼肌位于颞下颌关节的周围，参与咀嚼运动，每侧有 4 块，即颞肌、咬肌、翼内肌和翼外肌（图 5 - 56、图 5 - 57）。

颞肌（temporalis）呈扇形，起自颞窝，向下止于下颌骨的冠突，主要有上提下颌骨的作用。**咬肌**（masseter）长方形，起自颧弓，止于下颌角的外面，收缩时上提下颌骨，咬合牙齿。**翼内肌**位于下颌支内面，可上提下颌骨并使其向前运动。**翼外肌**在颞下窝内，主要使下颌骨向前协助张口，并做侧方运动。

三、颈　肌

颈肌依其所在位置分浅、深两群。

(一)浅　群

1. 颈阔肌(platysma)　为薄而宽阔皮肌,也属于表情肌,位于颈前外侧部的浅筋膜中(图5-58),收缩时可使颈部皮肤起皱,并下拉口角。

2. 胸锁乳突肌(sternocleidomastoid)　斜于颈部两侧(图5-58),大部分被颈阔肌覆盖,在体表可见其轮廓。起自胸骨柄的前面和锁骨的胸骨端,两头会合斜向后上方,止于颞骨的乳突。

图5-57　翼内肌和翼外肌

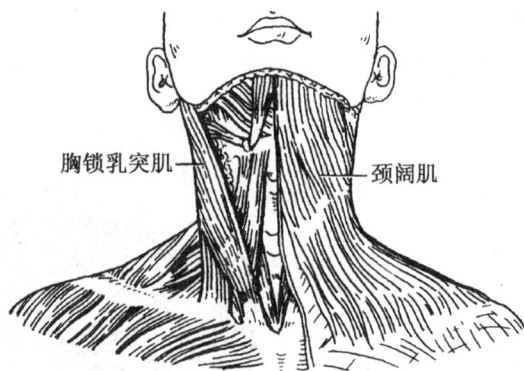

一侧收缩时使头向同侧屈、颜面转向对侧;两侧同时收缩,可使头后仰。若一侧肌挛缩时,可导致斜颈。

3. 舌骨上肌群(suprahyoid muscles)位于舌骨与下颌骨之间(图5-59),包括二腹肌、下颌舌骨肌、茎突舌骨肌和颏舌骨肌,参与构成口腔底。

4. 舌骨下肌群(infrahyoid muscles)位于颈前部正中线的两侧(图5-59),分浅、深两层。浅层有胸骨舌骨肌和肩胛舌骨肌;深层有胸骨甲状肌和甲状舌骨肌。

(二)深　群

颈肌深群位于脊柱颈段的两侧和前

图5-58　颈肌浅群

方,主要有**前斜角肌**、**中斜角肌**和**后斜角肌**,各肌均起自颈椎横突,其中前、中斜角肌止于第1肋骨,后斜角肌止于第2肋骨。前、中斜角肌与第1肋之间形成三角形的裂隙,称**斜角肌间隙**,内有锁骨下动脉和臂**丛**通过(图5-59)。两侧斜角肌同时收缩可上提第1、2肋,协助深吸气。

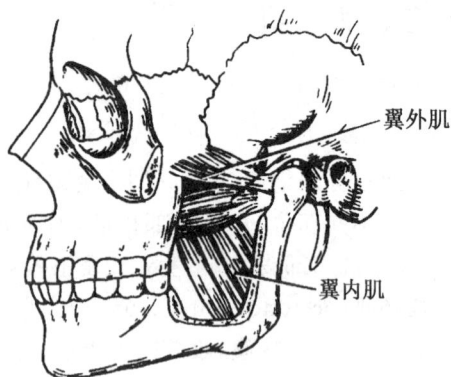

四、躯干肌

躯干肌可分背肌、胸肌、膈、腹肌和会阴肌。

(一)背　肌

背肌位于躯干的后面,分浅、深两群。浅层有斜方肌、背阔肌、肩胛提肌等,深层主要为竖脊肌(图5-60)。

1. 斜方肌(trapezius)　位于项部和背上部浅层,一侧为三角形的扁肌(图5-60),两侧合拢呈斜方形而得名。该肌收缩时,可使肩胛骨向脊柱靠拢;若上部肌束收缩时,上提肩胛骨;下部肌束收缩时,使肩胛骨下降;当肩胛骨固定,两侧同时收缩可使头后仰。该肌瘫痪时,可出现"塌肩"。

2. 背阔肌(latissimus dorsi)　为全身最大的扁肌,位于背下部浅层(图5-60),起自下

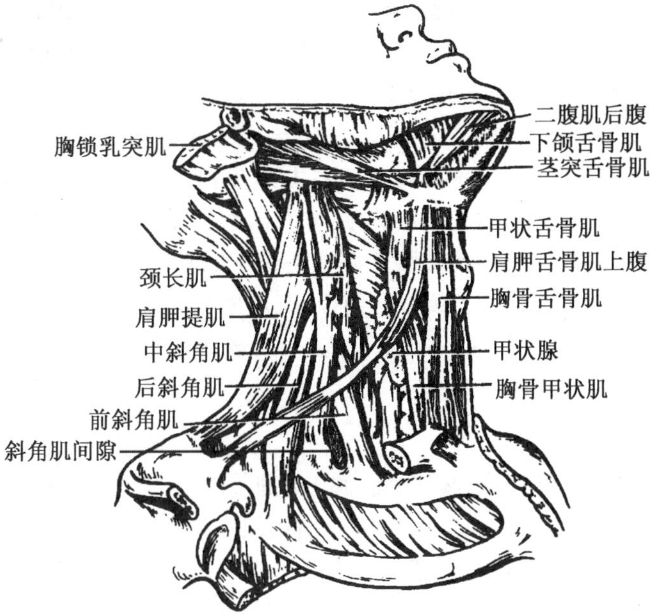

图 5-59　颈肌(侧面)

位胸椎棘突、全部腰椎棘突、骶正中嵴及髂嵴后份,肌束向外上方集中,止于肱骨小结节嵴。收缩时可使臂内收、旋内和后伸(背手姿势)。当上肢上举固定时,可引体向上。

3. 肩胛提肌(levator scapulae)　呈带状位于项部两侧、斜方肌深面。收缩时上提肩胛骨(图 5-60)。

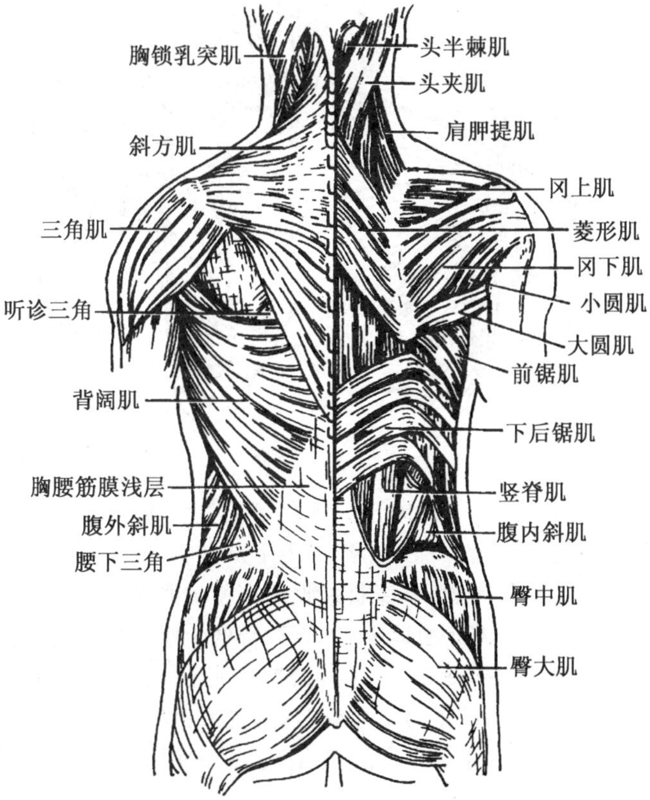

图 5-60　背肌

4. 竖脊肌(erector spinae) 又称**骶棘肌**,位于背肌浅层的深面,纵列于脊柱两侧的纵沟内(图5-60)。起自骶骨背面和髂嵴的后份,沿途止于椎骨的棘突、横突和肋骨,最后到达颞骨乳突。竖脊肌在维持人体直立方面起重要作用,两侧同时收缩,可使脊柱后伸和仰头;一侧收缩使脊柱侧屈。

背部的深筋膜,分浅、深两层,浅层被覆于斜方肌和背阔肌表面,较薄弱;深层包裹于竖脊肌等,形成竖脊肌鞘,因在腰部显著增厚,并与背阔肌起始腱膜紧密结合,又称**胸腰筋膜**(thoracolumbar fascia)(图5-60)。胸腰筋膜浅层位于竖脊肌后面,中层分隔竖脊肌和腰方肌并向内侧附于腰椎横突,深层位于腰方肌前面,三层筋膜向外侧会合后形成腹内斜肌和腹横肌的起点。由于腰部活动度较大,在剧烈活动中或运动不当,均可导致胸腰筋膜的损伤,引起腰背疼痛,是腰背劳损的原因之一。

(二)胸 肌

胸肌分为胸上肢肌和胸固有肌两部分。胸上肢肌起自胸廓外面,止于上肢带骨或肱骨,收缩时使上肢产生运动,包括胸大肌、胸小肌和前锯肌。胸固有肌主要位于各肋间隙内,参与构成胸壁,包括肋间外肌、肋间内肌等。

1. 胸大肌(pectoralis major) 位于胸廓前上壁的浅层(图5-61),起自锁骨内侧半、胸骨和第1~6肋软骨,肌束向外侧集中,呈扇形,止于肱骨大结节嵴。收缩时,可使肩关节内收、旋内和前屈;若上肢固定则可上提躯干,也可提肋助吸气。

2. 胸小肌(pectoralis minor) 位于胸大肌的深面(图5-61),呈三角形。收缩时,将肩胛骨拉向前下方。当肩胛骨固定时,可提肋助吸气。

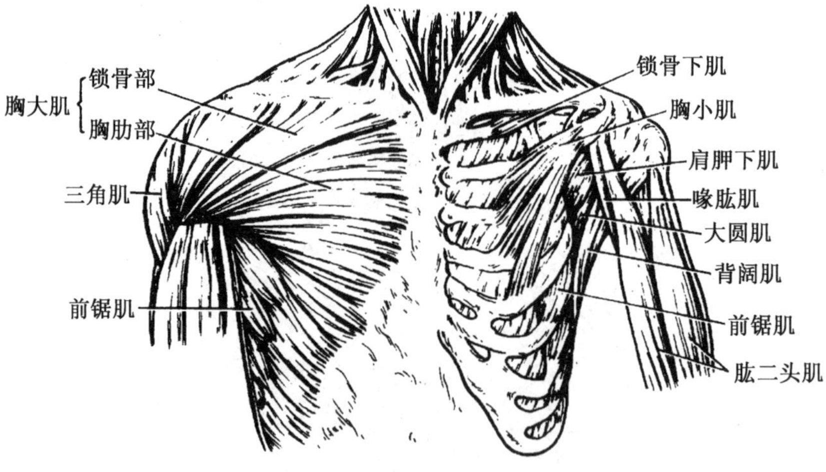

图5-61 胸肌

3. 前锯肌(serratus anterior) 为附于胸廓侧壁的宽大扁肌(图5-61),以数个肌齿起自上位8~9个肋骨的外面,肌束斜向后上,经肩胛下窝前方,止于肩胛骨内侧缘和下角。收缩时,拉肩胛骨向前并使其紧贴胸廓;下部肌束收缩可使肩胛骨下角外旋,助臂上举;当肩胛骨固定时,可上提肋助深吸气。若此肌瘫痪,可导致臂的上举功能丧失,并引起"翼状肩"。

4. 肋间外肌(intercostales externi) 居各肋间隙的浅层(图5-61),起自上位肋的下缘,肌束斜向前下方,止于下位肋的上缘。收缩时,可提肋助吸气。

5. 肋间内肌(intercostales interni) 位于肋间外肌的深面(图5-61),起自下位肋的上缘,肌束斜向后上方,止于上位肋的下缘。收缩时,可降肋助呼气。

(三)膈

膈(diaphragm)为向上呈穹窿状的扁肌,位于胸、腹腔之间,构成胸腔的底和腹腔的顶(图5-62)。膈的肌束起自胸廓下口周缘和腰椎前面,共同形成周边的肌腹部分,然后各部肌束向中央集中移行为腱膜,其腱膜即称**中心腱**。在胸骨部与肋部起点处或肋部与腰部起点处,通常留有三角形的无肌纤维区,为膈的薄弱区,此处易发生膈疝。

膈上有三个裂孔:① **主动脉裂孔**(aortic hiatus),在第12胸椎前方,内有主动脉和胸导管通过;② **食管裂孔**(esophageal hiatus),在主动脉裂孔的左前上方,约平第10胸椎,内有食管和迷走神经通过;③ **腔静脉孔**(vena caval foramen),在主动脉裂孔的右前上方的中心腱内,约平第8胸椎,内有下腔静脉通过。

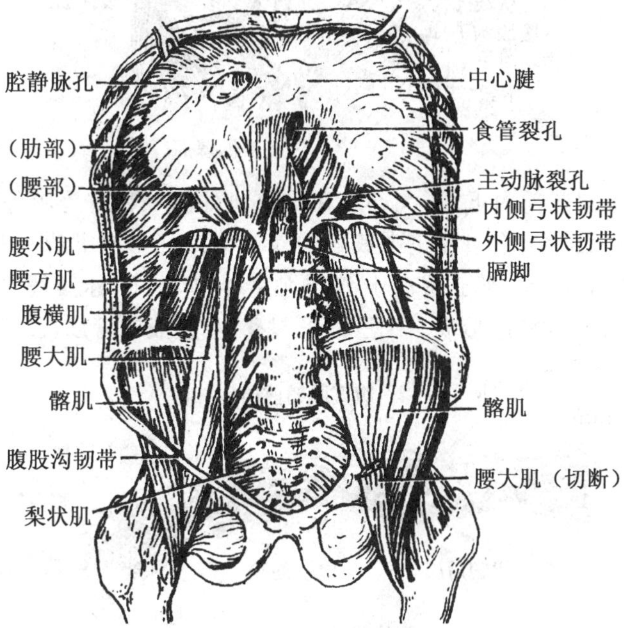

图5-62 膈及腹后壁肌

膈是重要的呼吸肌,收缩时,膈穹窿下降,胸腔容积扩大,产生吸气;舒张时,膈穹窿上升,胸腔容积变小,产生呼气。若膈与腹肌同时收缩,则能增加腹压,并协助排便、呕吐及分娩等活动。

(四)腹 肌

腹肌位于胸廓下部与骨盆之间,参与构成腹腔的前外侧壁和后壁。

1. 前外侧群 包括位于腹前外侧壁的三块扁肌(腹外斜肌、腹内斜肌、腹横肌)和腹直肌。

(1)**腹直肌**(rectus abdominis) 位于腹壁前正中线的两侧(图5-63、图5-64),由两侧三块扁肌的腱膜形成的腹直肌鞘包裹,肌的全长被3~4条横行的**腱划**分成多个肌腹。腱划与腹直肌鞘前层结合紧密,但与腹直肌鞘后层游离。

(2)**腹外斜肌**(obliquus externus abdominis) 位于腹前外侧壁的最浅层(图5-63、图

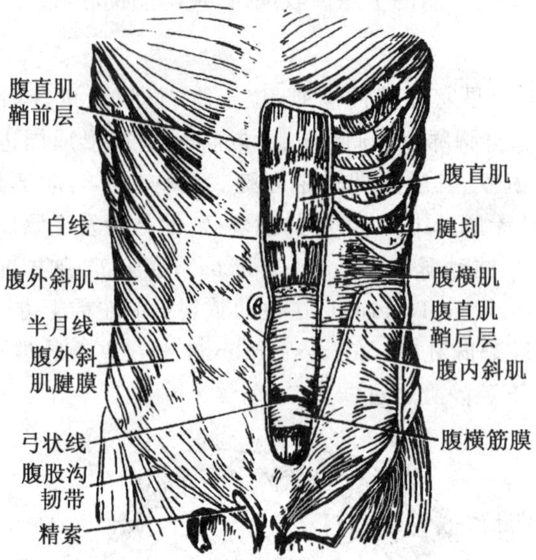

图 5 - 63　腹前外侧壁肌

5－65)，肌束由外上斜向前内下方，大部分在腹直肌外侧缘移行为腹外斜肌腱膜，并参与构成腹直肌鞘的前层，最后至腹壁前正中线处与对侧的腹外斜肌腱膜相互交织成白线。腹外斜肌腱膜的下缘卷曲增厚，连于髂前上棘与耻骨结节之间，称**腹股沟韧带**(inguinal liga-ment)，在耻骨结节的外上方，形成一个三角形裂孔，称**腹股沟管浅(皮下)环**(图 5 - 65)。

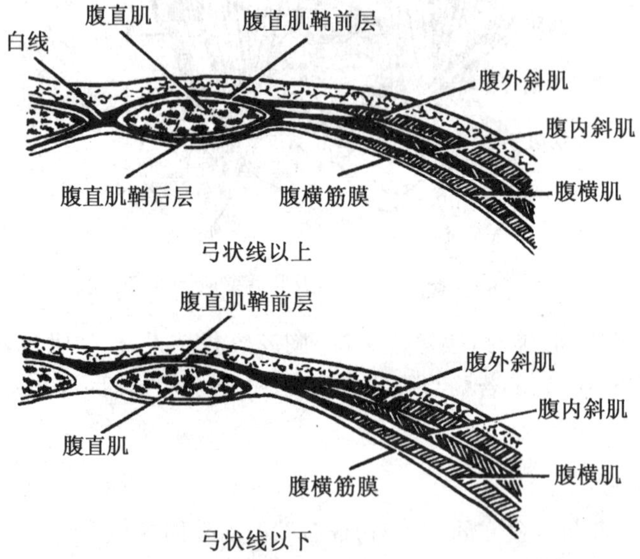

图 5 - 64　腹肌横切面

　　(3) **腹内斜肌**(obliquus internus abdominis)　位于腹外斜肌深面(图 5 - 63、图 5 - 64)，肌束呈扇形斜向前上方，大部分肌束在腹直肌外侧缘处移行为腱膜，分别构成腹直肌鞘的前、后层，并止于腹壁前正中的白线。腹内斜肌下部的腱膜与腹横肌下部的腱膜会合，在腹股沟管浅环后方形成**腹股沟镰**(或称**联合腱**)(图 5 - 65)，止于耻骨梳的内侧份。自腹内斜肌下缘发出小部分肌束,与腹横肌最下部的肌束一起包绕精索和睾丸,称为**提睾肌**(cremaster),收缩时,可上提睾丸。

(4) **腹横肌**(transversus abdominis) 位于腹内斜肌的深面(图 5 - 63、图 5 - 65),肌束横行向内侧,在腹直肌的外侧缘移行为腱膜,参与构成腹直肌鞘的后层,并终于白线。腹横肌下缘的腱膜和部分肌束分别参与腹股沟镰和提睾肌的构成。

腹前外侧肌群具有保护腹腔脏器的作用;当腹肌与膈协同收缩时,可增加腹压,以协助排便、呕吐、咳嗽和分娩;并能降肋助呼气;还可使脊柱前屈、侧屈和旋转。

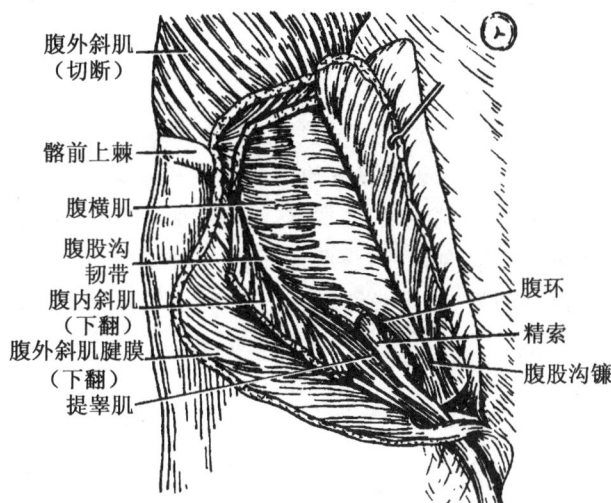

图 5 - 65 腹前外侧壁肌(下部)

2. 后群 有腰大肌和腰方肌,腰大肌将在下肢肌中叙述。

腰方肌(quadratus lumborum)位于腹后壁脊柱的两侧,其后方为竖脊肌(图 5 - 62)。收缩时能下降和固定第 12 肋,一侧收缩可使脊柱侧屈。

3. 腹前外侧壁的局部结构

(1) **腹直肌鞘**(sheath of rectus abdominis) 为包裹腹直肌的纤维性鞘。由腹外侧壁的三层扁肌的腱膜构成(图 5 - 63、图 5 - 64)。鞘的前层完整,由腹外斜肌腱膜和腹内斜肌腱膜的前层愈合而成,并与腱划紧密融合;后层由腹内斜肌腱膜的后层和腹横肌腱膜愈合而成,在脐下 4～5cm 处,后层完全转至腹直肌的前面参与构成鞘的前层,使该处下缘游离并形成凸向上的弧形线,称**弓状线(半环线)**(图 5 - 63)。此线以下鞘的后层缺如,腹直肌后面直接与腹横筋膜相贴。

(2) **白线**(linea alba) 位于腹前壁正中线上,左、右腹直肌鞘之间,上至剑突,下达耻骨联合,由两侧三层扁肌的腱纤维交织而成(图 5 - 63)。白线上宽下窄,坚韧而缺乏血管,其中部稍下方有一纤维性瘢痕组织称**脐环**,是腹壁薄弱区之一,可发生脐疝。白线是临床腹部手术切口的常选部位。

(3) **腹股沟管**(inguinal canal) 位于腹股沟韧带内侧半的上方,是腹前壁下部的三层扁肌或腱膜和筋膜之间由外上斜向内下方的裂隙,长约 4～5cm,男性有精索、女性有子宫圆韧带通过。腹股沟管内口称**腹股沟管深(腹)环**(图 5 - 65),位于腹股沟韧带中点上方约 1.5cm 处,为腹横筋膜形成的裂隙;外口即**腹股沟管浅(皮下)环**。

（4）**腹股沟（海氏）三角（Hesselbach 三角）**　位于腹前壁下部,是由腹直肌外侧缘、腹股沟韧带和腹壁下动脉围成的三角形区域。

4. 腹部筋膜　包括浅筋膜、深筋膜和腹内筋膜。

（1）**浅筋膜**　包裹于皮下,在腹壁上部为一层,在脐平面以下分为浅、深两层。浅层为脂肪层,又称 **Camper 筋膜**,向下与股部的浅筋膜相延续;深层为膜性层,又称 **Scarpa 筋膜**,向下可附着于大腿阔筋膜。

（2）**深筋膜**　可分数层,分别覆盖各层肌。

（3）**腹内筋膜**　贴附在腹壁的内面,其中**腹横筋膜**范围最大,贴在腹横肌、腹直肌鞘及腹直肌（弓状线以下）的内面（图 5 - 64）。

知识链接

腹股沟管和腹股沟三角的临床意义

腹股沟管和腹股沟三角均为腹壁的薄弱区。在病理情况下,腹腔内容物经此三角突出,并经腹股沟管后壁进入腹股沟管,称腹股沟直疝;若腹腔内容物经腹股沟管深环入腹股沟管,再从皮下环突出至阴囊,称腹股沟斜疝。腹壁下动脉可作为腹股沟直疝与斜疝的鉴别标志。

五、四肢肌

（一）上肢肌

上肢肌按其所在部位可分上肢带肌（肩肌）、臂肌、前臂肌和手肌。

1. 上肢带肌　上肢带肌配布于肩关节周围,均起自上肢带骨,止于肱骨,可运动肩关节,并增强肩关节的稳固性（图 5 - 66）。

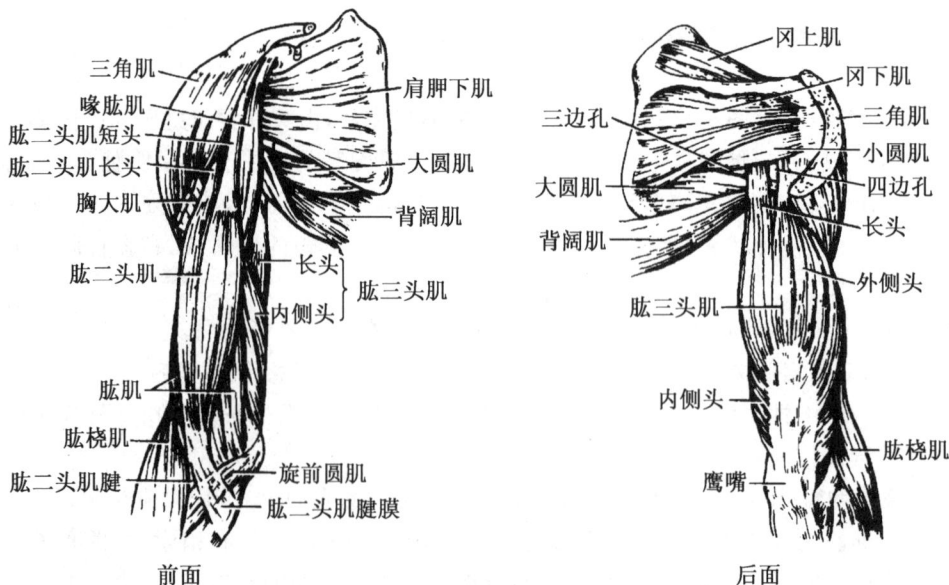

图 5 - 66　肩肌及臂肌（前面和后面）

（1）**三角肌**（deltoid）　位于肩外侧部，呈三角形，形成肩部的圆隆形。起自锁骨的外侧段、肩峰和肩胛冈，肌束覆盖肩关节的前、后、外侧，并逐渐向外下方集中，止于肱骨的三角肌粗隆。该肌收缩时，主要可使肩关节外展，前部肌束可使肩关节前屈和旋内，后部肌束可使肩关节后伸和旋外。三角肌也是常选的肌注射部位。

（2）**冈上肌**　起自肩胛骨的冈上窝，越过肩关节的上方，止于肱骨大结节的上部，可使肩关节外展。

（3）**冈下肌**　起自肩胛骨的冈下窝，经肩关节的后方，止于肱骨大结节中部，可使肩关节旋外。

（4）**小圆肌**　位于冈下肌的下方，起自肩胛骨外侧缘的背面，止于肱骨大结节的下部，可使肩关节旋外。

（5）**大圆肌**　位于小圆肌的下方，起自肩胛骨下角的背面，经肩关节的前下方，止于肱骨小结节嵴，可使肩关节内收、旋内。

2. 臂肌　臂肌分前群的屈肌和后群的伸肌（图 5-66）。

（1）**前群**

1）**肱二头肌**（biceps brachii）　呈梭形，起端有长、短两个头，长头在外侧，起自肩胛骨的盂上结节，通过肩关节囊，经结节间沟下降；短头在内侧，起自肩胛骨的喙突，两头在臂中部会合成一个肌腹，经肘关节的前方，以肱二头肌腱止于桡骨粗隆。其作用是屈肘关节，长头还协助屈肩关节；当前臂屈并处于旋前位时，肱二头肌可使前臂旋后。

2）**喙肱肌**　位于肱二头肌短头的后内方，可使肩关节前屈和内收。

3）**肱肌**　位于肱二头肌下半部的深面，可屈肘关节。

（2）**后群**　**肱三头肌**（triceps brachii）位于肱骨后方，起端有长头和内、外侧三个头，长头起自肩胛骨的盂下结节，内侧头和外侧头分别起自桡神经沟内下方和外上方的骨面，三头向下合成肌腹，以一扁腱止于尺骨鹰嘴。其作用是伸肘关节，长头还可使肩关节后伸和内收。

3. 前臂肌　前臂肌位于尺、桡骨的周围，有 19 块，大多数是长肌，其远侧端形成肌腱，分前（屈肌）、后（伸肌）两群。

（1）**前群**　位于前臂的前面和内侧，共 9 块，分四层排列（图 5-67、图 5-68）。

1）**第一层**　有 5 块，**肱桡肌**（brachioradialis）起自肱骨外上髁的上方，其余四肌共同以**屈肌总腱**起自肱骨内上髁的前面及前臂深筋膜，在前臂浅层自桡侧向尺侧依次排列为：肱桡肌、**旋前圆肌**（pronator teres）、**桡侧腕屈肌**（flexor carpi radialis）、**掌长肌**（palmaris longus）、**尺侧腕屈肌**（flexor carpi ulnaris），向下以长肌腱分别止于桡骨茎突、桡骨中部、掌骨底、掌腱膜和豌豆骨。肱桡肌有屈肘关节作用，旋前圆肌有屈肘关节并使前臂旋前的作用，桡侧腕屈肌、掌长肌、尺侧腕屈肌均可屈腕，此外，桡侧腕屈肌和尺侧腕屈肌还分别可使腕外展或内收。

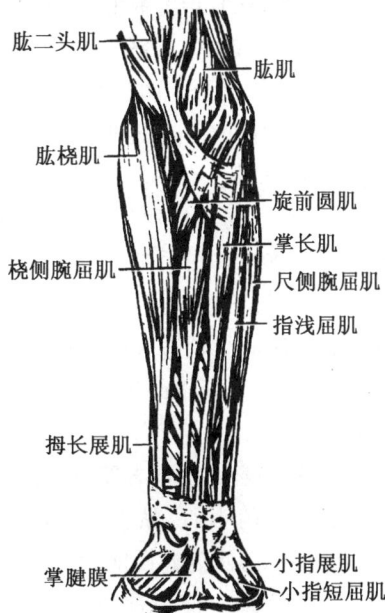

图 5-67　前臂肌前群浅层

图 5-68 前臂肌

2）**第二层**　只有 1 块，即**指浅屈肌**（flexor digitorum superficialis）。起自肱骨内上髁和尺、桡骨前面，肌束向下移行为 4 条肌腱，通过腕管和手掌，分别进入第 2～5 指的指腱鞘，每一条肌腱在近节指骨中部又分为两脚，止于中节指骨体的两侧。有屈腕、屈掌指关节和屈第 2～5 指近侧指间关节的作用。

3）**第三层**　有 2 块，紧贴于桡、尺骨及前臂骨间膜的掌侧面（图 5-68）。**拇长屈肌**（flexor pollicis longus）位于桡侧，可屈拇指指间关节和掌指关节。**指深屈肌** flexor digitorum profundus 位于尺侧，向下逐渐分成 4 条肌腱，共同经腕管入手掌，在指浅屈肌腱的深面分别进入第 2～5 指的指腱鞘，止于远节指骨底掌侧。可屈第 2～5 指的远侧与近侧的指间关节、掌指关节和桡腕关节。

4）**第四层**　**旋前方肌**（pronator quadratus）（图 5-68）是呈扁平四方形的小肌，贴在桡、尺骨远侧段的前面。作用于桡尺近、远侧关节，使前臂旋前。

（2）**后群**　位于前臂的后面，有 10 块，分浅、深两层（图 5-68、图 5-69）。

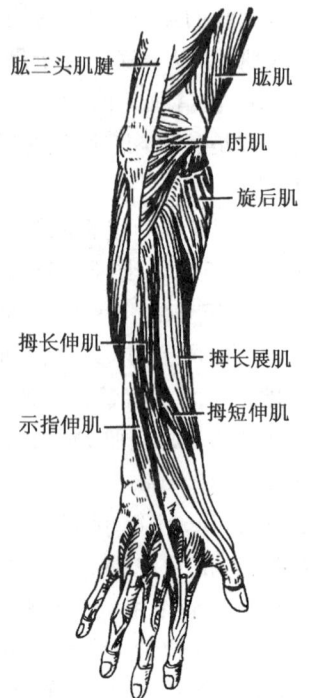

图 5-69　前臂肌后群深层

1) **浅层**　有 5 块,以**伸肌总腱**起自肱骨外上髁,自桡侧向尺侧依次排列为:**桡侧腕长伸肌**(extensor carpi radialis longus)、**桡侧腕短伸肌**(extensor carpi radialis brevis)、**指伸肌**(extensor digitorum)、**小指伸肌**(extensor digiti minimi)、**尺侧腕伸肌**(extensor carpi ulnaris)。其中指伸肌向下移行为 4 条肌腱,经手背分别到第 2～5 指,止于中节和远节指骨底背侧。

2) **深层**　也有 5 块,自上外向下内依次是**旋后肌**(supinator)、**拇长展肌**(abductor pollicis longus)、**拇短伸肌**(extensor pollicis brevis)、**拇长伸肌**(extensor pollicis longus)和**示指伸肌**(extensor indicis)。

前臂肌后群主要有伸腕、伸指和使前臂旋后的作用,腕伸肌还可使腕外展或内收。

4. 手肌　手肌主要集中在手的掌侧面,可分为外侧、内侧和中间三群(图 5 - 70)。

(1) **外侧群**　较为发达,在手掌桡侧形成一隆起,称**鱼际**(thenar),故外侧群肌又称鱼际肌。共有 4 块,分浅、深两层,浅层有拇短屈肌和拇短展肌,分别居内、外侧;深层是**拇对掌肌**(opponeus pollicis)和**拇收肌**(adductor pollicis),拇对掌肌位于拇短展肌的深面,拇收肌位于拇对掌肌的内侧,主要作用是使拇指屈、内收、外展和对掌等。

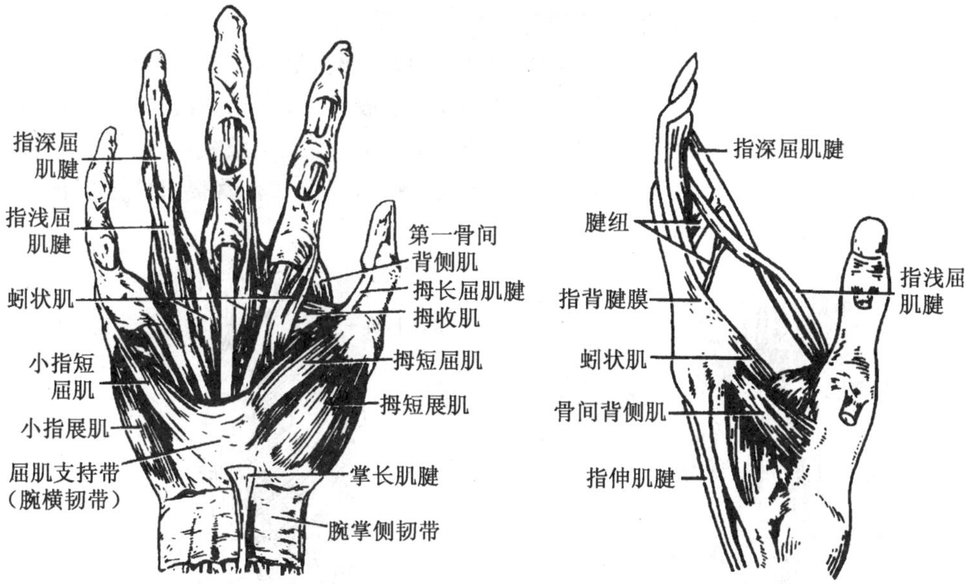

指深屈肌腱
指浅屈肌腱
蚓状肌
小指短屈肌
小指展肌
屈肌支持带(腕横韧带)
第一骨间背侧肌
拇长屈肌腱
拇收肌
拇短屈肌
拇短展肌
掌长肌腱
腕掌侧韧带

指深屈肌腱
腱纽
指背腱膜
蚓状肌
骨间背侧肌
指伸肌腱
指浅屈肌腱

图 5 - 70　手肌

(2) **内侧群**　在手掌尺侧也形成一个隆起,称**小鱼际**(hypothenar),故内侧群肌又称小鱼际肌。主要有 3 块,浅层有小指展肌和小指短屈肌,分别居内、外侧;深层是小指对掌肌,位于浅层肌深面。可以使小指屈、外展和对掌等。

(3) **中间群**　位于掌心,包括 4 块蚓状肌和 7 块骨间肌。

1) **蚓状肌**(lumbricales)　位于指深屈肌腱的桡侧,止于指背腱膜(图 5 - 71)。可以屈第 2～5 指的掌指关节和伸指间关节。

2) **骨间肌**　位于掌骨间隙内,**骨间掌侧肌**(palmar interossei)有 3 块,其作用是使第 2、4、5 指向中指靠拢(内收)。**骨间背侧肌**(dorsal interossei)有 4 块,其作用是以中指为中线外展第 2、3、4 指。由于骨间肌也止于指背腱膜,故能协同蚓状肌屈掌指关节和伸指间关节。

（二）上肢的局部结构

1. 腋腔（axillary cavity）　是位于胸外侧壁与臂上部内侧之间的锥形腔隙，内有血管、神经、淋巴结和脂肪等。

2. 三边孔和四边孔　是由小圆肌、大圆肌、肱二头肌长头和肱骨上端之间形成的两个间隙（图5-66）。肱二头肌长头内侧的间隙为**三边孔**，有旋肩胛动脉通过；肱二头肌长头外侧的间隙为**四边孔**，有旋肱后动脉和腋神经通过（图5-66）。

3. 肘窝（cubital fossa）　位于肘关节前面，为三角形浅凹。外侧界为肱桡肌，内侧界为旋前圆肌，上界为肱骨内、外上髁之间的连线，窝内有血管和神经通过。

4. 腕管（carpal canal）　位于腕部掌侧，由腕骨沟和屈肌支持带围成，有屈指肌腱和正中神经从管内通过（图5-68）。

（三）下肢肌

下肢肌按部位可分为髋肌、大腿肌、小腿肌和足肌。

1. 髋肌　髋肌主要起自骨盆的内面和外面，跨越髋关节止于股骨上部。按所在的部位和作用，可分为前、后两群。

（1）**前群**　包括髂腰肌和阔筋膜张肌等。

髂腰肌（iliopsoas）由腰大肌和髂肌组成（图5-71）。**腰大肌**起自腰椎体侧面和横突；**髂肌**起自髂窝，两肌向下会合后，经腹股沟韧带深面，止于股骨小转子。髂腰筋膜覆盖在髂腰肌表面，并形成**腰大肌鞘**，腰大肌与髂肌之间留有筋膜间隙，当发生腰椎结核时，结核性脓液可向侧方扩散进入腰大肌鞘，并沿该鞘向下蔓延至大腿内侧上部。髂腰肌的主要作用是使髋关节前屈和旋外；当下肢固定时，可使躯干前屈。

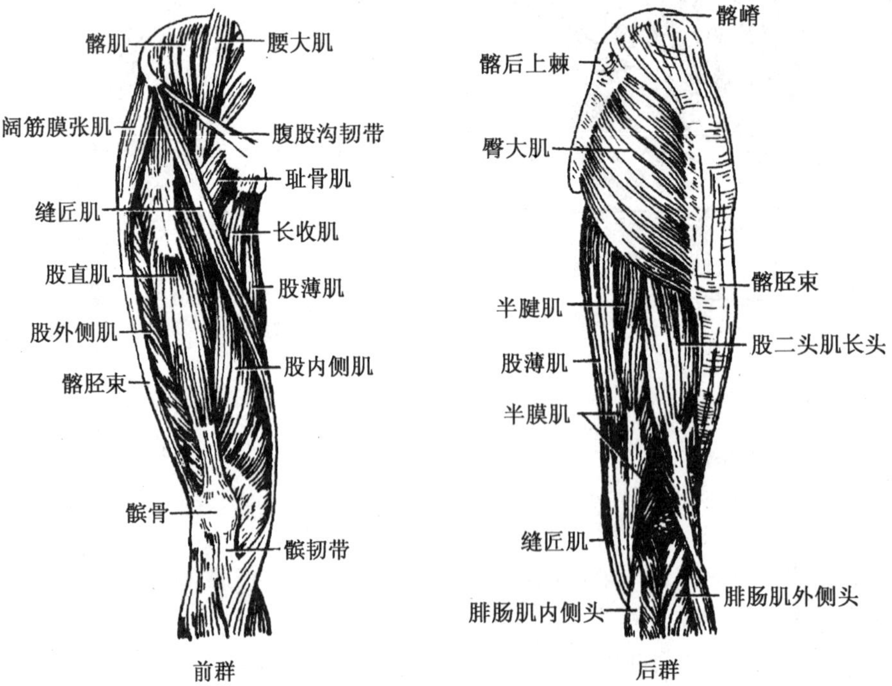

图5-71　髋肌和大腿肌（前面和后面）

（2）**后群** 主要位于臀部，故又称臀肌，有臀大、中、小肌和梨状肌等（图5-71、图5-72）。

1）**臀大肌**（gluteus maximus） 位于臀部皮下，形成臀部膨隆。起自髂骨翼外面和骶骨背面，向下外方止于股骨的臀肌粗隆。可使髋关节后伸和旋外；当下肢固定时，可防止躯干前倾，是维持人体直立的重要肌肉。

2）**臀中肌和臀小肌** 臀中肌（gluteus medius）在臀大肌外上部的深面，**臀小肌**（gluteus minimus）在臀中肌深面。两肌都呈扇形，起自髂骨翼外面，止于股骨大转子。两肌同时收缩，可使髋关节外展。

3）**梨状肌**（piriformis） 位于臀中肌内下方，臀大肌深面，起自骶骨前面的外侧部，肌束向外经坐骨大孔出骨盆腔，止于股骨大转子。收缩可使髋关节旋外。

坐骨大孔经梨状肌穿越被分隔成梨状肌上孔和梨状肌下孔。**梨状肌上孔**有臀上血管和神经通过，**梨状肌下孔**有坐骨神经、臀下血管和神经、阴部血管和神经等通过（图5-72）。

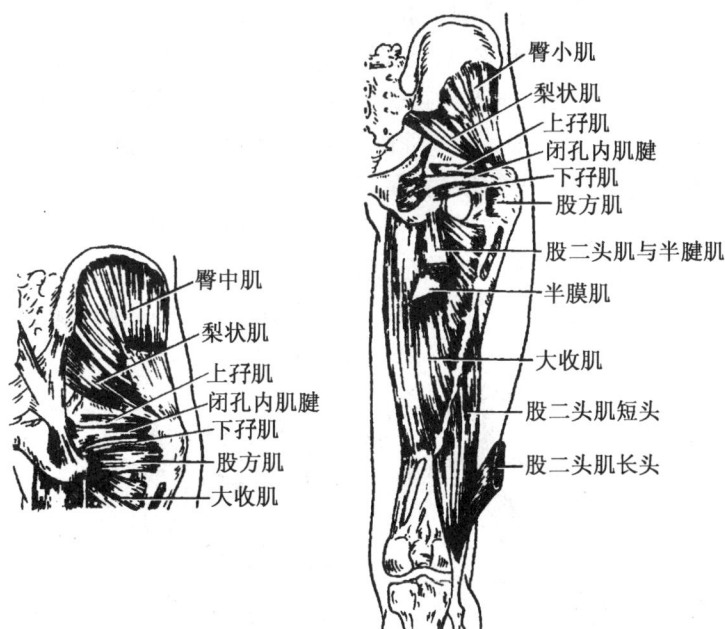

图5-72 髋肌和大腿肌（后面、深层）

2. 大腿肌 大腿肌位于股骨周围，分前、后和内侧三群。

（1）**前群** 有缝匠肌和股四头肌（图5-71）。

1）**缝匠肌**（sartorius） 是人体最长的肌，呈窄长的带状，起自髂前上棘，斜向内下方，止于胫骨上端的内侧面。主要作用是屈髋关节和膝关节，并可协助屈曲的膝关节旋内。

2）**股四头肌**（quadriceps femoris） 是人体内体积最大的一块肌。它有四个头，分别称股直肌、股内侧肌、股外侧肌和股中间肌，除股直肌起自髂前下棘外，其余均起自股骨，股内、外侧肌分居股直肌两侧，股中间肌位于股直肌深面，四个头向下形成一肌腱，包绕髌骨的前面和两侧，继而向下延续为**髌韧带**，止于胫骨粗隆。股四头肌的主要作用是伸膝关节，股直肌还有屈髋关节的作用。

（2）**内侧群** 位于大腿的内侧，共5块，分浅、深层排列。

浅层自外侧向内侧依次为**耻骨肌**（pectinus）、**长收肌**（adductor longus）和**股薄肌**

(gracilis)，深层有耻骨肌和长收肌深面的**短收肌**（adductor bsrevis）及上述诸肌深面的**大收肌**（adductor magnus）（图 5－71、图 5－72）。内侧群肌的主要作用是内收大腿。

（3）**后群**　位于大腿的后面，共有 3 块（图 5－71、图 5－72）。

1）**股二头肌**（biceps femoris）　位于股后部外侧，有长、短两个头，长头起自坐骨结节，短头起自股骨粗线，两头合并成肌腹后，以长腱止于腓骨头。

2）**半腱肌**（semitendinosus）和**半膜肌**（semimembranosus）　两肌均位于股后部的内侧，半膜肌在半腱肌的深面，起自坐骨结节，止于胫骨上端的内侧面和后面。半腱肌的肌腱细长，几乎占肌的一半，是一块良好的供应皮瓣的肌。

后群肌的主要作用是屈膝关节、伸髋关节；半屈位时，股二头肌可使小腿旋外，半腱肌和半膜肌可使小腿旋内。

3. 小腿肌　小腿肌比前臂肌数目少，但比较粗壮，与维持人体的直立姿势和行走、跑跳等动作有关。小腿肌可分前、后和外侧三群。

（1）**前群**　位于小腿骨间膜和胫、腓骨的前面，有 3 块（图 5－73），从内侧向外侧依次为**胫骨前肌**（ltibialisanterior）、**踇长伸肌**和**趾长伸肌**。三肌下行至足背，胫骨前肌止于内侧楔骨和第 1 跖骨底，使足背屈和内翻。踇长伸肌止于踇趾远节趾骨，趾长伸肌分 4 条长腱止于第 2～5 趾。两肌的作用伸趾，并可使足背屈。

（2）**外侧群**　位于腓骨外侧，有 2 块（图 5－73）。**腓骨长肌**（peroneus longus）在外侧，**腓骨短肌**（peroneus brevis）在内侧，两肌的肌腱均经外踝后方绕到足底，长肌腱止于内侧楔骨和第 1 跖骨底，短肌腱止于第 5 跖骨粗隆。二肌收缩可使足外翻和足跖屈，并有维持足弓的作用。

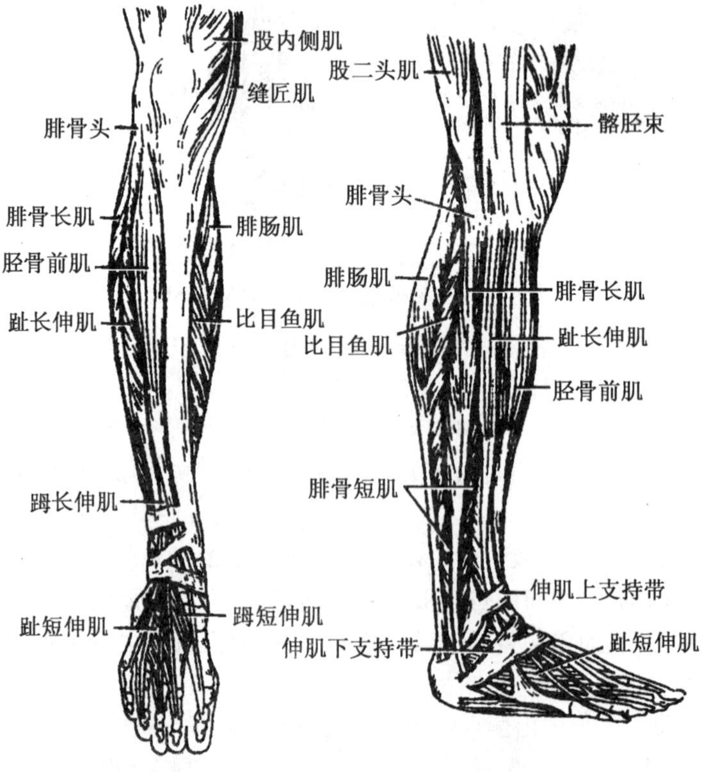

图 5－73　小腿肌前群和外侧群

（3）**后群**　主要有 5 块，分浅、深两层（图 5-74）。

图 5-74　小腿肌后群

1）**浅层**　有强大的**小腿三头肌**（triceps surae），包括浅层的腓肠肌和深层的比目鱼肌。
腓肠肌（gastrocnemius）以内、外侧头分别起自股骨内、外侧髁的后面，在小腿中部互相融合成一个肌腹；**比目鱼肌**（soleus）位于腓肠肌深面，起自胫、腓骨上部的后面，二肌的肌腹向下移行合成粗大的**跟腱**（tendo calcaneus），止于跟骨结节。其主要作用是屈（跖屈）距小腿关节和膝关节。此外，腓肠肌对于行走、跑、跳和维持站立姿势起着十分重要的作用。

2）**深层**　与前群肌相对应，也有 3 块肌，自内侧向外侧依次为**趾长屈肌**（flexor digitorum longus）、**胫骨后肌**（tibialis posterior）和**跗长屈肌**（flexo rhallucis longus），三肌均起自胫、腓骨后面和骨间膜，向下移行为肌腱，经内踝后方转至足底或足趾。胫骨后肌可使足跖屈和内翻。趾长屈肌腱分成 4 条，分别止于第 2～5 趾，跗长屈肌止于跗趾（图 5-74）。两肌的作用是屈趾，并可使足跖屈。

4. 足肌　足肌可分足背肌和足底肌。足

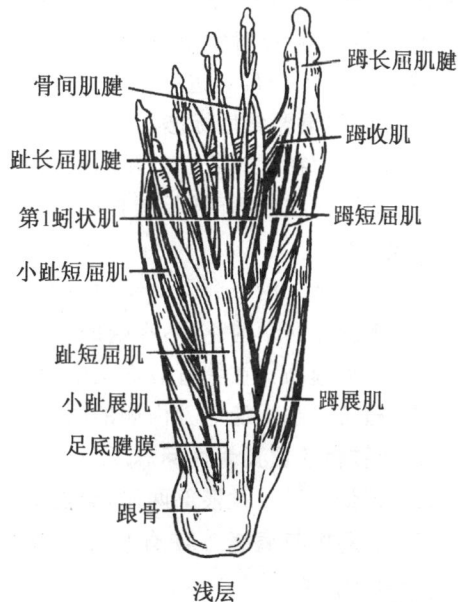

浅层

图 5-75　足底肌

背肌较弱小,足底肌的配布情况和作用与手肌相似(图5-75)。其主要作用是运动足趾或维持足弓。

(四)下肢的局部结构

1. 股三角(femoral triangle) 位于大腿前面的上部,呈倒置的三角形,其上界为腹股沟韧带,内侧界为长收肌的内侧缘,外侧界为缝匠肌的内侧缘(图5-71)。股三角内从外侧向内侧依次有股神经、股动脉、股静脉和股管及淋巴结等。

2. 收肌管(adductor canal) 位于大腿中部,在缝匠肌深面、大收肌与股内侧肌之间。管的上口通股三角尖,下口为收肌腱裂孔,通至腘窝。管内有股血管、隐神经通过。

3. 腘窝(popliteal fossa) 为一菱形窝,位于膝关节后面。腘窝的上内侧界为半腱肌和半膜肌,上外侧界为股二头肌,下内、外侧界分别为腓肠肌内、外侧头(图5-71)。腘窝内有腘血管和胫神经、腓总神经通过,并含有脂肪和淋巴结等。

第四节 常用骨性标志与肌性标志

一、常用骨性标志

1. 躯干骨的重要骨性标志

(1)**胸骨角** 在胸骨柄与胸骨体连接部可摸到的横行隆起,即胸骨角。其两侧平对第2肋,是临床在胸前壁计数肋骨序数的重要标志。

(2)**颈静脉切迹** 胸骨柄的上缘,其两侧恰为锁骨的胸骨端,参与构成胸廓上口。

(3)**肋弓** 可分为左、右肋弓,位于剑突两侧、胸廓下口前部,由第7～10肋的肋软骨依次相连构成,是临床肝、脾触诊的标志。

(4)**第7颈椎棘突** 棘突特别长,低头时在颈后正中皮下可摸到,临床上常作为计数椎骨序数及针灸取穴的标志。

(5)**骶角** 在骶骨背面下端的两侧各有一个向下的突起,称骶角,两骶角之间即骶管裂孔,是骶管麻醉术时确定进针部位的标志。

2. 颅骨的重要骨性标志

(1)**乳突** 在耳廓后方可摸到较硬的隆起为乳突。

(2)**颧弓** 在颜面两侧、颧骨后方的横行隆起,即为颧弓,由颞骨的颧突和颧骨的颞突共同构成。

(3)**下颌角** 沿下颌骨下缘向后方可摸到下颌角。

(4)**舌骨** 居颈前正中,在喉的甲状软骨上方。

(5)**枕外隆凸** 在枕骨后面正中明显向后突出的骨性隆起。

(6)**眉弓** 眶上缘上方内侧的明显隆起,居眉毛的深方。

3. 上肢骨的重要骨性标志

(1)**锁骨** 横于颈根部两侧,居皮下,其全长均可摸到。

(2)**肩胛冈与肩峰** 在肩胛骨的背面可摸到横行的肩胛冈,其外侧端的扁突,即为肩峰,是肩部最高点。

(3)**肩胛下角** 平对第7肋,临床上常作为在背部计数肋骨序数的标志。

（4）**肱骨内、外上髁**　在肘关节两侧，内上髁突出较明显。

（5）**尺骨鹰嘴**　肘关节后方的明显突出。

（6）**肘后三角**　当肘关节伸直时，肱骨内、外上髁和尺骨鹰嘴三点位于一条直线上；当肘关节屈至 90°时，尺骨鹰嘴和肱骨内、外上髁连成一等腰三角形，称为肘后三角。此标志对诊断肘关节脱位或骨折具有重要意义。

（7）**尺神经沟**　在肱骨内上髁的后下方，尺神经由此经过，深压时，因压迫尺神经而产生前臂尺侧的麻酥感。

（8）**桡骨茎突**　在桡腕关节外侧稍后方。

（9）**尺骨小头和尺骨茎突**　自尺骨鹰嘴向下可摸到尺骨的全长，其末端终于尺骨小头和尺骨茎突。

4. 下肢骨的重要骨性标志

（1）**髂嵴**　在腰部两侧可摸到横行的隆起，即为髂嵴。两侧髂嵴最高点的连线，平对第 4 腰椎棘突，是计数椎骨序数及腰椎穿刺的定位标志。

（2）**髂前上棘**　在髂嵴前端，体表可明显看到此标志。

（3）**坐骨结节**　坐位时的骨性最低点，在肛门的前外侧，深摸方能触到。

（4）**耻骨结节**　于耻骨联合的上外方可摸到。

（5）**大转子**　在大腿的外上方，当人体直立时，约与耻骨结节在同一水平面。当下肢前后摆动时可摸到。

（6）**股骨内、外侧髁和内、外上髁**　在股骨下端近膝关节的内、外侧皮下均可摸到。

（7）**髌骨**　位于膝前皮下，为一明显的骨突。

（8）**胫骨粗隆**　在胫骨上端的前面，髌韧带的下方，突出明显。

（9）**胫骨前嵴与内踝**　沿胫骨粗隆向下可摸到胫骨前嵴。胫骨内侧面向下延续为内踝，在踝关节内侧，浅居皮下，突出易见。

（10）**腓骨头与外踝**　在胫骨外侧髁的下方可摸到腓骨头。外踝在踝关节外侧，浅居皮下，可明显看到和摸到。

（11）**跟结节**　跟骨的后下方膨大为跟结节，即足跟深方的骨突出。

二、常用肌性标志

1. 头颈部常用肌性标志

（1）**咬肌**　当咬紧牙关时，在下颌角的前上方，下颌支的外面可摸及的硬性条块状隆起。咬肌前缘与下颌骨体下缘交界处可触及面动脉的搏动。

（2）**胸锁乳突肌**　头向一侧转动时，可见到颈部有从前下方斜向后上方的长条状隆起。颈丛的皮支从该肌后缘中点附近浅出，此处是颈浅部浸润麻醉的阻滞点。胸锁乳突肌后缘与锁骨形成的夹角处向外 0.5～1.0cm，是锁骨下静脉锁骨上入路穿刺的进针点。

2. 躯干部常用肌性标志

（1）**竖脊肌**　该肌外侧缘与第 12 肋形成的夹角称脊肋角（肾区），是肾门的体表投影部位，肾病变时此区常有叩击痛，肾囊封闭常经脊肋角进针。

（2）**腹直肌**　为腹前正中线两侧的纵形肌隆起，肌发达者还可见到由腱划所致的数条横沟。可以此作手术切口定位。

3. 上肢常用肌性标志

（1）**三角肌**　上肢下垂时,该肌在肩部形成圆隆外形。当肩关节脱位或三角肌瘫痪后,肩部圆隆的外形消失。三角肌中 1/3 区中部肌质厚,深部无较大的血管、神经,此处可作肌内注射。

（2）**肱二头肌**　当握拳用力屈肘时,在臂部前面可明显见到膨隆的肌腹,该肌的内侧缘可见肱二头肌内侧沟,此处可触及肱动脉搏动;半屈肘时,在肘窝中央,还可摸及条索状的肱二头肌肌腱,测量血压时,通常将听诊器的胸件置于肱二头肌腱的稍内侧。

4. 下肢常用肌性标志

（1）**臀大肌**　伸髋关节,在臀部形成圆隆外形,是常用的肌内注射部位,为避免损伤经过其深面的坐骨神经,应在臀大肌外上象限,臀中、小肌处注射。

（2）**股四头肌**　居大腿前面,股内侧肌和股外侧肌分居股直肌的内、外侧,股中间肌位于股直肌深面。是伸膝关节的强有力肌,股直肌起于髂前上棘还有屈髋关节作用。

（3）**小腿三头肌**　在小腿后面,可明显见到膨隆的肌腹及止于跟骨结节的坚硬条索状的跟腱。

（宋跃华）

第六章

脉管系统

脉管学(angiology)包括心血管系统和淋巴系统,是分布于周身的一套连续而封闭的管道系统,即脉管系统。心血管系统由心、动脉、毛细血管和静脉组成,血液在其中循环流动;淋巴系统由淋巴管道、淋巴器官和淋巴组织构成。淋巴液沿淋巴管道向心流动,最后注入静脉,故淋巴管道通常被看作是静脉的辅助管道。

脉管系统的主要功能是把经消化器官吸收的营养物质和从肺摄入的 O_2 输送到全身各器官组织,同时又将它们的代谢产物,如 CO_2、尿酸、尿素等,运送到肺、肾和皮肤等器官排出体外。内分泌系统分泌的激素也由脉管系运送至相应的靶器官或靶细胞,以实现机体的体液调节。此外,脉管系统在维持机体内环境理化特性的相对稳定以及参与机体防御功能等方面均具有十分重要的作用。研究表明,脉管系还具有重要的内分泌功能。

第一节 心血管系统

一、概 述

(一)组 成

心血管系统(cardiovas-cular system)包括心、动脉、毛细血管和静脉。

1. 心(heart) 是中空的肌性器官,主要由心肌构成。心内部被房间隔和室间隔分为互不相通的左半心和右半心。每侧半心又分为上方的心房和下方的心室,故心有四腔:左心房、左心室、右心房和右心室。同侧心房和心室之间借房室口相通。心房连接静脉,心室连通动脉。心的房室口和动脉口处的瓣膜,类似泵的阀门,顺血流而开放,逆血流而关闭,保证血液在心腔内的定向流动。

2. 动脉(artery) 是运送血液离心的管道。由心室发出的大动脉在行程中不断分支为中动脉和小动脉,最后移行为毛细血管。

3. 毛细血管(capillary) 是连接小动脉和小静脉之间的微细管道。毛细血管彼此吻合成网,除软骨、角膜、晶状体、毛发、牙釉质和被覆上皮等处外,遍布于全身各处。

4. 静脉(vein) 是输送血液回心的管道。小静脉起于毛细血管的静脉端,在向心回流过程中不断接纳各级属支,逐渐汇合成中静脉、大静脉,最后注入心房。

(二)血液循环

血液由心室射出,依次流经动脉、毛细血管和静脉,最后返回心房。这种周而复始的循环过程称为血液循环(图 6-1)。

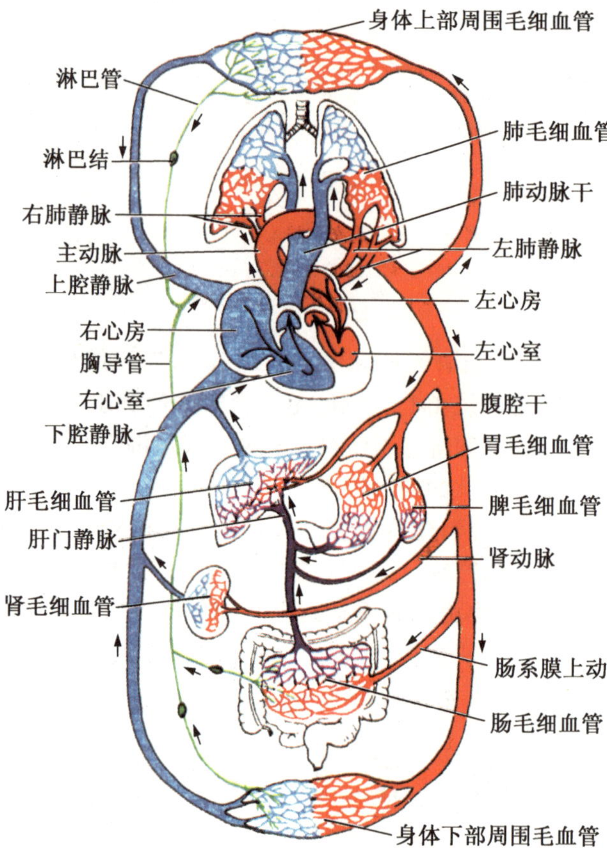

身体上部周围毛细血管

淋巴管

淋巴结

右肺静脉

主动脉

上腔静脉

右心房

胸导管

右心室

下腔静脉

肝毛细血管

肝门静脉

肾毛细血管

肺毛细血管

肺动脉干

左肺静脉

左心房

左心室

腹腔干

胃毛细血管

脾毛细血管

肾动脉

肠系膜上动脉

肠毛细血管

身体下部周围毛血管

图 6-1　血液循环示意图

1. 体循环(大循环)(systemic circulation)　当心室收缩时,含有丰富 O_2 和营养物质的动脉血,由左心室射入主动脉,再经主动脉的各级分支流向全身的毛细血管,在此与组织、细胞进行物质和气体交换后,再经各级静脉,最后经上、下腔静脉流回右心房。血液也因 CO_2含量增加而转为暗红色的静脉血。

2. 肺循环(小循环)(pulmonary circulation)　由体循环回心的静脉血,自右心室射出经肺动脉干及其各级分支到达肺泡毛细血管网,进行气体交换后,逐级汇合,最后经肺静脉流回左心房,静脉血重新转为动脉血。

(三)血管吻合及侧支循环

心血管系统中,除经动脉—毛细血管—静脉的基本连通形式外,在动脉之间、静脉之间,甚至动脉与静脉之间可借吻合支或交通支彼此连接,形成**血管吻合**(vascular anastomosis)(图 6-2)。

1. 动脉间吻合　人体内许多部位或器官的动脉干之间可借交通支相连,如脑底动脉环;在经常活动或易受压迫的部位,其邻近的多条动脉分支常互相吻合成动脉网,如关节动脉网;在时常改变形态的器官,两动脉末端或其分支可直接吻合形成动脉弓,如手的掌浅弓、掌深弓和胃肠的动脉弓等。这些吻合都有缩短循环时间和调节血流量的作用。

2. 静脉间吻合　静脉吻合远比动脉丰富,除具有和动脉相似的吻合形式外,常在脏器

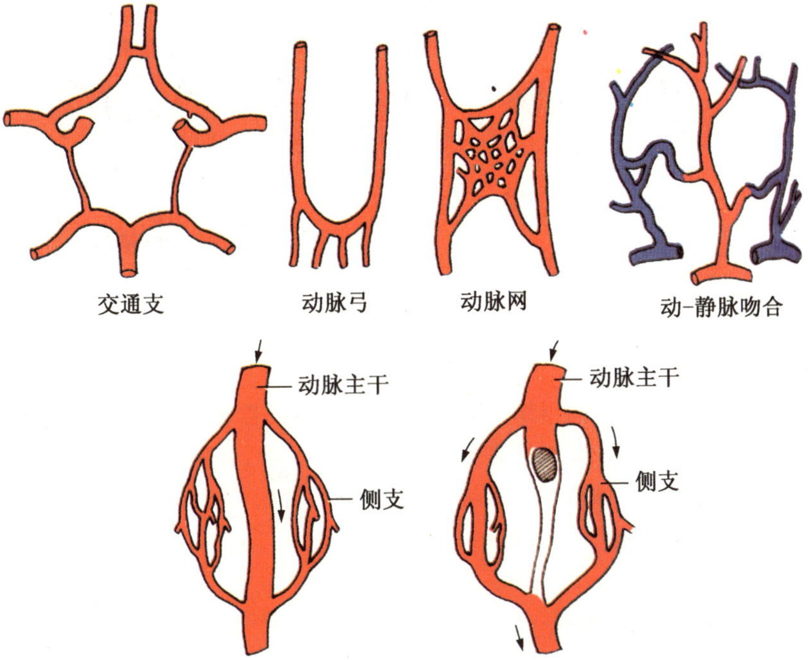

图 6-2　血管吻合及侧支循环模式图

周围或脏器壁内形成静脉丛，如直肠静脉丛，以保证脏器扩大或腔壁受压时血流通畅；在浅静脉之间常吻合成静脉弓（网），如手背静脉网，可加速浅静脉回流。

3. 动-静脉吻合　在体内的一些部位，如指尖、趾端、消化道黏膜、肾皮质、生殖器勃起组织和甲状腺等处，小动脉和小静脉不经毛细血管而借血管支直接相连，称为**动-静脉吻合**（arteriovenular anastomosis）。这种吻合具有缩短循环途径，调节血流量和提高局部温度的作用。

4. 侧支吻合　动脉主干在行程中发出与其平行的侧副管，侧副管与同一主干远侧部所发出的返支相连通，形成**侧支吻合**（collateral anastomosis）。正常状态下侧副管管腔细小，但主干受阻时，侧副管因血流增加而逐渐增粗。血液经扩大的侧支吻合到达阻塞部位以下的血管主干，使受阻血管供应区的血液循环得到不同程度的代偿恢复。这种通过侧支吻合建立的循环称**侧支循环**（collateral cirulation）。侧支循环的建立显示了血管的适应能力和可塑性，对保证器官在病理状态下的血液供应具有重要意义（图 6-2）。

体内有少数器官的动脉与相邻动脉之间无吻合，这种动脉称为**终动脉**（endartery）。终动脉的阻塞可导致供血区的组织缺血甚至坏死。视网膜中央动脉被认为是典型的终动脉。

二、血管壁的微细结构

各段血管的功能不同，其管壁的微细结构也有所不同。但动脉、静脉管壁有共同的结构特点，从内向外依次为内膜、中膜和外膜三层（图 6-3）。

（一）毛细血管

毛细血管是管径最细、管壁最薄、结构最简单、通透性最强、数量最多、分布最广的末级血管。血液流经毛细血管时行程迂曲，速度缓慢，每秒钟流速约为 0.3mm，只有主动脉流速的百分之一，毛细血管通常形成网络状结构，且与周围细胞、组织相距很近。这些特点都有

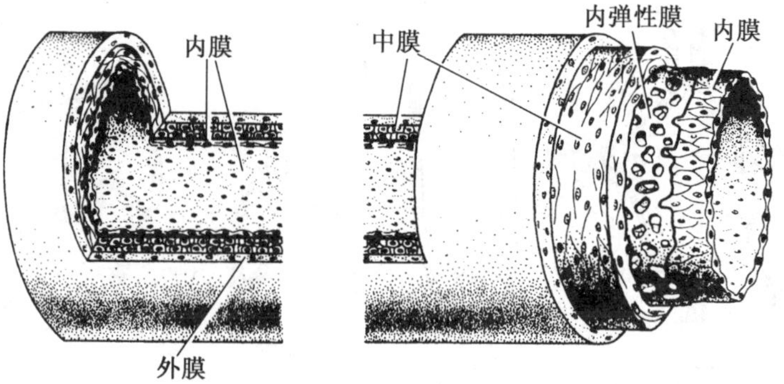

图 6-3　血管壁的一般结构模式图

利于血液流经毛细血管时与周围组织进行物质交换。不同器官和组织内毛细血管网的疏密程度相差很大：代谢旺盛的组织和器官如骨骼肌、心肌、肺、肾和腺体等，毛细血管网很密；代谢较低的组织如骨、肌腱和韧带等，毛细血管网则较稀疏。

1. 毛细血管的一般结构　毛细血管管径一般为 $6\sim8\mu m$，只允许 $1\sim2$ 个红细胞通过。毛细血管壁主要由一层内皮细胞和基膜组成，基膜外有少许结缔组织（图 6-4）。内皮细胞的内表面有一层细胞衣，带有负电荷，血细胞的表面也带有负电荷，同性相斥，所以血细胞不易黏附在内皮的内表面。在内皮细胞与基膜之间有一种扁平有突起的细胞，细胞突起紧贴在内皮细胞基底

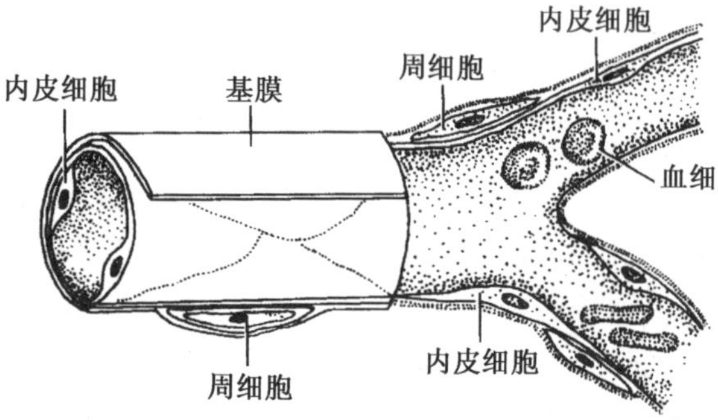

图 6-4　毛细血管切面模式图

面，称为**周细胞**（pericyte）。周细胞的功能尚不清楚，有人认为它们主要起机械性支持作用；也有人认为它们是未分化的细胞，在血管生长或再生时可分化为平滑肌纤维或成纤维细胞。

2. 毛细血管的分类　光镜下，各类组织和器官中的毛细血管结构很相似，但在电镜下，根据内皮细胞和基膜的结构不同，毛细血管可分为三型（图 6-5）。

（1）**连续毛细血管**（continuous capillary）　特点为内皮细胞薄并相互连续，相邻内皮细胞之间有紧密连接、缝隙连接或桥粒，基膜完整；内皮细胞的胞质中有许多吞饮小泡。连续毛细血管的物质交换功能主要通过吞饮小泡的作用来完成。连续毛细血管主要分布于结缔组织、肌组织、肺和中枢神经系统等处。

（2）**有孔毛细血管**（fenestrated capillary）　特点是内皮细胞不含核的部分很薄，有许多贯穿细胞全层的孔，孔的直径一般为 $60\sim80nm$，有些孔有 $4\sim6nm$ 隔膜封闭；相邻内皮细胞间有细胞连接，内皮细胞外有连续的基膜；内皮细胞的胞质中有少量吞饮小泡。此类血管主要存在于胃肠黏膜、某些内分泌腺和肾血管球等处。

（3）**窦状毛细血管**（sinusoid capillary）　又称**血窦**（sinusoid），特点是管腔较大，直径可达 $40\mu m$，管壁薄，形状不规则。相邻内皮细胞之间常有较大的间隙，故又称**不连续毛细血管**（discontinuous capillary）。血窦主要分布于代谢旺盛的器官如肝、脾、红骨髓和一些内分泌腺中。不同器官内的血窦管壁有较大差别，某些内分泌腺的血窦，内皮细胞有孔，有连续的

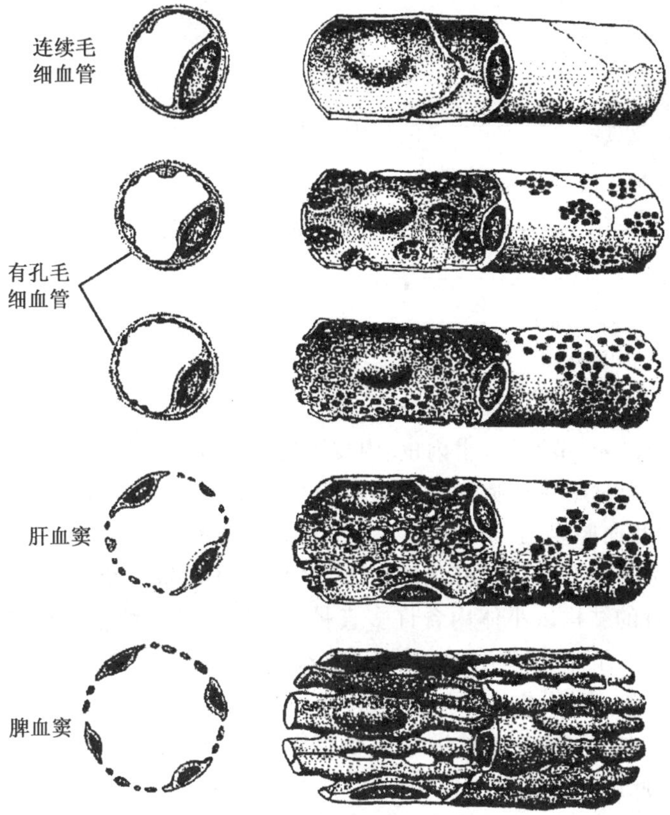

图 6 - 5　毛细血管超微结构模式图

基膜;肝血窦的内皮细胞有孔,内皮细胞间隙较宽,基膜不完整或缺如;脾血窦的内皮细胞呈杆状,细胞间间隙较大,基膜不完整。

3. 毛细血管与物质交换　　毛细血管是血液与周围组织进行物质交换的主要部位。人体毛细血管的总面积很大,一般体重 60kg 的人,毛细血管的总面积可达 6000m² 。

物质透过毛细血管壁的能力称**毛细血管通透性**(capillary permeability)。毛细血管结构与通透性关系的研究表明,内皮细胞内的吞饮小泡能输送液体,内皮细胞的孔能透过液体和大分子物质,细胞间隙则因间隙宽度和细胞连接紧密程度的差别,其通透性有所不同。基膜能透过较小的分子,但能阻挡一些大分子物质。另外一些物质,如氧气、二氧化碳和脂溶性物质等,可直接透过内皮细胞的胞膜和胞质。毛细血管的通透性常常会受到一些因素的影响,如温度升高、缺氧、组织胺释放等会使毛细血管的通透性增加,导致血浆渗出而引起组织水肿。

(二)动　脉

动脉有多级分支,可分为大动脉、中动脉、小动脉和微动脉四级,在形态上各级之间并无明显的界限,随着逐级分支,管壁逐渐变薄。动脉管壁从内向外一般可分为内膜、中膜和外膜三层。随着动脉管腔由大到小,其管壁各层厚度、结构和组织成分也发生相应的改变,其中以中膜变化最明显。动脉管壁的结构特征又以中动脉为最典型(图 6 - 6)。

1. 中动脉(medium-sizde artery)　除大动脉外,凡在解剖学中有名称的动脉都属中动脉。中动脉管壁中膜的平滑肌相当丰富,故又称**肌性动脉**(muscular artery)。

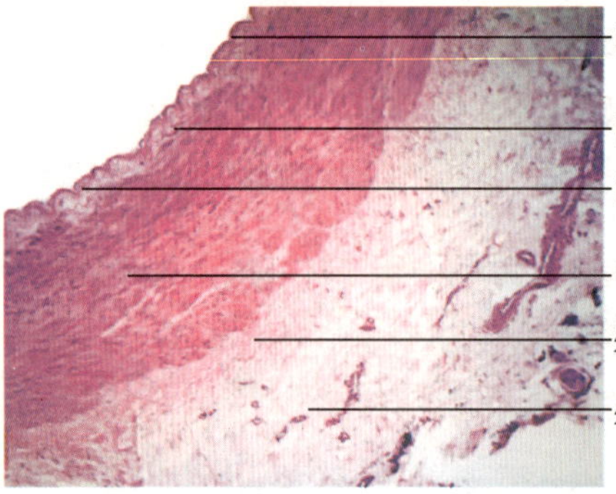

图 6-6　中动脉和中静脉　HE 染色　×100

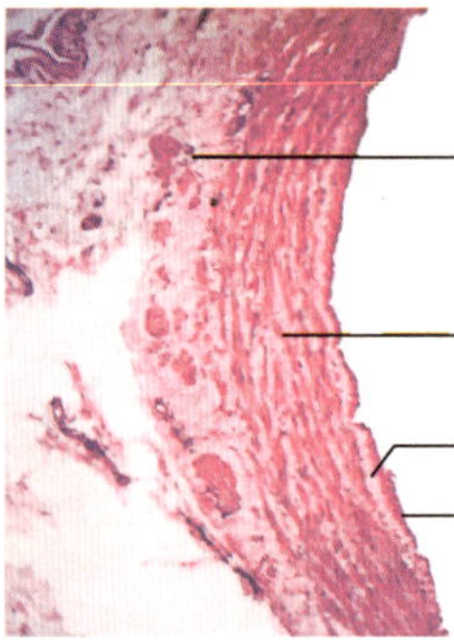

（1）**内膜**（tunica intima）　也由内皮、内皮下层和内弹性膜构成。

1）**内皮**　内皮为衬贴在动脉管腔内面的单层扁平上皮，其长轴与血液流动方向一致，有核的部分较厚并凸向腔内，其余部分很薄，内皮游离面光滑，可减少血流的阻力。

电镜下，内皮细胞中有一种长杆状的小体，称 **Weibel-Palade 小体（W-P 小体）**，为膜被小体，是内皮细胞特有的结构。小体内含许多直径 15nm 的平行细管。W-P 小体可合成和存储 von Willebrandt 因子（von Willebrandt factor，vWF）。当血管破裂后，血小板以 vWF 为中介，黏附在胶原纤维上，形成血栓，起止血作用。

2）**内皮下层**　为位于内皮下的薄层疏松结缔组织，内含有少量胶原纤维、弹性纤维和少量平滑肌纤维。此层起缓冲和连接作用。

3）**内弹性膜**　位于内皮下层外侧，是由弹性蛋白构成的膜状结构，膜上有许多小孔。此膜有弹性，有利于血管的舒缩。在动脉横切面上，因管壁收缩，弹性膜呈波浪形。中动脉的内弹性膜很发达，可作为内膜与中膜的分界。

（2）**中膜**（tunica media）　是三层中最厚的，由 10～40 层环形排列的平滑肌纤维组成。平滑肌纤维间有少量的弹性纤维和胶原纤维。许多学者认为，血管壁的平滑肌纤维是成纤维细胞的亚型，可产生纤维和基质。在病理情况下，中膜的平滑肌纤维移入内膜，产生基质和纤维，使内膜增厚，是动脉硬化的主要病理变化。

（3）**外膜**（tunica adventitia）　厚度与中膜接近，由疏松结缔组织构成，多数中动脉的中膜和外膜交界处有明显的外弹性膜，由密集的弹性纤维构成。外膜含有营养血管、淋巴管和丰富的神经纤维，神经纤维伸入中膜的平滑肌纤维内，可调节血管的舒张和收缩。

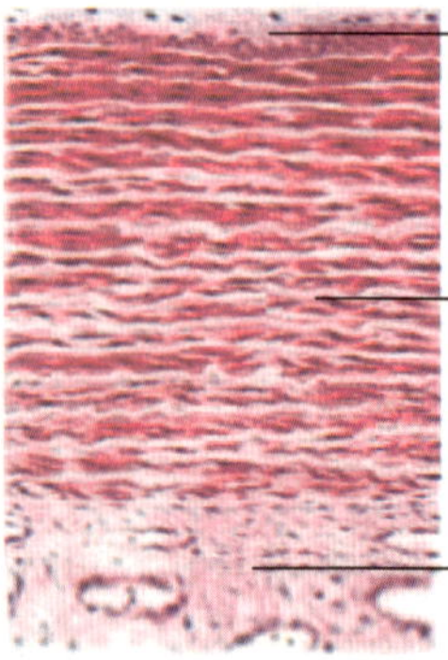

2. 大动脉（large artery）　包括主动脉、肺动脉、头臂干、颈总动脉、锁骨下动脉、椎动脉和髂总动脉等。大动脉的管壁中有多层弹性膜和大量弹性纤维，平滑肌较少，故又称**弹性动脉**（elastic artery）。其管壁结构特点如下（图 6-7）：

（1）**内膜**　大动脉的内皮下层较厚，其中含有胶原纤维、弹性纤维和散在的平滑肌纤维。由于内弹性膜与中膜的弹性膜相连，故内膜与中膜的分界不清楚。

（2）**中膜**　最厚，有 40～70 层弹性膜，膜上有许多小的窗

图 6-7　大动脉
HE 染色　×100

孔。各层弹性膜借弹性纤维相连,弹性膜之间还有环形平滑肌和少量胶原纤维(图6-8)。

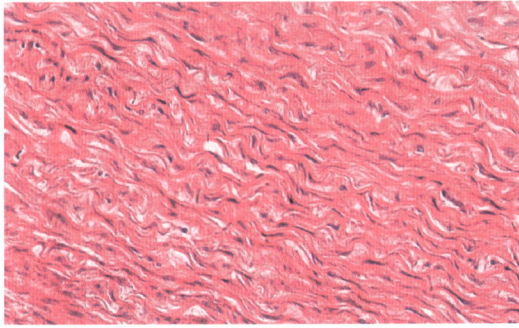

图6-8　大动脉中膜　HE染色　×400

（3）**外膜**　较薄,由较致密的结缔组织构成,细胞以成纤维细胞为主。外膜中含有较多的营养血管、淋巴管和神经,无明显的外弹性膜。

3. 小动脉(small artery)　管径介于0.3～1mm之间,结构与中动脉相似,但各层变薄,也属肌性动脉。较大的小动脉,有明显的内弹性膜,中膜有2～9层平滑肌纤维,外膜厚度与中膜相近,一般没有外弹性膜(图6-9)。

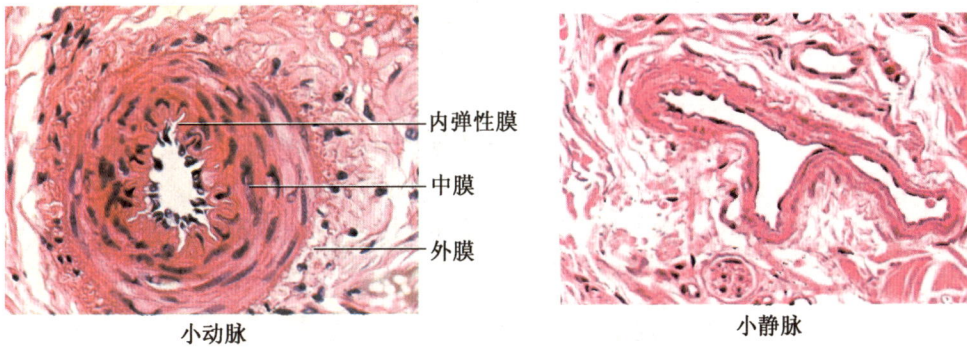

内弹性膜

中膜

外膜

小动脉　　　　　　　　　　　　小静脉

图6-9　小动脉和小静脉　HE染色　×200

4. 微动脉(arteriole)　为管径在0.3mm以下的动脉。无内外弹性膜,中膜由1～2层平滑肌纤维组成,外膜较薄。

5. 动脉管壁结构与功能的关系　心脏有规律的舒缩,将血液断续地射入大动脉。由于近心脏的大动脉管壁中含有丰富的弹性纤维,有较大弹性,因此在心脏收缩时,血液瞬间快速射入大动脉使其管径扩张,而心脏舒张时,大动脉管径回缩,使血流向前流动,保持了血流的平稳和连续;中动脉中膜平滑肌纤维的收缩和舒张,能调节分配到身体各部和各器官的血流量;小动脉和微动脉的舒缩,能显著地调节器官局部和组织的血流量;正常血压的维持主要取决于外周阻力,而外周阻力的变化主要在于小动脉和微动脉平滑肌纤维收缩的程度,因此小动脉和微动脉也称**外周阻力血管**。

（三）静　脉

静脉(vein)由小至大逐级汇合,管径渐增粗,管壁也渐增厚,根据管径的大小和结构不同,静脉分为微静脉、小静脉、中静脉和大静脉四级。中静脉及小静脉常与相应的动脉伴行,与伴行动脉相比,静脉数量多,管壁薄,管腔大而不规则,弹性小。在切片标本中,静脉管壁常呈塌陷状。静脉管壁也可分内膜、中膜和外膜三层,但三层膜常无明显的界限。

1. 微静脉(venule)　管腔不规则,管径 $50\sim200\mu m$,中膜只有散在分布平滑肌纤维,外膜薄。紧接毛细血管的微静脉称**毛细血管后微静脉**(postcapillary venule)。

2. 小静脉(small vein)　管径在 $0.2\sim1mm$ 之间,中膜有一层较完整的平滑肌纤维。较大小静脉的中膜平滑肌纤维可以增至数层,外膜也渐变厚(图 6-9)。

3. 中静脉(medium-sized vein)　除大静脉以外,凡有解剖学名称的静脉都属中静脉。管径 $1\sim9mm$,内膜很薄,内弹性膜不发达或不明显;中膜比相伴行的中动脉薄很多,环形平滑肌纤维分布稀疏;外膜比中膜厚,由结缔组织组成,无外弹性膜,有的中静脉外膜可有纵行平滑肌束(图 6-6)。

4. 大静脉(large vein)　管径大于 $10mm$ 以上,包括上腔静脉、下腔静脉、头臂静脉和颈内静脉等。管壁内膜较薄,内弹性膜不明显;中膜不发达,为几层排列疏松的环形平滑肌纤维,有时甚至没有平滑肌;外膜较厚,结缔组织内常有大量纵行排列的平滑肌束。

(四) 静脉瓣

管径在 $2mm$ 以上的静脉常有**静脉瓣**(venous valve),静脉瓣是内膜凸入管腔折叠而成的两个半月形薄片,彼此相对,其游离缘朝向血流方向。瓣膜中心为含弹性纤维的结缔组织,表面覆以内皮。瓣膜的作用是防止血液逆流。四肢静脉的瓣膜较多,头面部、大静脉、肝门静脉、胸腹壁的静脉缺少或无静脉瓣。

(五) 微循环

微循环(microcirculation)是指微动脉与微静脉之间的微血管循环,是血液循环的基本功能单位。微循环能调节局部血流量,对组织和细胞的营养供应和代谢产物的排出起着重要的作用。人体各部和器官中微循环血管的组成各有特点,但一般都由以下几部分组成(图 6-10)。

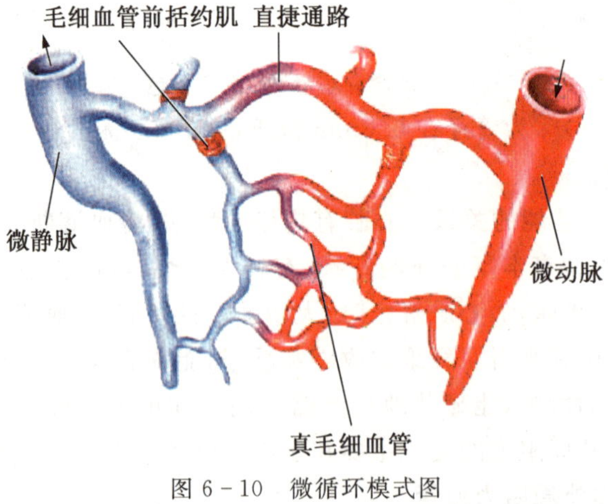

图 6-10　微循环模式图

1. 微动脉　为微循环的起始部,管壁平滑肌纤维的收缩和舒张,可调节进出微循环的血流量,因此起微循环的总闸门作用。

2. 毛细血管前微动脉和中间微动脉　微动脉的分支称**毛细血管前微动脉**(precapillary

arteriole），管壁仅由一层平滑肌构成。毛细血管前微动脉的再分支称**中间微动脉**（metarteriole），其管壁平滑肌纤维稀疏分散，未形成完整的一层。

3. 真毛细血管（true capillary）　由中间微动脉分支形成的相互吻合的毛细血管网，称真毛细血管，即通常所称的毛细血管，是血液与组织间进行物质交换的主要部位。在真毛细血管的起始处，有少许环形平滑肌组成的**毛细血管前括约肌**（precapillary sphincter），是调节微循环的分闸门。

4. 直捷通路（thoroughfare channel）　是中间微动脉与微静脉直接连通的、距离最近的血管，其管壁结构与毛细血管相同，只是管径略粗。在组织处于静息状态时，微循环的血流大部分由微动脉经中间微动脉和直捷通路快速流向微静脉，只有小部分血液流经真毛细血管；当组织功能活跃时，毛细血管前括约肌开放，大部分血液流经真毛细血管网，充分完成血液与组织之间的物质交换。

5. 动静脉吻合（arteriovenous anastomosis）　是微动脉发出的侧支，直接与微静脉相通的血管，称动静脉吻合。管壁较厚，有发达的纵行平滑肌层和丰富的运动神经末梢。动静脉吻合收缩时，血液由微动脉流入毛细血管；动静脉吻合松弛时，微动脉血液经此直接流入微静脉。动静脉吻合也是调节局部组织血流量的重要结构。

6. 微静脉　紧贴毛细血管的一段微静脉称**毛细血管后微静脉**（postcapillary venule），其管壁结构与毛细血管相似，但管径较粗、内皮细胞间的间隙较大，故通透性较大，有物质交换功能。

三、心

（一）心的位置与外形

心是血液循环的动力器官，其位置、形态和大小随着生理功能、年龄、身高、体重、性别和健康状况等因素的不同而有差异。

1. 心的位置　心位于胸腔的中纵隔内，周围裹以心包，约 2/3 位于身体正中线的左侧，1/3 位于正中线的右侧。心的前面平对第 2～6 肋软骨，大部分被肺和胸膜所遮盖，只有前面一小部分与胸骨下部左半和左侧第 4～6 肋软骨相邻。故临床上行心内注射时常在左侧第 4 肋间靠近胸骨左缘处进针，将药物注射到右心室，可缩短药物的循环途径。心的后方平对第 5～8 胸椎；上方连有出入心的大血管；下方贴膈；两侧为纵隔胸膜（图 6－11）。

2. 心的外形　心形似倒置的、前后稍扁的圆锥体，大小如本人拳头，可分为一尖、一底、两面、三缘，表面尚有四条沟（图 6－12、图 6－13）。

（1）**心尖**（cardiac apex）　圆钝，朝向左前下方，由左心室构成，位于左侧第 5 肋间隙、锁骨中线内侧的 1～2cm（或距前正中线 7～9cm）处，在此可看到或触及心尖的搏动。

（2）**心底**（cardiac base）　朝向右后上方，主要由左心房和小部分的右心房构成。上、下腔静脉分别从上、下注入右心房；左、右肺静脉分别从两侧注入左心房。

（3）**两面**　胸肋面（前面），朝向前上方，大部分由右心房和右心室构成，一小部分由左心耳和左心室构成；膈面（下面），近乎水平位，朝向下后，隔心包与膈相贴。该面大部分由左心室，小部分由右心室构成。

（4）**三缘**　心的下缘较锐利，介于膈面与胸肋面之间，朝向前下，由右心室和心尖构成；右缘垂直圆钝，由右心房构成；左缘斜向左下方，绝大部分由左心室构成，仅上方一小部分由

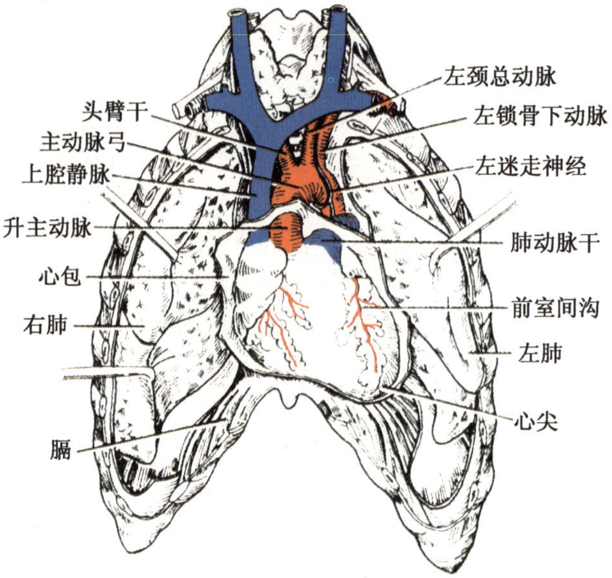

图 6-11　心的位置

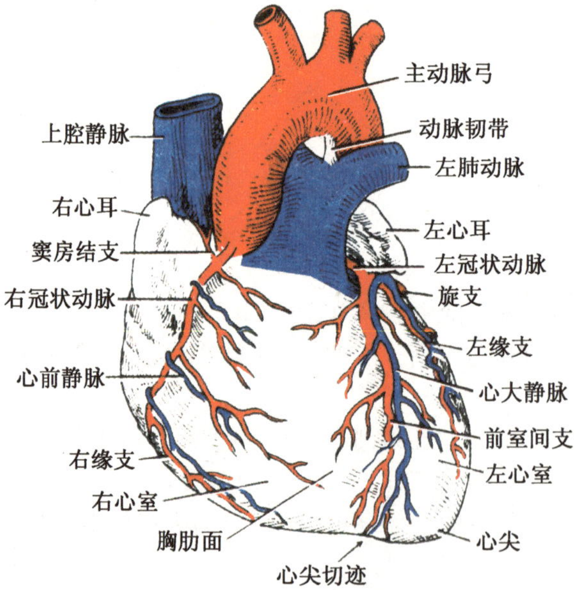

图 6-12　心的外形和血管（前面）

左心耳参与。

（5）**四条沟**　**冠状沟**（coronary sulcus）靠近心底，近似环形，几乎呈冠状位，前方被肺动脉干中断，是心房、心室在心表面的分界标志。在心室的胸肋面和膈面各有一条自冠状沟向心尖延伸的浅沟，分别称**前室间沟**和**后室间沟**。两沟在心尖的右侧会合，此处稍凹陷称**心尖切迹**。前、后室间沟是心室在心表面的分界标志。**后房间沟**在心底的左、右心房之间，对应房间隔的后缘，是心房在心表面的分界标志。后房间沟、后室间沟与冠状沟的相交处称**房室交点**（crux），是心表面的重要标志。上述各沟内由心的血管和脂肪填充。

图 6-13　心的外形和血管（后面）

（二）心的各腔

1. 右心房　右心房（right atrium）（图 6-14）壁薄腔大，构成心的右上部。以表面的界沟和内面的界嵴为界，右心房分为前方的固有心房和后方的腔静脉窦两部分。固有心房向左前方突出的部分称**右心耳**（right auricle），在固有心房及右心耳内面，有许多平行的肌性隆起，称**梳状肌**。当右心功能障碍时，心耳处的血流缓慢，易瘀积形成血栓，脱落后随血流导致肺动脉栓塞。右心房有三个入口和一个出口，上方有**上腔静脉口**，下方有**下腔静脉口**，分别接纳上、下腔静脉。在下腔静脉口与右房室口之间有**冠状窦口**，冠状窦经此注入右心房；出

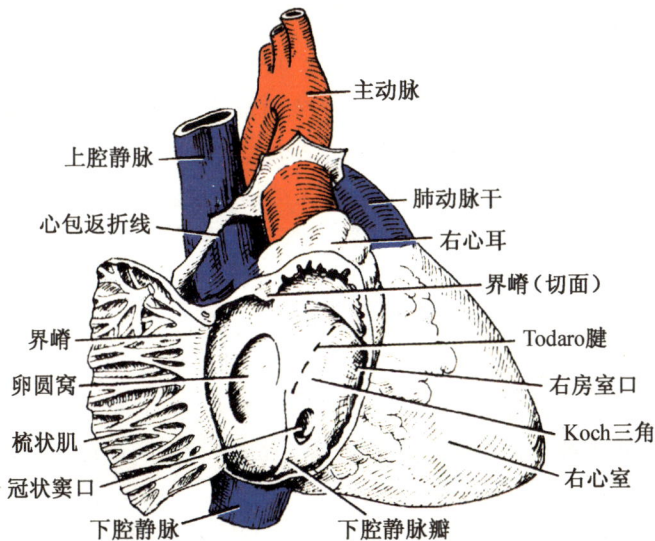

图 6-14　右心房

口是**右房室口**,位于右心房的前下部,通右心室。在右心房房间隔的下部有一浅窝,称**卵圆窝**(fossa ovalis),为胚胎时期卵圆孔闭合后的遗迹,是房间隔缺损的多发部位,也是从右心房进入左心房行心导管穿刺的理想部位。

2. 右心室　右心室(right venticle)(图 6 - 15)位于右心房的前下方,构成胸肋面的大部分。右心室腔在底的后上方有**右房室口**(right atrioventricular orifice),左上方有**肺动脉口**(orifice of pulmonary trunk),两口之间有一弓形隆起,称**室上嵴**,其将右心室分为流入道(窦部)和流出道(漏斗部)两部分。

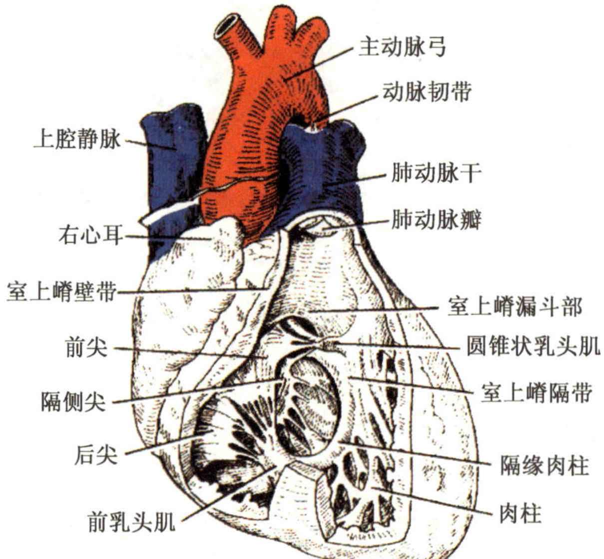

主动脉弓
动脉韧带
上腔静脉
肺动脉干
肺动脉瓣
右心耳
室上嵴壁带
室上嵴漏斗部
前尖
圆锥状乳头肌
隔侧尖
室上嵴隔带
后尖
隔缘肉柱
前乳头肌
肉柱

图 6 - 15　右心室

（1）**流入道**　从右房室口延伸至右心室尖,是右心室的主要部分。室壁有许多纵横交错的肌性隆起,称**肉柱**。入口是右房室口,其周围的纤维环上附有三片略呈三角形的瓣膜,称**三尖瓣**(tricuspid valve),按其位置分别称前尖、后尖和内侧尖。瓣膜的游离缘借腱索连于**乳头肌**(papillary muscles),其为室壁突入心室腔的锥体形肌隆起,有前、后、内侧三组。当心室收缩时,三尖瓣关闭,因乳头肌收缩和腱索的牵拉,使瓣膜不致翻向心房,从而防止血液逆流入右心房。纤维环、三尖瓣、腱索和乳头肌在结构、功能上是一个整体,称为**三尖瓣复合体**。它们共同保证血液的单向流动,其中任何一部分结构损伤,将会导致血流动力学上的改变。室腔内还有一条从室间隔连至前乳头肌根部的圆形肌束,称为**隔缘肉柱**(节制索)。

（2）**流出道**　又称**动脉圆锥**(conus arteriosus),占据右心室腔的左上部,内壁光滑,形似圆锥而得名。其上端借肺动脉口通肺动脉干。在肺动脉口周围的纤维环上附有三片袋口向上的半月形瓣膜,称为**肺动脉瓣**(pulmonary valve)。每个瓣膜游离缘中点增厚的部分称为**半月瓣小结节**,可使瓣膜闭合更为严密。当心室舒张时,肺动脉瓣闭合阻止血流进入肺动脉干。

3. 左心房　左心房(left atrium)位于右心房的左后方,构成心底的大部(图 6 - 16)。前部向右前方突出的部分称**左心耳**,内壁也有与右心耳相似的梳状肌,因其与二尖瓣邻近,是心外科常用的手术入路之一;右心功能障碍时,左心耳内血栓脱落,会导致体循环远端动脉

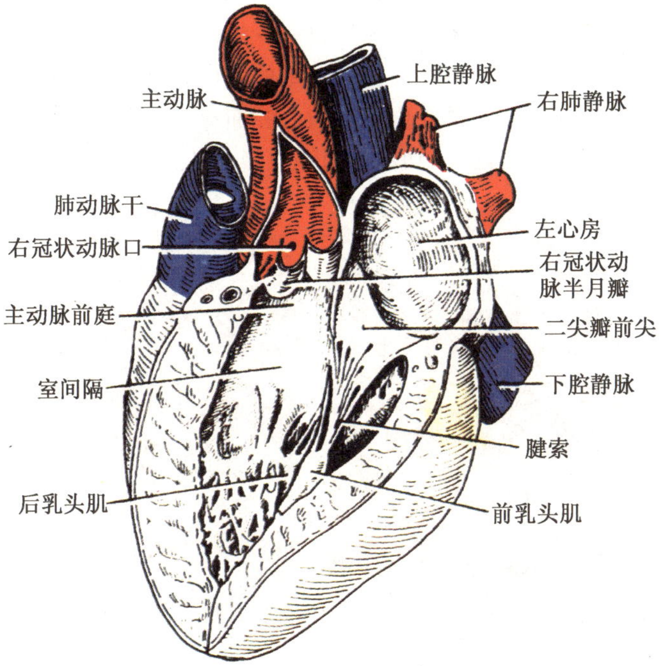

图 6-16 左心房和左心室

的栓塞。左心房腔面光滑,其后壁两侧有**左上肺静脉、左下肺静脉、右上肺静脉**和**右下肺静脉**的开口,导入由肺回流的动脉血。左心房有一个出口是前下方的**左房室口**(left atrioven-tricular orifice),通向左心室。

4. 左心室 左心室(left ventricle)大部分位于右心室的左后方,呈圆锥形,构成心尖及心的左缘。左室壁厚约为 9~12mm,是右室壁厚度的 3 倍。左心室以二尖瓣前尖为界,分为流入道(窦部)和流出道(主动脉前庭)两部分(图 6-16)。

(1)**流入道** 是左心室的主要部分,室壁上的肉柱发达。入口是**左房室口**,口周围的纤维环上有两片三角形瓣膜,即**二尖瓣**(mitral valve),分为前尖和后尖。二尖瓣的游离缘借多条腱索连于乳头肌。左心室的乳头肌较右心室强大,有前后两组,位于前后壁上。纤维环、二尖瓣、腱索、乳头肌合称**二尖瓣复合体**。

(2)**流出道** 位于室腔的前内侧部,室壁光滑,其出口是**主动脉口**(aortic orifice),通主动脉。口周围的纤维环上也有与肺动脉瓣相似的瓣膜,称为**主动脉瓣**(aortic valve),瓣膜大而坚韧,半月瓣小结节明显。每个瓣膜与主动脉壁之间形成的衣袋状的空间,称为**主动脉窦**(aortic sinus),可分为左、右、后三个窦。在左、右窦的动脉壁上有左、右冠状动脉的开口。

心如一个"血泵",而瓣膜就像泵的闸门,控制着心内血液的定向流动。心房和心室的收缩与舒张在心传导系统的调控下,交错进行。心室收缩时,二尖瓣和三尖瓣关闭,主动脉瓣和肺动脉瓣开放,血液射入动脉;心室舒张时,二尖瓣和三尖瓣开放,主动脉瓣和肺动脉瓣关闭,血液由心房射入心室。

(三)心的构造

1. 心壁的构造 心壁由内向外依次有心内膜、心肌膜和心外膜三层构成。

（1）**心内膜**（endocardium）　依次由内皮、内皮下层和心内膜下层构成（图 6 - 17）。内皮与血管内皮相连；内皮下层由细密的结缔组织和少量平滑肌纤维组成；心内膜下层由较疏松的结缔组织组成，内含小血管和神经。在心室壁的心内膜下层有心脏传导系的分支，即浦肯野纤维。**心瓣膜**（cardiac value）是心内膜突向心腔而成的薄片状结构，向心室开放。瓣膜内部为致密结缔组织，表面覆盖内皮，功能是阻止血液逆流。

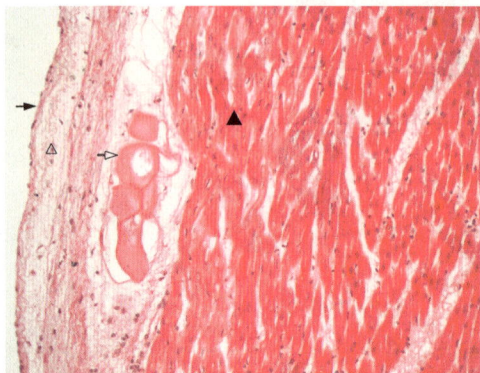

图 6 - 17　心内膜　HE 染色　×100　　　　图 6 - 18　心肌膜　HE 染色　×100

（↑）内皮；（△）内皮下层；（↟）浦肯野纤维；（▲）心肌

（2）**心肌膜**（myocardium）　是构成心壁的主体，主要由心肌纤维构成（图6 - 18）。心肌纤维呈螺旋状排列，可分为内纵、中环和外斜三层。在两个肺动脉口和房室口周围有致密结缔组织构成**心骨骼**（cardiac skeleton）（图6 - 19），心房肌和心室肌分别附着于心骨骼，因此，心房肌和心室肌可以分别收缩。

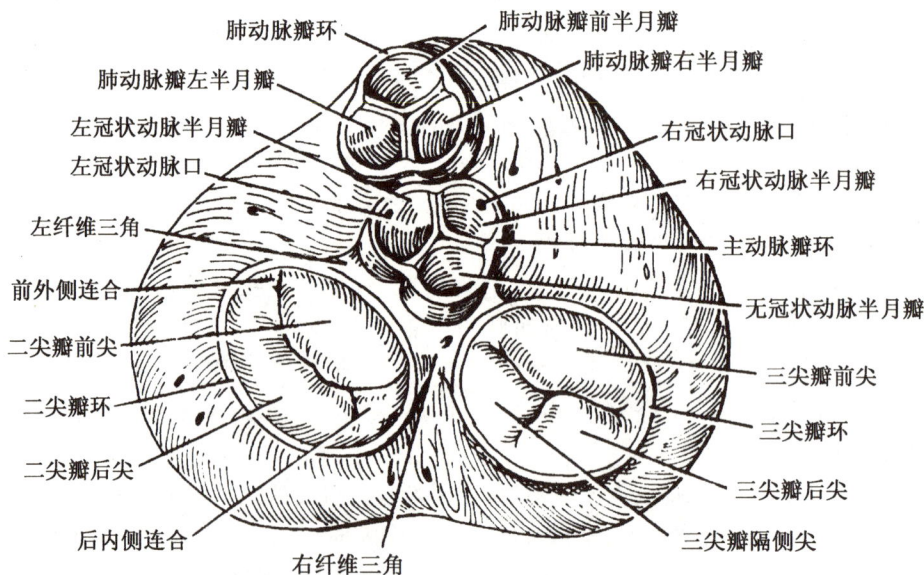

图 6 - 19　纤维环和纤维三角

（3）**心外膜**（epicardium）　即浆膜性心包膜的脏层，由间皮和薄层结缔组织构成（图 6 - 20）。心外膜中有冠状动脉主干及其分支、静脉、神经和脂肪组织等。

2. 房间隔和室间隔

（1）**房间隔**（interatrial septum）　位于左、右心房之间，由两层心内膜夹心房肌纤维和结缔组织构成，厚度为 1～4mm，卵圆窝处最薄。

（2）**室间隔**（interventricular septum）　位于左、右心室之间，可分为上方的膜部和下方的肌部，膜部位于主动脉口的下方，区域较小，面积约为 0.8cm²，此处缺乏肌质，是室间隔缺损的好发部位。

（四）心的传导系统

心的传导系统主要由特殊分化的心肌细胞构成，具有自律性和传导性，其主要功

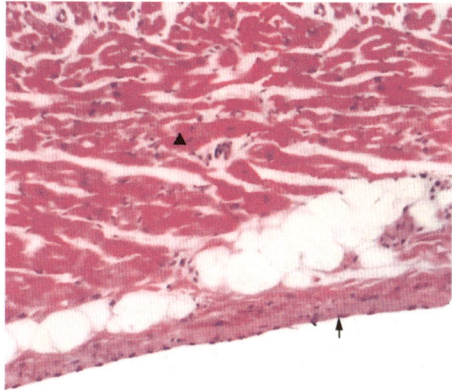

图 6-20　心外膜　HE 染色　×100
（↑）间皮；（▲）心肌

能是产生兴奋和传导冲动，维持心正常节律性活动，包括窦房结、房室结、房室束、左、右束支和 Purkinje（浦肯耶）纤维网（图 6-21）。

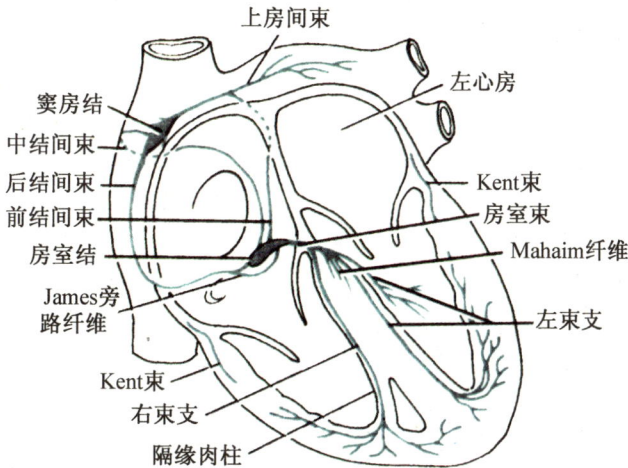

图 6-21　心传导系统模式图

1. 窦房结（sinuatrial node）　是心的正常起搏点，呈长椭圆形，位于上腔静脉与右心房交界处界沟上部的心外膜深面，其大小约为 15mm×5mm×1.5mm。

2. 结间束　窦房结的冲动经何种途径传至左、右心房和房室结的问题，长期以来一直未有定论。有学者提出窦房结和房室结之间有结间束相连，但迄今尚无充分的形态学证据。按这种理论，结间束有三条，即前结间束、中结间束和后结间束，分别经心房达房室结。

3. 房室结（atrioventricular node）　位于冠状窦口与右房室口之间的心内膜的深面，呈扁椭圆形，其大小约为 6mm×3mm×1mm。它将窦房结传来的冲动传向心室，从而保证心房收缩后即开始心室的收缩。房室结在前下方续为房室束。

4. 房室束（atrioventricular bundle）　又称 **His 束**，是冲动传向心室肌的唯一通路，起于房室结的前端，在室间隔膜部后下缘内下降，至肌部的上缘，分为左、右束支。

5. 左、右束支

（1）**左束支**（left bundle branch）　呈扁带状起自房室束，在室间隔左侧心内膜下走行，于室间隔上、中 1/3 交界处分为两支，分别至前、后乳头肌根部，分散为 Purkinje 纤维，与左室前、后乳头肌和室壁的普通心肌细胞相连。

（2）**右束支**（right bundle branch）　呈细长圆索状，起于房室束分叉处的末端沿室间隔右侧心内膜内下行，经节制索至右心室前乳头肌根部分散为 Purkinje 纤维，与右心室乳头肌和心肌细胞相连。

6. Purkinje 纤维网　左、右束支的分支在心内膜深面交织成心内膜下 Purkinje 纤维网，进而构成心肌内 Purkinje 纤维网，最后与心肌细胞相连。

窦房结自身兴奋的频率最高，这种兴奋的冲动迅速依次传至心房肌、结间束、房室结、房室束、左、右束支、Purkinje 纤维和心室肌，从而引起心房、心室肌的交替收缩，产生心跳的节律。

（五）心的血管

1. 心的动脉　心的营养血管来源于左、右冠状动脉。它们发自升主动脉根部的主动脉左、右窦。

（1）**左冠状动脉**（left coronary artery）　起于主动脉左窦，向左行于左心耳与肺动脉干之间，然后分为前室间支和旋支（图 6-12、图 6-13）。

1）**前室间支**（anterior interventricular branch）　也称**前降支**，沿前室间沟下行，其末梢绕过心尖切迹与后室间支吻合。前室间支及其分支分布于左室前壁、心尖、右室前壁一小部分及室间隔前 2/3 等部位，其分出的左圆锥支与右冠状动脉的右圆锥支互相吻合形成动脉环，称为 **Vieussens 环**，共同分布于动脉圆锥，是常见的侧支循环。

2）**旋支**（cicumflex branch）　亦称**左旋支**，沿冠状沟左行，绕心左缘至左心室膈面，多在心左缘与后室间沟之间的中点附近分支而终。旋支及其分支分布于左心房、左心室侧壁、左心室前壁一小部分、左心室膈面大部，约 40% 的人分布于窦房结。

（2）**右冠状动脉**（right coronary artery）　起于主动脉右窦，行于右心耳与肺动脉干根部之间，入冠状沟后向右行，在房室交点附近分为后室间支和左室后支。右冠状动脉主要分布于右心房、右心室、左心室膈壁的一部分、室间隔后 1/3、窦房结和房室结（图 6-12、图 6-13）。

1）**后室间支**　沿后室间沟下行，分支布于后室间沟两侧的心室壁和室间隔后 1/3。

2）**左室后支**　也称**右旋支**，发出后向左行，分支布于左心室膈壁的右侧部分和后乳头肌。

3）**窦房结支**　约 60% 的人起于右冠状动脉，沿右心耳的内侧面向上腔静脉口的方向走行，分布于窦房结。

（3）**冠状动脉的分布类型**　左、右冠状动脉在胸肋面的分布相对恒定，但在膈面的分布范围变化较大。根据左、右冠状动脉在心膈面分布区域的大小可分为三型。

1）**右优势型**　右冠状动脉除分布于右室膈面外，还越过房室交点和后室间沟，分布于左心室膈面的一部分，此型占 65.7%。

2）**均衡型**　左、右冠状动脉在膈面的分布，互不越过房室交点和后室间沟，占 28.7%。

3）**左优势型**　左冠状动脉除分布于左室膈面外，还越过房室交点和后室间沟，布于右心室膈面的一部分，此型占 5.6%。

2. 心的静脉　心壁的静脉血由冠状窦收集,经冠状窦口注入右心房。冠状窦的主要属支有心大、中、小静脉,还有一些小静脉属支(图6-22)。

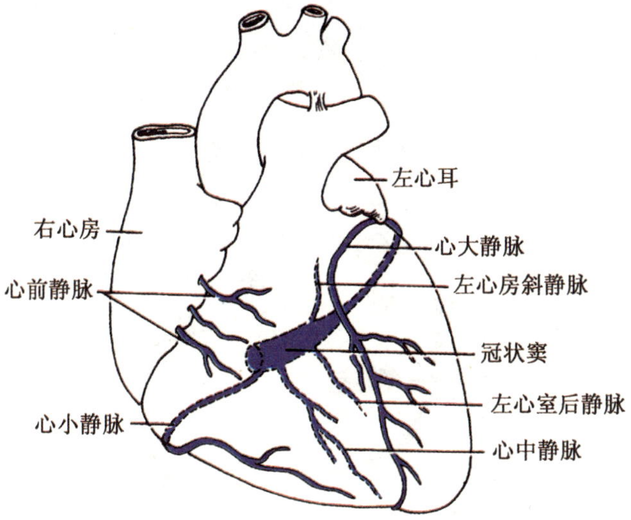

图6-22　心的静脉模式图

冠状窦(coronary sinus)位于心膈面,左心房与左心室之间的冠状沟内,其右端开口于右心房,主要属支有(图6-12、图6-13):

(1) **心大静脉**　在前室间沟内与前室间支伴行,斜向左上进入冠状沟,绕心左缘至心膈面,注入冠状窦左端。

(2) **心中静脉**　起于心尖部与后室间支伴行,注入冠状窦右端。

(3) **心小静脉**　在冠状沟内,与右冠状动脉伴行,向左注入冠状窦右端。

此外,还有位于心壁内的**心最小静脉**,直接开口于心腔(主要是右心房);起于右心室前壁的**心前静脉**,向上越过冠状沟直接注入右心房。

(六) 心包

心包(pericardium)是包裹心和出入心的大血管根部的圆锥形纤维浆膜囊,分内、外两层,外层为纤维心包,内层为浆膜心包(图6-23)。

纤维心包是坚韧的结缔组织囊,位于心包的外层,向上与大血管的外膜相续,下方与膈中心腱愈着。

浆膜心包薄而光滑,分脏、壁两层。壁层衬贴于纤维心包的内面,与纤维心包紧密相贴。脏层包于心和大血管根部的表面,构成心壁的外膜。脏、壁两层在出入心的大血管根部互相移行,两层之间的潜在腔隙称**心包腔**(pericardial cavity),内含少量浆液,起润滑作用。

在心包腔内,浆膜心包脏、壁两层返折以及壁层在某些部位相互移行形成的间隙,称为**心包窦**(图6-22)。位于升主动脉、肺动脉干后壁与上腔静脉、左心房前壁之间为**心包横窦**;位于左心房后壁、左、右肺静脉、下腔静脉与心包后壁之间为**心包斜窦**;位于心包腔前下部,心包前壁与膈上心包壁层返折移行形成的间隙称为**心包前下窦**。该处位置最低,心包积液常存于此处,是心包穿刺比较安全的部位。

心包的主要功能:减少摩擦,防止心过度扩张,以保持血容量相对恒定,同时也是一种

图 6 - 23　心包

屏障,可防止邻近部位的感染波及心。

(七) 心的体表投影

心的体表投影个体差异较大,也可因体位而变化。一般采用 4 点连线来确定心界(图6 - 24)。

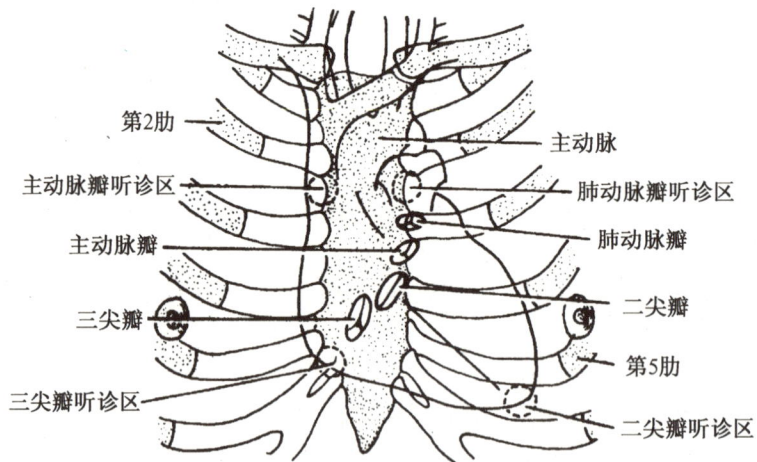

图 6 - 24　心的体表投影

1. **左上点**　在左侧第 2 肋软骨的下缘,距胸骨左缘约为 1.2cm;
2. **右上点**　在右侧第 3 肋软骨的上缘,距胸骨右缘 1cm;
3. **左下点**　即心尖的位置;
4. **右下点**　在右侧第 6 胸肋关节处。

左、右上点连线为心的上界;左、右下点连线为心的下界;右上点与右下点之间微向右凸的弧形连线为心的右界；左上点与左下点之间微向左凸的弧形连线为心的左界。了解心在胸前壁的投影，对临床上判断心界的大小及心音听诊等具有实际意义。

四、肺循环的血管

（一）肺循环的动脉

肺动脉干（pulmonary trunk）是一粗短的动脉干，起自右心室，在升主动脉前方向左后上方斜行，至主动脉弓的下方分为左、右肺动脉（图 6－12）。

左肺动脉（left pulmonary artery）较短，向左横行，经食管、胸主动脉的前方至左肺门，分2 支进入左肺上、下叶。

右肺动脉（right pulmonary artery）较长而粗，向右横行，经升主动脉和上腔静脉后方至右肺门处，分 3 支进入右肺上、中、下叶。

在肺动脉分叉处稍左侧与主动脉弓下缘之间连有一结缔组织索，称**动脉韧带**（arterial ligament），是胚胎时期动脉导管闭锁后的遗迹（图 6－12）。动脉导管若在生后六个月尚未闭合，则称动脉导管未闭，是常见的先天性心脏病之一。

（二）肺循环的静脉

肺静脉（pulmonary veins）每侧两条，即**左上肺静脉、左下肺静脉**和**右上肺静脉、右下肺静脉**。它们途经肺门，向内穿过纤维心包，注入左心房后部的两侧（图 6－13）。

五、体循环的血管

（一）体循环的动脉

体循环的动脉是将血液由心运送到全身各器官的血管，由左心室发出的主动脉及各级分支组成。动脉的分支进入器官前的一段称为**器官外动脉**，进入器官后的分支称**器官内动脉**。器官外动脉分布的一般规律是：① 人体左右对称，动脉分支亦有对称性；② 躯干部的动脉有壁支和脏支之分，其中壁支有明显的节段性（肋间后动脉和腰动脉）；③ 人体每一大局部（头颈、躯干、四肢）都有 1～2 条动脉干；④ 动脉常与静脉、神经和淋巴管伴行；⑤ 动脉在行程中，多居于身体的屈侧、深部或安全隐蔽的部位；⑥动脉常以最短的距离到达所分布的器官；⑦动脉分布的形式与器官的形态和功能相一致；⑧动脉管径的粗细、分支多少与器官的形态、大小和功能密切相关。

器官内动脉分布的一般规律是：① 实质性器官（肝、肾等）的动脉，自器官的门进入，呈放射状分布，常作为器官分叶或分段的基础；② 空腔性器官（肠、胃、等）的动脉，呈纵行、横行或放射状分布（图 6－25）。

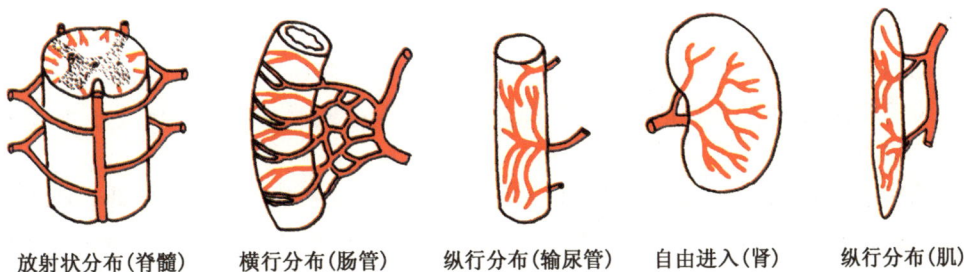

放射状分布(脊髓)　横行分布(肠管)　纵行分布(输尿管)　自由进入(肾)　纵行分布(肌)

图 6－25　器官内动脉的分布类型

　　主动脉（aorta）是人体内最粗大的动脉,也是体循环动脉的主干。主动脉由左心室发出,先向右上行继而呈弓形弯向左后方至第四胸椎体下缘水平,沿脊柱的左前方下行,经膈的主动脉裂孔入腹腔,至第四腰椎体下缘平面分为左、右髂总动脉。以胸骨角平面为界,将主动脉分为升主动脉、主动脉弓和降主动脉（图 6 - 33、图 6 - 34）。

　　1. 升主动脉（ascending aorta）　发自左心室,位于上腔静脉与肺动脉干之间,向右前上方斜行,达右侧第 2 胸肋关节后方的高度移行为主动脉弓,其根部发出左、右冠状动脉。

　　2. 主动脉弓（aortic arch）　是主动脉自胸骨角平面上方向左后方弯曲的部分。其前方为胸骨,后方为气管与食管。在主动脉弓的壁内有压力感受器,称**主动脉窦**,具有调节血压的作用。在主动脉弓的稍下方靠近动脉韧带处有 2～3 个粟粒样小体,称**主动脉小球**,为化学感受器,具有感受血液中 CO_2 浓度变化、调节呼吸的作用。主动脉弓的凸侧壁上从右向左依次向上发出头臂干、左颈总动脉和左锁骨下动脉三大分支。头臂干为一短干,向右上方斜行至右侧胸锁关节后方分为右颈总动脉和右锁骨下动脉。

　　（1）**颈总动脉**（common carotid artery）　是头颈部的动脉主干（图 6 - 26）,左侧发自主动脉弓,右侧发自头臂干。两侧颈总动脉均经胸锁关节后方进入颈部,沿食管、气管和喉的外侧上行,到甲状软骨上缘高度分为颈内动脉和颈外动脉。颈总动脉的上段位置表浅,在活体上可摸到其搏动。当头面部外伤大出血时,可在胸锁乳突肌前缘,相当于环状软骨平面,向后内将颈总动脉压向第 6 颈椎的横突前结节（颈动脉结节）,进行急救止血。在颈总动脉分叉处有颈动脉窦和颈动脉小球两个重要结构。

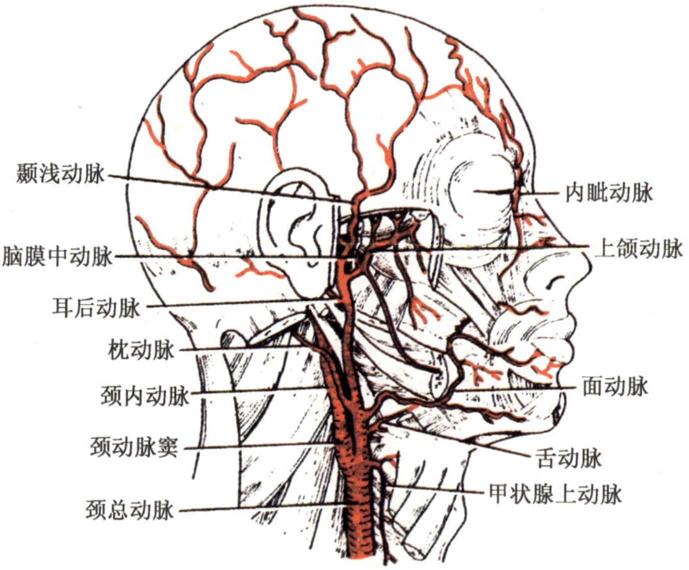

图 6 - 26　颈部的动脉

　　颈动脉窦（carotid sinus）是颈总动脉末端和颈内动脉起始处管腔稍膨大的部分。窦壁内有压力感受器,当血压增高时,窦壁扩张,刺激感受器,反射性地引起心跳减慢、血管扩张,使血压下降。

　　颈动脉小球（carotid glomus）为一扁椭圆形的小体,连于颈总动脉分叉处的后方,为化学感受器,具有与主动脉小球同等的作用。当血液中 CO_2 浓度增高时,可反射性地促使呼吸加深加快。

1) **颈外动脉**(extemal carotid artery)　起自颈总动脉,初始位于颈内动脉的前内侧,然后经颈内动脉的前方转至外侧上行,穿腮腺至下颌颈高度分为颞浅动脉和上颌动脉两个终支(图6-26)。其主要分支有:

① **甲状腺上动脉**　在颈外动脉的起始部发出,行向前下方,分支布于甲状腺上部和喉。

② **舌动脉**　在甲状腺上动脉的稍上方发出,分支布于舌、舌下腺和腭扁桃体。

③ **面动脉**　在舌动脉稍上方发出,经下颌下腺深面向前行,在靠近咬肌前缘处,绕过下颌体至面部,经口角和鼻翼的外侧,迂曲向上内至眼内眦,移行为内眦动脉。面动脉的分支布于腭扁桃体、下颌下腺和面前部等处。面动脉在咬肌前缘绕下颌体下缘处位置表浅,可摸到动脉的搏动。当面部外伤出血时,可在该处将面动脉压迫在下颌骨体上进行急救止血。

④ **颞浅动脉**　在外耳门前方上行,越过颧弓根部至颞部皮下,分支布于腮腺和额、颞和顶部软组织。在外耳门前方、颧弓根部上方的凹窝内可摸到动脉搏动。

⑤ **上颌动脉**　经下颌颈深面进入颞下窝,在翼内肌和翼外肌之间向前内行走至翼腭窝,沿途分支较多布于外耳道、中耳、牙及牙龈、鼻腔、腭、咀嚼肌和硬脑膜等处,其中,**脑膜中动脉**(middle meningeal artery)在下颌颈深面发出向上穿棘孔入颅腔,分前、后两支,紧贴颅骨内面走行,分布于硬脑膜。前支较大,行经颅骨翼点的内面。颞部骨折时此支易受损伤,引起硬膜外血肿。另有下牙槽动脉、眶下动脉等分支到达上、下颌及牙齿等邻近部位。

此外,颈外动脉还发出枕动脉、耳后动脉和咽升动脉,分别布于枕部、耳后和咽。

2) **颈内动脉**(internal carotid artery)　由颈总动脉发出后,在咽的外侧垂直上行至颅底,再经颈动脉管入颅腔。颈内动脉在颅外无分支,在颅内发出分支主要分布于脑和视器等处(图6-26)。

(2) **锁骨下动脉**(subclavian artery)　左侧直接起自主动脉弓,右侧起自头臂干。起始后,从胸锁关节后方斜向外至颈根部,呈弓状经胸膜顶的前方,穿斜角肌间隙,到第1肋外缘移行为腋动脉(图6-27)。当上肢外伤出血时,可于锁骨中点上方的锁骨上窝处向后下方将该动脉压向第1肋进行止血。锁骨下动脉的主要分支有:

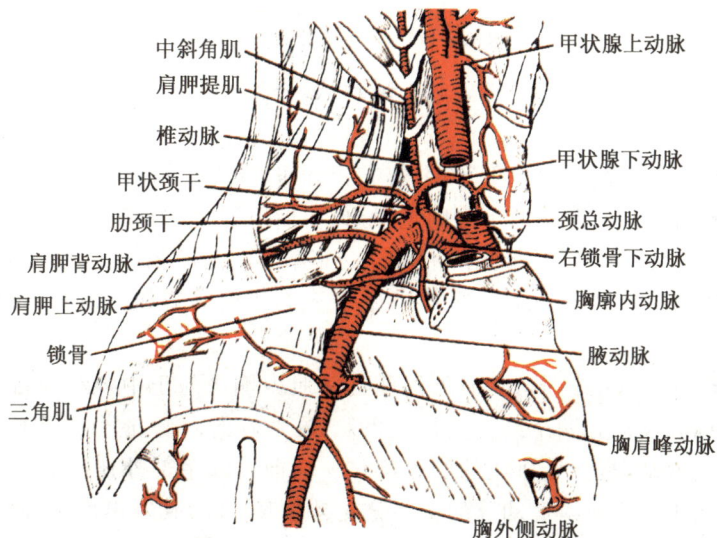

图6-27　锁骨下动脉与椎动脉

1) **椎动脉**(vertebral artery)　在前斜角肌内侧起始,向上穿第6～1颈椎横突孔,经枕骨大孔入颅腔,分支布于脑和脊髓(图6-27)。

2) **胸廓内动脉**　在椎动脉起点的相对侧发出,向下入胸腔,沿第1～6肋软骨(约距胸骨外侧缘1.5cm)的后面下降。其主要分支为肌膈动脉和腹壁上动脉,后者穿膈肌入腹直肌鞘内,并与腹壁下动脉吻合。胸廓内动脉沿途分支布于胸前壁、心包、乳房和膈等处。

3) **甲状颈干**　在椎动脉的外侧起始,为一短干,立即分为数支:

① **甲状腺下动脉**　向上内经颈动脉鞘后方至甲状腺下端,分支布于甲状腺、咽、喉、气管和食管等处;

② **肩胛上动脉**　从甲状颈干发出后,至冈上窝和冈下窝,分支布于冈上肌、冈下肌和肩胛骨;

③ **肋颈干**　从锁骨下动脉起始后经胸膜顶的上方,向后行至第一肋颈处,分支布于颈深肌和第1、2肋间隙。

(3) **腋动脉**(axillary artery)(图6-28)　为锁骨下动脉的直接延续,是上肢动脉的主干,行至腋窝深部,在大圆肌下缘处移行为肱动脉。其主要分支有:

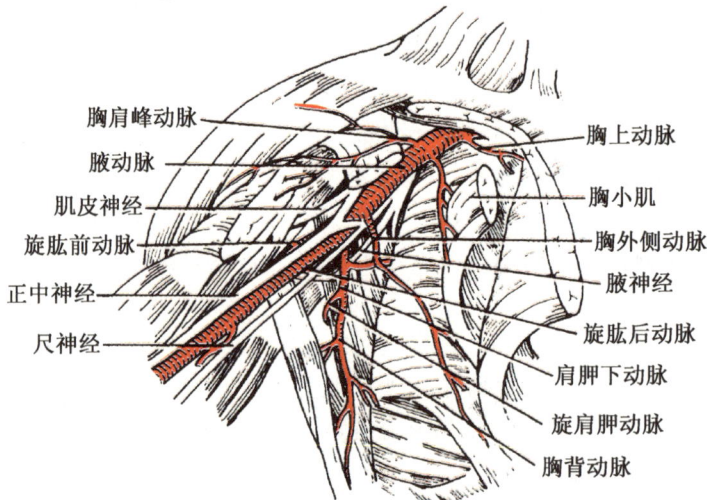

图6-28　腋动脉及其分支

① **胸肩峰动脉**　在胸小肌上缘处起于腋动脉,分为数支布于三角肌、胸大肌、胸小肌和肩关节;

② **胸外侧动脉**　沿胸外侧壁下行,分支布于乳房、胸大肌和前锯肌;

③ **肩胛下动脉**　在肩胛下肌下缘附近发出,向后下行,分为**胸背动脉**和**旋肩胛动脉**,前者分支布于背阔肌和前锯肌,后者至冈下窝分支布于其附近诸肌,并与肩胛上动脉吻合;

④ **旋肱后动脉**　伴腋神经绕肱骨外科颈,分支布于肩关节和三角肌。此外还发出**胸上动脉和旋肱前动脉**。

(4) **肱动脉**(brachial artery)　向下沿肱二头肌内侧缘与正中神经伴行,至肘窝桡骨颈平面,分为桡动脉和尺动脉两个终支(图6-29)。在肘窝的内上方,肱二头肌的内侧,肱动脉位置表浅,可触及搏动,是测量血压的听诊部位。当前臂和手部外伤出血时,可在臂中部将该动脉压向肱骨,进行止血。肱动脉的主要分支是**肱深动脉**,其发出后,斜向后外方,伴桡神经下行,分支布于肱三头肌和肱骨。此外还发出分支于臂部和肘关节。

(5) **桡动脉**(radial artery)(图 6-30) 从肱动脉发出后,向下先经肱桡肌和旋前圆肌之间,然后在肱桡肌腱与桡侧腕屈肌腱之间下行,此处位置表浅,是触摸脉搏的部位。桡动脉绕桡骨茎突至手背,穿第一掌骨间隙到手掌,其末端与尺动脉掌深支吻合构成掌深弓。沿途分支布于前臂肌桡侧,并参与肘、腕关节网的构成,其主要分支有**掌浅支**和**拇主要动脉**等。

(6) **尺动脉**(ulnar artery)(图 6-30) 在尺侧腕屈肌与指浅屈肌之间伴尺神经下行,经屈肌支持带的浅面,豌豆骨的桡侧至手掌,末端与桡动脉的掌浅支吻合成掌浅弓。沿途分支布于前臂肌尺侧,并参与肘、腕关节网的构成,其主要分支有**骨间总动脉**和**掌深支**等。

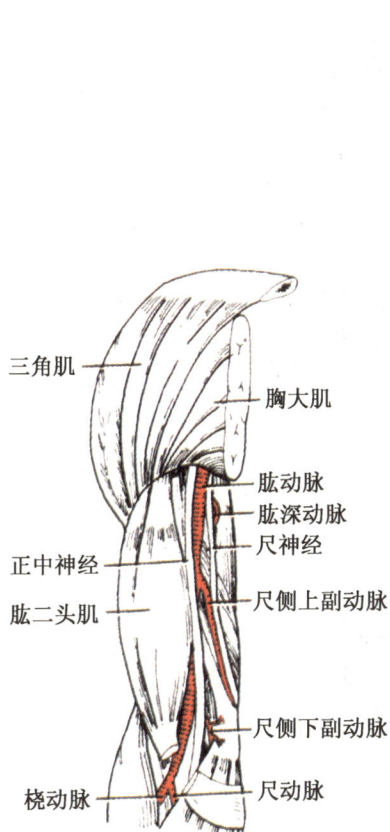

图 6-29 肱动脉及其分支

图 6-30 前臂的动脉

(7) **掌浅弓和掌深弓**

1) **掌浅弓**(superficial palmar arch)(图 6-31) 位于掌腱膜深面,从弓上发出三支指掌侧总动脉和一支小指尺掌侧动脉。指掌侧总动脉行至掌指关节附近,每支再分为二支指掌侧固有动脉,分别布于第 2~5 指的相对缘。小指尺掌侧动脉布于小指尺侧缘。当手指出血时可在手指两侧压迫止血。

2) **掌深弓**(deep palmar arch)(图 6-32) 位于屈指肌腱的深面,约平腕掌关节高度自弓的凸侧发出三支掌心动脉,行至掌指关节附近,分别与相应的指掌侧总动脉吻合。

3. 胸主动脉(thoracic aorta)(图 6-33) 是胸部动脉的主干,其分支有壁支和脏支两种。

(1) **壁支** 有**肋间后动脉**和**肋下动脉**。第 1、2 对肋间后动脉发自肋颈干。第 3~11 对肋间后动脉和肋下动脉发自胸主动脉的后外侧壁。分支布于胸壁、腹壁上部、背部和脊髓等处。

图 6 - 31　手掌浅层动脉

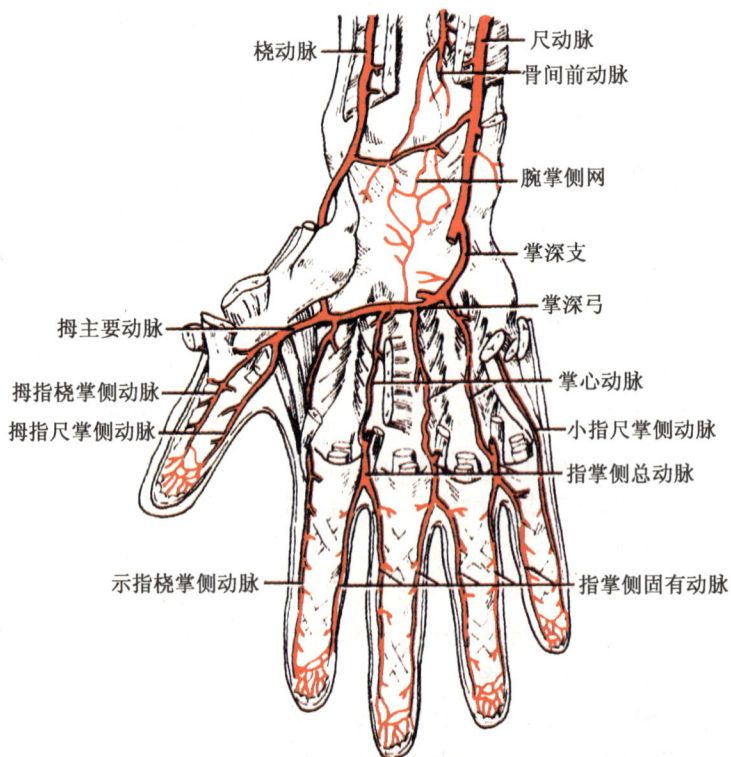

图 6 - 32　手掌深层动脉

（2）**脏支**　有支气管支、食管支和心包支等,是分布于气管及其分支、肺、食管和心包的一些细小分支。

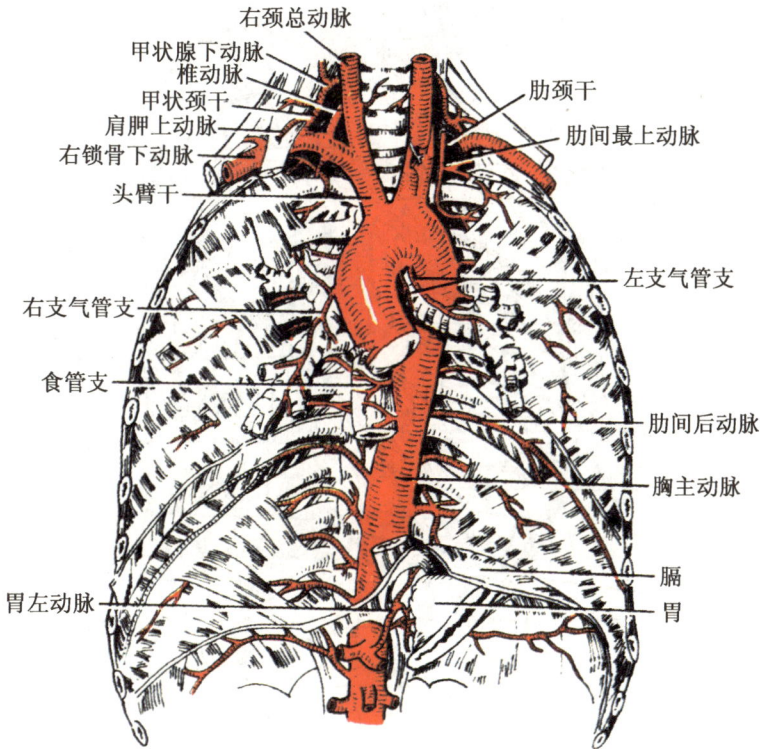

图 6 - 33　胸主动脉及其分支

4. 腹主动脉（abdominal aorta）　是腹部的动脉主干,亦分为壁支和脏支,其中脏支较粗大（图 6 - 34）。

（1）**壁支**　主要有腰动脉和膈下动脉。

1）**腰动脉**　有 4 对,发自腹主动脉的后壁,横行向两侧,分布于腹后壁和脊髓。

2）**膈下动脉**　从腹主动脉的上端发出,向外上方分布于膈,并发出细小的肾上腺上动脉至肾上腺。

（2）**成对的脏支**　有肾上腺中动脉、肾动脉、睾丸（卵巢）动脉。

① **肾上腺中动脉**　在平第 1 腰椎高度发自腹主动脉,分布到肾上腺中部,并与肾上腺上、下动脉吻合。

② **肾动脉**（renal artery）　约平第 1、2 腰椎体之间的高度起于腹主动脉侧壁,横行向外至肾门附近,分为前、后两干,经肾门入肾。在入肾前发出肾上腺下动脉至肾上腺。左侧肾动脉较右侧肾动脉短,故左肾手术在肾蒂结扎时,难度较大。

③ **睾丸动脉**　细而长,在肾动脉起始处的稍下方起自腹主动脉前壁,沿腰大肌前面斜向外下,跨过输尿管前面,入腹股沟管至阴囊,参与精索的组成,故又称精索内动脉,分支布于睾丸和附睾。在女性为**卵巢动脉**,经卵巢悬韧带下行入盆腔,分布于卵巢和输卵管。

（3）**不成对的脏支**　有腹腔干、肠系膜上动脉和肠系膜下动脉。

1）**腹腔干**（celiac trunk）（图 6 - 34、图 6 - 35、图 6 - 36）　为一粗短的动脉干,在主动脉

图 6-34 腹主动脉及其分支

裂孔的稍下方起自腹主动脉前壁,并立即分为:

① **胃左动脉**(left gastric artery) 向左上方行至胃贲门附近,沿胃小弯向右行于小网膜两层之间,并与胃右动脉吻合。沿途分支布于食管腹段、贲门和胃小弯附近的胃壁。

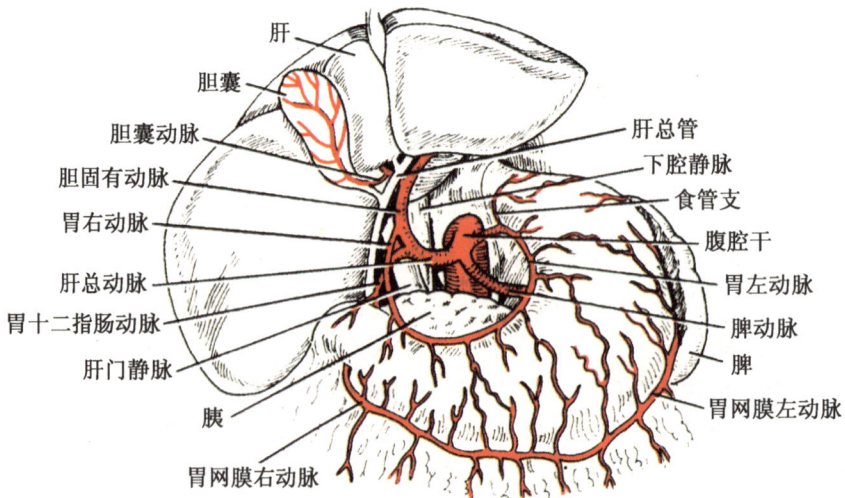

图 6-35 腹腔干及其分支(胃前面)

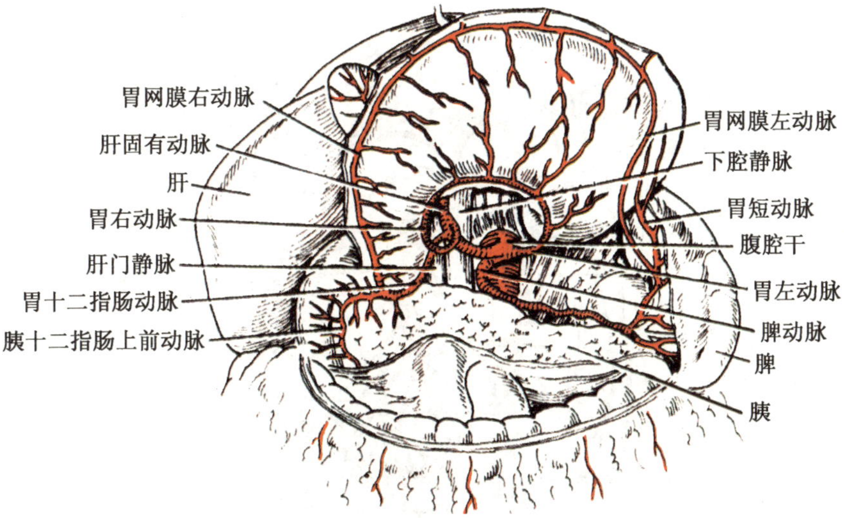

图 6-36 腹腔干及其分支(胃后面)

② **肝总动脉**(common hepatic artery) 向右行至十二指肠上部,进入肝十二指肠韧带内,分为肝固有动脉和胃十二指肠动脉。**肝固有动脉**行于肝十二指肠韧带内,在肝门静脉的右前方、胆总管的左侧上行至肝门,分为左、右支入肝。右支在入肝前发出胆囊动脉,经胆囊三角分布于胆囊。肝固有动脉还在起始段发出**胃右动脉**,在小网膜内行至幽门上缘,再沿胃小弯向左,与胃左动脉吻合,沿途分支布于十二指肠上部和胃小弯附近的胃壁。**胃十二指肠动脉**经十二指肠上部后方下降,在幽门下缘分为**胃网膜右动脉**和**胰十二指肠上动脉**。前者行于大网膜内沿胃大弯向左,沿途分支布于胃大弯和大网膜,其终支与胃网膜左动脉吻合;后者在胰头与十二指肠降部之间下降,分支布于胰头和十二指肠,并与胰十二指肠下动脉吻合。

③ **脾动脉**(splenic artery) 为腹腔干最粗大的分支,沿胰的上缘向左行至脾门,分为数支入脾。沿途发出 **胰支**分布于胰体和胰尾;**胃短动脉**在脾门附近发出,有 3～5 支,经脾胃韧带布于胃底;**胃网膜左动脉**沿胃大弯向右行走,其终支与胃网膜右动脉吻合,分支布于胃大弯和大网膜。

2) **肠系膜上动脉**(superior mesenteric artery)(图 6-37) 在腹腔干稍下方,约平第 1 腰椎高度起自腹主动脉前壁,经胰头后方下行,越过十二指肠水平部的前面进入小肠系膜根,向右髂窝方向走行,主要分布于十二指肠至结肠左曲之间的消化管。其主要分支有:

① **胰十二指肠下动脉** 行于胰头与十二指肠之间,分支布于胰和十二指肠,并与胰十二指肠上动脉吻合。

② **空肠动脉和回肠动脉** 共有 13～18 支,由肠系膜上动脉的左侧壁发出,行于小肠系膜内,并反复分支吻合形成多级动脉弓(空肠为 1～2 级,回肠为 2～5 级)(图 6-37),由最后一级动脉弓发出直行小动脉进入空、回肠肠壁。

③ **回结肠动脉** 自肠系膜上动脉右侧壁发出,斜向右下至右髂窝,分支布于回肠末端、盲肠、阑尾和升结肠。回结肠动脉发出**阑尾动脉**(appendicular artery)(图 6-38),经回肠末端的后方进入阑尾系膜,分支布于阑尾。

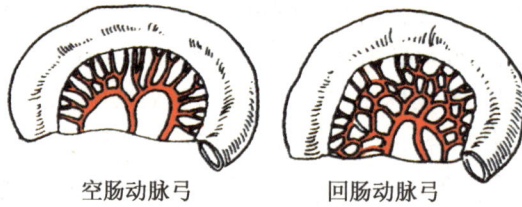

中结肠动脉

右结肠动脉

肠系膜上静脉

回结肠动脉

阑尾动脉

阑尾

边缘动脉

肠系膜上动脉

空肠动脉

回肠动脉

空肠动脉弓　　　　　回肠动脉弓

图 6-37　肠系膜上动脉及其分支

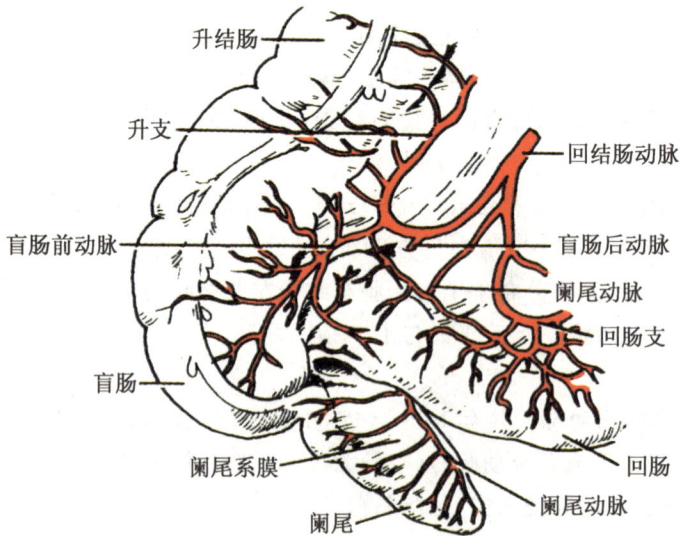

升结肠

升支

盲肠前动脉

盲肠

阑尾系膜

阑尾

回结肠动脉

盲肠后动脉

阑尾动脉

回肠支

回肠

阑尾动脉

图 6-38　阑尾动脉

④ **右结肠动脉**　在回结肠动脉上方发出,向右行,分支布于升结肠,并有升、降支与中结肠动脉和回结肠动脉吻合。

⑤ **中结肠动脉**　在胰下缘附近起于肠系膜上动脉,向前进入横结肠系膜,分支布于横结肠,并以左、右支与左、右结肠动脉吻合。

3) **肠系膜下动脉**(inferior mesenteric artery)(图 6 - 39)　约平第 3 腰椎高度起于腹主动脉前壁,在腹后壁腹膜的后面向左下方行走,分支布于降结肠、乙状结肠和直肠上部。

① **左结肠动脉**　沿腹后壁向左行走,分支布于降结肠,有升、降支与中结肠动脉和乙状结肠动脉吻合。

② **乙状结肠动脉**　常为 2~3 支,斜向左下方进入乙状结肠系膜内,各支间互相吻合成动脉弓,分支布于乙状结肠。

③ **直肠上动脉**　为肠系膜下动脉的直接延续,在乙状结肠系膜内下行,至第 3 骶椎处分为 2 支,沿直肠上部的两侧下降进入直肠上部,并与直肠下动脉和肛动脉吻合。

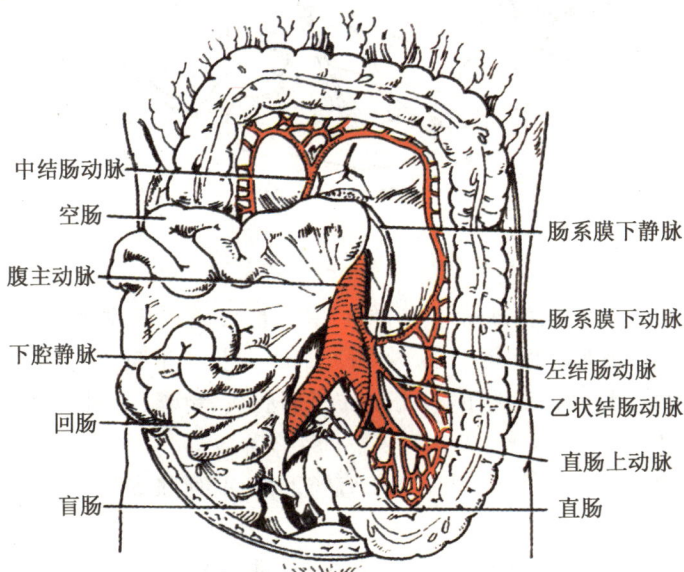

图 6 - 39　肠系膜下动脉及其分支

5. 髂总动脉(common iliac artery)　左右各一,自第 4 腰椎体下缘处由腹主动脉发出,沿腰大肌内侧走向外下方,至骶髂关节前方分为髂内动脉和髂外动脉。

(1) **髂内动脉**(internal iliac artery)(图 6 - 40)　是盆部动脉的主干,沿盆腔侧壁下行,发出壁支和脏支。

1) **壁支**　主要有

① **闭孔动脉**　伴闭孔神经沿骨盆侧壁行向前下,穿闭膜管至大腿内侧,分支布于大腿内侧肌群和髋关节;

② **臀上动脉**　经梨状肌上孔穿出盆腔至臀部,分支布于臀中肌、臀小肌和髋关节;

③ **臀下动脉**　经梨状肌下孔穿出盆腔至臀部,分支布于臀大肌、臀部和股后部皮肤。

2) **脏支**　分布于盆腔脏器和生殖器,主要有:

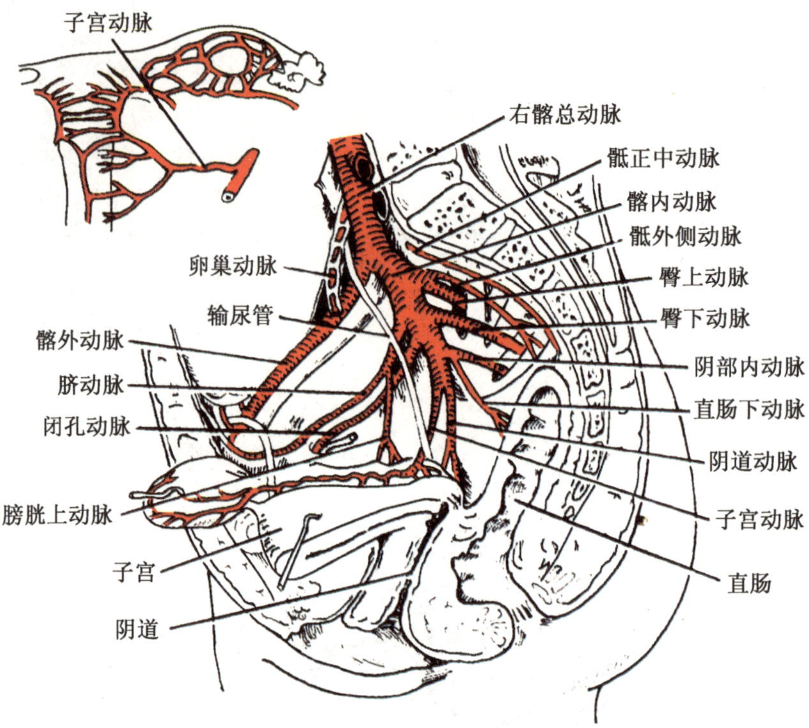

图 6-40 盆部的动脉（女性、右侧）

① **脐动脉** 为胎儿时期的动脉干,出生后其远侧段闭锁形成脐内侧韧带,近侧段管腔未闭,发出 2～3 支**膀胱上动脉**（superior vesical artery）分布于膀胱尖和膀胱体;

② **膀胱下动脉** 沿骨盆侧壁下行,分支布于膀胱底、精囊、前列腺和输尿管下段。女性还发出小支至阴道;

③ **直肠下动脉** 行向内下方,分支布于直肠下部、前列腺或阴道等处,并与直肠上动脉和肛动脉吻合;

④ **子宫动脉**（uterine artery）沿骨盆侧壁下行,进入子宫阔韧带内,在子宫颈外侧约 1～2cm 处向内越过输尿管的前上面,再沿子宫颈迂曲上行至子宫底,分支布于子宫、阴道、输卵管和卵巢（图 6-40）。在行子宫切除术结扎子宫动脉时,要注意该动脉与输尿管的交叉关系,以免误伤输尿管;

⑤ **阴部内动脉** 穿梨状肌下孔出盆腔,再经坐骨小孔入坐骨肛门窝,并发出肛动脉、会阴动脉及阴茎（蒂）背动脉分布于相应区域（图 6-41）。

（2）**髂外动脉**（external iliac artery）（图 6-34、图 6-42） 沿腰大肌内侧缘下行,经腹股沟韧带中点深面,移行为股动脉。

髂外动脉在腹股沟韧带稍上方发出**腹壁下动脉**,经腹股沟管深环内侧上行,进入腹直肌鞘,分布于腹直肌,并与腹壁上动脉吻合。

（3）**股动脉**（femoral artery）（图 6-42） 是髂外动脉的直接延续,在股三角内下行,穿收肌管,经收肌腱裂孔至腘窝,移行为腘动脉。在腹股沟韧带稍下方,股动脉位置表浅,可摸到其搏动。当下肢出血时,可将股动脉压向耻骨支行急救止血。股动脉的主要分支有:

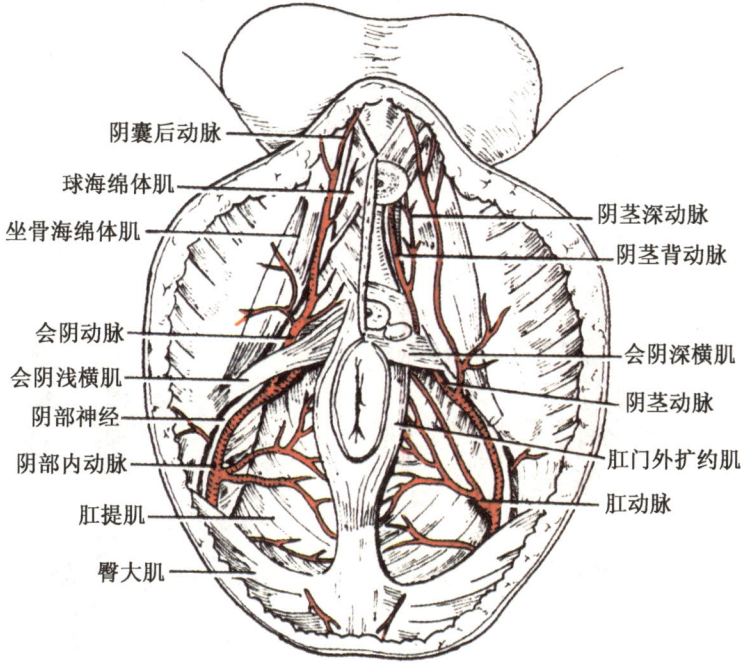

图 6-41 会阴的动脉(男性)

阴囊后动脉
球海绵体肌
坐骨海绵体肌
会阴动脉
会阴浅横肌
阴部神经
阴部内动脉
肛提肌
臀大肌

阴茎深动脉
阴茎背动脉
会阴深横肌
阴茎动脉
肛门外扩约肌
肛动脉

图 6-42 股动脉及其分支

旋髂浅静脉
股静脉
股动脉
股深动脉
旋股外侧动脉
穿动脉
股动脉
隐神经
股外侧肌

髂外动脉
髂外静脉
耻骨肌
旋股内侧动脉
短收肌
股静脉
股内侧肌
膝降动脉

① **股深动脉** 在腹股沟韧带下方 2~5cm 处分出,走向后内下方,沿途发出旋股内侧动脉和旋股外侧动脉;

② **穿动脉** 有 3~4 支,分布于大腿后肌群、内侧肌群和股骨。

(4) **腘动脉**(图 6 - 43) 在收肌腱裂孔处续于股动脉,在腘窝深部下行,至小腿骨间膜的上方,分为胫前动脉和胫后动脉。腘动脉发出分支布于膝关节及邻近肌肉。

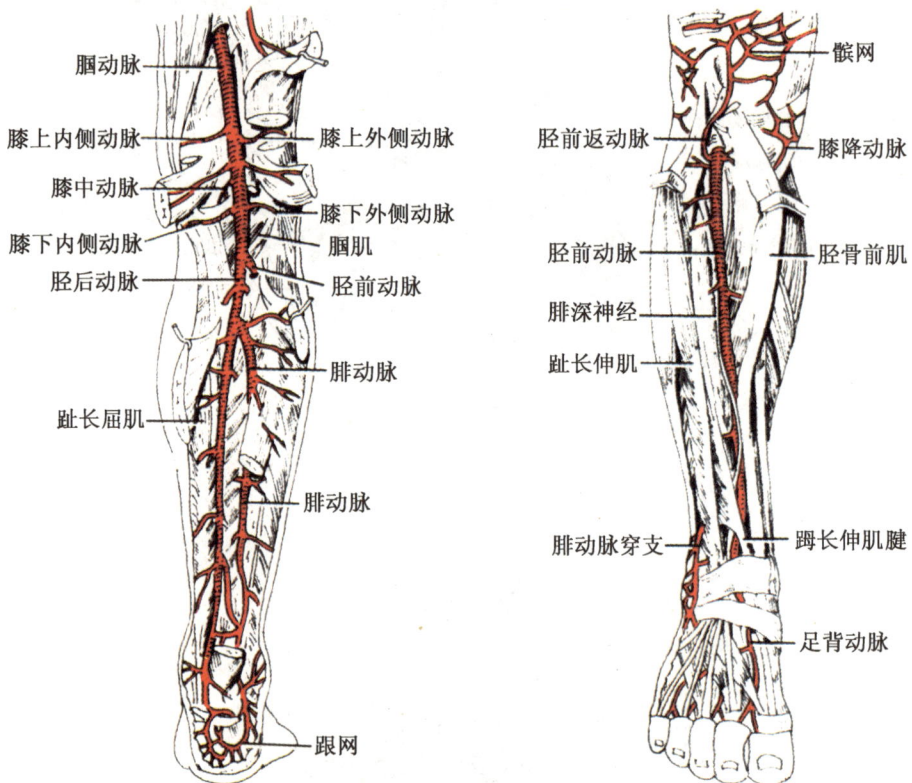

图 6 - 43 小腿的动脉

(5) **胫后动脉**(图 6 - 43) 由腘动脉发出后,沿小腿后面浅、深层肌之间下行,经内踝后方转至足底,分为足底内侧动脉和足底外侧动脉。胫后动脉的主要分支有:

① **腓动脉** 起于胫后动脉上部,沿腓骨内侧下行,分支布于胫、腓骨和邻近肌肉;

② **足底内侧动脉**(图 6 - 44) 沿足底内侧前行,分支布于足底内侧肌肉和皮肤;

③ **足底外侧动脉** 沿足底外侧向前斜行,至第 5 跖骨底处转向内侧至第 1 跖骨间隙,与足背动脉的足底深支吻合,构成足底深弓,由弓发出四条跖足底总动脉,向前至跖趾关节附近,又各分为 2 支趾足底固有动脉,分布于各相邻足趾的相对缘。

(6) **胫前动脉**(图 6 - 43) 由腘动脉发出后,穿小腿骨间膜,进入小腿前群肌之间下行,至踝关节前方移行为足背动脉。沿途发出分支布于小腿前群肌和附近皮肤。

(7) **足背动脉**(dorsal artery of foot)(图 6 - 44) 是胫前动脉的直接延续,经长伸肌腱和趾长伸肌腱之间前行,至第 1 跖骨间隙近侧,分为第 1 趾背动脉和足底深支。沿途分支布于足背和足趾等处。

足背动脉在第 1 跖骨间隙、长伸肌腱的外侧位置表浅,可触及其搏动。当下肢患脉管炎

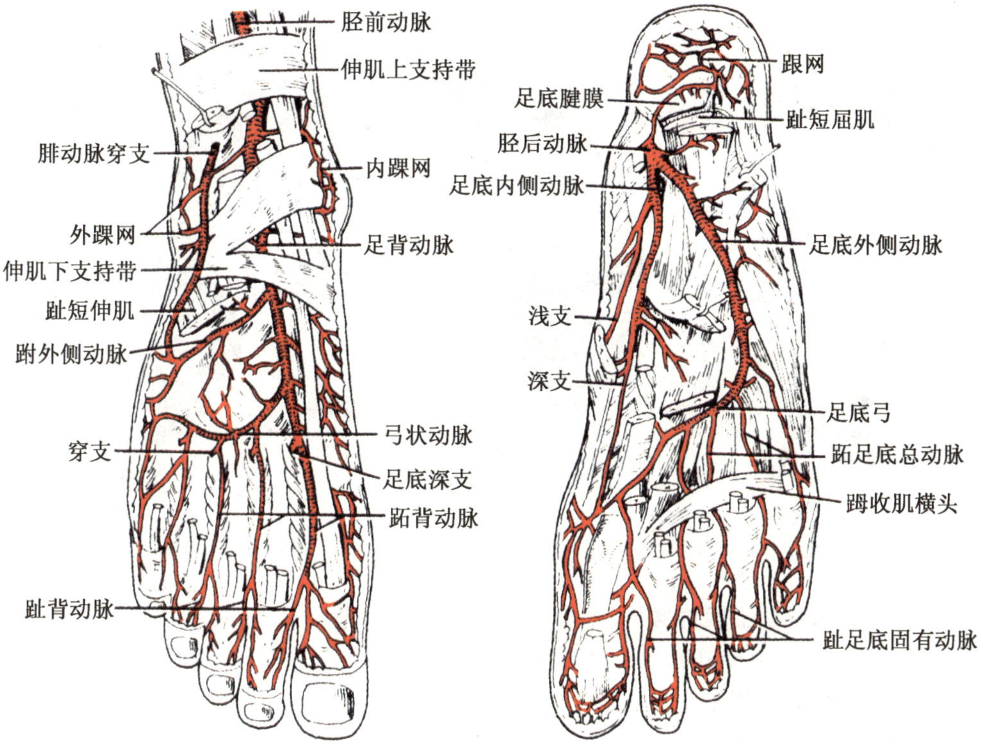

图 6-44　足的动脉

时足背动脉的搏动减弱或消失。股动脉穿刺术后，以足背动脉搏动强弱，来调整股动脉压迫止血时砂袋捆绑的松紧度。

（二）体循环的静脉

体循环的静脉与动脉比较，在结构和配布上有以下特点：

1. 体循环的静脉　起始于毛细血管，止于右心房。静脉的数量比动脉多，管径较粗，管腔较大。与伴行的动脉相比，体循环的静脉管壁薄而柔软，弹性小。

2. 富于静脉瓣　静脉瓣（venous valve）（图 6-45）成对，呈半月形，游离缘朝向心。静脉瓣是保证血液向心流动和防止血液逆流的重要结构。受重力影响大、血液回流比较困难的部位如四肢，静脉瓣较多，而较大静脉，如肝门静脉及头颈部的静脉等一般缺少静脉瓣。

3. 体循环的静脉分为浅、深两类　浅静脉位于浅筋膜内，又称**皮下静脉**。浅静脉不与动脉伴行，最后注入深静脉。临床上常经浅静脉进行注射、输液、输血等。深静脉位于深筋膜深面或体腔内，多与同名动脉伴行，又称**伴行静脉**，名称和行程也多与伴行动脉相同，引流范围与伴行动脉的分布范围大体一致。

4. 静脉的吻合比较丰富　浅静脉之间、深静脉之间以及浅、深静脉之间，都存在着丰富的吻合。浅静脉在手、足等部位吻合成静脉网。深静脉在一些空腔器官（如膀胱、子宫和直肠等）周围常形成静脉丛，在脏器扩张或受压的情况下，静脉丛仍能保持血流的畅通。

5. 几种特殊结构的静脉　**板障静脉**（diploic vein）位于颅顶扁骨的板障内，壁薄没有静脉瓣，借导静脉与头皮静脉和硬脑膜窦相通（图 6-45）；**硬脑膜窦**（sinus of dura mater）为颅内硬脑膜两层之间形成的管腔，没有平滑肌和静脉瓣，故外伤时止血困难。

图 6-45　静脉瓣与板障静脉

体循环的静脉包括**上腔静脉系**、**下腔静脉系**和**心静脉系**(前已述)。

1. 上腔静脉系　上腔静脉系由上腔静脉及其属支构成,收集头颈部、上肢、胸部(心除外)等上半身的静脉血,其主干为上腔静脉。

上腔静脉(superior vena cana)(图 6-46)是一粗大的静脉干,由左、右头臂静脉在右侧第 1 胸肋结合处的后方汇合而成,沿升主动脉的右侧垂直下行,注入右心房。上腔静脉在注入右心房之前还有奇静脉(弓)注入。

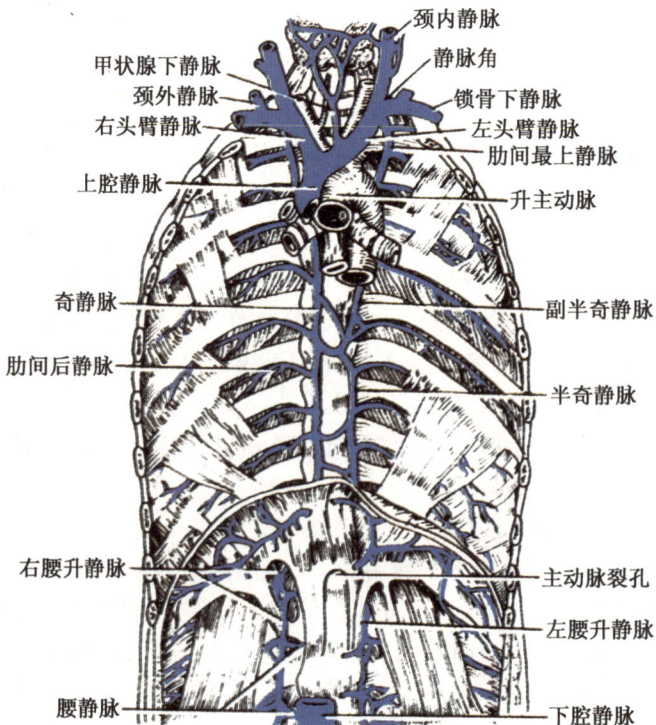

图 6-46　上腔静脉及其属支

头臂静脉(brachiocephalic vein)又称**无名静脉**,左、右各一,由同侧的颈内静脉和锁骨下静脉在胸锁关节的后方汇合而成。汇合处的夹角称**静脉角**(venous angle),为淋巴导管的注入部位。头臂静脉主要收集颈内静脉和锁骨下静脉的血液,还接受椎静脉、甲状腺下静脉、胸廓内静脉等属支。

(1) **头颈部的静脉** 头颈部主要的静脉有颈内静脉、颈外静脉和锁骨下静脉(图 6-47)。

1) **颈内静脉**(internal jugular vein) 于颈静脉孔处与颅内的乙状窦相续,行于颈动脉鞘内,先后沿颈内动脉和颈总动脉的外侧下行,到胸锁关节的后方与锁骨下静脉汇合成头臂静脉。

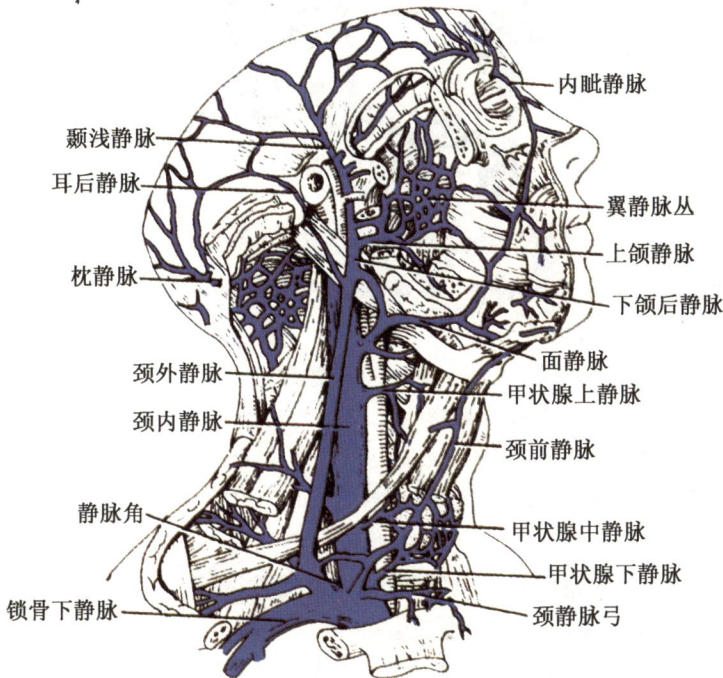

图 6-47 头颈部的静脉

颈内静脉的属支有颅内支和颅外支两种。

① 颅内支 通过颅内静脉和硬脑膜窦收集脑膜、脑、视器、前庭蜗器和颅骨等处的静脉血,经乙状窦注入颈内静脉。

② 颅外支 **面静脉**(facial vein)起自**内眦静脉**,与面动脉伴行斜向外下,到下颌角下方接受下颌后静脉前支,继续下行,到舌骨平面注入颈内静脉。面静脉借内眦静脉、眼静脉与颅内的海绵窦交通(图 6-48),也可经面深静脉、翼静脉丛等与海绵窦相通,而且面静脉在口角平面以上缺乏静脉瓣,因此面部尤其是鼻根到两侧口角之间的三角形区域(**危险三角**)内发生感染时,若处理不当(如挤压),病菌可随血流经上述途径逆流进入颅内,引起颅内感染。**下颌后静脉**由**颞浅静脉**和**上颌静脉**在腮腺内汇合而成,收集颞浅动脉和上颌动脉分布区的静脉血。此静脉在腮腺下端分为前、后两支,前支注入面静脉,后支汇入颈外静脉。

2) **颈外静脉**(external jugular vein)(图 6-47) 是颈部最大的浅静脉,在下颌角处由下颌后静脉的后支和**耳后静脉**及**枕静脉**汇合而成,沿胸锁乳突肌的表面下行,注入锁骨下静脉。颈外静脉皮下易见,常用于静脉穿刺和插管。

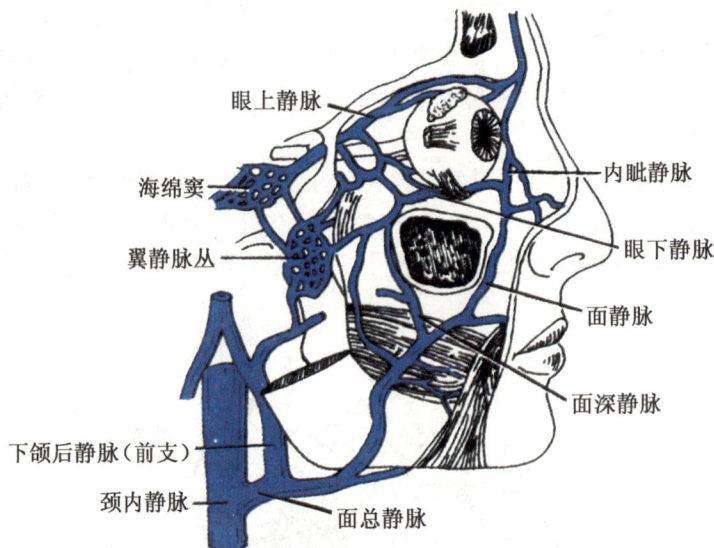

图 6-48 面静脉及其交通

3）**锁骨下静脉**（subclavian vein）　在第 1 肋的外缘续于腋静脉，伴锁骨下动脉走行，与颈内静脉在胸锁关节后方合成头臂静脉。

（2）**上肢的静脉**　上肢的静脉分浅静脉和深静脉。

1）**上肢的深静脉**　上肢各部的深静脉都与同名动脉伴行，收集同名动脉分布区域的静脉血，汇入腋静脉。前臂的伴行静脉为双条。

2）**上肢的浅静脉**　主要有头静脉、贵要静脉和肘正中静脉（图 6-49）。

① **头静脉**（cephalic vein）　起于**手背静脉网**的桡侧，逐渐转至前臂的前面，经肘部，在肱二头肌的外侧上行，再经三角肌胸大肌间沟，穿深筋膜注入腋静脉或锁骨下静脉。在肘窝处头静脉借肘正中静脉与贵要静脉相交通。

② **贵要静脉**（basilic vein）　起于手背静脉网的尺侧，沿前臂尺侧上行，在肘部转到前面，在肘窝处接受肘正中静脉后，再经肱二头肌内侧沟到臂的中点平面，穿深筋膜注入肱静脉，或与肱静脉伴行汇入腋静脉。由于此静脉较粗，位置恒定、表浅，其注入处与肱静脉方向一致，临床常用此静脉作穿刺或插管等。

③ **肘正中静脉**（media cubital vein）　位于肘窝的前方，变异较多，连接头静脉和贵要静脉，常接受前**臂正中静脉**，是临床常用的注射、输液或抽血部位。

3）**胸部的静脉**

① **奇静脉**（azygos vein）（图 6-46）　起自右腰升静脉，穿膈沿脊柱右侧上行，在平第 4 腰椎高度呈弓形向前跨过右肺根上方，注入上腔静脉。奇静脉沿途收集右侧肋间后静脉、支气管静脉、食管静脉和半奇静脉的血液。

② **半奇静脉**（图 6-46）　起于左腰升静脉，穿膈沿脊柱左侧上升，约在第 8 胸椎高度向右跨过脊柱注入奇静脉。半奇静脉收集左侧食管静脉、下部肋间后静脉和副半奇静脉的血液。

③ **副半奇静脉**（图 6-46）　沿胸椎体左侧下行，注入半奇静脉或奇静脉。副半奇静脉收集左侧中、上部肋间后静脉的血液。

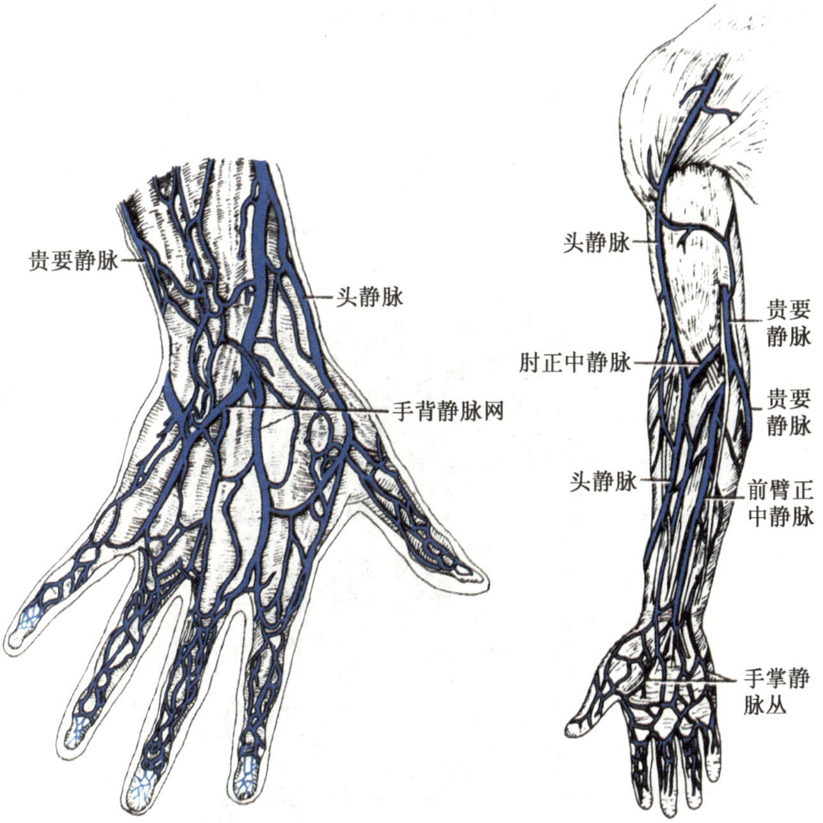

图 6-49　上肢的浅静脉

　　奇静脉是上腔静脉的属支,但奇静脉和半奇静脉的下端分别借腰升静脉、腰静脉与髂总静脉、下腔静脉相连,因而奇静脉是沟通上腔静脉系与下腔静脉系的重要吻合途径之一。

　　④ **椎静脉丛**(vertebral venous plexus)(图 6-50)　位于椎管内、外,纵惯脊柱的全长,分**椎内静脉丛**和**椎外静脉丛**,两者之间具有丰富的吻合。椎静脉丛收集椎骨、附近肌、脊髓及其被膜的静脉血。椎静脉丛分别与椎静脉、肋间后静脉、腰静脉及骶外侧静脉等交通;向

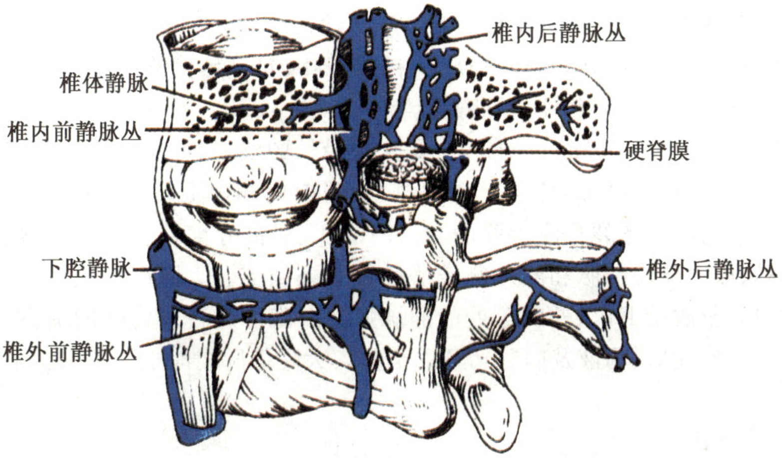

图 6-50　椎静脉丛

上与颅内硬脑膜窦相通；向下与盆腔静脉丛相连。因此椎静脉丛是沟通上、下腔静脉系和颅内、外静脉的重要通道。

2. 下腔静脉系 下腔静脉系由下腔静脉及其各级属支构成，收集下肢、盆部及腹部的静脉血（图6-51）。

下腔静脉（inferior vena cava）是全身最大的静脉干，于第5腰椎右前方由左、右髂总静脉汇合而成，沿腹主动脉的右侧上行，穿膈的腔静脉裂孔进入胸腔，注入右心房。

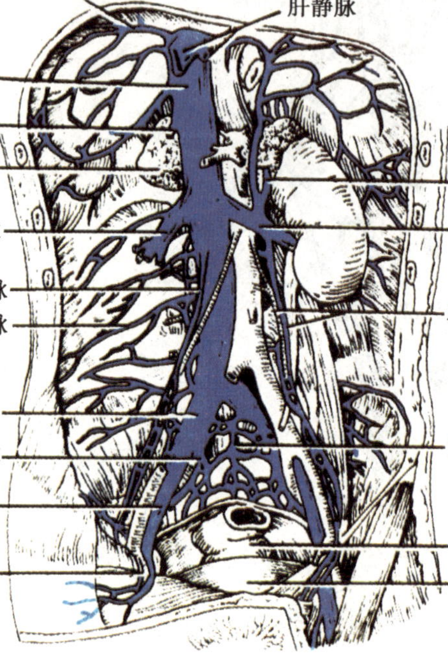

膈下静脉 肝静脉 下腔静脉 右肾上腺静脉 右肾上腺 左肾上腺静脉 右肾静脉 左肾静脉 右睾丸静脉 左睾丸动、静脉 腰静脉 髂总静脉 髂内静脉 骶正中静脉 髂外静脉 腹壁下静脉 直肠 膀胱

图6-51 下腔静脉及其属支

（1）**下肢的静脉**

1）**下肢的深静脉** 下肢的深静脉都与同名动脉伴行，收集同名动脉分布区域的静脉血，其中小腿具有双条的伴行静脉。

2）**下肢的浅静脉** 包括小隐静脉和大隐静脉（图6-52）。

① **小隐静脉**（small saphenous vein） 在足外侧缘起自**足背静脉弓**，经外踝后方，沿小腿后面上行，到腘窝处穿深筋膜注入腘静脉。

② **大隐静脉**（great saphenous vein） 是全身最长的浅静脉，在足内侧缘起自足背静脉弓，经内踝前方，沿小腿内侧面、膝关节后内侧、大腿前内侧面上行，在耻骨结节外下方3～4cm处，穿阔筋膜的隐静脉裂孔注入股静脉，并在注入股静脉前接受**腹壁浅静脉、阴部外静脉、旋髂浅静脉、股内侧浅静脉和股外侧浅静脉**等五条属支。大隐静脉主要收集足内缘、小腿前内侧、大腿以及腹壁下部、外阴等处的静脉血。大隐静脉行于内踝的前方，位置表浅而恒定，临床上常用作注射、输液及静脉切开的部位。大隐静脉同时也是下肢静脉曲张的好发血管。

（2）**盆部的静脉**

1）**髂内静脉**（internal iliac vein）（图6-53） 与髂内动脉伴行，其属支分为壁支和脏支。

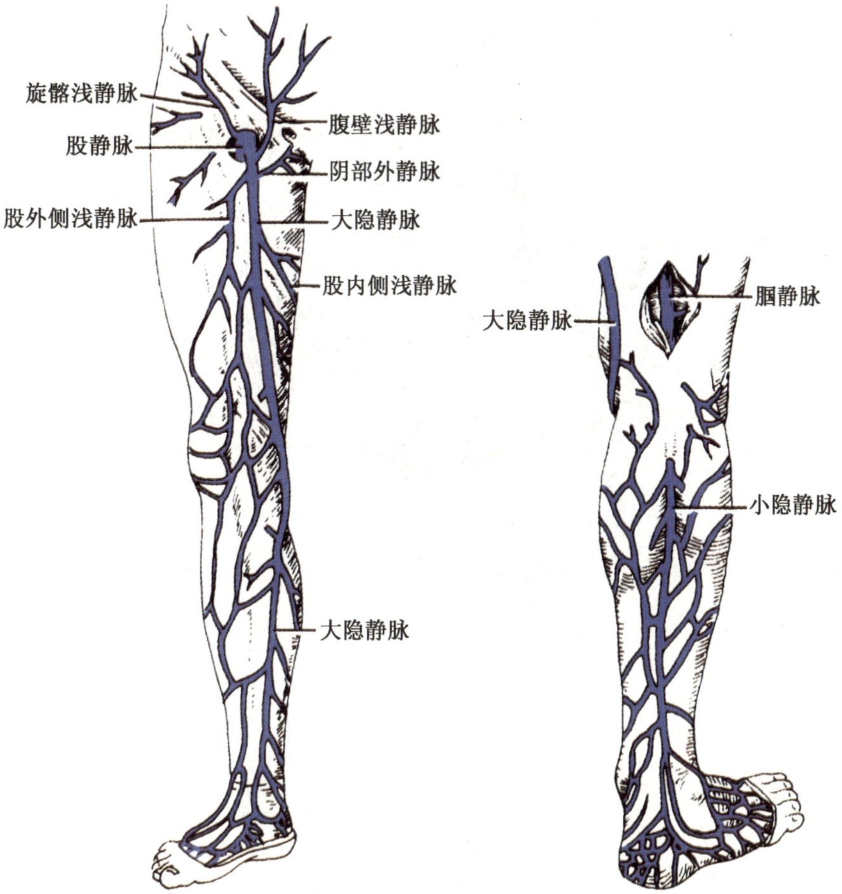

旋髂浅静脉

股静脉

股外侧浅静脉

腹壁浅静脉

阴部外静脉

大隐静脉

股内侧浅静脉

大隐静脉

腘静脉

大隐静脉

小隐静脉

图 6-52　下肢的浅静脉

壁支收集同名动脉分布区的静脉血。脏支包括**直肠下静脉**、**阴部内静脉**和**子宫静脉**等。这些静脉都起自盆腔脏器周围的静脉丛（如**直肠静脉丛**、**膀胱静脉丛**和**子宫静脉丛**等），各丛间相互交通。直肠静脉**丛**位于直肠和肛管的壁内及其周围。丛的上部、中部和下部分别合成直肠上静脉、直肠下静脉和肛静脉（图 6-54）。

2）**髂外静脉**（external iliac vein）　是股静脉的直接延续，伴同名动脉，收集同名动脉分布区的静脉血。

3）**髂总静脉**（common iliac vein）　由髂内静脉和髂外静脉在骶髂关节的前方汇合而成，斜向内上，在第 5 腰椎体的右前方左、右汇合成下腔静脉。

（3）**腹部的静脉**　可分为壁支和脏支两种，多数与同名动脉伴行。成对的壁支和脏支直接或间接注入下腔静脉（图 6-51）；不成对的脏支（肝静脉除外）汇合成肝门静脉。

1）**壁支**　包括 1 对**膈下静脉**和 4 对**腰静脉**。同侧各腰静脉之间的纵支连成腰升静脉。左、右腰升静脉向上分别移行为半奇静脉和奇静脉，向下连于同侧的髂总静脉。

2）**脏支**

① **肾上腺静脉**　成对，右侧直接注入下腔静脉，左侧注入左肾静脉。

② **肾静脉**（renal vein）　自肾门穿出，在肾动脉的前方横行向内，注入下腔静脉。左肾

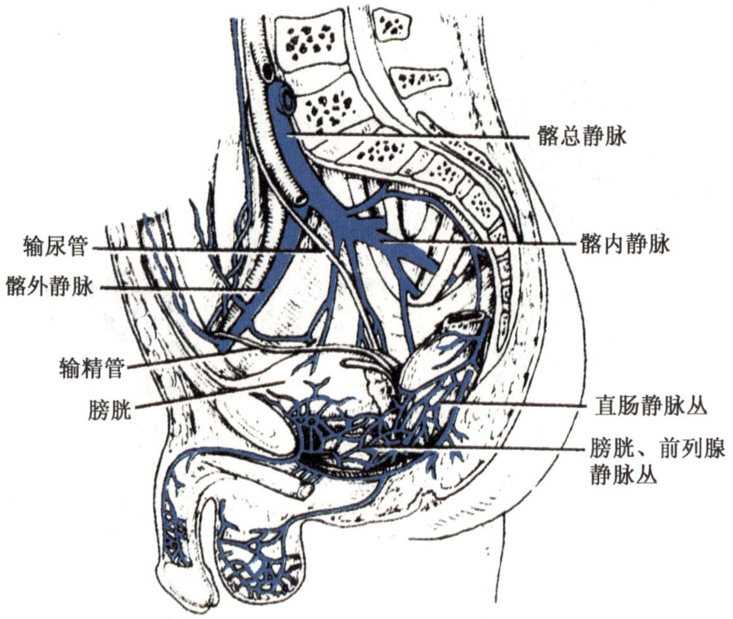

图 6－53　盆部的静脉

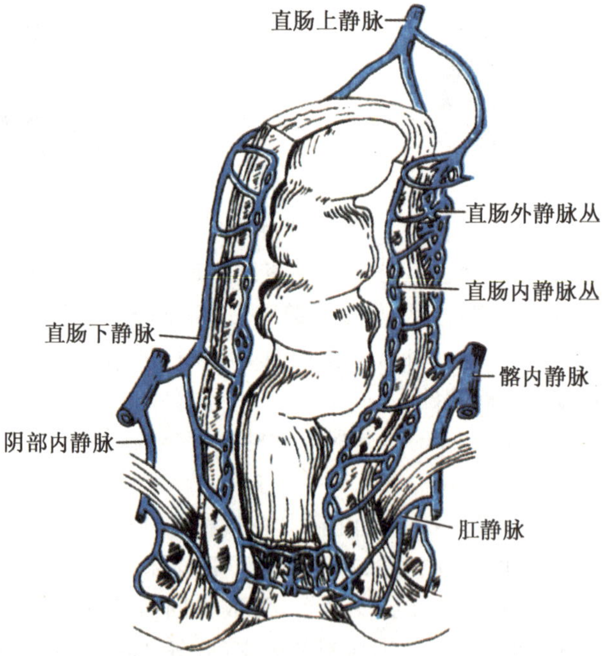

图 6－54　直肠的静脉

静脉长于右肾静脉,跨过腹主动脉的前方,并接受左睾丸(卵巢)静脉与左肾上腺静脉。

　　③ **睾丸静脉**　起自睾丸和附睾的小静脉,在精索内相互吻合成**蔓状静脉丛**,在腹股沟管深环处合成睾丸静脉,伴睾丸动脉上行。左侧以直角注入左肾静脉,右侧以锐角注入下腔静脉。由于睾丸静脉细长,左侧又以直角汇入,所以睾丸静脉曲张以左侧多见。

④ **肝静脉**（hepatic vein）　由肝内小静脉汇合而成，有 3 支，分别称**肝左静脉**、**肝中静脉**和**肝右静脉**，收集肝血窦回流的静脉血，在腔静脉沟处注入下腔静脉。

3）**肝门静脉系**　由门静脉及其属支构成，收集腹腔内不成对脏器（肝除外）的静脉血（图 6－55）。

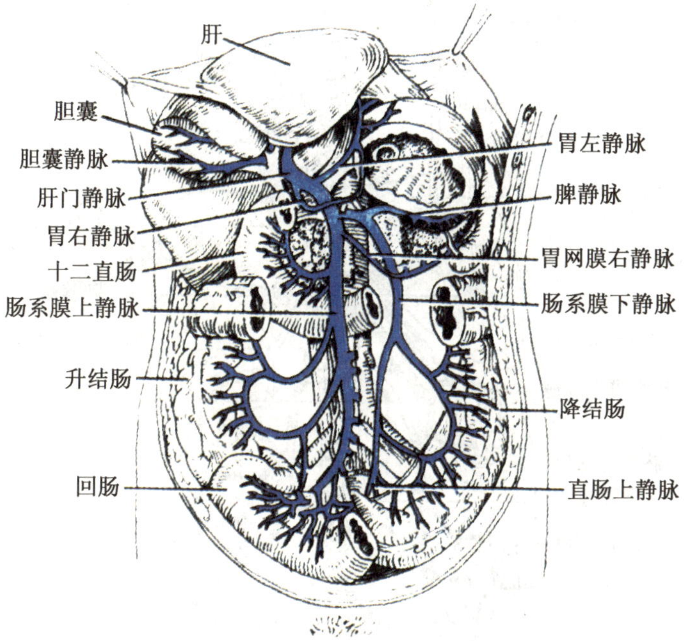

图 6－55　肝门静脉及其属支

① 肝门静脉的组成　**肝门静脉**（hepatic portal vein）由**肠系膜上静脉**和**脾静脉**在胰头后方汇合而成，向右上进入肝十二指肠韧带内，在肝固有动脉和胆总管的后方上行达肝门，分为左、右两支，进入肝左、右叶。肝门静脉在肝内反复分支，最后注入肝血窦。

② 肝门静脉系的结构特点　肝门静脉系的管道，其始端和末端都连接毛细血管，而且一般没有静脉瓣，所以当肝门静脉内压力升高时，血液可发生逆流。

③ 肝门静脉的主要属支　**肠系膜上静脉**在肠系膜内伴行于同名动脉的右侧，在胰头的后方与脾静脉合成肝门静脉，收集同名动脉分布区域的静脉血；**脾静脉**在脾门处由数条脾支汇合而成，伴脾动脉下行于胰的后方，向右与肠系膜上静脉汇合成肝门静脉，收集同名动脉分布区域的血液；**肠系膜下静脉**在胰的后方多数注入脾静脉，有的注入肠系膜上静脉，有的注入脾静脉和肠系膜上静脉汇合的夹角处；**胃左静脉**（胃冠状静脉）伴胃左动脉沿胃小弯右行，注入肝门静脉；**胃右静脉**与胃右动脉伴行，向右注入肝门静脉，注入前接受位于幽门前方的**幽门前静脉**，是手术时辨别幽门的标志；**胆囊静脉**收集胆囊壁的血液，与胆囊动脉伴行，注入肝门静脉或其右支；附脐静脉起自脐周静脉网，沿肝圆韧带上行，注入肝门静脉。

④ 肝门静脉系与上、下腔静脉系之间的吻合（图 6－56）　肝门静脉系与上、下腔静脉系的吻合主要有三处。

经**食管静脉丛**与上腔静脉系的吻合：肝门静脉→胃左静脉→食管静脉丛→食管静脉→奇静脉→上腔静脉；

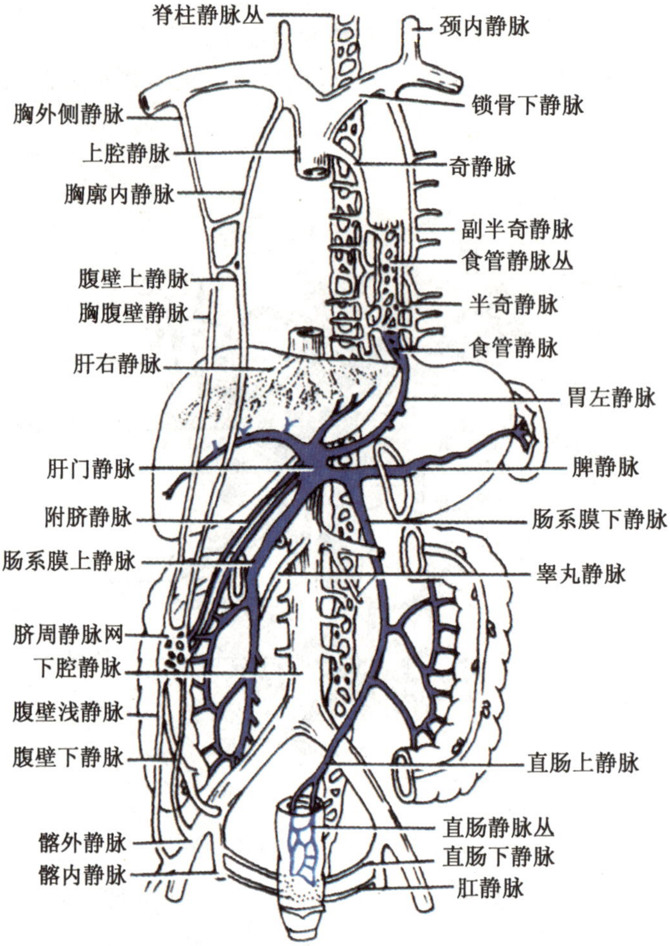

图 6-56 门腔静脉吻合模式图

脊柱静脉丛　颈内静脉

胸外侧静脉　锁骨下静脉

上腔静脉　奇静脉

胸廓内静脉

副半奇静脉
食管静脉丛

腹壁上静脉　半奇静脉

胸腹壁静脉　食管静脉

肝右静脉　胃左静脉

肝门静脉　脾静脉

附脐静脉　肠系膜下静脉

肠系膜上静脉　睾丸静脉

脐周静脉网

下腔静脉

腹壁浅静脉

腹壁下静脉　直肠上静脉

髂外静脉　直肠静脉丛
直肠下静脉

髂内静脉　肛静脉

经**直肠静脉丛**与下腔静脉系的吻合：肝门静脉→脾静脉→肠系膜下静脉→直肠上静脉→直肠静脉丛→直肠下静脉和肛静脉→髂内静脉→髂总静脉→下腔静脉；

经**脐周静脉网**分别与上、下腔静脉系的吻合：脐周静脉网位于脐周围的皮下组织内，经胸、腹壁的浅静脉分别注入腋静脉和股静脉。脐周静脉网同时也与附脐静脉相交通，从而构成肝门静脉系与上、下腔静脉系之间的吻合。

在正常情况下，肝门静脉系与上、下腔静脉系之间的吻合支都比较细小，血流量也较少。当肝门静脉回流受阻时（如肝硬化），肝门静脉系的血液经上述交通途径形成的侧支循环，逆流注入上、下腔静脉系。随着血流量的增多，吻合支变得粗大而弯曲，出现静脉曲张，如食管静脉丛、直肠静脉丛曲张等。一旦曲张的静脉破裂，则引起呕血和便血等症状。当肝门静脉的侧支循环失代偿时，可导致胃肠和脾等器官淤血而出现腹水和脾肿大等。

第二节　淋巴系统

淋巴系统由**淋巴管道、淋巴组织和淋巴器官**组成（图 6-57）。淋巴系统内流动着的液体,即为淋巴。

当血液流经毛细血管动脉端时,一些成分经毛细血管渗入组织间隙,形成组织液。组织液在与细胞进行物质交换后,大部分经毛细血管静脉端重新吸收入静脉,小部分则进入毛细淋巴管成为淋巴。淋巴沿各级淋巴管道和淋巴结的淋巴窦向心流动,最后注入静脉。因此,可将淋巴系统视作心血管系统的辅助系统,协助静脉引流组织液。此外,淋巴器官和淋巴组织还具有产生淋巴细胞、过滤淋巴和参与免疫应答的功能。

一、淋巴管道

淋巴管道包括毛细淋巴管、淋巴管、淋巴干和淋巴导管。

(一)毛细淋巴管

毛细淋巴管(lymphatic capillary)是淋巴管道的起始部,以膨大的盲端始于组织间隙,彼此相互吻合成毛细淋巴管网。毛细淋巴管的特点是管径粗细不一,一般比毛细血管略粗,比毛细血管具有更大的通透性(图6-58),所以一些大分子物质如蛋白

图 6-57　淋巴系统模式图

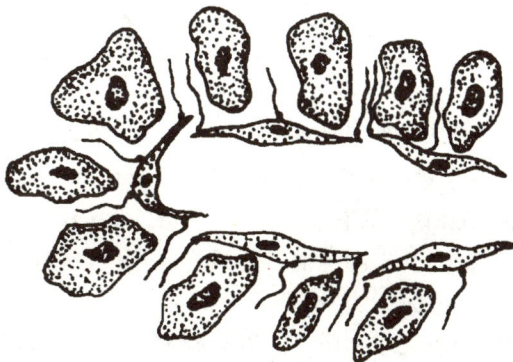

质、癌细胞、细菌、异物、细胞碎片等比较容易进入毛细淋巴管。毛细淋巴管分布广泛,除脑、脊髓、骨髓、软骨、牙釉质、上皮、角膜、晶状体等处外,几乎遍布全身各处。

(二)淋巴管

淋巴管(lymphatic vessel)由毛细淋巴管相互吻合而成。其管壁结构与小静脉相似,但管径较细,管壁较薄。淋巴管内有丰富的瓣膜,故外观上呈串珠状或藕节状,具有防止淋巴逆流的功能。淋巴管在向心行程中要经过一个或多个淋巴结。淋巴管有浅、深两类。浅淋巴管位于浅筋膜内,多与浅静脉伴行;深淋巴管位于深筋膜的深面,多与深部的血管神经伴行。浅、深淋巴管

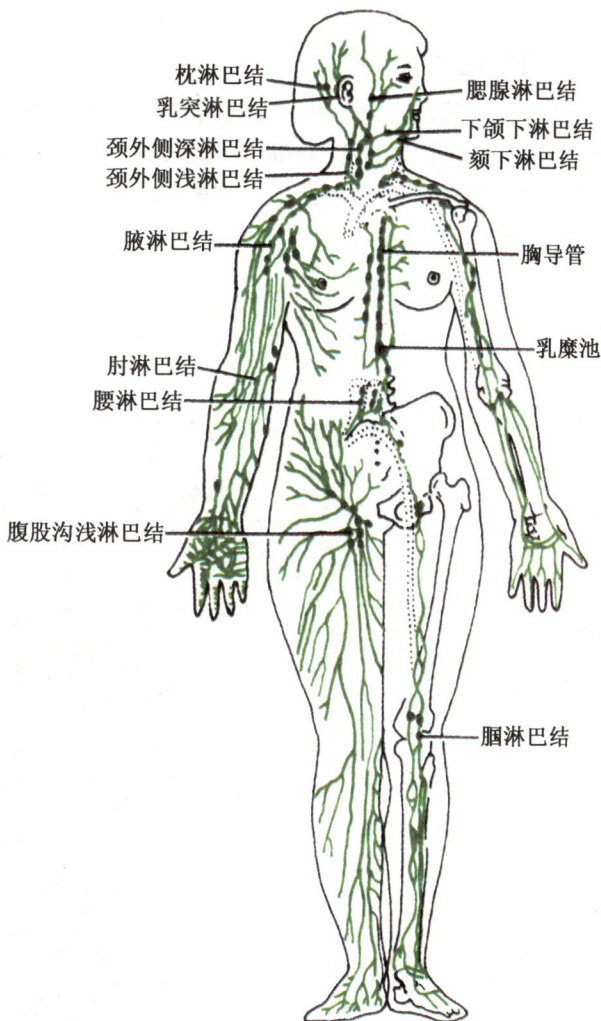

图 6-58　毛细淋巴管

之间具有丰富的交通。

(三) 淋巴干

全身各部的浅淋巴管和深淋巴管经过一系列的淋巴结后,最后一群淋巴结的输出管相互汇合形成较大的**淋巴干**(lymphatic trunk)。全身共有九条淋巴干,即**左、右颈干、左、右锁骨下干、左、右支气管纵隔干、左、右腰干和一条肠干**。

(四) 淋巴导管

九条淋巴干最终汇合成两条**淋巴导管**,即胸导管和右淋巴导管,分别注入左、右静脉角(图 6 - 59)。

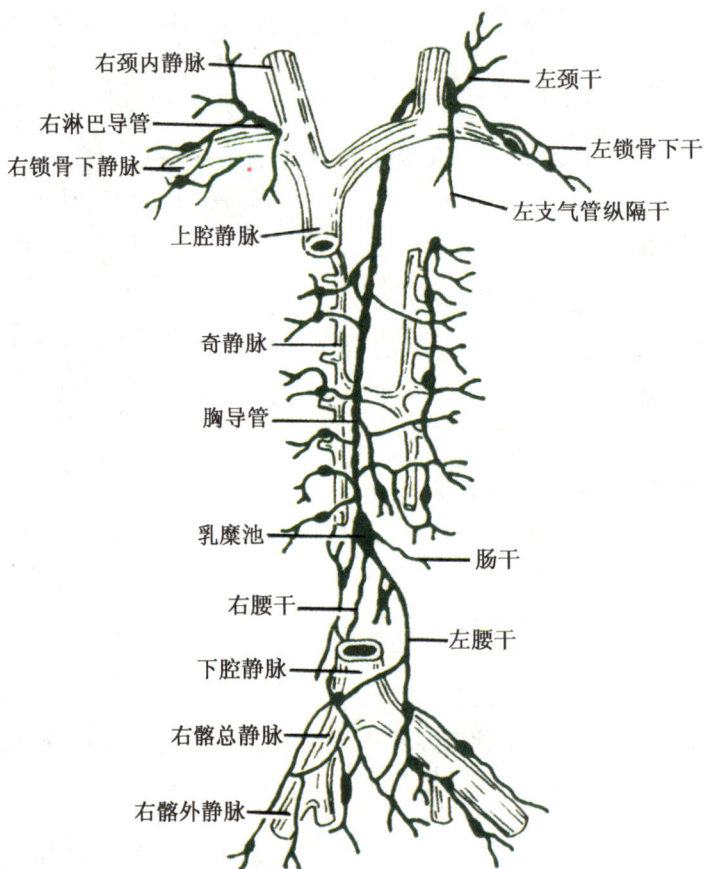

图 6 - 59　淋巴干及淋巴导管

1. 胸导管(thoracic duct)(图 6 - 57、图 6 - 59)　是全身最大的淋巴导管,长 30～40cm,通常起于第 1 腰椎前方的**乳糜池**(cisterna chyli),向上穿经膈的主动脉裂孔进入胸腔,在食管后方沿脊柱的右前方上行,到第 5 胸椎高度经食管和脊柱之间向左侧偏斜,然后沿脊柱的左前方上行,出胸廓上口达颈根部,呈弓状弯向前下注入左静脉角。胸导管在注入左静脉角之前,有左颈干、左锁骨下干和左支气管纵隔干汇入。乳糜池为胸导管起始部的囊状膨大,接受左、右腰干和肠干。胸导管收纳下肢、盆部、腹部、左半胸部、左上肢和左半头颈部的淋巴,即全身 3/4 区域的淋巴。

2. 右淋巴导管(right lymphatic duct) 长 1~1.5cm，由右颈干、右锁骨下干和右支气管纵隔干汇合而成，注入右静脉角（图 6-59）。右淋巴导管收纳右上肢、右半胸部与右半头颈部的淋巴，即全身 1/4 区域的淋巴。

二、淋巴组织

淋巴组织（lymphoid tissue）是一种以网状组织为支架的特殊组织，网眼中充满大量淋巴细胞和一些浆细胞、巨噬细胞等。其中的淋巴细胞、浆细胞和巨噬细胞是由其他部位迁移而来的不固定成分，它们可以在此增殖、分化，也可以离开淋巴组织到其他部位，而网状细胞是淋巴组织内的固定成分，寿命较长。淋巴组织按结构不同可分为弥散淋巴组织、淋巴小结和淋巴索三种。

（一）弥散淋巴组织

弥散淋巴组织（diffuse lymphoid tissue）一般见于消化道和呼吸道的固有层内。淋巴细胞呈弥散分布，与周围组织无明显分界，主要含有 T 细胞，也有 B 细胞和浆细胞。弥散淋巴组织是 T 细胞分裂、分化的部位。其内常有高内皮的**毛细血管后微静脉**（又称**高内皮静脉**），它是淋巴细胞从血液进入淋巴组织的重要通道。抗原刺激可使弥散淋巴组织扩大，并出现淋巴小结。

（二）淋巴小结

淋巴小结（lymphoid nodule）又称**淋巴滤泡**（lymphoid follicle），是由 B 细胞密集而成的淋巴组织，边界清楚，为球形或卵圆形小体（图 6-60）。小结中央染色浅，细胞分裂象多，称**生发中心**（germinal center），由分裂较快的大、中淋巴细胞构成；小结周围染色较深，可形成小结帽，由密集的小淋巴细胞构成。无生发中心的淋巴小结较小，称初级淋巴小结；有生发中心的淋巴小结称次级淋巴小结。次级淋巴小结的形成必须有 Th 细胞的参与，故新生去胸腺动物或艾滋病患者均不能形成次级淋巴小结。淋巴小结在抗原刺激下增大增多，是体液

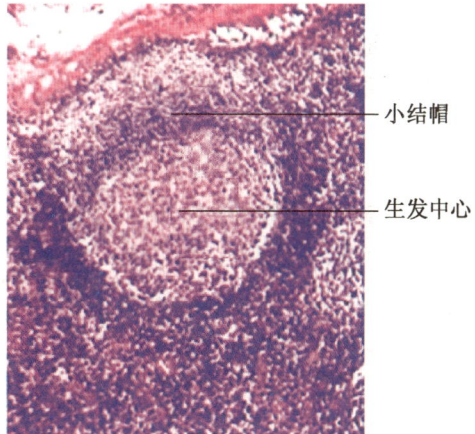

—— 小结帽

—— 生发中心

图 6-60 淋巴小结 HE 染色 ×100

免疫应答的重要标志，抗原被清除后淋巴小结又渐消失。根据淋巴小结存在的形式又可分为：孤立淋巴小结和集合淋巴小结两种。

（三）淋巴索

淋巴索（lymphoid cord）是呈条索状的淋巴组织，含较多的 B 细胞，周围常有丰富的毛细血管和毛细淋巴管。

三、淋巴器官

淋巴器官是以淋巴组织为主构成的器官，依据结构和功能不同分为两类。① **中枢淋巴器官**（central lymphoid organ）：包括胸腺和骨髓，它们是淋巴细胞早期分化的场所，在胸腺

形成初始的 T 细胞,在骨髓形成初始的 B 细胞。中枢淋巴器官发生较早,出生前已发育完善,能连续不断地向周围淋巴器官及淋巴组织输送初始淋巴细胞。中枢淋巴器官不受抗原刺激影响。② **周围淋巴器官**(peripheral lymphoid organ):有淋巴结、脾、扁桃体等。发生较晚,它们在机体出生后数月才逐渐发育完善。周围淋巴器官是进行免疫应答的主要场所,无抗原刺激时其体积相对较小,受抗原刺激后则迅速增大,结构也发生变化,抗原被清除后以又渐恢复原状。

(一)胸 腺

1. 胸腺的形态和位置　胸腺(thymus)(图 6-61)为椎体形,分为不对称的左、右两叶,呈长扁条状,质软。胸腺大部分位于胸骨柄后方,上纵隔的前部,有时可向上突到颈根部。胸腺的结构与功能状态有明显的年龄变化,新生儿和幼儿的胸腺相对较大,青春期后开始萎缩,老年期逐渐被脂肪组织代替。

2. 胸腺的微细结构　胸腺表面有薄层结缔组织构成的被膜,被膜伸入胸腺实质形成小叶间隔,将胸腺实质分成许多不完整的小叶,称**胸腺小叶**(thymus lobule)。每个小叶分为周边的皮质和深部的髓质,相邻小叶的髓质可彼此相连(图 6-62)。

(1) **皮质**(cortex)　皮质以胸腺上皮细胞为支架,间隙内含有大量胸腺细胞和少量巨噬细胞等。**胸腺上皮细胞**(thymus epithelial cell)又称上皮性网状细胞。皮质的上皮细胞分布于被膜下和胸腺细胞之间,呈星形,有突起,相邻上皮细胞的突起间以桥粒连接成网。胸腺上皮细胞能分泌**胸腺素**(thymosin)和**胸腺生成素**(thymopoietin),具有使淋巴干细胞增殖、分化,形成初始 T 细胞的功能。**胸腺细胞**(thymocyte)即胸腺内分化发育的 T 细胞,主要分布于皮质内,占胸腺皮质细胞总数的 $85\%\sim90\%$。它们的排列有一定规律:

图 6-61　胸腺

上腔静脉　主动脉弓　左肺动脉　胸腺右叶　胸腺左叶　胸骨　心包

图 6-62　胸腺　HE 染色　×100

皮质　髓质　胸腺小体　小叶间隔

皮质浅层的淋巴细胞大而幼稚,近髓质处的淋巴细胞小而成熟。

(2) **髓质**(medulla)　内含大量胸腺上皮细胞和一些成熟的胸腺细胞、交错突细胞和巨噬细胞等。髓质上皮细胞呈球形或多边形,胞体较大,细胞间以桥粒相连,也能分泌胸腺素。胸腺髓质内有特征性的**胸腺小体**(thymic corpuscle)(图 6-63),直径 $30\sim150\mu m$,散在分布,由胸腺上皮细胞呈同心圆排列而成。胸腺小体的功能尚不清楚,但缺乏胸腺小体的胸腺

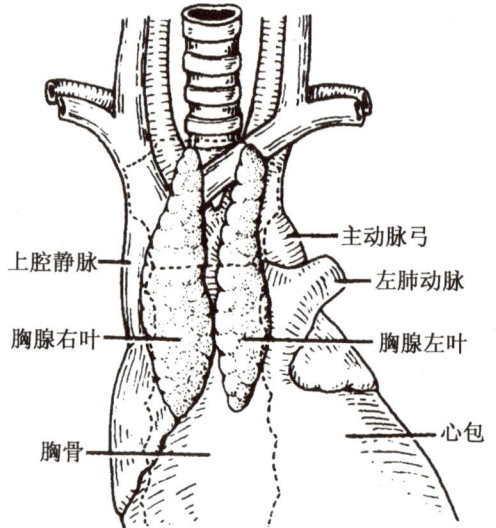

不能培育出 T 细胞。

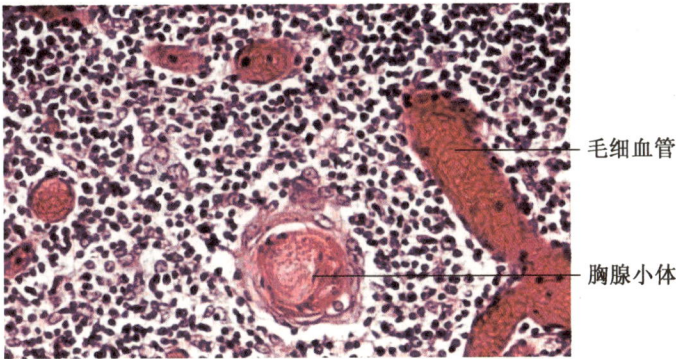

图 6-63　胸腺　HE 染色　×400

（3）**血-胸腺屏障**（blood-thymus barrier）　实验表明血液内的大分子物质不易进入胸腺皮质内,说明皮质的毛细血管及其周围结构具有屏障作用,称为血-胸腺屏障。它由以下结构组成:① 连续毛细血管内皮及内皮间的紧密连接;② 完整的内皮基膜;③ 毛细血管周隙,内含巨噬细胞;④ 上皮基膜;⑤ 连续的胸腺上皮细胞突起。血-胸腺屏障对胸腺内环境的稳定、胸腺细胞的正常发育起着非常重要的作用。

3. 胸腺的功能　胸腺是形成初始 T 细胞的场所;胸腺也具有重要的免疫调节功能。

（二）脾

1. 脾的位置和形态　脾（spleen）（图 6-64）位于左季肋区,与第 9~11 肋相对,其长轴与第 10 肋一致,正常时在肋下缘不能触及。脾呈扁椭圆形,为暗红色,质软而脆,故左季肋区受暴力打击时易导致脾破裂。

脾为腹膜内位器官,可分为内、外两面,前、后两端和上、下两缘。内面（脏面）凹陷,近中央处有**脾门**（spleen of hilum）,是血管神经等进出脾的部位。外面（膈面）平滑隆凸,紧贴膈。上缘前部有 2~3 个**脾切迹**,是临床上触脾的标志。在脾附近的韧带或大网膜内,常见**副脾**,其位置、大小、数目不定。

2. 脾的微细结构　脾的表面覆有较厚的致密结缔组织构成的被膜,被膜表面有间皮,内含弹性纤维和少量平滑肌纤维。被膜的结缔组织伸入脾实质内形成小梁,构成脾的支架。被膜和小梁内的平滑肌纤维收缩可调节脾内的血流量。脾的实质不分皮质和髓质,而分为白髓、边缘区和红髓三部分（图 6-65）;脾内无淋巴窦,但有大量的血窦。

（1）**白髓**（white pulp）　主要由淋巴细胞密集的淋巴组织构成,在新鲜脾的切面上呈分散的灰白色小点状,故称白髓。它又分为动脉周围淋巴鞘和淋巴小结两部分（图 6-65）。

1）**动脉周围淋巴鞘**（periarterial lymphatic sheath）　是围绕在中央动脉周围的厚层弥

图 6-64　脾（脏面）

散淋巴组织,由大量 T 细胞和少量巨噬细胞与交错突细胞等构成,相当于淋巴结内的副皮质区,即胸腺依赖区,但无高内皮毛细管后微静脉。当发生细胞免疫应答时,动脉周围淋巴鞘内的 T 细胞分裂增殖,鞘增厚。

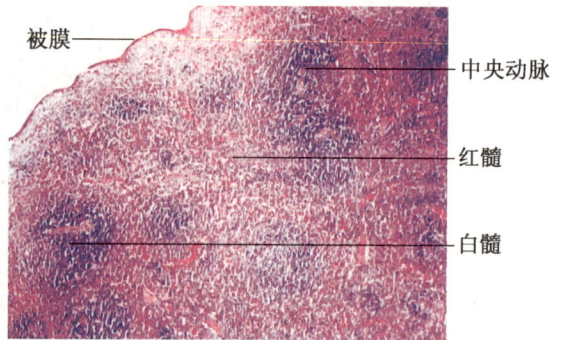

图 6 - 65　脾　HE 染色　×100

2) **淋巴小结**　又称脾小体(splenic corpuscle),结构同淋巴结内的淋巴小结,主要由大量 B 细胞构成。健康人脾内淋巴小结很少,当抗原侵袭时,脾内的淋巴小结大量增多,发育较大的淋巴小结也出现生发中心的明区与暗区,帽部朝向红髓。

(2) **边缘区**(marginal zone)　位于白髓和红髓交界处。该区的淋巴细胞较白髓稀疏,但较脾索密集,并混有少量红细胞。此区含有 T 细胞、B 细胞和较多的巨噬细胞。中央动脉的侧支末端在边缘区膨大形成小血窦,称为**边缘窦**(marginal sinus),是血液内抗原以及淋巴细胞进入白髓的重要通道,白髓内的淋巴细胞也可进入边缘窦,参与淋巴细胞再循环。边缘区是脾内捕获抗原、识别抗原和诱发免疫应答的重要部位。

(3) **红髓**(red pulp)　约占脾实质的 2/3,分布于被膜下、小梁周围及边缘区外侧,因含有大量血细胞,在新鲜脾切面上呈红色。红髓由脾索和脾窦组成(图 6 - 66)。

1) **脾索**(splenic cord)　为富含血细胞的不规则淋巴索,脾索相互连接成网,索内含有 T 细胞、B 细胞和浆细胞,以及许多其他血细胞和巨噬细胞,是脾滤血的主要场所。

2) **脾血窦**(splenic sinus)　简称脾窦,即脾索之间的网孔,是一种长管状静脉性血窦。窦腔宽约 $12\sim40\mu m$,不规则;窦壁内皮细胞呈长杆状,沿血窦长轴排列,内皮间有较宽的间隙,

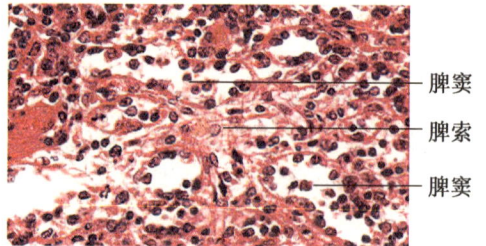

图 6 - 66　脾红髓　HE 染色　×400

脾索内的血细胞可经此穿越进入血窦;内皮外有不完整的基膜及网状纤维环绕。血窦外侧有较多的巨噬细胞,其突起可通过内皮间隙伸向窦腔。

3. 脾的功能

(1) **免疫**　脾是各类免疫细胞居住的场所,约 40%～50% 为 B 细胞,35% 为 T 细胞,还有一些 K 细胞和 NK 细胞等;因此脾是体内产生免疫应答最多的部位,侵入血液内的病原体,如细菌、疟原虫和血吸虫等血源性的抗原主要在脾内产生免疫应答。脾在发生免疫应答时,其体积和内部结构也发生变化。体液免疫应答时,淋巴小结增多、增大,脾索内浆细胞增多;细胞免疫应答时则脉周围淋巴鞘显著增厚。

(2) **滤血**　脾内滤血的主要部位是脾索和边缘区,它们内含大量巨噬细胞,可吞噬清除血液中的病原体和衰老的血细胞,主要是红细胞。当脾肿大或功能亢进时,红细胞破坏过多,可引起贫血。如将脾切除,血液中异形衰老的红细胞会大量增多。

(3) **造血**　在胚胎早期,脾有造血功能。但自骨髓开始造血后,脾渐变为一种淋巴器官。

但脾内仍含有少量造血干细胞,当机体严重失血或某些病理状态下,脾可恢复造血功能。

(4) **储血**　脾可储血约 40ml ,主要储于血窦内。当机体需血时,脾被膜下和小梁中的平滑肌收缩,将所储的血排入血循环。

(三) 淋巴结

1. 淋巴结的形态　淋巴结(lymph node)(图 6 - 67)为大小不一的圆形或椭圆形灰红色小体,直径 2～20mm,是淋巴管向心行程中必经的器官。一侧隆凸,有数条**输入淋巴管**进入;另一侧凹陷,连接 1～2 条**输出淋巴管**。凹陷处的中央称**淋巴结门**,有血管、神经等出入。淋巴管在向心运行过程中,要经过多个淋巴结,因此一个淋巴结的输出淋巴管即为下一个淋巴结的输入淋巴管。淋巴结按所在位置的不同分为浅淋巴结和深淋巴结。淋巴结多沿血管排列,四肢的淋巴结多位于关节的屈侧;内脏的淋巴结多位

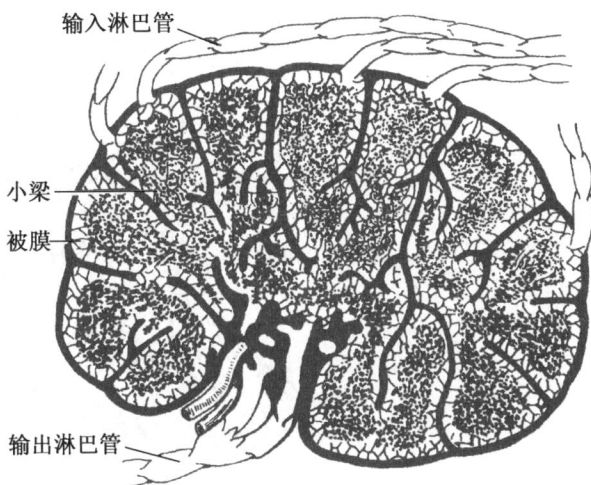

图 6-67　淋巴结模式图

于血管的周围或器官的门附近。淋巴结的主要功能是产生淋巴细胞、过滤淋巴以及参与机体的免疫应答。

2. 人体主要部位的淋巴结分布　淋巴结常成群分布,数目不恒定。引流某一器官或部位淋巴的一组淋巴结称为该器官或部位的**局部淋巴结**(regional lymph node)。当某器官或部位发生病变时,致病因子如寄生虫、细菌、毒素或肿瘤细胞等可沿淋巴管进入相应的局部淋巴结,引起局部淋巴结的肿大。如果局部淋巴结不能阻止其扩散,则病变可沿淋巴管道向远处蔓延。因此,了解局部淋巴结的位置、收纳范围和淋巴引流途径,对疾病的诊断和治疗具有重要的意义。

(1) **头部的淋巴结**　大多位于头、颈交界处,由后向前依次有**枕淋巴结**、**乳突淋巴结**、**腮腺淋巴结**、**下颌下淋巴结**和**颏下淋巴结**(图 6-68、图 6-69),主要收纳头面部的淋巴,其输出管直接或间接地注入颈外侧深淋巴结。

下颌下淋巴结(submandibular lymph node)位于下颌下腺附近及腺实质内,收纳面部和口腔的淋巴。面部大部分淋巴管直接或间接注入下颌下淋巴结,所以面部有炎症或肿瘤时,常引起此淋巴结的肿大。

(2) **颈外侧淋巴结**　主要有颈外侧浅淋巴结和颈外侧深淋巴结(图 6-68、图 6-69)。

1) **颈外侧浅淋巴结**(superficial lateral cervical lymph node)　沿颈外静脉排列,收纳枕部、耳后部和颈浅部的淋巴管,其输出管注入颈外侧深淋巴结。

2) **颈外侧深淋巴结**(deep lateral cervical lymph node)　主要沿颈内静脉排列。其中上群位于鼻咽部后方,称**咽后淋巴结**(retropharyngeal lymph node),鼻咽癌患者,癌细胞首先转移到此;下群中除沿颈内静脉排列外,还有沿锁骨下动脉和臂丛排列的**锁骨上淋巴结**

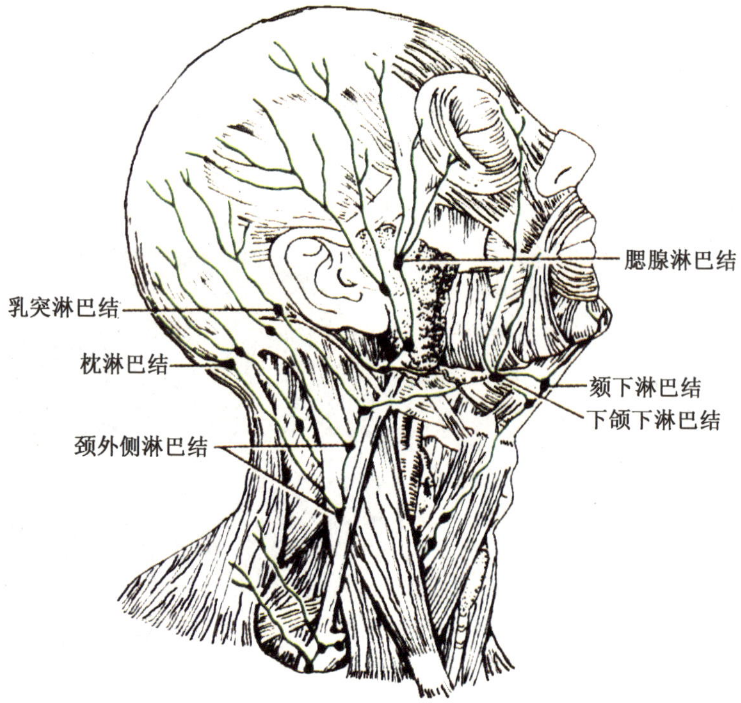

图 6 - 68　头颈部的浅层淋巴结

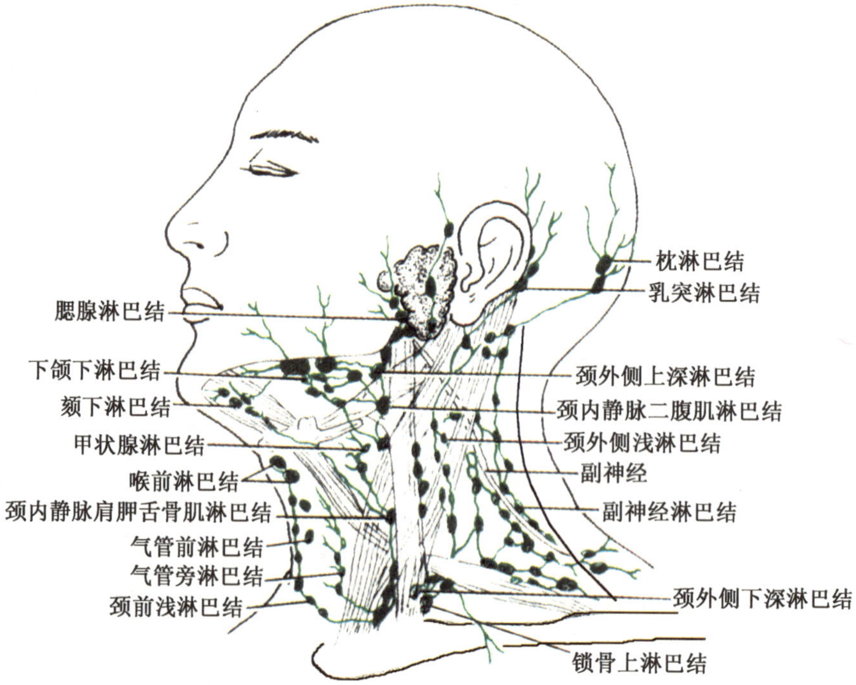

乳突淋巴结
枕淋巴结
颈外侧淋巴结
腮腺淋巴结
颏下淋巴结
下颌下淋巴结

图 6 - 69　头颈部深层淋巴结

腮腺淋巴结
下颌下淋巴结
颏下淋巴结
甲状腺淋巴结
喉前淋巴结
颈内静脉肩胛舌骨肌淋巴结
气管前淋巴结
气管旁淋巴结
颈前浅淋巴结
枕淋巴结
乳突淋巴结
颈外侧上深淋巴结
颈内静脉二腹肌淋巴结
颈外侧浅淋巴结
副神经
副神经淋巴结
颈外侧下深淋巴结
锁骨上淋巴结

(supraclavicular lymph node)。胃癌或食管癌患者,癌细胞常经胸导管由颈干逆流或通过侧支转移到左锁骨上淋巴结,引起该淋巴结的肿大。颈外侧深淋巴结直接或间接收纳头颈部、胸壁上部等处的淋巴管,其输出管汇成颈干,左侧的注入胸导管,右侧的注入右淋巴导管。

(3) **腋淋巴结** 上肢的淋巴结主要为**腋淋巴结**(axillary lymph node)(图 6-70),位于腋窝疏松结缔组织内,沿腋血管及其分支排列,按所在位置分为五群。

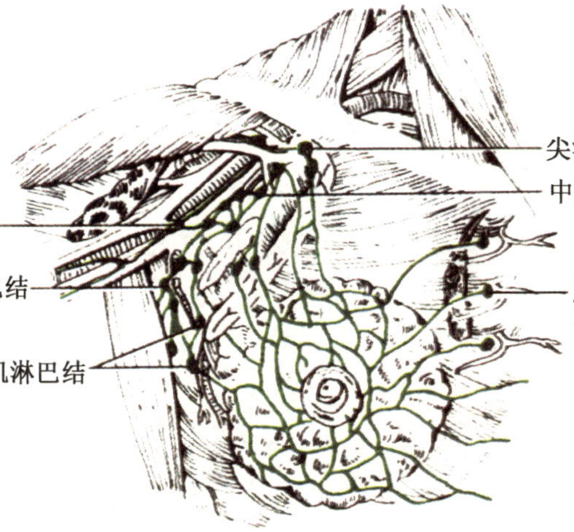

图 6-70 腋淋巴结及乳房的淋巴管

1) **胸肌淋巴结** 位于胸小肌下缘,沿胸外侧血管排列,收纳胸、脐以上腹前外侧壁和乳房外侧部及中央部的淋巴。

2) **外侧淋巴结** 沿腋静脉远侧段排列,收纳除注入锁骨下淋巴结以外的上肢浅、深淋巴管。

3) **肩胛下淋巴结** 沿肩胛下血管排列,收纳项、背部的淋巴。

4) **中央淋巴结** 位于腋窝中央,收纳上述三群淋巴结的输出管。

5) **尖淋巴结** 沿腋静脉近侧段排列,收纳上述四群淋巴结、锁骨下淋巴结的输出管和乳房上部的淋巴,其输出管合成锁骨下干,左侧注入胸导管,右侧注入右淋巴导管。

(4) **腹股沟淋巴结** 下肢的淋巴结主要有腹股沟浅淋巴结和腹股沟深淋巴结(图 6-71)。

1) **腹股沟浅淋巴结**(superficial inguinal lymph node) 位于腹股沟韧带的下方,分上、下两组。上组沿腹股沟韧带排列,收纳腹前外侧壁下部、臀部、会阴和子宫底的淋巴;下组位于大隐静脉根部的周围,收纳除足外侧缘和小腿后外侧面以外的下肢浅淋巴管。腹股沟浅淋巴结的输出管大部分注入腹股沟深淋巴结,小部分注入髂外淋巴结。

2) **腹股沟深淋巴结**(deep inguinal lymph node) 位于股静脉根部的周围,收纳腹股沟浅淋巴结的输出管和下肢的深淋巴管,其输出管注入髂外淋巴结。

(5) **腹腔脏器的淋巴结** 腹腔成对脏器的淋巴管注入腰淋巴结。不成对脏器的淋巴管分别注入腹腔淋巴结、肠系膜上淋巴结和肠系膜下淋巴结。

1) **腹腔淋巴结**(celiac lymph node)(图 6-72) 位于腹腔干的周围,收纳腹腔干分布区的淋巴。

2) **肠系膜上淋巴结**(superior mesenteric lymph node)(图 6-73) 位于肠系膜上动脉根部的周围,收纳肠系膜上动脉分布区域的淋巴。

右淋巴导管

左静脉角

胸导管

肋间淋巴结

乳糜池

肠干

右腰干

左腰干

腰淋巴结

髂总淋巴结

髂内淋巴结

骶淋巴结

髂外淋巴结

腹股沟深淋巴结

腹股沟浅淋巴结

图 6-71 胸导管及腹盆部淋巴结

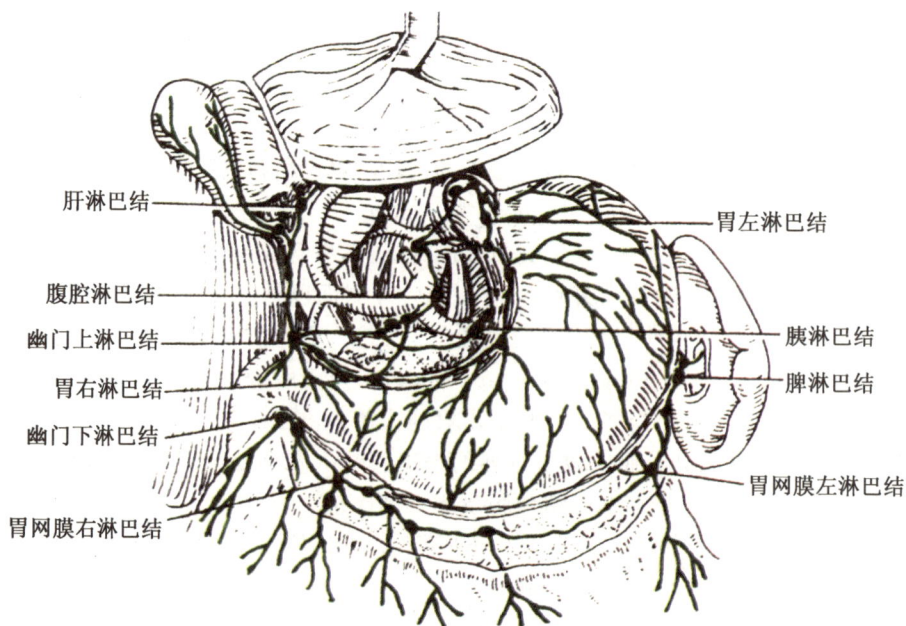

肝淋巴结

胃左淋巴结

腹腔淋巴结

幽门上淋巴结

胃右淋巴结

胰淋巴结

脾淋巴结

幽门下淋巴结

胃网膜左淋巴结

胃网膜右淋巴结

图 6-72 沿腹腔干及其分支排列的淋巴结

3）**肠系膜下淋巴结**（inferior mesenteric lymph node）（图 6 - 73） 位于肠系膜下动脉根部的周围，收纳肠系膜下动脉分布区域的淋巴。

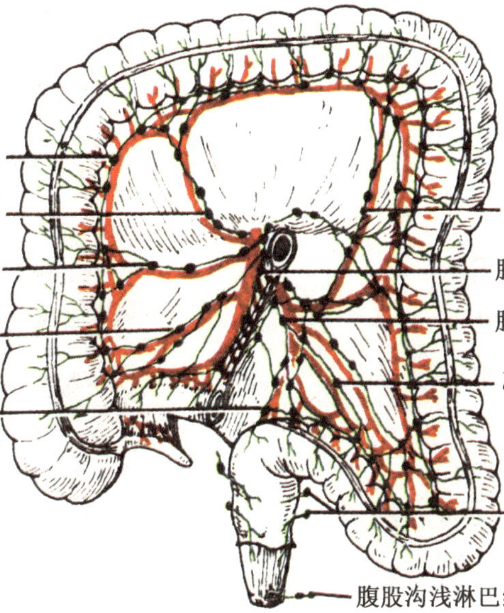

结肠旁淋巴结
中结肠淋巴结
右结肠淋巴结
回结肠淋巴结
直肠上淋巴结

左结肠淋巴结
肠系膜上淋巴结
肠系膜下淋巴结
乙状结肠淋巴结

髂内淋巴结

腹股沟浅淋巴结

图 6 - 73 大肠的淋巴管和淋巴结

腹腔淋巴结、肠系膜上淋巴结和肠系膜下淋巴结的输出管共同汇合成一条肠干，注入乳糜池。

3. 淋巴结的微细结构 淋巴结表面有薄层致密结缔组织构成的被膜，被膜和门部的结缔组织伸入淋巴结内，形成互相连接的小梁，构成淋巴结的支架；支架的网眼内是大量淋巴组织和淋巴窦构成淋巴结实质。小梁连同神经、血管一起形成淋巴结的间质。淋巴结实质分为皮质和髓质两部分（图 6 - 74）。

（1）**皮质** 位于被膜下方，由浅层皮质、副皮质区和皮质淋巴窦组成。

1）**浅层皮质**（superficial cortex） 主要含 B 细胞，由薄层的弥散淋巴组织及淋巴小结组成，弥散淋巴组织位于淋巴小结之间。

2）**副皮质区**（paracortex zone） 位于皮质的深层，为较大片的弥散淋巴组织，又称深层皮质单位，主要由 T 细胞聚集而成（图 6 -75）。如将新生动物的胸腺切除后，该区域就不会再发育，所以又称胸腺依赖区。副皮质区内有许多毛细血管后微静脉，是淋巴细胞再循环途径的重要结构，即是血液与副皮质区淋巴细胞进出的通道。

3）**皮质淋巴窦**（cortical sinus） 位于被膜、小梁与淋巴结之间，分别称为被膜下窦和小梁周窦。被膜下窦在被膜侧与多条输入淋巴管相通，窦壁由内皮细胞围成，并有星状内皮细胞支撑，有许多巨噬细胞附着于这些内皮细胞上（图 6 - 76）。淋巴在窦内流动缓慢，有利于巨噬细胞清除抗原。

（2）**髓质** 位于淋巴结深部，由髓索和髓窦两部分组成。

1）**髓索**（medullary cord） 是相互连接呈条索状的淋巴组织，主要含有浆细胞、B 淋巴细胞和巨噬细胞。髓索的淋巴细胞主要由皮质淋巴小结产生的幼小浆细胞在此转变形成，并分泌抗体。

图 6 - 74　淋巴结微细结构模式图

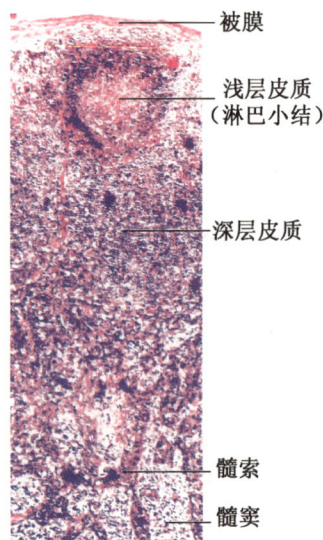

图 6 - 75　淋巴结　HE 染色　×40

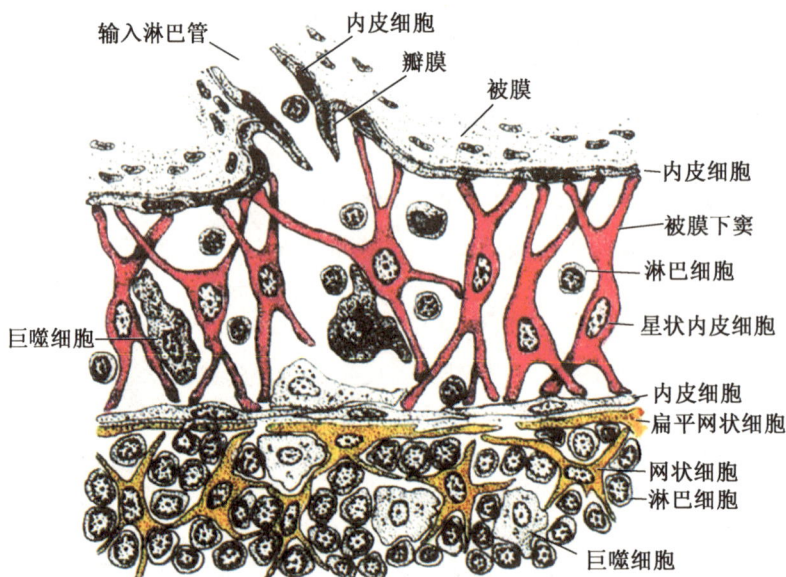

图 6 - 76　被膜下窦模式图

2）**髓窦**（medullary sinus）　是髓索和髓索之间的髓质淋巴窦,结构与皮质淋巴窦相似,但窦腔更宽,窦内巨噬细胞更多,具有较强的滤过功能。

（3）**淋巴结内的淋巴通路**　淋巴从输入淋巴管进入被膜下窦和小梁周窦,一部分渗入皮质淋巴组织,然后进入髓窦;另一部分经小梁周窦直接注入髓窦,再汇入输出淋巴管。

4. 淋巴结的功能

（1）**滤过淋巴**　进入淋巴结的淋巴常带有细菌、毒素和病毒等抗原,这些抗原在流过淋巴结时,可被巨噬细胞清除掉。淋巴结对细菌的清除率可达99％之多。

（2）**免疫应答**　抗原进入淋巴结后,巨噬细胞和交错突细胞可捕获抗原和处理抗原。

副皮质区的交错突细胞还能把抗原递呈给 Th 细胞,由 Tc 细胞实施细胞免疫功能;浅层皮质的 B 细胞与抗原接触后,在 Th 细胞的辅助下增殖分化,淋巴小结增多增大,同时髓质的浆细胞也增多,行使体液免疫功能。

(3)**参与淋巴细胞的再循环**　淋巴结内的淋巴细胞经输出淋巴管进入血流,循环于全身,它们又可通过副皮质区的毛细血管后微静脉,返回淋巴结内,如此周而复始,循环一次约需 24～48 小时。淋巴细胞的再循环有利于识别抗原,促进免疫细胞间的协作,使分散于全身的免疫细胞成为一个相互关联的统一体。

第三节　临床应用

一、心内注射与心包穿刺

心内注射与心包注射时胸壁的层次依次为:皮肤、浅筋膜、深筋膜和胸大肌、肋间外肌、肋间内肌、胸横肌、胸内筋膜、纤维性心包和浆膜性心包壁层至心包腔(心包穿刺)或右心室前壁至右心室腔(心内注射)。

(一)心内注射术

心内注射术是通过胸壁直接将药物注入心室腔内的一种复苏术,以抢救心跳骤停的患者。穿刺部位临床上常选左侧第 4 肋间、胸骨左缘 0.5～1cm 处进针,或左侧第 5 肋间隙、胸骨左缘旁开 2cm 垂直刺入,或在剑突下偏左肋弓下约 1cm 处(向后上方,朝心底方向进针),针与腹前壁的角度为 15°～35°。勿伤及胸膜腔、胸膜和肺,以避免造成气胸,也避免因刺伤胸廓内血管,造成大出血。

(二)心包穿刺术

心包穿刺术适用于心包腔积液的诊断与治疗。穿刺部位临床上常选左侧剑肋角作为胸骨下穿刺点,行心包腔穿刺,穿刺方向与腹前壁角度为 30°～45°,针刺向上后内进入心包腔,边进针边抽回血,至吸出液体时停止进针。

二、动脉穿刺

动脉穿刺常用于动脉穿刺采血或介入,也可借 X 线透视定位,通过穿刺将导管插入到不同器官的动脉,并注射造影剂,使器官内动脉显影。目前主要用于肺、肝、肾、胰等动脉造影及脑血管、冠状动脉造影。临床上最常用的为颈总动脉和股动脉。

(一)颈总动脉穿刺

颈总动脉穿刺部位在胸锁乳突肌前缘中点,环状软骨水平,其层次依次为:皮肤、浅筋膜和颈阔肌、颈深筋膜、颈动脉鞘至颈总动脉壁,深度约 2～3cm。摸到颈总动脉搏动最明显的部位,穿刺针垂直缓慢进针,当针头有明显搏动感时,表明已触及颈总动脉前壁,再进入穿入动脉壁时有较大的压力,针头入动脉腔后有鲜红色血液涌入针管。此时不要再进针,否则会穿透动脉后壁。穿刺点不能高于环状软骨,以免伤及颈动脉窦,引起血压突然下降。

(二)股动脉穿刺

股动脉穿刺部位在腹股沟韧带中点下方 2～3cm,其层次依次为皮肤、浅筋膜、阔筋膜、股鞘至股动脉壁,深度约 2cm。摸到股动脉搏动最明显的部位,穿刺针垂直或与股动脉长轴成 45°缓慢进针,当针头有明显搏动感时,表明已触及股动脉前壁,再进入穿入动脉壁时有较大的压力,针头入动脉腔后有鲜红色血液涌入针管。此时不要再进针,否则会穿透动脉后壁。

三、静脉穿刺

根据不同年龄、不同病情可选择不同部位的静脉。浅静脉穿刺时,婴幼儿可选择头皮静脉(滑车上静脉、眶上静脉、颞浅静脉)和颈外静脉;成人可选择手背静脉网、肘正中静脉、头静脉、贵要静脉或足背静脉网、大隐静脉等,适用于采血、输血、补液、注射治疗性或诊断性药物、急重症治疗、测定中心静脉压、行静脉内营养疗法等。深静脉穿刺时,可选择颈内静脉、锁骨下静脉、股静脉、腘静脉等,适用于静脉内营养疗法、为增加血压而补充大量液体、长期静脉输液、测定中心静脉压、癌症患者化疗时注入刺激性较强的抗癌药物、紧急放置心内起搏导管等。尽管静脉穿刺的部位不同,但所穿经的层次基本相同。浅静脉穿刺的层次依次为皮肤、皮下组织和浅静脉壁;深静脉穿刺的层次依次为皮肤、皮下组织、深筋膜(有的部位还经过肌层)、血管鞘和深静脉壁。

(一)头皮静脉穿刺

头皮静脉没有静脉瓣,正逆方向都能穿刺,穿刺不影响患儿保暖,又不影响肢体活动,所以婴幼儿治疗时多选用头皮静脉穿刺。

(二)颈外静脉穿刺

颈外静脉穿刺点在下颌角与锁骨中点连线上 1/3 处、颈外静脉外侧缘。穿刺部位过高则近下颌角妨碍操作,过低则易损伤锁骨下胸膜及肺尖。患者取枕平卧,头转向对侧 90°,后仰 45°,使颈外静脉充分暴露。穿刺针与皮肤成 45°进针,穿皮后改成 25°,沿颈外静脉向心方向刺入,硅胶管进针深度 20cm 左右。

(三)锁骨下静脉穿刺

临床上经锁骨内侧端下方与第 1 肋之间,行锁骨下静脉穿刺,进行长期输液、心导管插管及中心静脉压的测定。穿刺点在右锁骨中点 1~2cm 处,针头与胸部纵轴角度为 45°,与胸壁平面角度为 15°进针,进针时针尖先抵达锁骨,然后退针再抬高针尾,紧贴锁骨下缘进针,深度约为 3.0~4.0cm,直至见或抽见回血。针尖不可过度往后,以免伤及胸膜而导致气胸。

第四节　局部血液循环障碍

正常健全的血液循环是保证机体正常代谢和生命活动的基本条件。在病理情况下,当心血管系统发生功能性或器质性改变,而机体的代偿功能不能及时建立或代偿不全时,即可发生血液循环障碍,引起有关的组织、器官代谢和功能异常,并伴有变性、坏死等形态结构的改变,是许多疾病的基本病理改变,严重者可导致机体死亡。

血液循环障碍可分成全身性和局部性两大类。前者指整个心血管系统功能发生紊乱(如心功能不全、休克等)。后者则包括:① 局部血容量异常,包括充血和缺血;② 血管内异常物质形成和阻塞,包括血栓形成、栓塞以及栓塞引起的梗死;③ 血管壁的通透性和完整性的改变,包括出血和水肿。本章仅叙述局部血液循环障碍。必须指出,全身性血液循环障碍必然有局部循环障碍,如心功能不全导致局部组织充血,而严重的局部循环障碍也将影响全身血液循环的功能,如心肌梗死可导致心功能不全。在现代社会中,血栓形成、栓塞、梗死都是人类死亡的主要原因,如心肌梗死、肺栓塞、脑出血等,因此本节所叙述的血液循环障碍在人类疾病谱中占有重要地位。

一、充　血

局部组织、器官内血管扩张,血液含量增多,称充血(hyperemia),分为动脉性充血和静脉性充血两类。

(一)动脉性充血

局部组织、器官的动脉内血液含量增多,称为动脉性充血,又称主动性充血,简称充血。根据引起充血的原因及机制不同,动脉性充血又可分为:

1. 生理性充血　见于组织或器官为适应生理需要和代谢增强而发生的充血,如饭后的胃肠道充血、肢体运动时的肌肉充血以及情绪激动时的"面红耳赤"等。

2. 病理性充血　是出现在各种病理状态下的充血,包括:① 炎性充血,炎症反应的早期阶段,局部组织、器官受致炎因子的刺激及炎症介质的作用而发生充血;② 减压后充血,长期受到外界压力的动脉,其管壁张力和弹性丧失,当压力突然解除,该处动脉即发生扩张充血;③ 侧支性充血,即原缺血组织已形成侧支循环,当周围吻合支动脉开放时,再引起该组织发生充血称为侧支性充血。

动脉性充血时,局部组织或器官体积可轻度增大,表面色泽鲜红(氧合血红蛋白含量增高),局部温度升高,镜下可见局部细动脉及毛细血管扩张充血。由于动脉血富含氧和营养物质,故对改善局部代谢,增强功能状态有积极的意义。但严重脑充血可引起头痛,管壁已有病变的动脉发生充血则可能引起破裂出血。

(二)静脉性充血

由于静脉回流受阻,血液淤积在小静脉和毛细血管内,称为静脉性充血,又称被动性充血,简称**淤血**(congestion)。

1. 原因

(1)**静脉受压**　静脉管腔因受压而狭窄或阻塞,静脉回流受阻。如绷带包扎过紧、肿瘤压迫局部静脉,引起相应部位淤血;妊娠后期子宫压迫髂静脉引起下肢淤血水肿;肝硬化时肝内静脉分支受压引起门静脉高压,导致胃肠道淤血等。

(2)**静脉腔阻塞**　如静脉腔内血栓形成或肿瘤细胞瘤栓、静脉内膜炎引起的内膜增厚均可引起管腔阻塞及淤血。通常组织内静脉的分支多,互相连接形成网状侧支循环,只有较大的静脉受压、阻塞或多条静脉受压,血液不能充分通过侧支回流时才会出现淤血。

(3)**心力衰竭**　左心衰时因肺静脉回流受阻而造成肺淤血;右心衰时可因上、下腔静脉回流受阻引起肝、肾、胃肠道等器官和组织的全身性淤血。

2. 病理变化及其后果　淤血器官肿胀、体积增大、包膜紧张,表面呈暗红色或紫蓝色,局部温度降低;镜下见淤血组织内小静脉和毛细血管扩张,充满红细胞,有时伴有组织水肿和出血。

　　淤血的后果取决于淤血的程度、时间长短、以及组织或器官的特点等因素。由于缺氧和静脉压升高以及代谢产物堆积,血管壁基底膜变性,内皮细胞受损,血管壁通透性增高,血浆进入组织间隙形成淤血性水肿,如漏出液进入浆膜腔则引起胸水、腹水或心包积液;严重者,红细胞亦可漏出,形成淤血性或漏出性出血;淤血组织中实质细胞可因缺氧及代谢产物的堆积而发生萎缩、变性或坏死;间质常发生网状纤维胶原化和纤维组织增生,使器官质地变硬,形成淤血性硬化。

3. 重要脏器淤血

　　(1) **肺淤血**　　多因左心衰竭所致。眼观肺体积增大,肺切面色泽暗红并有水肿液流出。镜下,急性肺淤血时肺泡壁增厚,毛细血管和小静脉高度扩张淤血,肺泡腔中有较多漏出的水肿液和不等量红细胞、巨噬细胞,随着病变的进展,一些巨噬细胞吞噬红细胞,将其分解,胞浆内形成棕黄色的含铁血黄素,称为"心力衰竭细胞"(图 6-77)。患者可出现气促、缺氧及有粉红色泡沫痰等症状。长期的心力衰竭和慢性肺淤血会引起肺泡壁网状纤维胶原化和纤维结缔组织增生,加之大量含铁血黄素的沉积使肺组织变硬并呈棕黄色,故称之为肺褐色硬化。

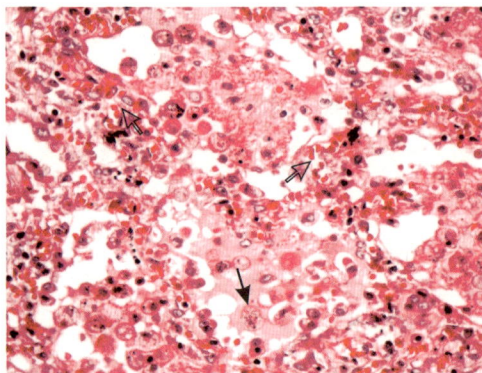

图 6-77　慢性肺淤血　HE 染色　×200
肺胞隔毛细管(⇧)扩张充血,肺胞腔内除见水肿液、红细胞外还可见心衰细胞(↑)

　　(2) **肝淤血**　　多因右心衰竭所致。镜下,肝小叶中央静脉和邻近血窦扩张、淤血,严重淤血时肝小叶中央静脉区肝细胞受压萎缩,甚至坏死。慢性肝淤血时,肝小叶中央区淤血明显,小叶外围的肝细胞因缺氧等而出现脂肪变性。肉眼见肝脏体积肿大,包膜紧张,小叶中央淤血区呈暗红色,周边区因肝细胞脂肪变性而呈黄色,以至切面上可见红(淤血)黄(脂肪变性)相间的网络状条纹,状如槟榔的切面,称为"槟榔肝"。长期严重的肝淤血,小叶中央肝细胞萎缩消失,纤维组织明显增生,可形成淤血性肝硬化。

二、出 血

　　红细胞自心脏或血管外逸,称为**出血**(hemorrhage)。逸出的血液进入组织或体腔为内出血,流出体外为外出血。

(一) 病因及发病机制

　　根据血液逸出的机制可将出血分为破裂性出血和漏出性出血。

　　1. 破裂性出血　　因血管或心脏破裂引起的出血称为破裂性出血。一般出血量较多,除机械损伤(如刀伤、枪伤)外,某些局部组织病变如结核性空洞、溃疡或肿瘤等也可侵蚀破坏血管壁。此外由于血管壁本身的病变,不能承受管内压力,也会引起破裂性出血(如动脉粥样硬化、动脉瘤、静脉曲张、心肌梗死及室壁瘤导致的心脏与动脉破裂)。

　　2. 漏出性出血　　血液在毛细血管及毛细血管后静脉处因通透性增加而漏出于血管外,称为漏出性出血。常见的原因有:① 血管壁受损,见于严重感染(如流行性出血热、流行性脑膜炎、鼠疫),变态反应(如链球菌感染等),毒物中毒(如蛇毒、一氧化碳、苯、磷等),淤血,缺氧,以及因维生素 C 缺乏引起内皮细胞间粘合质中透明质酸合成障碍,血管通透性因管壁受损而增加,导致出血;② 血小板减少或血小板功能障碍,如特发性血小板减少性紫癜、脾功能亢进、血小板因子的缺陷、尿毒症、白血病或再生障碍性贫血等疾病使血小板数量减少或功能障碍,引起出血;③ 凝血功能障碍,可见于先天性的凝血因子减少(如血友病),或因肝脏疾病致凝血因子Ⅶ、Ⅸ、Ⅹ等减少,或 DIC 时凝血因子消耗过多,引起广泛出血。

(二)病理变化

新鲜的出血为红色,以后随红细胞降解形成含铁血黄素而转为棕黄色。镜下,出血部位组织的血管外见红细胞和巨噬细胞,部分巨噬细胞胞浆内可见被吞噬的红细胞或含铁血黄素,组织中也可见游离的含铁血黄素。较大的血肿常因吸收不全而发生机化或包裹。

(三)对机体的影响

出血的后果取决于出血的量、速度和部位。漏出性出血过程较缓慢,一般出血量较少,多可被吞噬细胞清除,但若出血不止亦会危及生命。少量慢性出血则可引起缺铁性贫血。破裂性出血较迅速,若出血量超过全身循环血量的 20%～25%时,可出现出血性休克。重要器官的出血如心脏破裂、脑出血常危及生命,尤其是脑干出血,即使少量出血也会引起死亡。

三、血栓形成

在活体的心脏和血管内,血液凝固或血液中某些有形成分析出、凝集而形成固体质块的过程,称**血栓形成**(thrombosis),所形成的固体质块称**血栓**(thrombus)。

(一)血栓形成的条件和机制

正常情况下心血管内血流之所以能保持液体状态,川流不息,是机体内部一整套凝血和抗凝血机制保持着动态平衡的结果。一旦失去平衡,凝血过程占优势便可导致血栓形成。血栓形成过程涉及心血管内皮、血流状态和凝血反应三方面的改变。

1. 心血管内皮细胞损伤　心血管内膜的内皮细胞具有抗凝和促凝两种特性。在生理情况下,以抗凝作用为主,从而使心血管内血液保持流体状态。

内皮细胞的抗凝作用为:① 屏障作用,内皮细胞把血小板、凝血因子与内皮下基质分隔开,防止血小板与后者接触而启动凝血过程;② 抗凝血酶或凝血因子作用,分泌膜相关肝素样分子能使凝血酶和凝血因子Ⅸa、Ⅹa 等失活;合成凝血酶调节蛋白,与凝血酶结合,激活蛋白 C,降解凝血因子Ⅷa、Ⅴa;③ 抗血小板粘集作用,合成前列腺环素(PGI$_2$)、一氧化氮(NO)和 ADP 酶,抑制血小板粘集;④ 促进纤维蛋白溶解,能合成组织型纤溶酶原活化因子(t-PA),降解纤维蛋白,从而增强抗凝作用(图 6-78)。

内皮细胞的促凝作用为:① 内皮细胞损伤时释放组织因子,激活外源性凝血过程;② 内皮细胞损伤时释放 vWF,辅助血小板与内皮下胶原的黏附;③ 分泌纤维蛋白溶解酶原激活物的抑制因子(PAIs),抑制纤维蛋白溶解。因此,完整的内皮细胞主要起抑制血小板粘集和抗凝作用,而在内皮细胞损伤或被激活时,则引起局部凝血。

心血管内膜损伤,是血栓形成最重要和最常见的原因。内皮细胞损伤,内皮下的胶原纤维暴露,激活血小板和凝血因子Ⅻ,启动了内源性凝血系统;损伤的内皮细胞释放组织因子,启动了外源性凝血系统;内皮细胞损伤还可活化血小板,依次出现以下反应:① 黏附反应,血小板在 vWF 介导下黏附于内皮损伤处的胶原纤维,出现黏性变态;② 释放反应,黏附后,

促 凝 抗 凝

失活凝血酶、凝血因子Ⅹa、Ⅸa

启动外源性凝血系统

激活蛋白C、降解凝血因子Ⅷa、Ⅴa

凝血酶 纤维蛋白溶解

释放组织因子 抑制血小板聚集

抗凝血酶Ⅲ

血小板粘集 vWF 合成PGI₂、
纤维蛋白 凝血酶 NO及ADP酶

t-PA

内皮反应

胶原纤维 凝血酶调节蛋白 肝素样分子 凝血酶受体 血管内皮

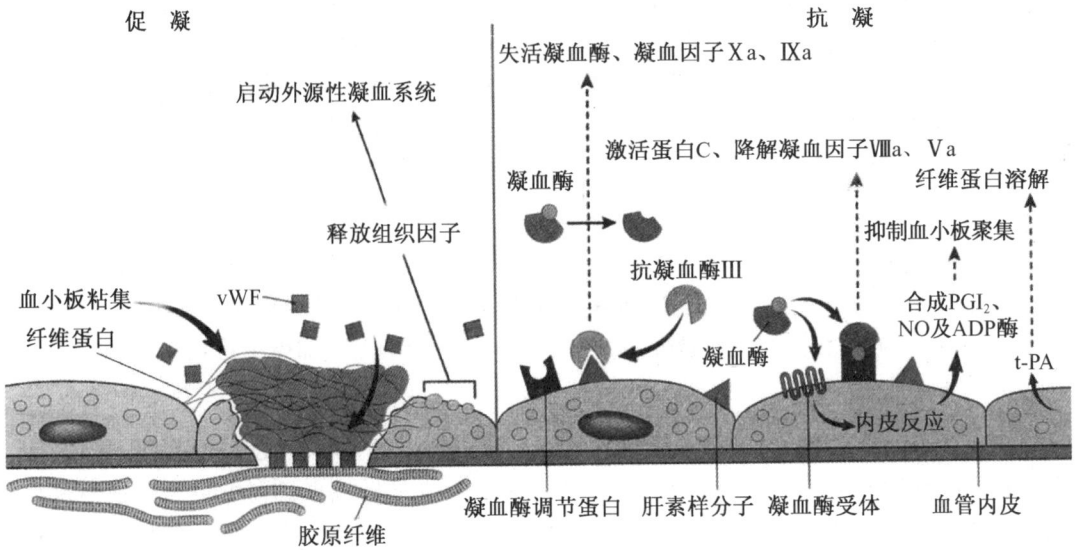

图 6-78 血管内皮细胞的抗凝与促凝作用

血小板内 α 颗粒和致密颗粒释放出 ADP、TXA_2、钙离子等,促使血小板相互粘集;③ 粘集反应,在 ADP、TXA_2、钙离子作用下,血流中血小板不断地相互粘集,同时又不断地释出 ADP 和 TXA_2,使更多的血小板彼此粘集成堆,称为血小板粘集堆。血小板还可与纤维蛋白和纤维连接蛋白黏附。血小板粘集堆初时是可逆的,随着内源性与外源性凝血系统激活、凝血酶的形成,使血小板粘集堆变成不可逆性,成为血栓形成的起始点。

内皮细胞损伤是引起心血管特别是动脉系统血栓的重要因素,如心脏内血栓常见于风湿性和感染性心内膜炎的病变的瓣膜上和心肌梗死区的内膜面。在动脉,血栓多发生在动脉粥样硬化斑块溃疡的基础上或见于动脉炎等病变。此外高血脂、吸烟、免疫反应以及高血压等血流动力学因素也会造成内皮损伤,促进血栓形成。

2. 血流缓慢和涡流形成 正常的血流动力学使血液保持正常的流速,血液中血小板等有形成分保持在血流中央以维持正常轴流,防止血小板与血管内皮接触、黏附和凝集。

血流缓慢和形成涡流时可导致下列后果:① 轴流被破坏,血小板靠边,接触内皮细胞;② 局部已存在的少量凝血活性物质不能被正常血流稀释、运走,致使此类物质的局部浓度升高;③ 流入局部血液中的凝血物质在局部滞留,促进血栓形成;④ 损伤内皮细胞,触发内源性和外源性凝血系统激活。

血流缓慢是导致静脉系统血栓形成的主要原因之一。由于血流缓慢,静脉瓣后出现涡流。因此静脉血栓的发生率明显高于动脉血栓,下肢静脉血栓又比上肢静脉易于发生。心力衰竭、手术后及久病卧床者均因静脉血流缓慢而易致血栓形成。心脏和动脉在某些病理情况下也会出现血流缓慢及涡流,如风湿性心瓣膜病二尖瓣狭窄,左心房扩张,血流缓慢,涡流形成及常伴有心房颤动更加剧了血流动力学的紊乱,易在左心房或左心耳形成血栓。

3. 血液凝固性增强 血液凝固性增强是指血液中的血小板和凝血因子增多,或纤维蛋白溶解系统的活性降低。可见于:

(1) **遗传性高凝状态** 很少见,主要有 Ⅴ 因子基因突变,其编码蛋白能抵抗激活 C 蛋白对它的降解,使 C 蛋白失去抗凝作用,血液凝固性增高。患者常出现反复深静脉血栓形成。

其次,抗凝血酶Ⅲ以及 C 蛋白、S 蛋白先天性缺乏,纤维蛋白溶解系统的遗传性缺陷均可导致血液凝固性增强。

（2）**获得性高凝状态**　常发生于大面积烧伤时,大量血浆丧失、血液浓缩、黏稠度增高、血小板和凝血因子浓度增加;严重创伤、手术后或产后,血液补充了大量幼稚的血小板,其黏度高,易聚集;晚期肿瘤(如胰腺癌、早幼粒细胞性白血病)及一些已浸润血管和转移的癌肿,可不断释放一种凝血致活酶样物质,激活外源性凝血系统;其他如肾病综合征患者、使用口服避孕药的妇女等血浆中纤维蛋白原浓度常常升高;某些自身免疫性疾病(包括系统性红斑狼疮)患者可产生抗磷脂抗体和高凝状态(抗磷脂抗体综合征)。

上述血栓形成的三个条件,往往合并存在,但以某一条件为主。

（二）血栓形成的过程与血栓的形态

血栓形成的过程是以血小板黏附于内膜裸露的胶原开始的,血小板粘集堆的形成是血栓形成的第一步,嗣后血栓形成的过程及血栓的形态、组成、大小都取决于血栓发生的部位和局部血流速度(图 6-79)。血栓类型有以下 4 种。

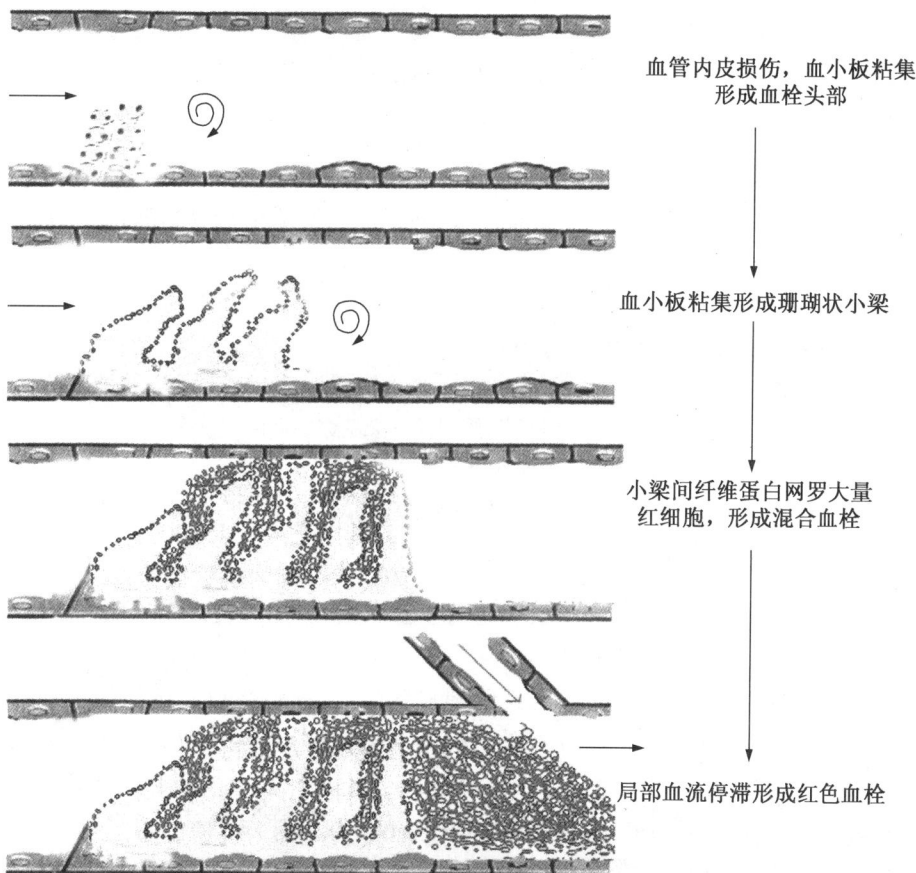

血管内皮损伤,血小板粘集形成血栓头部

血小板粘集形成珊瑚状小梁

小梁间纤维蛋白网罗大量红细胞,形成混合血栓

局部血流停滞形成红色血栓

图 6-79　血栓形成过程示意图

1. 白色血栓　在受损的内膜上,首先少量血小板黏附与凝集,并释放 ADP 和 TXA_2,使更多的血小板凝集,形成血小板小丘,即为血栓头部。肉眼观:血栓呈灰白色,质实,与血管壁粘连紧密,故称为白色血栓。镜下主要为血小板成分。

2. 混合血栓　血栓头形成后,致使血流形成涡流,继续使血小板析出和凝集,上述过程沿血流方向一再重复发生,凝集的血小板渐形成珊瑚状的小梁,其表面常黏附很多白细胞。血小板小梁间又有大量的纤维蛋白交错粘连成网,使血流更趋缓慢,血小板小梁间的网眼中网罗凝固了大量红细胞,形成肉眼观的圆柱状的血栓体部,表面粗糙干燥,并有灰白与暗红色相间的条纹状结构,称为混合血栓(图6-80)。静脉血栓在形成过程中不断沿血管延伸而增长,又称延续性血栓。

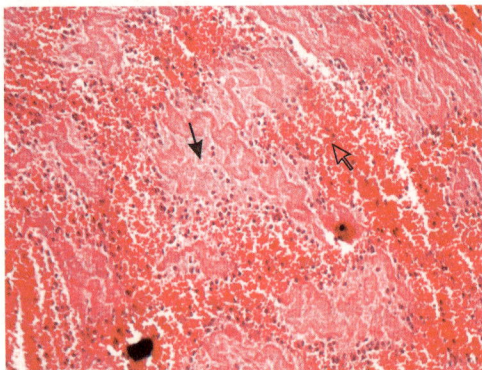

图6-80　混合血栓　HE染色　×200
血小板小梁(↑),纤维蛋白网络住的红细胞(↑)

3. 红色血栓　随着混合血栓的逐渐增大,最终阻塞管腔,局部血流停止,血液发生凝固,形成血栓的尾部。肉眼呈红色,故称为红色血栓。

4. 透明血栓　发生在微循环血管内,只能在显微镜下看到,又称**微血栓**。主要由纤维蛋白构成,又称为纤维蛋白性血栓。最常见于**弥散性血管内凝血**(disseminated intravascular coagulation,DIC)。

(三)血栓的转归

1. 溶解、吸收　血栓形成过程中,血液中的纤溶酶系统激活,加上白细胞崩解释放蛋白水解酶,使血栓自溶,变成均匀一致无结构的物质,继之变成细小颗粒或液化,可被完全吸收或被血流冲走。

2. 脱落　较大的血栓不能完全溶解,多为部分溶解、软化,在血流的冲击下脱落,随血流运行到组织器官中,造成血栓栓塞。

3. 机化与再通　大的血栓自血栓附着处的血管内膜长出肉芽组织,逐渐伸入血栓并取而代之,称**血栓机化**。与此同时,血栓收缩,形成许多裂隙,以后由血管内皮覆盖,形成新的管腔,能使已被阻塞的血管部分地重新恢复血流,此过程称为**再通**。

4. 钙化　干缩的血栓发生钙盐沉积,形成静脉石或动脉石。

(四)血栓对机体的影响

血栓的形成对创伤过程中破裂的血管起到止血作用,这是对机体有利的方面。然而,在多数情况下血栓会对机体产生不利的影响。

1. 阻塞血管　动、静脉血栓形成主要引起血管阻塞,其后果取决于组织器官内有无充分的侧支循环。如果缺乏或不能建立有效的侧支循环,动脉血栓形成会造成相应器官的梗死,如心脏冠状动脉分支粥样硬化合并血栓形成,可产生心肌梗死。静脉血栓常引起阻塞远端组织器官淤血、水肿。如门静脉血栓形成可导致脾淤血性肿大和胃肠道淤血。

2. 栓塞　动静脉的血栓部分可脱落形成栓子,随血流运行至相应的组织器官,引起栓塞。

3. 心瓣膜变形　心瓣膜上的赘生物常因机化而引起瓣膜增厚、纤维化和变形,导致心脏瓣膜口狭窄或关闭不全,导致心瓣膜病。

4. 出血　主要发生在DIC,由于微循环内广泛的微血栓形成,消耗了大量的凝血因子和血小板,从而造成血液的低凝状态,产生全身广泛出血。

四、栓 塞

在循环血液中出现不溶于血液的异常物质,随血流运行,阻塞血管腔的过程,称为**栓塞**(embolism)。引起栓塞的异物称为**栓子**(embolus)。栓子可以是固体(如血栓栓子、恶性肿瘤细胞、寄生虫及虫卵、细菌、粥样斑块中的粥样物和脂肪)、液体(如羊水)和气体(如空气)。其中血栓脱落形成栓子最常见。

(一)栓子运行的途径

栓子运行的途径一般与血流方向一致(图6-81)。

1. 来自左心和主动脉系统的栓子 随动脉血流运行,阻塞于各组织器官中相应大小口径的动脉分支,常见于脑、脾、肾等器官。

2. 来自右心和体静脉系统的栓子 随血流阻塞于肺动脉主干及其分支。

3. 来自肠系膜静脉等门静脉系统的栓子 常阻塞于肝内门静脉的各级分支中。

4. 交叉性栓塞 有房间隔或室间隔缺损者,心腔内的栓子偶尔可由压力高的一侧通过缺损进入另一侧心腔,再随动脉血流栓塞相应的分支。

5. 逆行性栓塞 极罕见,静脉内栓子可由较大的静脉逆行至较小的静脉,引起栓塞。如下腔静脉内栓子由于患者剧烈咳嗽或呕吐引起腹腔内压力突然升高时,可能逆血流方向运行,栓塞下腔静脉所属分支。

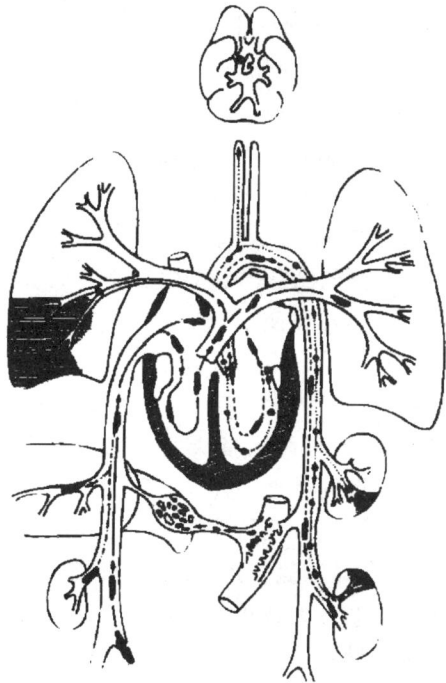

图 6-81 心血管内栓子运行示意图

(二)栓塞的类型

1. 血栓栓塞 血栓或血栓的一部分脱落所引起的栓塞,称为**血栓栓塞**。这是最常见的一种栓塞。

(1) **肺动脉栓塞** 95%的血栓栓子来自下肢静脉,少数来自盆腔静脉,偶尔来自右心。肺动脉栓塞的后果取决于栓子的大小、数量和患者有无心肺疾患。① 少量中小栓子多栓塞于肺动脉小分支,由于肺具有肺动脉和支气管动脉双套循环及丰富的吻合支,一般不引起明显的后果。若在栓塞前,肺已有严重的淤血,肺静脉内压力明显升高,使支气管动脉血供受阻,可引起肺梗死。② 大量小栓子的栓塞,可广泛栓塞肺动脉小分支,引起右心衰竭甚至死亡。③ 大的栓子阻塞肺动脉主干,或虽未阻塞主干,但使肺循环血量减少50%以上,可引起患者突然出现呼吸困难、发绀、休克甚至猝死,称**肺动脉栓塞症**。

猝死的机制尚未完全清楚,可能与以下有关:① 肺循环机械性阻塞;② 血栓栓子刺激肺动脉壁引起迷走神经反射,导致支气管和肺动脉痉挛;③ 血栓栓子中的血小板释放大量的

5-HT,后者可使冠状动脉、肺和支气管动脉广泛痉挛,导致心肌缺血和肺循环的进一步衰竭。

（2）**体循环动脉系统栓塞**　栓子大多来自左心,栓塞多见于脑、肾、脾和下肢。当栓子栓塞于较小的动脉且有足够的侧支循环建立时,常不造成严重后果。如栓子栓塞于较大动脉,又未能建立足够有效的侧支循环时,局部组织发生急性缺血,引起梗死。重要脏器的梗死,如脑梗死,可导致严重的后果。

2. 脂肪栓塞　脂肪栓子主要来源于长骨骨干骨折或广泛软组织挫伤、烧伤。脂肪细胞破裂,游离出的脂滴经破裂的小静脉进入血流而引起脂肪栓塞。其后果取决于进入血循环的脂滴大小及数量。一般直径大于 $20\mu m$ 的脂滴可阻塞肺部毛细血管,引起肺栓塞,大量脂滴引起肺动脉栓塞可导致肺水肿、出血或肺不张。脂滴直径小于 $20\mu m$ 时,可通过肺部毛细血管,进入体循环引起全身各器官的栓塞和小梗死灶,尤其是在脑组织,可发生点状出血和脑水肿,甚至脑梗死。组织中脂肪栓子可用冰冻切片苏丹Ⅲ脂肪染色显示出来。少量脂滴引起的肺栓塞并不引起严重后果,但大量脂滴栓塞于肺部毛细血管,引起肺循环血量锐减,可致急死。脂肪栓子中的游离脂肪酸可损伤血管内皮细胞,引起肺水肿,患者可出现呼吸困难和心率加快。

3. 气体栓塞　气体栓塞包括空气栓塞和氮气栓塞。

（1）**空气栓塞**　多发生在静脉破裂后空气的进入,特别在颈部或胸部的外伤或手术时因胸腔的负压而使空气从破损血管进入静脉。少量空气随血流进入肺组织可以被吸收,不引起严重后果。偶尔部分小气泡可经肺部毛细血管进入体循环,而造成脑栓塞,病人可发生抽搐和昏迷。当大量空气（一次 100ml 左右）进入右心室,空气受血流冲击,形成无数小气泡,随心脏收缩而压缩,导致右心和肺动脉出口阻塞,可引起循环中断而猝死。

（2）**氮气栓塞**　氮气栓塞主要见于减压病,发生在深海潜水员过快浮上水面时和发生在座舱未密闭的飞行器中的人员在飞行器快速升高,气压骤降时,溶解于血液和组织中的氧、二氧化碳和氮气迅速游离,形成气泡,氧和二氧化碳可以再溶解或经呼吸排出体外,但氮气不易溶解。无数小气泡往往引起多脏器的氮气栓塞。

肺气体栓塞可引起肺水肿、肺出血或肺不张等,并导致呼吸困难;四肢和腹部血管的气体栓塞可引起肌肉、关节和腹部的痉挛性疼痛;脂肪组织和骨髓可因气体栓塞发生缺血坏死;脑部气体栓塞则可发生灶性坏死,导致患者意识不清、昏迷、失明甚至死亡。

4. 羊水栓塞　羊水进入母体血液循环造成栓塞,称为羊水栓塞。主要发生在分娩过程中子宫的强烈收缩,羊膜破裂又逢胎儿头阻塞阴道口时,羊水经破裂的子宫壁静脉窦进入血管并进入肺循环,造成羊水栓塞。镜下,在肺的毛细血管和小血管内有角化上皮、胎毛、胎脂和胎粪等羊水成分。少量羊水也可通过肺微循环到左心,引起全身各器官的栓塞。此外,羊水还可作为抗原物质引起机体变态反应性休克以及羊水内凝血物质诱发 DIC,常常导致产妇死亡。

5. 其他栓塞　肿瘤细胞侵入血管可形成瘤细胞栓子,引起远处器官的栓塞并形成转移瘤。细菌、寄生虫及虫卵均可成为栓子,形成栓塞,如肝内血吸虫虫卵可栓塞肝内门静脉分支,引起门静脉高压及肝硬化。

五、梗　死

组织或器官的血液供应减少或中断称**缺血**。由于血管阻塞引起的局部组织或器官的缺血性坏死,称梗死(infarction)。多数由动脉阻塞引起,静脉回流中断或静脉和动脉先后受阻亦可引起梗死。

(一)梗死的病因和条件

任何引起血管管腔阻塞,导致局部血液循环中止和缺血的原因均可引起梗死。

1.梗死形成的原因

(1)**血栓形成**　血栓形成是梗死最常见的原因,如脑动脉粥样硬化时常合并血栓形成,可引起脑组织梗死及脑出血。伴有血栓形成的动脉炎如血栓闭塞性脉管炎,可引起下肢梗死。静脉内血栓形成一般不发生梗死,偶尔见于肠系膜静脉主干血栓形成而又未能建立有效的侧支循环的情况下。DIC中微血栓有时可造成微小梗死。

(2)**动脉栓塞**　大多数为血栓栓塞,也可是气体、羊水、脂肪栓塞等,常引起脑、肾、脾等实质脏器的梗死。

(3)**动脉痉挛**　强烈而持久的动脉痉挛可引起组织脏器的缺血梗死。如在冠状动脉粥样硬化的基础上再发生强烈的痉挛可导致心肌梗死。

(4)**血管受压闭塞**　多见于静脉,如嵌顿性肠疝、肠套叠、肠扭转等常引起肠系膜动静脉受压阻塞,造成肠梗死。

2.梗死形成的条件　梗死形成还与下列因素有关:

(1)**组织血管的类型**　脾、肾等实质器官为终末动脉供血器官,是梗死常见部位;心脏和脑虽有一些侧支循环,但吻合支管腔狭小,一旦动脉血流被迅速阻断就很容易发生梗死;有双重血液供应的器官,如肺、肝脏,其中一条动脉阻塞,另一条血管可以维持血供,通常不易发生梗死,但若在严重静脉淤血时,再有一支动脉血管被阻,也会发生梗死。

(2)**血流阻断的速度**　血流阻断的速度缓慢,吻合支血管会扩张变粗,形成侧支循环,可以防止梗死;但如病变发展较快或急速发生的血流阻断(如血栓栓塞),侧支循环不能及时建立或建立不充分则发生梗死。

此外,梗死形成还与组织对缺血缺氧的耐受性等因素有关。

(二)梗死的类型与形态

梗死是局部组织器官中血管阻断所致,因此梗死的范围及肉眼形态与该器官血管的分布有关。多数器官的血管呈树枝状从其门部向器官深部伸入,每支血管所供应的区域常呈锥体形。如肺、肾、脾等,一旦其中一条动脉阻塞发生梗死,梗死灶也常呈锥体形或楔形,切面呈三角形,尖端指向被阻塞的动脉,底部靠近器官的表面。但心脏冠状动脉分支是不规则的,故心肌梗死形状多呈不规则状。肠系膜血管呈扇形分支,故肠梗死呈节段形。

根据梗死区的形态特点可分为贫血性梗死和出血性梗死。

1.贫血性梗死　贫血性梗死主要是动脉阻塞的结

果,常发生在组织结构比较致密和侧支血管细而少的器官如脾、肾、心、脑等脏器。新鲜梗死由于梗死区内毛细血管破坏,少量血液溢入坏死区,以后由于病灶周围小动脉反射性痉挛,血供完全中断,组织发生坏死。原有少量血液被挤出或溶解,使梗死灶呈灰白色,故称贫血性梗死或白色梗死(图6-82)。其边缘常有一充血出

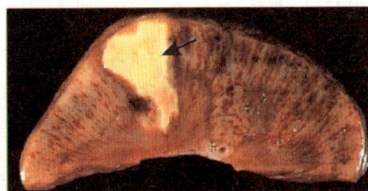

图6-82　肾贫血性梗死
(↑)灰白色梗死灶,质地干燥致密

血带围绕。镜下，脾、肾、心贫血性梗死表现为凝固性坏死（图6-83），脑贫血性梗死常为液化性坏死，形成脑软化灶。

2. 出血性梗死　　出血性梗死指在梗死区内有严重的出血，因此又称为**红色梗死**。它常发生在肺、肠等脏器。肺有肺动脉和支气管动脉的双重血供，肠系膜上动脉和下动脉之间有丰富的吻合支，因此单纯的动脉阻塞不致引起上述脏器的严重缺血。出血性梗死的形成，除动脉阻塞外，尚须有下列条件：① 严重的静脉淤血，组织器官局部静脉和毛细血管内压升高阻碍了有效的侧支循环的建立，当一支动脉血流被阻断，组织就可出现坏死。② 肺、肠组织疏松，淤积在梗死区内的血液不被挤出，同时，原来淤积于静脉和毛细血管内的血液可以从破坏的血管中流出，再进入坏死组织内，形成出血性梗死。

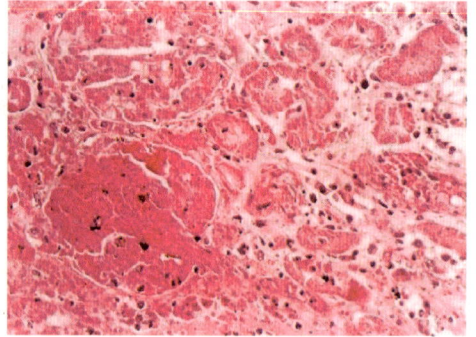

图6-83　肾贫血性梗死（凝固性坏死）
HE染色　×200

（三）梗死对机体的影响

梗死对肌体的影响取决于梗死的器官及梗死灶的部位、大小及有无细菌感染。常见的肾梗死可出现血尿和腰痛，但通常不影响肾功能；肠梗死常出现剧烈的腹痛、血便，甚至发生腹膜炎；心、脑器官的梗死常后果严重，心肌梗死严重者可导致心力衰竭或猝死。

第五节　常见脉管系统疾病的形态学基础

一、动脉粥样硬化

动脉粥样硬化（atherosclerosis, AS）多见于中老年人，主要累及大中动脉，基本病变是动脉内膜的脂质沉积，内膜灶性纤维化，粥样斑块形成，导致管壁变硬、管腔狭窄，并引起一系列继发病变。

（一）病理变化

AS主要发生于大、中动脉，如腹主动脉、冠状动脉、降主动脉、颈动脉和脑底Willis环等，根据病变的发生发展，其基本病变可分为：

1. 脂纹（fatty streak）（图6-84）　脂纹是动脉粥样硬化的早期病变。肉眼观：动脉内膜面见黄色帽针头大的斑点或长短不一的条纹，条纹宽约1～2mm，平坦或微隆起。光镜下：病灶处内皮细胞下有大量泡沫细胞聚集。泡沫细胞圆形，体积较大，石蜡切片上胞质呈空泡状。泡沫细胞来源于从血中迁入内膜的单核细胞和由中膜迁入内膜的SMC（平滑肌细胞）吞噬脂质而形成的。此外，可见少

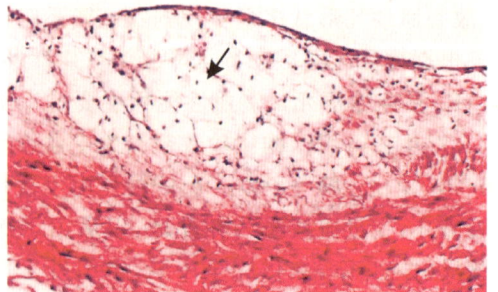

图6-84　动脉粥样硬化（脂纹）　HE染色
×200　内膜下见大量泡沫细胞（↑）聚集

量细胞外基质、T淋巴细胞。

脂纹最早可出现于儿童期，是一种可逆性变化，并非所有脂纹都必然发展为纤维斑块。

2. 纤维斑块(fibrous plaque) 是由脂纹发展而来。肉眼观：内膜表面散在隆起的淡黄或瓷白色斑块，斑块可融合。光镜下：病灶表层为纤维帽，由大量胶原纤维、平滑肌细胞、少数弹性纤维及蛋白聚糖构成，胶原纤维可发生玻璃样变。纤维帽下方可见不等量的泡沫细胞、平滑肌细胞、细胞外脂质及炎细胞。

3. 粥样斑块(atheromatous plaque)（图6-85） 又称**粥瘤**(atheroma)，为动脉粥样硬化的典型病变。肉眼观：动脉内膜见大小不等灰黄色斑块，既向内膜表面隆起，又向深部压迫中膜。切面见纤维帽下方有多量黄色糜粥样物。光镜下：玻璃样变的纤维帽厚薄不一，其深部可见大量无定形的细胞外脂质及坏死物、裂隙状胆固醇结晶及不规则钙化灶。底部及边缘可见肉芽组织增生，外周可见少量泡沫细胞和淋巴细胞浸润。粥瘤处中膜变薄，平滑肌细胞受压萎缩。外膜可见新生毛细血管、结缔组织增生及淋巴细胞浸润。

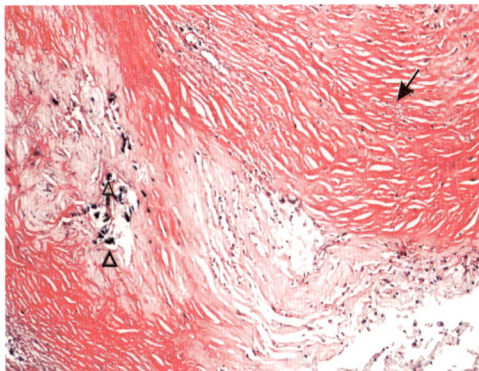

图6-85 动脉粥样硬化（粥样斑块） HE染色 ×100 粥样斑块表面可见纤维帽(↑)，下方见大量坏死无定形物质，内有钙盐沉积(⚡)、胆固醇结晶(△)，外周少量泡沫细胞残存

在粥样斑块基础上可发生以下常见的继发改变：

（1）**斑块内出血** 斑块内新生的毛细血管破裂出血或斑块纤维帽破裂而血液灌流入斑块内，形成斑块内血肿，可引起斑块突然增大，使较小的动脉管腔明显狭窄甚至完全闭塞，造成急性动脉缺血性改变。

（2）**斑块破裂** 粥样斑块表面纤维帽逐渐变薄发生破裂，糜粥样物自破裂口逸入血流，可致胆固醇性栓塞，破裂处遗留粥瘤性溃疡易导致血栓形成。

（3）**血栓形成** 病灶处的内皮损伤或粥瘤性溃疡，使动脉壁内的胶原纤维暴露，血小板在局部聚集形成血栓，加重动脉管腔阻塞，导致缺血及梗死；如血栓脱落可致栓塞。

（4）**钙化** 钙盐沉着于纤维帽及粥瘤灶内可导致动脉壁变硬变脆，易于破裂。

（5）**动脉瘤形成** 严重的粥样斑块可引起相应局部中膜的萎缩和弹性下降，在血管内压力作用下，动脉管壁局限性扩张，形成动脉瘤。动脉瘤破裂可致大出血。此外，血流可从粥瘤性溃疡处注入主动脉中膜，或中膜内血管破裂出血，均可造成中膜撕裂，形成夹层动脉瘤。

（二）冠状动脉粥样硬化及冠状动脉性心脏病

1. 冠状动脉粥样硬化症 冠状动脉粥样硬化病变分布特点：好发于冠状动脉近侧段，且在分支开口处较重。据病变检出率及严重程度的统计结果显示，以左冠状动脉前降支为最多，其余依次为右主干、左主干或左旋支、后降支。

在横切面上，斑块多呈新月形，使管腔呈偏心性狭窄。按管腔狭窄（即缩小）的程度分为4级：Ⅰ级，≤25%；Ⅱ级，26%～50%；Ⅲ级，51%～75%；Ⅳ级，>76%。

2. 冠状动脉性心脏病 冠状动脉性心脏病(coronary artery heart disease, CHD)简称**冠心病**，是指因冠状动脉狭窄、供血不足而引起的**缺血性心脏病**(ischemic heart disease, IHD)。冠心病是多种冠状动脉疾病的结果。冠状动脉粥样硬化占冠心病的绝大多数(95%～99%),其他如风湿性动脉炎、梅毒性动脉炎及冠状动脉畸形等占极少数。因此,习惯上把冠心病视为**冠状动脉粥样硬化性心脏病**(coronary atherosclerotic heart disease)的同义词。冠心病临床可表现为心绞痛、心肌梗死、心肌纤维化和冠状动脉性猝死等。

心肌梗死(myocardial infarction,MI)是指冠状动脉供血中断,致供血区持续缺血而导致的较大范围的心肌坏死。临床上有剧烈而较持久的胸骨后疼痛,休息及硝酸酯类不能完全缓解,多发生于中老年人,部分病人发病前有某些诱因。

心肌梗死的常见类型有:① 心内膜下心肌梗死,是指梗死仅累及心室壁内侧 1/3 的心肌,并波及肉柱及乳头肌。常表现为多发性、小灶性(0.5～1.5cm)坏死,严重者病变可融合而累及整个左心室内膜下心肌,形成环状梗死。患者通常有冠状动脉三大分支的严重动脉粥样硬化性狭窄,当附加某种诱因(如休克、心动过速或不适当的体力活动等)而加重冠状动脉供血不足时,可造成各冠状动脉分支最末梢区域(心内膜下心肌)缺血缺氧,导致广泛的多灶性的心内膜下心肌梗死。② 透壁性心肌梗死,为典型的心肌梗死类型。累及心室壁全层或深达室壁 2/3 以上。最常见的梗死部位是冠状动脉左前降支供血区,即左室前壁、心尖部、室间隔前 2/3 及前内乳头肌,约占全部心肌梗死的 50%。其次是右冠状动脉供血区,即左室后壁、室间隔后 1/3 及右心室,并可累及窦房结,约占 25%～30%。再次为左旋支供血区,即左室侧壁、膈面及左房,并可累及房室结,约占 15%～20%。透壁性心肌梗死常为相应的冠状动脉分支病变严重,并继发血栓形成或动脉持续痉挛。

心肌梗死多属于贫血性梗死,其形态变化是一个动态演变过程。心肌缺血 30 分钟,心肌细胞内糖原减少或消失。此后,肌红蛋白、肌凝蛋白及肌钙蛋白从心肌细胞逸出入血,在心肌梗死 6～12 小时达高峰。细胞坏死后,心肌细胞内的肌酸磷酸激酶(CK)、门冬氨酸氨基转移酶(AST)及乳酸脱氢酶(LDH)透过损伤细胞膜释放入血,一般在心肌梗死 24 小时后血清浓度达最高值。其中 CK 的同工酶 MB-CK 和 LDH 的同工酶 LDH1 对心肌梗死的诊断特异性最高。

心肌梗死的常见合并症有:① 心脏破裂,约占致死病例 3%～13%。常发生在 MI 后 1～2 周内,好发于左心室前壁下 1/3 处。原因是梗死灶失去弹性,心肌坏死、中性粒细胞和单核细胞释放水解酶所致的酶性溶解作用,导致心壁破裂,心室内血液进入心包,造成心包填塞而引起猝死。另外室间隔破裂,左心室血液流入右心室,引起右心功能不全。左心室乳头肌断裂,可以引起急性二尖瓣关闭不全,导致急性左心衰竭。② 室壁瘤,约占梗死病例 10%～38%。可发生在梗死早期或梗死灶已纤维化的愈合期。由梗死心肌或瘢痕组织在心室内压力作用下,局限性地向外膨隆而形成室壁瘤。室壁瘤可继发附壁血栓、心律不齐及心功能不全。③ 附壁血栓形成,多见于左心室。由于梗死区内膜粗糙,室壁瘤处及心室纤维性颤动时出现涡流等原因而诱发血栓形成。较小的血栓可发生机化,但多数血栓因心脏舒缩而脱落引起动脉系统栓塞。④ 急性心包炎,透壁性梗死,常在 MI 后发生浆液性或浆液纤维素性心包炎。约占 MI 的 15%,常发生在 MI 后 2～4 天。⑤ 心律失常,约占 MI 的 75%～95%。MI 累及传导系统,引起传导紊乱,有些可导致心脏急停、猝死。⑥心功能不全,梗死区心肌收缩力丧失,引起左心、右心或全心衰竭,是患者死亡的最常见原因,约占 MI 的 60%。⑦心源性休克,约占 MI 的 10%～20%。MI 面积>40%时,心肌收缩力极度减弱,心输出量显著减少,可引起心源性休克,导致患者死亡。

二、高血压

高血压（hypertension）是以体循环动脉压升高为主要特点的临床综合征，动脉压的持续升高可导致心、脑、肾和血管的改变，并伴全身代谢性改变。成年人收缩压≥140mmHg（18.4kPa）和/或舒张压≥90mmHg（12.0kPa）被定为高血压。高血压可分为原发性和继发性两大类。**继发性高血压**（secondary hypertesion）较少见，约占5％～10％，是继发于肾动脉狭窄、肾炎、肾上腺或垂体肿瘤等疾病引起的一种症状或体征，又称**症状性高血压**（symptomatic hypertension）；**原发性或特发性高血压**（primary or essential hypertension）又称高血压病，最多见，约占90％～95％，病因尚不明确。

高血压病是我国最常见的心血管疾病之一，多见于30～40岁以后的中、老年人，是以细小动脉硬化为基本病变的全身性疾病，绝大多数病程漫长，症状不明显，不易被发现，发现者也难以坚持长期治疗。发展至晚期，常引起心、脑、肾及眼底的病变并有相应的临床表现，严重者可因心功能衰竭、脑卒中和肾功能衰竭而死亡。

（一）类　　型

高血压病分为良性高血压和恶性高血压两种类型。

（二）病理变化

1. 良性高血压病（benign hypertension）　又称**缓进型高血压**（chronic hypertension），约占高血压病的95％，多见于中、老年，病程长，进展缓慢，可达十余年乃至数十年，按病变的发展分为三期。

（1）**机能紊乱期**　为高血压病的早期阶段。基本变化是全身细小动脉间歇性痉挛，血压升高，但血管无器质性病变。细动脉是指中膜仅有1～2层平滑肌细胞，血管口径在1mm以下的动脉。

此期临床表现为血压波动性升高，可伴有头昏、头痛，经休息或药物治疗血压恢复正常。

（2）**动脉病变期**　① **细动脉硬化**（arteriolosclerosis）：是高血压病最主要的病变特征，表现为细动脉壁玻璃样变，易累及肾小球入球动脉、脾中央动脉及视网膜中央动脉等。细动脉硬化是由于管壁持续痉挛及血压持续升高，管壁缺氧，内皮细胞间隙增大，内膜通透性增加，血浆蛋白渗入内皮下以至更深的中膜；同时，内皮细胞及平滑肌细胞分泌细胞外基质增多，形成无结构均质状红染的玻璃样物质，使管壁增厚变硬，管腔狭窄甚至闭塞（图6-86）。② 肌性小动脉硬化：主要累及肾小叶间动脉、弓形动脉及脑的小动脉等。肌性小动脉内膜胶原纤维及弹性纤维增生，中膜平滑肌细胞不同程度增生和肥大，结缔组织增生。血管壁增厚，管腔狭窄。③ 大动脉：弹力肌性及弹力性大动脉可并发动脉粥样硬化。

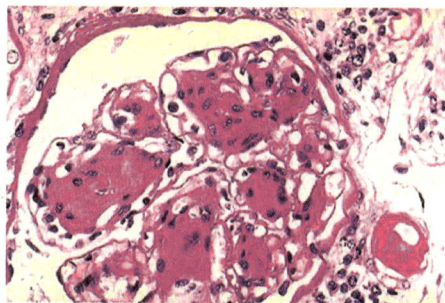

图6-86　肾入球动脉硬化
HE染色　×200

（3）内脏病变期

① 心脏病变　长期慢性高血压可引起
心脏病变,称为**高血压性心脏病**(hypertensive
heart disease),主要表现为左心室肥大。心
脏重量增加可达 400g 以上,左心室壁增厚可
达 1.5~2.0cm;乳头肌和肉柱增粗变圆;在
心脏处于代偿期时,肥大的左心室腔不扩张,
甚而缩小,称**向心性肥大**(concentric hyper-
trophy)(图 6 - 87)。肥大的心肌因供血不足
而收缩力降低,发生失代偿,逐渐出现心脏扩
张,称**离心性肥大**(eccentric hypertrophy)。
此时心脏仍然很大、左心室扩大,室壁相对变
薄,肉柱、乳头肌变扁平。严重时发生心力衰竭。

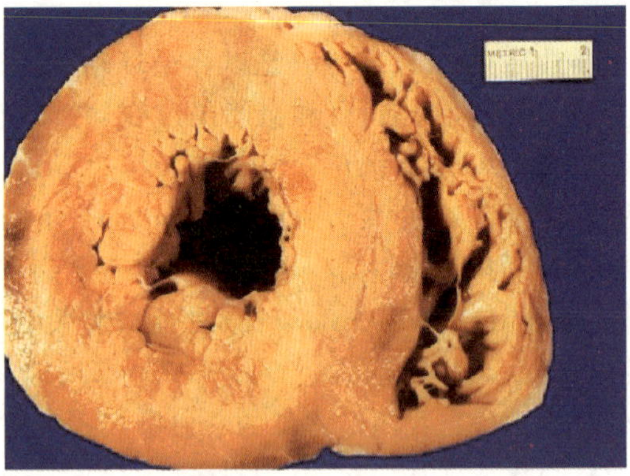

图 6 - 87　原发性高血压左心室向心性肥大

② 肾脏　肉眼观:双侧肾体积缩小,重量减轻,单侧肾可小于 100g(正常成人约 150g),
质地变硬,表面呈均匀弥漫的细颗粒状。切面,肾皮质变薄,小于 2mm(正常厚约 3~5mm),
髓质变化不明显,肾盂周围脂肪组织增生。肾脏的这种变化被称为细动脉性肾硬化或原发
性颗粒性固缩肾。镜下:由于入球微动脉硬化,管腔狭窄,病变严重区域肾小球缺血缺氧发
生纤维化和玻璃样变,所属肾小球因功能废用而萎缩消失。病变轻微区域健存的肾小球因
滤过增加而呈现功能性代偿性肥大,所属肾小管相应地代偿性扩张,甚至形成囊腔,向肾表
面突起,导致肾表面形成无数细小颗粒。肾间质有结缔组织增生及淋巴细胞浸润,纤维化的
肾小球及增生的间质纤维结缔组织收缩,使表面凹陷。

③ 脑病变　可出现脑水肿、脑软化和脑出血。脑出血是高血压病最严重而且是致命性
的并发症。多为大出血,常发生于基底节、内囊,其次为大脑白质、桥脑和小脑。出血区脑组
织完全被破坏,形成囊腔状,其内充满坏死脑组织和血凝块。当出血范围较大时,可破入侧
脑室。脑出血的主要原因是脑细小动脉硬化使血管壁变脆,当血压突然升高时血管破裂。
此外,血管壁病变致弹性降低,当失去壁外组织支撑(如位于微小软化灶处)时,可发生微小
动脉瘤,如再遇到血压升高或剧烈波动,可致微小动脉瘤破裂、出血。脑出血多见于基底节
区域(尤以豆状核区最多见),是因为供应该区域血液的豆纹动脉从大脑中动脉呈直角分出,
管径较细,受到压力较高的大脑中动脉血流直接冲击和牵引,易使已有病变的豆纹动脉破
裂。临床表现常因出血部位不同和出血量的大小而异。内囊出血者可引起对侧肢体偏瘫及
感觉消失。出血破入脑室时,患者发生昏迷,常导致死亡。左侧脑出血常引起失语。桥脑出
血可引起同侧面神经麻痹及对侧上下肢瘫痪。脑出血可因血肿及脑水肿导致颅内高压,也
可引起脑疝。小的血肿可被吸收,胶质瘢痕修复。中等大出血灶可被胶质瘢痕包裹,形成血
肿或液化成囊腔。

④ 视网膜病变　视网膜中央动脉亦常发生细动脉硬化。眼底镜检查可见这些血管迂
曲,颜色苍白,反光增强,呈银丝样改变。动静脉交叉处静脉受压。严重者可有视乳头水肿,
视网膜渗出和出血,患者视物模糊。

2. 恶性高血压病(malignant hypertension)　又称**急进型高血压**(accelerated hyperten-
sion),多见于青壮年,血压升高显著,常超过 230/130mmHg,病变进展迅速,较早即可出现

肾功能衰竭。多为原发性,也可继发于良性高血压病。

恶性高血压的特征性病变是坏死性细动脉炎和增生性小动脉硬化,主要累及肾。坏死性细动脉炎主要累及入球动脉,动脉内膜和中膜发生纤维素样坏死,血管壁及其周围可见核碎片及单核细胞和中性粒细胞等浸润。可并发微血栓形成或破裂而引起微梗死和出血。增生性小动脉硬化主要发生在小叶间动脉及弓形动脉等,表现为内膜显著增厚,内弹力膜呈多层,平滑肌细胞增生肥大,胶原等基质增多,使血管壁呈同心圆状增厚,如圆葱皮样,血管腔狭窄。上述病变亦可发生于脑和视网膜。病变主要累及肾和脑血管,常致肾、脑发生缺血性坏死和出血等,严重损害肾、脑功能。患者大多死于尿毒症、脑出血或心力衰竭。

(刘文庆　吴建红　冉　娜)

第七章

消化系统

消化系统(alimentary system)由消化管和消化腺两部分组成(图7-1),主要功能是消化食物,吸收营养,排出食物残渣。

消化管包括口腔、咽、食管、胃、小肠(十二指肠、空肠、回肠)和大肠(盲肠、结肠、直肠、肛管)。临床上通常把口腔至十二指肠的消化管,称上消化道;把空肠以下的消化管,称下消化道。

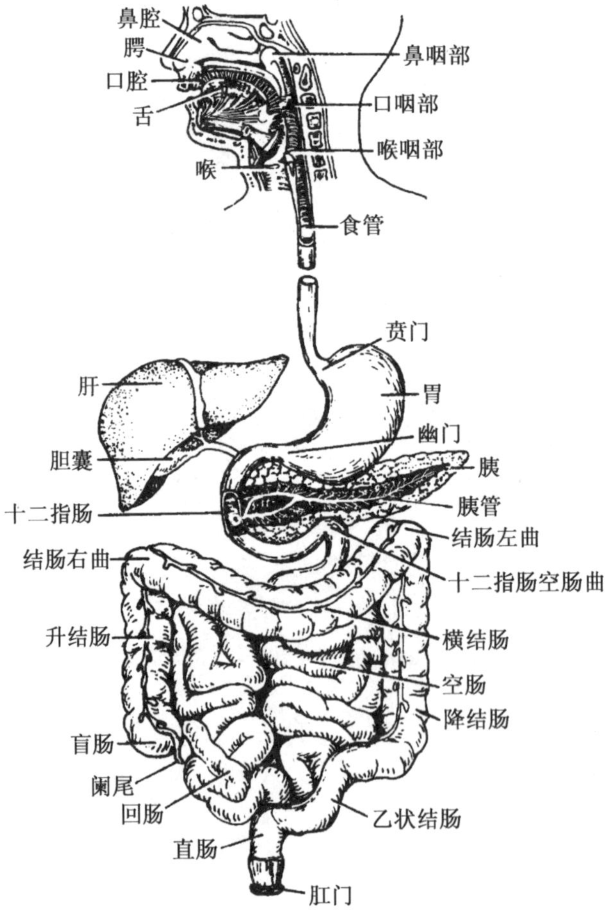

图7-1 消化系统概况

消化腺主要包括口腔腺、肝、胰及消化管壁内的小腺体等。

大部分内脏器官的位置都相对固定,都位于胸腹腔内,为了便于描述内脏器官的正常位置和体表投影,通常在胸、腹部表面确定若干标志线和一些分区(图 7-2)。

(一)胸部的标志线

1. **前正中线** 沿身体前面正中所作的垂直线。
2. **胸骨线** 沿胸骨外侧缘最宽处所作的垂直线。
3. **锁骨中线** 经锁骨中点所作的垂直线。
4. **胸骨旁线** 在胸骨线与锁骨中线的中点所作的垂直线。
5. **腋前线** 经腋前壁所作的垂直线。
6. **腋后线** 经腋后壁所作的垂直线。
7. **腋中线** 通过腋前线和腋后线的中点所作的垂直线。
8. **肩胛线** 经肩胛骨下角所作的垂直线。
9. **后正中线** 沿身体后面正中所作的垂直线。

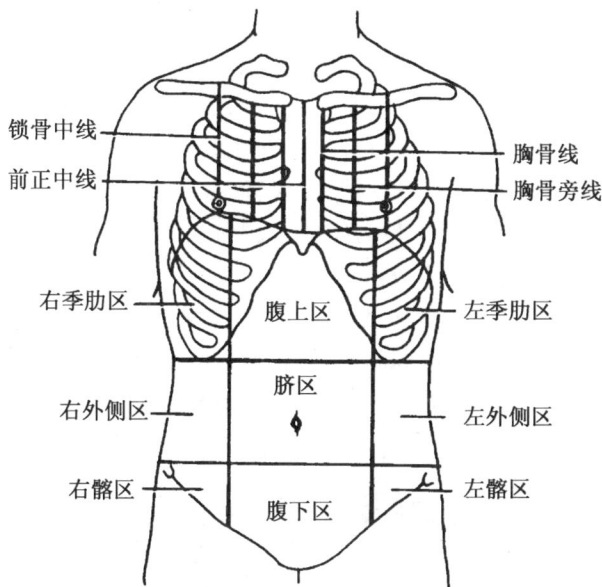

图 7-2 腹部的分区

(二)腹部的分区

为了便于描述腹腔器官的位置,通常将腹部分成 9 个区,其分法为:在腹部前面作两条横线和两条纵线,上横线一般采用通过两侧肋弓最低点的连线,下横线多采用通过两侧髂结节的连线。两条纵线为通过两侧腹股沟韧带中点所作的垂直线。上述 4 条线相交将腹部分为 9 个区:上腹部分为中间的腹上区和两侧的左、右季肋区;中腹部分为中间的脐区和两侧的左、右腹外侧区;下腹部分为中间的腹下区(耻区)和两侧的左、右髂区(腹股沟区)。

此外,临床上常用的简便方法是通过脐作一条横线和一条垂直线,将腹部分为右上腹、左上腹、右下腹、左下腹 4 个区。

第一节　消化管

一、口　腔

口腔(oral cavity)是消化管的起始部,向前经口裂通外界,向后经咽峡与咽交通。口腔前壁为上、下唇,两侧为颊,上壁为腭,下壁为口腔底。口腔以牙弓(牙槽突与牙列合称)为界分为口腔前庭和固有口腔,当上、下牙列咬合时,两者经第三磨牙后方的间隙相通,在临床病人牙关紧闭时,可经此间隙插管或注入营养物质。

(一) 口唇与颊

口唇(oral lips)分为上唇和下唇,上、下唇间为口裂,其左右结合处称口角。上唇两侧借鼻唇沟与颊分界,在上唇前面正中有一纵行浅沟称为**人中**(philtrum),昏迷病人急救可在此处进行指压或针刺。

颊(cheek)位于口腔两侧,在上颌第二磨牙相对的颊黏膜上有**腮腺管乳头**,其上有腮腺管的开口。

(二) 腭

腭(palate)(图 7-3)分隔鼻腔和口腔,可分为前 2/3 的硬腭和后 1/3 的软腭两部分。**硬腭**(hard palate)以骨腭为基础,表面覆以黏膜;**软腭**(soft palate)由骨骼肌和黏膜构成,是硬腭向后延伸的部分,其后部斜向后下称为腭帆。腭帆后缘游离,中央有一向下的突起称腭垂,也称悬雍垂。自腭帆向两侧各形成两条皱襞,前方一对称腭舌弓,延至舌根,后方一对称腭咽弓,连至咽侧壁。两弓之间为扁桃体窝,容纳腭扁桃体。腭垂、腭帆游离缘、左、右腭舌弓及舌根共同围成**咽峡**(isthmus of fauces),是口腔与咽的分界和通道。

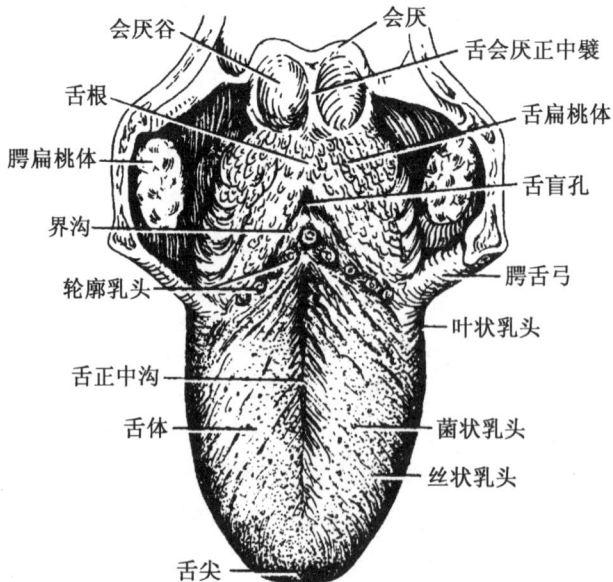

图 7-3　口腔与咽峡

（三）舌

舌(tongue)位于口腔底,以骨骼肌为基础,表面覆以黏膜。舌具有参与咀嚼、吞咽和搅拌食物、感受味觉及辅助发音等功能。

1. 舌的形态(图7-3)　舌有上、下两面。上面称舌背,其后部可见"Ⅴ"形的界沟,界沟将舌分为前2/3的舌体和后1/3的舌根,舌体的前端称舌尖。

2. 舌黏膜(图7-3)　呈淡红色,覆于舌的表面。在舌背黏膜上有许多小突起,称舌乳头,按形状可分为四种:①丝状乳头:数量多,如丝绒状,具有一般感觉功能;②菌状乳头:呈鲜红色,散在于丝状乳头之间;③轮廓乳头:最大,排列界沟前方,约7～11个,乳头中央隆起,周围有环状沟;④叶状乳头:在人类已基本退化,仅在舌边可见到。除丝状乳头外,其他舌乳头均含有味觉感受器,即味蕾,能感受甜、酸、苦、咸等味觉刺激。在舌背根部的黏膜内,可见许多由淋巴组织构成的突起,称舌扁桃体。

舌下面的黏膜在中线处有连于口腔底的黏膜皱襞,称舌系带。在舌系带两侧的口腔底上各有一圆形隆起,称舌下阜,是下颌下腺管和舌下腺大管的开口处。由舌下阜向后外侧延续形成的皱襞,称舌下襞,舌下腺位于其深面,舌下腺小管开口于其表面(图7-4)。

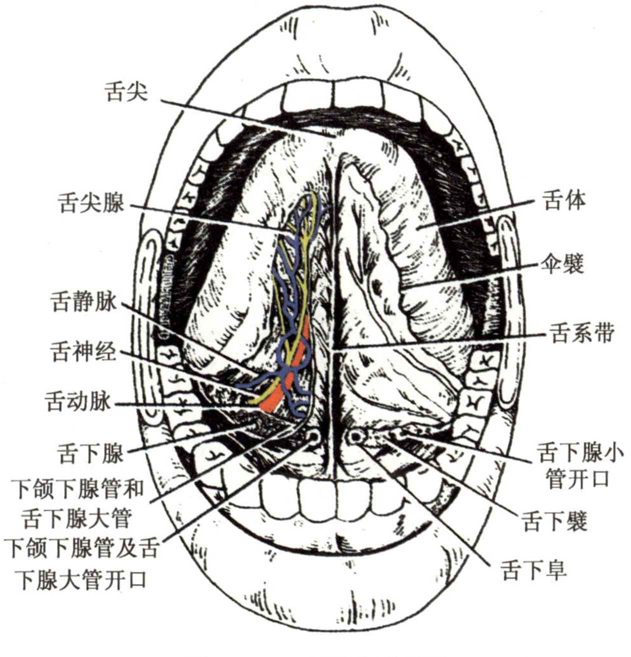

图7-4　口腔底与舌下面

3. 舌肌(图7-5)　均为骨骼肌,可分为舌内肌和舌外肌两种。舌内肌的起止点均在舌内,其肌纤维分纵行、横行和垂直三种,其作用是改变舌的外形。舌外肌起自舌外止于舌内,共有四对,其中颏舌肌在临床上较重要,该肌起自下颌骨的颏棘,肌纤维呈扇形进入舌内,止于舌中线两侧。两侧颏舌肌同时收缩,舌伸向前下方(伸舌);一侧收缩使舌尖伸向对侧。如一侧颏舌肌瘫痪,伸舌时舌尖偏向患侧。

（四）牙

牙(teeth)是人体内最坚硬的器官,嵌于上、下颌骨的牙槽内。

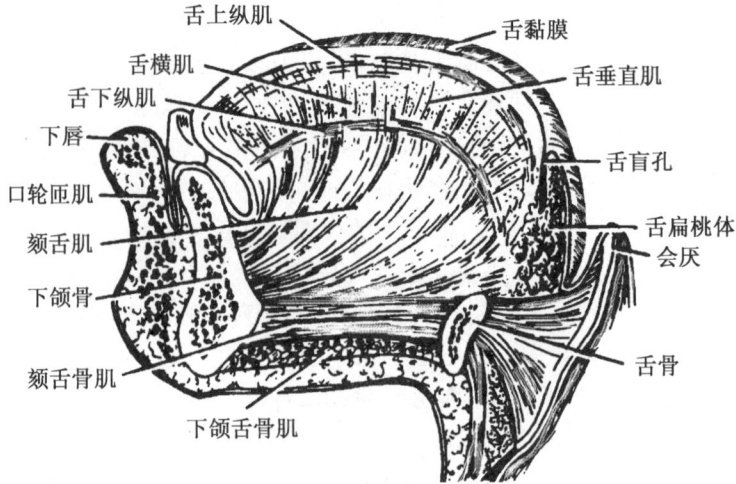

图 7-5 舌肌

1.牙的形态（图 7-6） 每个牙在外形上可分为牙冠、牙颈和牙根三部分。暴露于口腔内的称牙冠,嵌于牙槽内的称牙根,牙冠与牙根交界部分称牙颈。牙内有与牙外形相似的髓腔,牙根的尖端有牙根尖孔。

2.牙的分类（图 7-7） 牙有对食物进行机械加工和协助发音等作用。根据形态和功能,牙可分为切牙、尖牙、前磨牙和磨牙四类。

3.牙的萌出与排列 人一生中有两套牙齿（表7-1）。第一套牙称**乳牙**（deciduous teeth）,一般在出生后 6～7 个月开始萌出,3 岁左右出齐,共 20 个。6 至 13 岁期间,乳牙陆续脱落,恒牙长出。第二套牙称**恒牙**（permanent teeth）,恒牙中的第一磨牙首先长出,12～13 岁大部分恒牙出现,而第三磨牙萌出最晚,到成年后才长出,称迟牙（智牙）,有人甚至

图 7-6 牙的构造

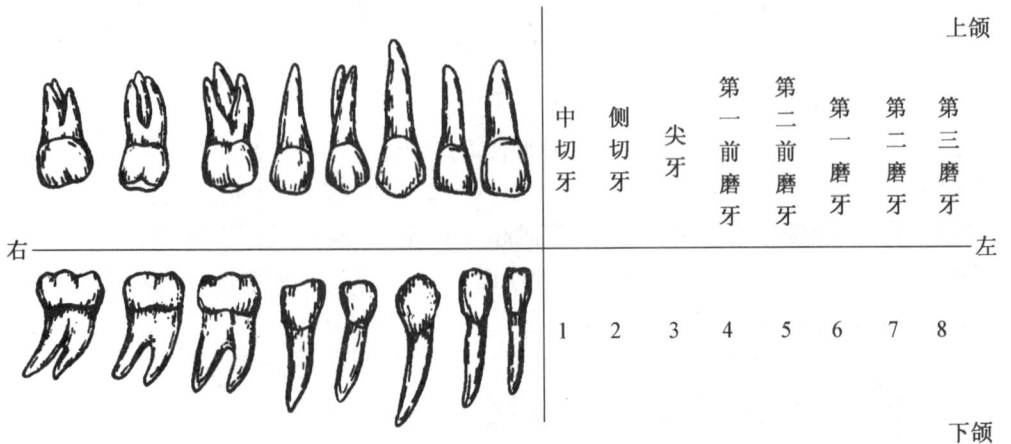

图 7-7 牙的分类

终生不出。因此,恒牙数为 28～32 个均属正常。

表 7-1　牙的萌出和脱落时间

乳　牙			恒　牙	
名　称	萌出时间	脱落时间	名　称	萌出时间
乳中切牙	6～8 个月	6 岁	中切牙	6～8 岁
乳侧切牙	6～10 个月	8 岁	侧切牙	7～9 岁
乳尖牙	16～20 个月	12 岁	尖牙	9～12 岁
第一乳磨牙	12～16 个月	10 岁	第一前磨牙	10～12 岁
第二乳磨牙	20～30 月	11～12 岁	第二前磨牙	10～12 岁
			第一磨牙	6～7 岁
			第二磨牙	11～13 岁
			第三磨牙	18～28 岁

乳牙在上、下颌的左、右侧各有 5 个,共 20 个,恒牙则各有 8 个,共 32 个。临床上为了记录牙的位置,常以人的方位为准,以"十"符号划分 4 区,表示左、右侧及上、下颌的牙位,并以罗马数字Ⅰ～Ⅴ表示乳牙,用阿拉伯数字 1～8 表示恒牙。如Ⅳ表示左下颌第一乳磨牙,6̲ 表示右上颌第一磨牙(图 7-7)。

4. 牙的构成　牙由牙质、釉质、牙骨质和牙髓构成。牙质构成牙的大部分;釉质覆于牙冠的牙质表面;在牙颈和牙根的牙质外面包有牙骨质。牙髓由神经、血管和结缔组织等构成,位于髓腔内,牙髓发炎时常可引起剧烈疼痛(图 7-6)。

5. 牙周组织　由牙周膜、牙槽骨和牙龈构成牙周组织,对牙起保护、固定和支持的功能。牙周膜,即牙槽骨膜,是介于牙根和牙槽骨之间的致密结缔组织,有固定牙根、缓冲咀嚼时的压力等作用。牙龈是口腔黏膜的一部分,血管丰富,包被牙颈,并与牙周膜紧密相连,不能活动。如果牙周组织发炎,可导致牙松动。

二、咽

咽(pharynx)为一前后略扁的漏斗形肌性管道,位于颈椎的前方,上起颅底,下至第 6 颈椎体下缘移行为食管。咽的前壁不完整,分别与鼻腔、口腔和喉腔相通,因此,咽是消化道与呼吸道的共同通道。咽可分鼻咽、口咽和喉咽三部分(图 7-8)。

(一)鼻　咽

鼻咽位于鼻腔的后方,介于颅底与软腭之间,向前经鼻后孔与鼻腔相通。鼻咽后壁上部黏膜下有丰富的淋巴组织,称咽扁桃体。在鼻咽的侧壁上,距下鼻甲后方 1.5cm 处有一开口,即咽鼓管咽口,借咽鼓管通中耳鼓室。该口的前、上和后方有明显的半环形隆起,称咽鼓管圆枕,是咽鼓管吹张术寻找咽鼓管咽口的标志。咽鼓管圆枕的后上方有一凹陷,称咽隐窝,是鼻咽癌的好发部位。

(二)口　咽

口咽位于口腔的后方,在软腭与会厌上缘之间,向上通鼻咽,向下通喉咽,向前经咽峡通口腔。口咽的外侧壁上可见扁桃体窝及腭扁桃体。

腭扁桃体(palatine tonsil)是由淋巴组织与上皮紧密结合构成的淋巴上皮器官。腭扁桃体表面覆有黏膜,黏膜内陷形成 10～20 个小凹,称扁桃体小窝。腭扁桃体发炎时常有红肿疼痛,扁桃体小窝可有脓液积存(图 7-3)。

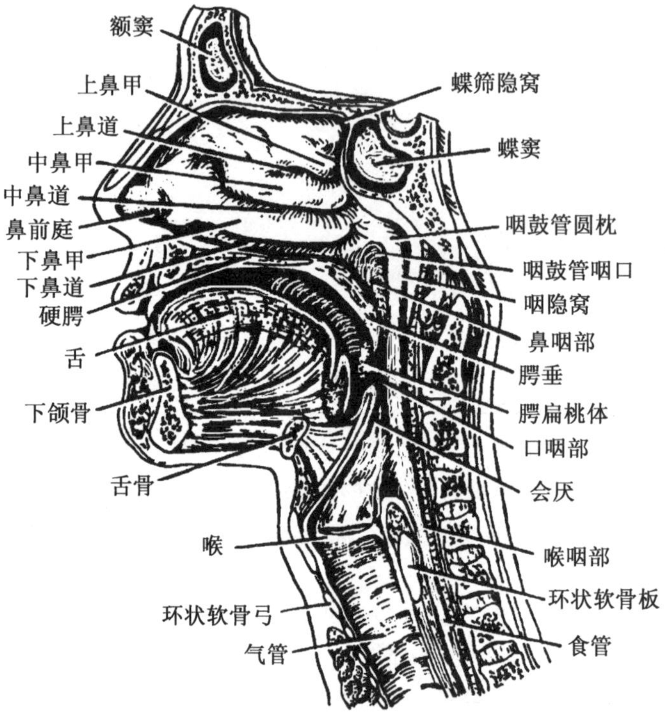

图 7-8　头颈部正中矢状切面

咽扁桃体、腭扁桃体和舌扁桃体等共同围成的结构,称**咽淋巴环**,是呼吸道和消化道的重要防御装置。

(三) 喉 咽

喉咽位于喉的后方,上界为会厌上缘,下至第 6 颈椎体下缘平面。喉咽向下移行于食管,向前经喉口通喉腔。喉咽是咽腔中最狭窄的部分,在喉口两侧各有一个陷凹,称**梨状隐窝**(piriform recess),是异物易滞留的部位。

三、消化管壁的一般组织结构

消化管除口腔与咽外,其管壁由内至外均由四层结构组成,即黏膜、黏膜下层、肌层和外膜(图 7-9)。

(一) 黏 膜

黏膜(mucosa)位于管壁的最内层,是进行消化吸收活动的主要结构,由上皮、固有层和黏膜肌层组成,是消化管各段中结构变异最大、功能最重要部分。

1. 上皮　衬在消化管腔的内表面。口腔、咽、食管及肛管的上皮为复层扁平上皮,能耐受食物和残渣的摩擦;胃肠道的上皮均为单层柱状上皮,能产生黏液和多种消化酶,以消化吸收功能为主。

2. 固有层（lamina propria）　为细密结缔组织，细胞成分较多，内含丰富的血管、神经、淋巴管、淋巴组织、小腺体和散在的平滑肌纤维。

3. 黏膜肌层（muscularis mucosa）　为薄层平滑肌，其收缩可使黏膜活动，有助于血液运行、腺体分泌物的排出和营养物质的吸收。

图7-9　消化管壁一般组织结构模式图

（二）黏膜下层

　　黏膜下层（submucosa）由疏松结缔组织构成，内含小血管、淋巴管和黏膜下神经丛（图7-10）。神经丛由多极神经元与无髓神经纤维构成，可调节黏膜肌的收缩和腺体分泌。在食管和十二指肠的黏膜下层分别有食管腺和十二指肠腺。黏膜与部分黏膜下层共同向管腔内突出形成环行或纵行的皱襞，扩大了黏膜的表面积。

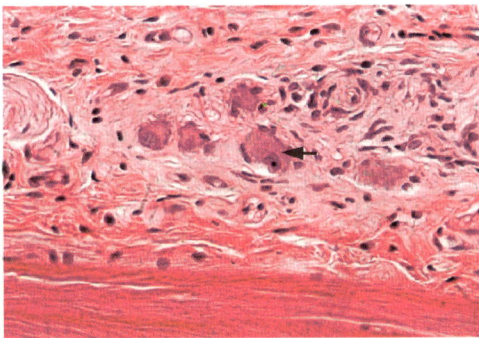

图7-10　黏膜下神经丛（食管）　HE染色　×400
　　　　（↑）神经元

图7-11　肌间神经丛（食管）　HE染色　×400
　　　　（↑）神经元

（三）肌　层

除口腔、咽、食管上段和肛门的肌层为骨骼肌外，其余部分均为平滑肌。肌层一般分内环行、外纵行两层，其间有肌间神经丛（图 7 - 11），结构与黏膜下神经丛相似，可调节肌层的运动。肌层的收缩和舒张有利于消化管内食物的消化和移动。

（四）外　膜

由疏松结缔组织构成的**外膜**（adventitia）称纤维膜，主要分布于咽、食管、直肠下段；由疏松结缔组织与间皮共同组成的外膜称浆膜，分布于胃、大部分小肠和大肠，其表面光滑，利于消化管的蠕动。

四、食　管

（一）食管的位置和形态

食管（esophagus）（图 7 - 12）为前后扁窄的肌性管道，上端在第 6 颈椎体下缘起于咽，下行穿过膈的食管裂孔，于第 11 胸椎左侧与胃连接，全长约 25cm。按其行程可分为颈部、胸部和腹部。颈部较短，长约 5cm，在始端至胸骨颈静脉切迹平面之间。胸部较长，约 18～20cm，位于颈静脉切迹平面至食管裂孔之间。腹部最短，长约 1～2cm，位于食管裂孔至贲门之间。

食管全长有三个生理性狭窄：第一狭窄（颈狭窄）在食管的起始处，距上颌切牙约 15cm；第二狭窄（主支气管狭窄）在食管与左主支气管相交叉处，距切牙约 25cm；第三狭窄（膈狭窄）在食管穿过膈的食管裂孔处，距切牙约 40cm。这些狭窄是食管内异物滞留和食管癌的好发部位。当进行食管内插管时，要注意这几处狭窄。

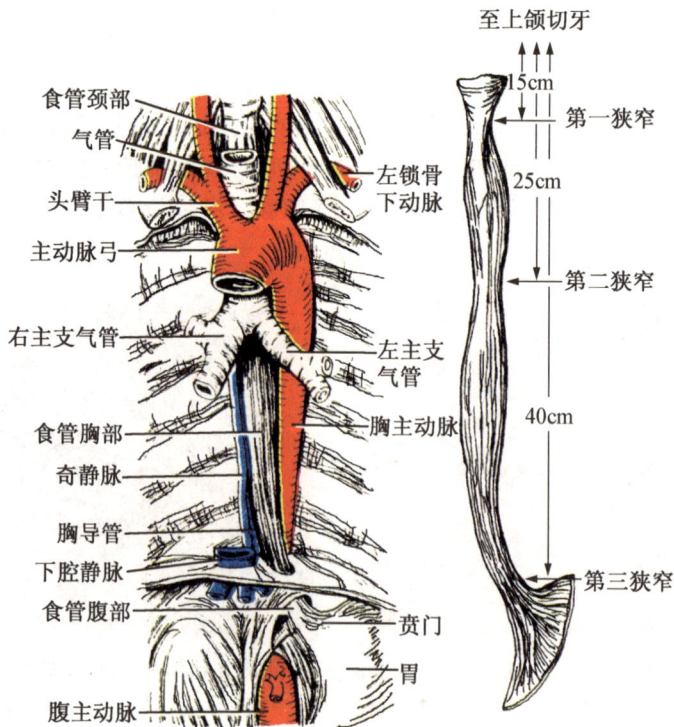

图 7 - 12　食管

（二）食管壁的微细结构

食管具有消化管典型的四层结构（图 7-13）。食管的黏膜和黏膜下层共同形成 7～10 条纵行皱襞，食物通过时皱襞消失。

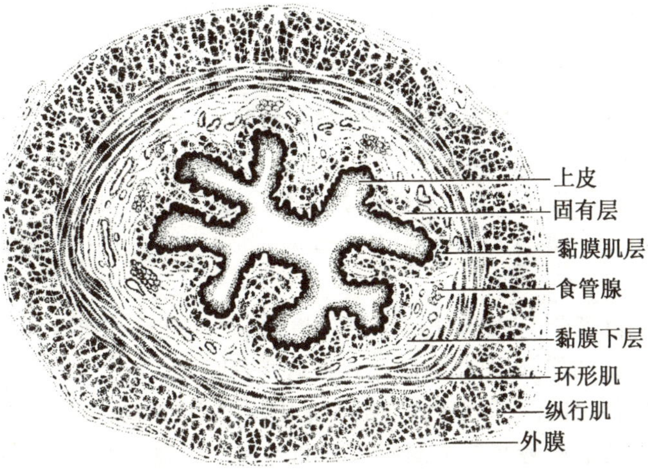

图 7-13　食管壁的微细结构模式图

右侧标注（自上而下）：上皮、固有层、黏膜肌层、食管腺、黏膜下层、环形肌、纵行肌、外膜

1. 黏膜　表面为未角化的复层扁平上皮，耐摩擦，具有保护作用。食管下端的复层扁平上皮与胃贲门部的单层柱状上皮骤然相接，是食管癌的易发部位。固有层为细密的结缔组织，并形成乳头突向上皮。在食管上端与下端的固有层内可见少量黏液性腺。黏膜肌层由纵行平滑肌束组成（图 7-14）。

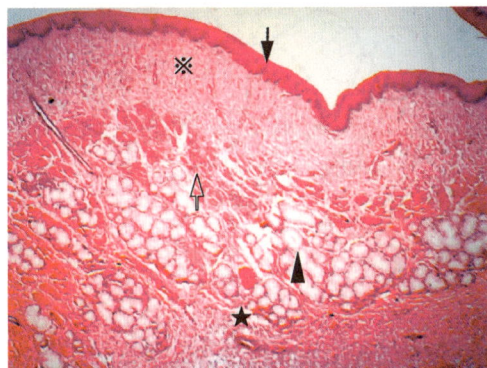

图 7-14　食管　HE 染色　×40

（↑）上皮；（※）固有层；（⇧）黏膜肌；（★）黏膜下层；（▲）食管腺

2. 黏膜下层　含有黏液性食管腺（图 7-14），其分泌的黏液经导管排入食管腔，起润滑作用。食管腺周围常有密集的淋巴细胞及浆细胞，甚至淋巴小结。

3. 肌层　分内环行与外纵行两层。食管上 1/3 段为骨骼肌，中 1/3 段由骨骼肌和平滑肌混合构成，下 1/3 段为平滑肌。食管两端的内环行肌稍厚，分别形成食管上、下括约肌。

4. 外膜　为纤维膜。

五、胃

胃(stomach)是消化管各段中最膨大的部分,上接食管,下续十二指肠。成人胃的容量约 1500ml,大者可达 3000ml,新生儿胃的容量约为 30ml。胃有分泌胃液、储存和初步消化食物及内分泌等功能。

(一)胃的形态和分部

1. 胃的形态 胃有上下两缘、前后两壁和入出两口(图 7-13)。胃的上缘凹陷且短,朝向右上,称**胃小弯**(lesser curvature of stomach)。在胃小弯的最低处,可见**角切迹**(angular incisure),它是胃体与幽门部在胃小弯的分界。下缘隆凸而长,朝向左下,称**胃大弯**(greater curvature of stomach)。胃的入口称**贲门**(cardia),上接食管;出口称**幽门**(pylorus),下续十二指肠。

2. 胃的分部 胃可分为四部,即贲门部、胃底、胃体和幽门部。贲门部位于贲门的附近;贲门平面以上凸出的部分称胃底,临床称胃穹窿,此部常存有气体;胃的中间大部分称胃体;位于角切迹与幽门之间的部分称幽门部。在幽门部大弯侧有一不甚明显的浅沟,称中间沟,此沟将幽门部分为右侧管腔较窄的幽门管和左侧较为宽大的幽门窦。临床上常将幽门窦或幽门部称为"胃窦"。胃溃疡和胃癌多好发于胃的幽门窦近胃小弯处(图 7-15)。

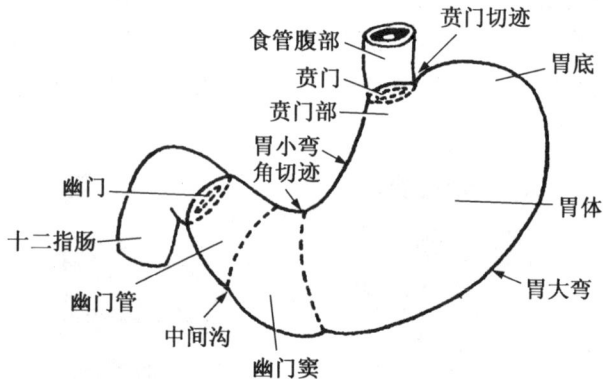

图 7-15 胃的外形

(二)胃的位置和毗邻

胃的位置常因体型、体位和充盈程度不同而有较大变化。胃在中等充盈状态下,大部分位于左季肋区,小部分位于腹上区。正常状态下,贲门位于第 11 胸椎体左侧,幽门在第 1 腰椎体右侧。胃前壁右侧邻近肝左叶;左侧邻膈,被左肋弓所遮盖;在剑突下方的胃前壁直接与腹前壁相贴,是临床上的胃触诊部位。胃后壁与胰、横结肠、左肾上腺和左肾相邻。胃底与膈和脾相贴。

(三)胃壁的微细结构

食物入胃后,与胃液混合成为食糜。胃具有初步消化蛋白质,吸收部分无机盐、水、醇类和某些药物的功能。

1. 黏膜 胃空虚时腔面可见许多纵行皱襞,充盈时皱襞几乎消失。胃黏膜表面有许多浅沟,将黏膜分成许多胃小区。胃黏膜表面有许多小窝,称胃小凹,每个胃小凹底部是3~5条胃腺的共同开口(图7-16、图7-17)。

(1) **上皮** 为单层柱状上皮,主要由表面黏液细胞组成,细胞核椭圆形,位于细胞基部;顶部胞质充满黏原颗粒,在HE染色切片中被溶解消失而着色浅淡。表面黏液细胞可分泌不溶性碱性黏液,覆盖在上皮表面,紧密连接共同构成胃黏膜屏障,可防止胃酸损伤胃黏膜和胃蛋白酶对黏膜的自身消化。正常胃上皮没有杯状细胞;如果出现此种细胞,称为胃的肠上皮化生,可为胃癌的前期表现。

(2) **固有层** 其内除较多的成纤维细胞、淋巴细胞及一些浆细胞、肥大细胞、嗜酸性粒细胞外,还有大量紧密排列的胃腺,根据所在部位和结构的不同,分为胃底腺、贲门腺和幽门腺。

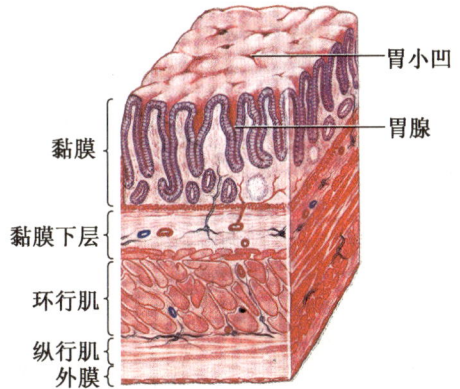

图7-16 胃壁组织结构模式图

1) **胃底腺**(fundic gland) 又称**泌酸腺**,主要分布于胃体和胃底,是胃黏膜中数量最多、功能最重要的腺体。由主细胞、壁细胞、颈黏液细胞、干细胞和内分泌细胞组成(图7-17)。

图7-17 胃黏膜 HE染色 ×200
(↑)胃小凹;(⇡)表面黏液细胞;(△)含有胃底腺的固有层;(▲)黏膜肌层;(※)黏膜下层

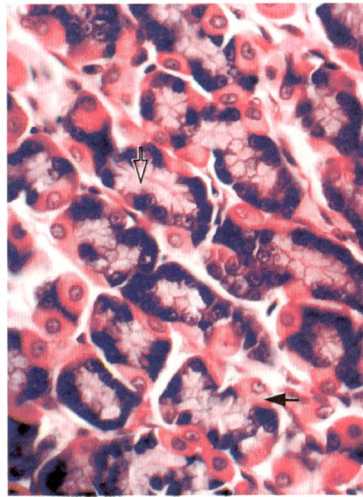

图7-18 胃底腺 HE染色 ×400
(↑)壁细胞;(⇡)主细胞

① **主细胞**(chief cell) 又称**胃酶细胞**(zymogenic cell),数量最多,多分布于腺底、体部。细胞呈柱状,核圆形,位于基底部;胞质基部呈强嗜碱性,顶部充满粗大酶原颗粒,在HE染色的切片上多溶解而呈泡沫状(图7-18)。电镜下,主细胞具有典型的蛋白质分泌细胞的超微结构特点,核周有大量粗面内质网与发达的高尔基复合体,顶部有许多酶原颗粒。主细胞分泌**胃蛋白酶原**(pepsinogen),经盐酸激活转变成有活性的胃蛋白酶,参与蛋白质的分解。婴儿的主细胞还分泌凝乳酶,使乳汁凝固。

② **壁细胞**(parietal cell) 又称**泌酸细胞**(oxyntic cell),多分布于腺的颈、体部。细胞较大,呈圆锥形或三角形,核圆居中,胞质强嗜酸性(图 7 - 18)。电镜下,壁细胞游离面的胞膜向胞质内陷,形成迂曲分支的小管,称**细胞内分泌小管**(intracellular secretory canaliculus),其管壁富有微绒毛,增加了表面积。分泌小管周围有表面光滑的小管和小泡,称**微管泡系统**,其膜结构与分泌小管相同。胞质内还有极丰富的线粒体,少量粗面内质网和高尔基复合体(图 7 - 19)。壁细胞能分泌**盐酸**及**内因子**。盐酸有激活胃蛋白酶原和杀菌等作用。内因子有助于肠上皮对维生素 B_{12} 的吸收。在萎缩性胃炎等疾病,由于内因子缺乏,维生素 B_{12} 吸收障碍,可出现恶性贫血。

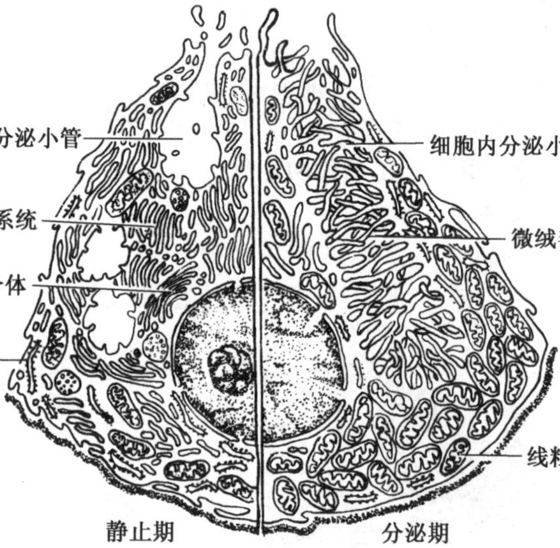

图 7 - 19 壁细胞超微结构模式图

③ **颈黏液细胞**(mucous neck cell) 位于胃底腺颈部,数量少。胞体呈楔形夹在其他细胞之间,核扁平,位于细胞基底,核上方胞质内充满黏原颗粒,HE 染色浅淡,PAS 反应阳性。其分泌物为可溶性的酸性黏液。颈黏液细胞的寿命约为 1 周。

④ **干细胞**(stem cell) 位于胃底腺颈部至小凹深部,HE 染色不易辨认。这些细胞有自我复制能力,增殖的子细胞有的向胃腔表面迁移,分化为表面黏液细胞及胃底腺其他细胞。

⑤ **内分泌细胞** (后述)

2)**贲门腺和幽门腺** 分布于贲门和幽门部的固有层内,为单管状腺或分支管状黏液性腺,分泌黏液和溶菌酶。腺内可见少量壁细胞和内分泌细胞。

三种腺体的分泌物混合,统称胃液。成人每日分泌量为 1.5~2.5L,pH 为 0.9~1.5,除含有盐酸、胃蛋白酶、黏蛋白外,还有大量水、NaCl、KCl 等。

(3)**黏膜肌层** 由内环行与外纵行两薄层平滑肌组成。

2. 胃壁其他各层结构 黏膜下层内含较粗的血管、淋巴管和神经。肌层较厚,可分为内斜行、中环行和外纵行三层平滑肌,环行肌在贲门和幽门部增厚,分别形成贲门括约肌和幽门括约肌。外膜为浆膜(图 7 - 14)。

六、小 肠

小肠(small intestine)是消化管中最长的一段,也是食物消化和营养吸收的主要场所,并具有内分泌功能。小肠上起幽门,下续盲肠。成人全长约5～7m,分十二指肠、空肠和回肠三部分。

(一)十二指肠

十二指肠(duodenum)介于胃与空肠之间,成人长约25cm,呈"C"形环绕胰头,按其位置不同可分为上部、降部、水平部和升部(图7-20)。

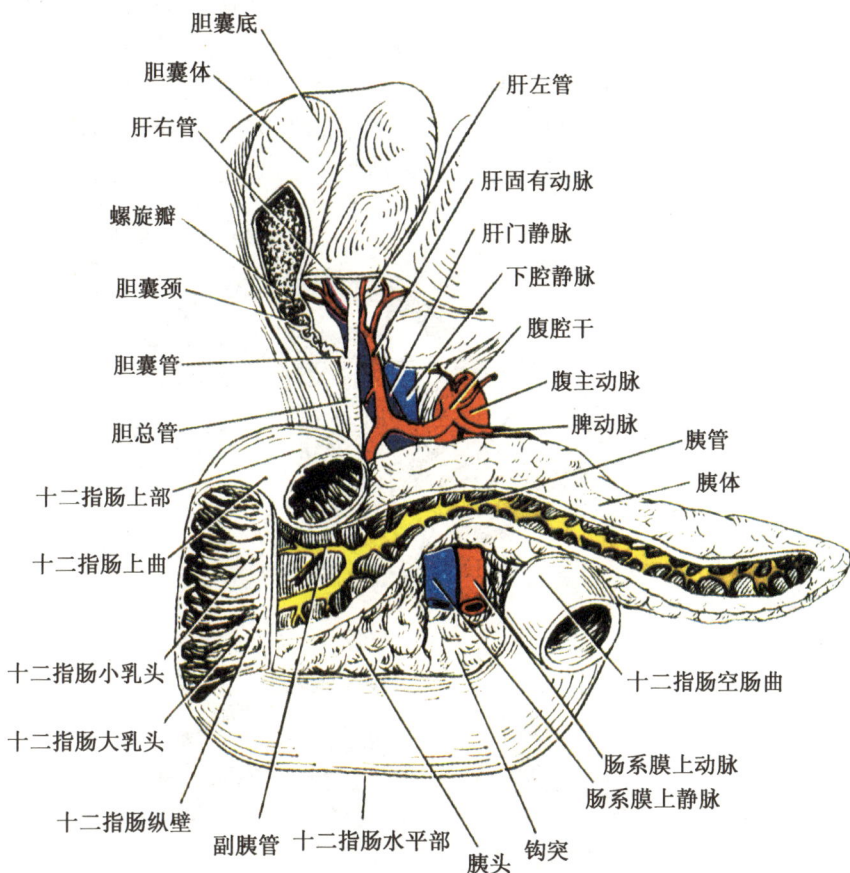

图7-20 胆道、十二指肠、胰

1. 上部 起自胃的幽门,行向右后方,至肝门下方急转向下移行为降部,转折处称十二指肠上曲。上部与幽门相接的近段肠管,壁薄腔大,黏膜光滑无皱襞,称十二指肠球部,是临床上十二指肠溃疡的好发部位。

2. 降部 起自十二指肠上曲,沿第1～3腰椎右侧下降,至第3腰椎水平弯向左侧续于水平部,其折转处称十二指肠下曲。降部内黏膜环状皱襞发达,在其后内侧壁上有十二指肠纵襞,纵襞下端的突起称十二指肠大乳头,是胆总管和胰管的共同开口处,距切牙约75cm。有时在大乳头稍上方可见十二指肠小乳头,是副胰管的开口处。

3. 水平部 又称下部,自十二指肠下曲起始,向左横行达第3腰椎左侧续于升部,肠系膜上动脉、静脉紧贴此部前面下行。

4. 升部　最短,自第 3 腰椎左侧斜向左上方,达第 2 腰椎左侧急转向前下,移行于空肠,形成的弯曲称十二指肠空肠曲。

十二指肠空肠曲被十二指肠悬肌连于右膈脚,它由肌纤维和结缔组织构成,表面有腹膜皱襞覆盖。十二指肠悬肌在临床上称为 Treitz 韧带,是手术中确认空肠起始部的重要标志。

(二)空肠和回肠

空肠(jejunum)和**回肠**(ileum)由腹膜包被,借肠系膜连于腹后壁,故活动度较大。两者合称系膜小肠。

空肠上端起自十二指肠空肠曲,回肠下端连于盲肠。空、回肠之间无明显分界。一般空肠占空、回肠全长近侧的 2/5,位于腹腔的左上部(图 7-21)。空肠管径较大,肠壁较厚,血管丰富,颜色较红,肠系膜内动脉弓少,直血管较长,黏膜环状皱襞密而高,绒毛较多,有散在的孤立淋巴滤泡;回肠占全长的远侧 3/5,位于腹腔右下部。回肠管径较小,肠壁较薄,血管较少,颜色较淡,环状皱襞、绒毛少而低,肠系膜内动脉弓多,直血管较短,除有孤立淋巴滤泡外,还有集合淋巴滤泡(图 7-21)。

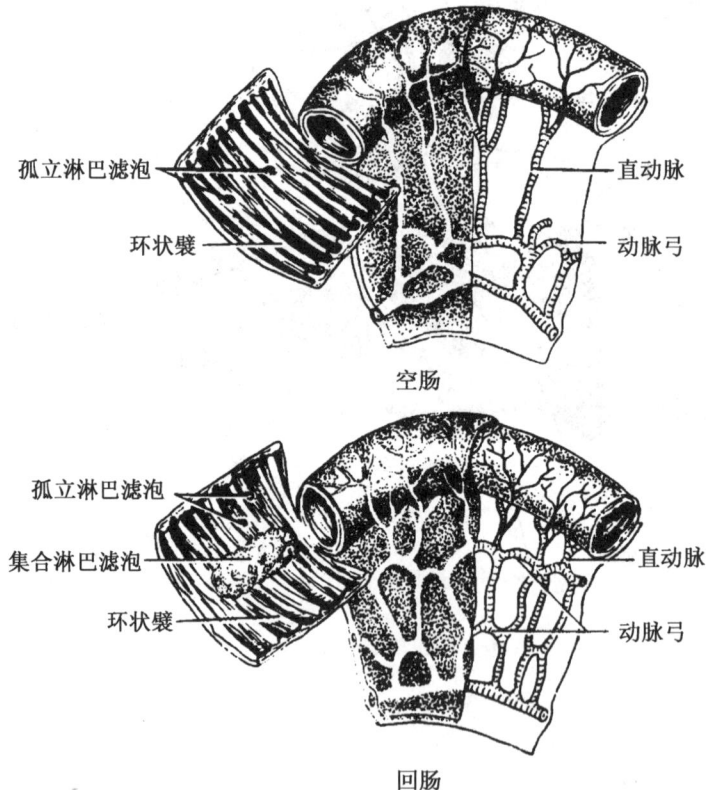

图 7-21　空肠与回肠的比较

(三)小肠壁的微细结构

小肠是消化吸收的主要部位。

1. 黏膜　小肠的结构特点是腔面有**环行皱襞**;黏膜表面还有许多细小的**肠绒毛**(intestinal villus)(图 7-22、图 7-23),由上皮和固有层向肠腔突起而成;上皮细胞的游离面有大量的微绒毛,三者使小肠腔面的表面积扩大约 600 倍,总面积可达 200~400m²。绒毛根部的上皮下陷到固有层形成管状的**小肠腺**(small intestinal gland)(图 7-22、图 7-24),又称**肠隐窝**(intesinal crypt),呈单管状,直接开口于肠腔,肠腺上皮与绒毛上皮相延续。

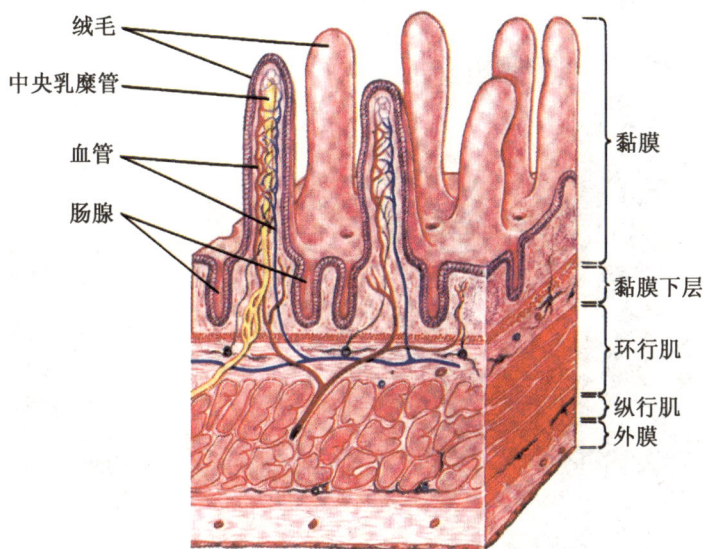

图 7-22　小肠组织结构模式图

图 7-23　小肠(空肠)　HE 染色　×40
(※)小肠绒毛;(☆)固有层;(↑)黏膜肌;(△)黏膜下层;(◇)肌层

(1)**上皮**　为单层柱状,绒毛部上皮由吸收细胞、杯状细胞和少量内分泌细胞组成;小肠腺除上述细胞外,还有潘氏细胞和干细胞。

1)**吸收细胞**(absorptive cell)　数量最多,呈高柱状,核椭圆形,位于基部(图 7-24)。绒毛表面吸收细胞游离面有明显的**纹状缘**,电镜下,由密集而规则排列的微绒毛构成。每个吸收细胞有 2000~3000 根微绒毛,可使细胞游离面面积扩大约 30 倍。微绒毛表面有一层厚 0.1~0.5μm 的**细胞衣**,其中含有双糖酶、肽酶、胰蛋白酶、胰淀粉酶等,可消化糖类和蛋白质,利于吸收,故细胞衣是消化和吸收的重要部位。胞质内有丰富的滑面内质网和高尔基复合体,可与细胞吸收的脂类物质结合形成乳糜微粒,然后在细胞侧面释出,有利于脂肪的吸收。相邻细胞侧面顶部有完整的紧密连接,可阻止肠腔内物质由细胞间隙进入组织,保证选择性吸收的进行。

2）**杯状细胞**(goblet cell) 散在于吸收细胞间(图 7-24),分泌黏液,有润滑和保护作用。其数量从十二指肠至回肠末端逐渐增多。

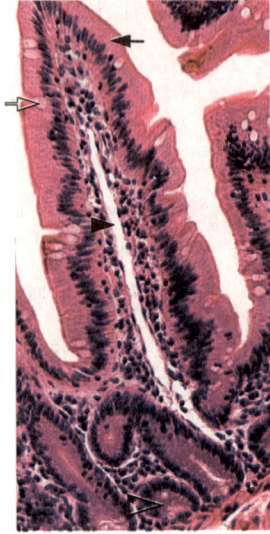

图 7-24 小肠绒毛 HE 染色 ×200
（↑)吸收细胞;(↟)杯状细胞;(▲)中央乳糜管;(△)小肠腺

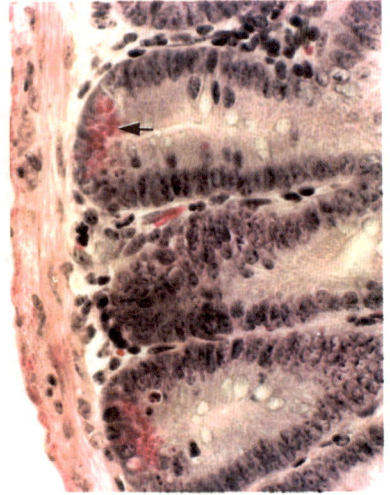

图 7-25 潘氏细胞 HE 染色 ×400
（↑)潘氏细胞

3）**潘氏细胞**(Paneth cell) 是小肠腺的特征性细胞,常三五成群位于小肠腺底部。细胞呈锥形,核卵圆位于基部,顶部胞质含有粗大嗜酸性的分泌颗粒(图 7-25)。电镜观察,该细胞具有蛋白质分泌细胞的特点。潘氏细胞分泌防御素和溶菌酶,可杀灭肠道细菌。

4）**内分泌细胞** (后述)

5）**干细胞** 位于小肠腺下半部,胞体较小,呈柱状,HE 染色不易分辨。细胞不断增殖,可分化补充绒毛顶端脱落的吸收细胞和杯状细胞;也可分化为潘氏细胞和内分泌细胞。

(2)**固有层** 结缔组织内细胞成分较多,含有丰富的淋巴细胞、浆细胞、巨噬细胞、嗜酸性粒细胞和肥大细胞等。绒毛中轴的固有层内,有 1～2 条纵行毛细淋巴管,称**中央乳糜管**(图 7-24),它的起始部为盲端,向下穿过黏膜肌层进入黏膜下层形成淋巴管丛。中央乳糜管管腔较大,内皮细胞间隙宽,无基膜,通透性大。吸收细胞释出的乳糜微粒入中央乳糜管后输出。中央乳糜管周围有丰富的有孔毛细血管,可将肠上皮吸收的葡萄糖、氨基酸等吸收入血。绒毛内还有少量散在平滑肌纤维,其收缩使绒毛变短,有利于物质吸收及淋巴和血液运行。固有层内还含有大量淋巴组织,十二指肠多为弥散淋巴组织,空肠多为孤立淋巴小结,在回肠多为集合淋巴小结,可穿过黏膜肌层抵达黏膜下层。肠伤寒病变常发生在回肠集合淋巴小结处,可引起局部肠壁溃疡出血,甚至肠穿孔。

(3)**黏膜肌层** 由内环行和外纵行两层平滑肌组成。

2. 小肠壁其他各层结构 黏膜下层含较多血管、淋巴管和神经。十二指肠的黏膜下层内有十二指肠腺，为复管泡状，其导管穿过黏膜肌层开口于小肠腺底部。十二指肠腺可分泌黏稠的碱性黏液（pH 值为 8.2～9.3），保护十二指肠黏膜免受胃酸侵蚀；还产生表皮生长因子（epidermal growth factor, EGF）释入肠腔，促进小肠上皮细胞增殖。除部分十二指肠壁的外膜为纤维膜外，其余均为浆膜（图 7－26）。

图 7－26　小肠纵切　HE 染色　×40
（※）黏膜层；（△）黏膜下层；（☆）肌层

七、大　肠

大肠（large intestine）全长约 1.5m，分盲肠、阑尾、结肠、直肠和肛管四部分。主要有吸收水分、分泌黏液、使食物残渣形成粪便排出体外等功能。

大肠口径较粗，除直肠和肛管外，结肠和盲肠表面具有三种特征性结构，即结肠带、结肠袋和肠脂垂（图 7－27）。结肠带有 3 条，由肠壁的纵行肌增厚形成，沿肠的纵轴排列，3 条结肠带汇集于阑尾根部。结肠袋是肠管形成许多由横沟隔开的囊状突出。肠脂垂为附着在结肠带上的许多脂肪突起。这三个特征是手术中区别大、小肠的标志。

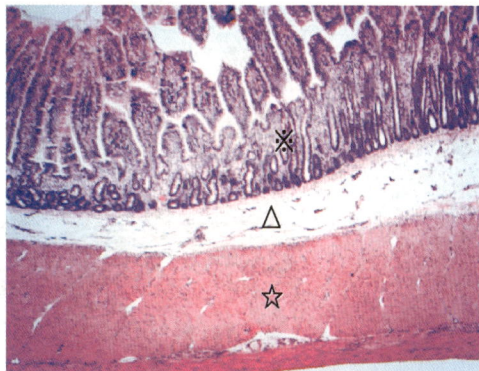

图 7－27　结肠的特征

（一）盲肠与阑尾

盲肠（caecum）长约 6～8cm，位于右髂窝内，是大肠的起始部（图 7－1）。盲肠下端为盲端，左接回肠，向上与升结肠相续。回肠末端与盲肠相连，称回盲部，其在盲肠的开口，即回盲口处，有上、下两片唇样黏膜皱襞，称回盲瓣。此瓣既可控制小肠内容物进入盲肠的速度，使食物在小肠内充分消化吸收，又可防止大肠内容物逆流到回肠。在盲肠的后内侧壁回盲瓣下方约 2cm 处，有阑尾的开口（图 7－28）。

阑尾（vemiform appendix）（图 7－28）为一蚓状盲管，根部连于盲肠的后内侧壁，末端游离，一般长 6～8cm。

阑尾末端的位置变化很大，根据中国人体质调查统计，阑尾以回肠前、下位和盲肠后位居多，其次是盆位。但阑尾根部与盲肠的关系固定，其体表投影通常在脐与右髂前上棘连线的中、外 1/3 交点处，又称 McBuney 点（麦氏点）。患急性阑尾炎时，此点附近有明显压痛、反跳痛，具有一定的诊断价值。

图 7-28 盲肠与阑尾

（二）结 肠

结肠（colon）围绕于小肠周围，起于盲肠，终于直肠。可分升结肠、横结肠、降结肠和乙状结肠四部分（图 7-29）。

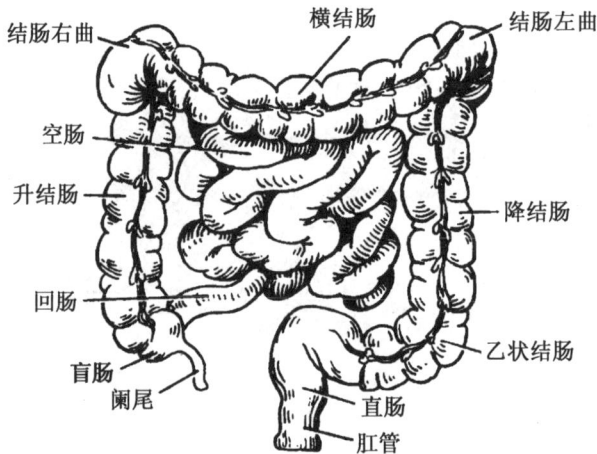

图 7-29 小肠与大肠

1. 升结肠（ascending colon） 在右髂窝起于盲肠，沿腹后壁上升，至肝右叶下方，转向左形成结肠右曲（或称肝曲），移行于横结肠。

2. 横结肠（transverse colon） 起自结肠右曲，向左横行至脾下方转折向下形成结肠左曲（或称脾曲），续于降结肠。横结肠借系膜连于腹后壁，活动性较大。

3. 降结肠（descending colon） 起自结肠左曲，沿腹后壁下行，至左髂嵴处移行于乙状结肠。

4. 乙状结肠（sigmoid colon） 于左髂嵴处起于降结肠，呈"S"形弯曲，沿左髂窝转入盆腔内，至第 3 骶椎平面续于直肠。乙状结肠借系膜连于左侧盆壁，活动性较大。乙状结肠是憩室和肿瘤的好发部位。

（三）直　肠

直肠（rectum）长约 10～14cm，位于小骨盆腔的后部。其上端在第 3 骶椎前方接续乙状结肠，沿骶骨和尾骨前面下行穿过盆膈，移行于肛管。直肠并不直，尤在矢状面上可见两个明显弯曲，即骶曲和会阴曲。骶曲是直肠在骶骨前面下降形成凸向后的弯曲；会阴曲是直肠绕过尾骨尖形成的前凸弯曲（图 7 - 30）。在临床上进行直肠镜或乙状结肠镜检查时，必须注意这些弯曲，以免损伤肠壁。

直肠下段的肠腔膨大，称**直肠壶腹**（ampulla of rectum）。直肠内面常有三个由黏膜和环形肌突入构成的直肠横襞，其中大而恒定的一条位于直肠右前壁，距肛门约 7cm，为直肠镜检的定位标志（图 7 - 31）。

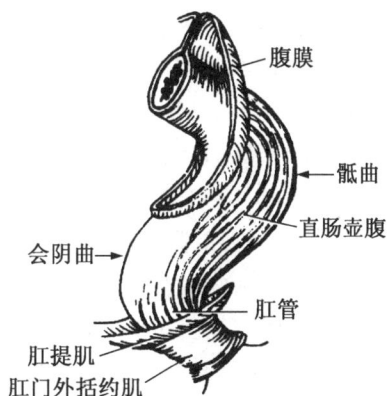

图 7 - 30　直肠与肛管的外形

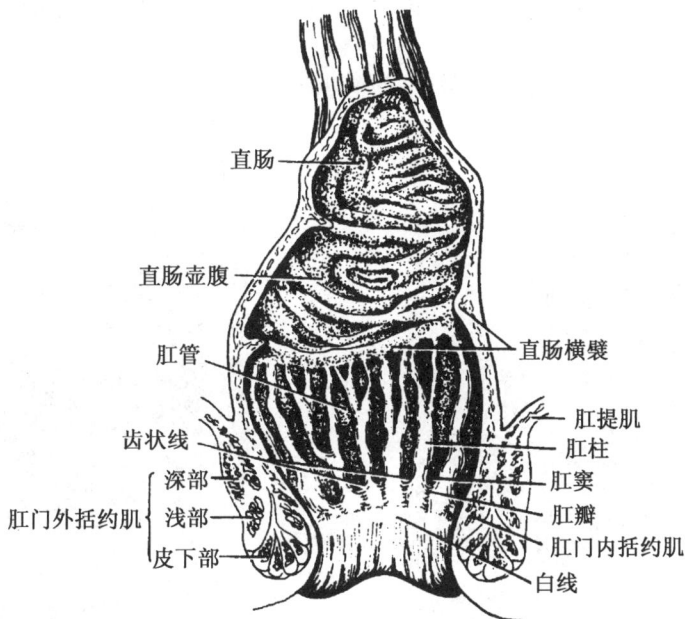

图 7 - 31　直肠与肛管的内面

男、女直肠前面的毗邻不同，男性有膀胱、前列腺、输精管壶腹和精囊；女性则有子宫及阴道。直肠指诊可触及这些器官。

（四）肛　管

肛管（anal canal）（图 7 - 31）上接直肠，末端终于**肛门**（anus），长约 3～4cm。肛管内面可见 6～10 条纵行的黏膜皱襞，称**肛柱**（anal columns）。相邻肛柱下端之间有半月状的黏膜皱襞相连，称**肛瓣**（anal valves）。肛瓣与其相邻的肛柱下端共同围成的小隐窝，称**肛窦**（anal sinuses），粪屑易积存在窦内，如发生感染可引起肛窦炎。

肛瓣与肛柱下端共同连成锯齿状的环形线，称**齿状线**（dentate line）（或称肛皮线），此线以上的肛管内衬黏膜，以下被覆皮肤。另外，齿状线的上、下方在动脉供应、静脉回流及神经支配等方面都存在明显差异,了解此点,具有重要临床意义。在齿状线下方约1cm处的环形区域称肛梳,肛梳下缘有一不明显的环形线,称白线,此处为肛门内、外括约肌的分界处。在肛管的黏膜下和皮下有丰富的静脉丛,病理情况下静脉丛可瘀曲扩张,称为痔,发生在齿状线以上的称内痔,齿状线以下的称外痔。

肛管周围有肛门内、外括约肌环绕。肛门内括约肌为平滑肌,由肠壁的环行肌增厚形成,有协助排便的作用。肛门外括约肌为骨骼肌,位于肛门内括约肌周围,可控制排便。若手术时不慎损伤,会导致大便失禁。

(五)大肠壁的微细结构

1. 盲肠、结肠与直肠　组织学结构基本相同,也分四层(图7-32)。

(1) **黏膜**　表面光滑,无绒毛;结肠袋之间的横沟处有半月形皱襞,直肠下段有三个横行的皱襞(直肠横襞)。上皮为单层柱状,由吸收细胞和杯状细胞组成。固有层内有稠密的大肠腺,呈单管状,含吸收细胞、大量杯状细胞、少量干细胞和内分泌细胞,无潘氏细胞。分泌黏液、保护黏膜是大肠腺的重要功能。固有层内可见孤立淋巴小结。黏膜肌层同小肠。

(2) **黏膜下层**　结缔组织内有小动脉、小静脉和淋巴管,可有成群脂肪细胞。

(3) **肌层**　由内环行和外纵行两层平滑肌组成。内环行肌节段性局部增厚,形成结肠袋;外纵行肌局部增厚形成三条结肠带,带间的纵行肌较薄,甚至缺如。

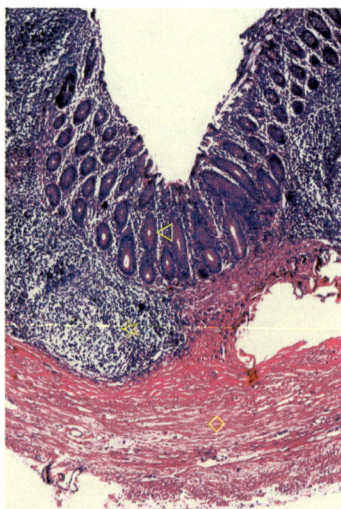

图7-32　结肠纵切面　HE染色　×40
(※)黏膜层;(↑)黏膜肌;(△)黏膜下层;(☆)肌层

图7-33　阑尾横切面　HE染色　×40
(△)黏膜层;(☆)淋巴小结;(◇)肌层

(4) **外膜**　盲肠、横结肠、乙状结肠为浆膜;升结肠和降结肠的前壁为浆膜,后壁为纤维膜;直肠上1/3段的大部、中1/3段的前壁为浆膜,其余为纤维膜。外膜结缔组织中常有脂肪细胞聚集构成的肠脂垂。

2. 阑尾　管腔小而不规则,大肠腺短而少。固有层内有极丰富的淋巴组织,形成许多淋巴小结,并突入黏膜下层,致使黏膜肌很不完整。肌层很薄,外覆浆膜(图7-33)。

八、消化管的免疫功能

消化管与体外环境直接相通,各种细菌、病毒、寄生虫(卵)等病原微生物易于进入。它们大多被胃酸、消化酶以及潘氏细胞分泌的防御素和溶菌酶所破坏，其余可受到消化管淋巴组织的免疫抵御。消化管淋巴组织包括淋巴小结（尤以咽、回肠和阑尾处发达），弥散分布的淋巴细胞、浆细胞、巨噬细胞和树突状细胞等，它们与肠上皮共同形成一道防线。在肠集合淋巴小结处，局部黏膜向肠腔呈圆顶状隆起，无绒毛和小肠腺，此部位上皮内有一种特殊类型的细胞，因其游离面有微皱褶而称**微皱褶细胞**（microfold cell，M 细胞）。光镜下 M 细胞难于分辨，电镜下细胞游离面有短小的微绒毛和微皱褶，胞质内有丰富的囊泡，基底面质膜内陷形成一较大的穹窿状凹腔，内含多个淋巴细胞。M 细胞可摄取肠腔内抗原物质，以囊泡的形式转运并传递给下方的淋巴细胞，后者进入黏膜淋巴小结和肠系膜淋巴结内增殖分化为幼浆细胞，然后经淋巴细胞再循环途径，大部分返回消化管黏膜，并转变为浆细胞。浆细胞除产生少量免疫球蛋白 G(IgG)进入血液循环外，主要产生免疫球蛋白 A(IgA)。IgA 能和吸收细胞基底面和侧面膜中的一种镶嵌糖蛋白——**分泌片**（secretory piecc）结合，形成分泌性 IgA(secretclory IgA, sIgA)。sIgA 被吸收细胞吞入胞质，继而释入细胞衣。sIgA 可特异性地与抗原结合，从而抑制或杀灭细菌，中和病毒，降低抗原物质与上皮细胞黏着和进入。

九、胃肠的内分泌细胞

胃、小肠和大肠的上皮及腺体内有大量散在的内分泌细胞，尤以胃幽门部和十二指肠上段为多，其细胞总数超过机体内所有内分泌腺腺细胞的总和。胃肠的内分泌细胞大多单个夹于其他上皮细胞之间，在 HE 染色切片上，不易辨认。在银染标本上，细胞基部胞质含许多嗜银颗粒，故又称基底颗粒细胞或嗜银细胞。电镜下可见分泌颗粒的大小、形状与电子密度等依细胞类型而异。分泌颗粒含肽和（或）胺类激素，多在细胞基底释出，经血循环运送并作用于靶细胞；少数激素直接作用于邻近细胞，以旁分泌方式调节靶细胞的生理功能。因此，在某种意义上，胃肠是体内最大、最复杂的内分泌器官，所分泌的激素主要协调胃肠道自身的消化吸收功能，也参与调节其他器官的生理活动。

根据细胞游离面是否达到腔面，内分泌细胞可分为两种类型：① 开放型：细胞多呈锥体形，游离面有微绒毛伸达管腔，可感受腔内食物和消化液的刺激而分泌激素。② 封闭型：细胞多为椭圆形，细胞顶部被相邻细胞覆盖而未露出腔面，主要受胃肠运动的机械刺激或其他激素的调节而分泌激素。

目前已知有 10 余种胃肠内分泌细胞，它们的分布和结构均有一定特点。

第二节　常见消化管疾病的形态学基础

一、消化性溃疡

（一）概　述

消化性溃疡（peptic ulcer）亦称**溃疡病**，是以胃或十二指肠黏膜形成慢性溃疡为特征的一种常见病。多见于成人（年龄在 20～50 岁之间），男性高发，易反复发作呈慢性经过。本病病因众多，其发病机制尚未完全阐明，鉴于其发生与胃液的自我消化作用有关，故称为消化性溃疡。十二指肠溃疡较胃溃疡多见，前者占 70％，后者占 25％，胃和十二指肠复合性溃疡只占 5％。临床上患者出现周期性上腹部疼痛、反酸和嗳气等症状。

（二）病理变化

1. 肉眼观察　　胃溃疡多发生于胃小弯近幽门处，尤其是胃窦部，在胃底及大弯则十分罕见。溃疡常一个，呈圆形或椭圆形，直径多在 2.5cm 以内。溃疡边缘整齐，状如刀切，底部平坦、洁净，通常穿越黏膜下层，深达肌层甚至浆膜层。溃疡周围的胃黏膜皱襞因受溃疡底瘢痕组织的牵拉而呈放射状（图 7-34）。

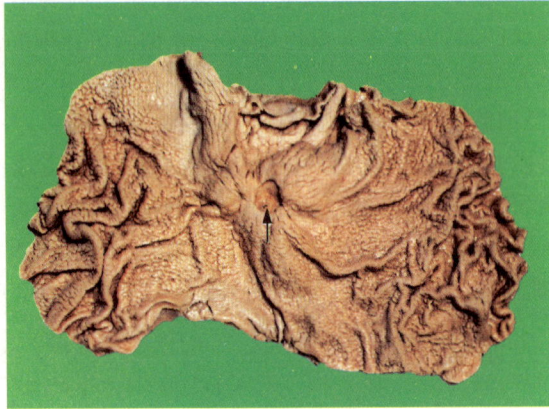

图 7-34　慢性胃溃疡

（↑）胃小弯近幽门处见一圆形溃疡，边缘整齐，溃疡周围的黏膜皱襞呈放射状向溃疡集中

十二指肠溃疡与胃溃疡病变相似，但十二指肠溃疡多发生在球部的前壁或后壁，一般较小，直径常在 1.0cm 以内，溃疡较浅且易愈合。

2. 镜下观察　　溃疡底部由表及里可分为四层：表层由少量炎性渗出物（白细胞、纤维蛋白等）覆盖；其下为一层坏死组织；再下则见较新鲜的肉芽组织层；最下层由肉芽组织移行为陈旧瘢痕组织（图 7-35）。依病程不同，各层厚薄不一，之间可无明确的界限，如肉芽组织层和瘢痕组织层分界不十分清楚。

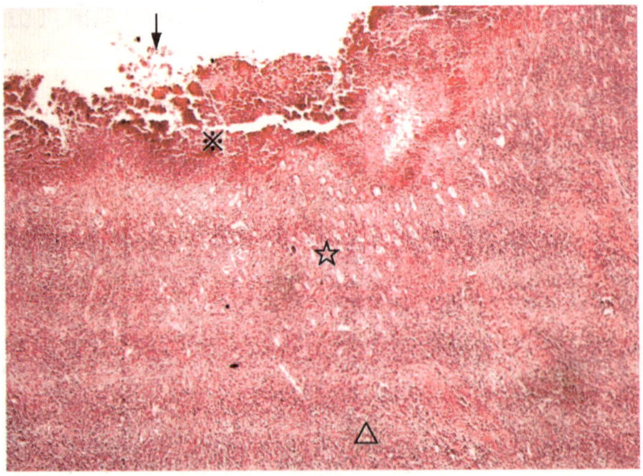

图 7-35　慢性胃溃疡　HE 染色　×100

溃疡底部由表及里分为（↑）渗出层、（※）坏死层、（☆）肉芽组织层、（△）瘢痕组织层

（三）结局及合并症

1. 愈合　　损伤因素去除后，渗出物及坏死组织逐渐被吸收、排除，由肉芽组织填充缺

损,最终形成瘢痕组织。溃疡周围的黏膜上皮同时再生,覆盖表面而愈合。

2. 合并症及其影响

（1）**出血** 最常见的并发症,发生率为 10％～35％。若仅溃疡底部毛细血管破裂,则溃疡面仅有少量出血,患者大便潜血试验常阳性。若溃疡底部大血管破裂,则患者出现呕血及柏油样大便,严重者出现出血性休克。

（2）**穿孔** 发生率为 5％。十二指肠溃疡因肠壁较薄更易发生穿孔。穿孔后由于胃肠内容物漏入腹腔而引起腹膜炎。若穿孔发生在胃后壁,胃肠内容物则漏入小网膜囊。

（3）**幽门狭窄** 反复发作的溃疡易形成大量瘢痕。约 3％患者由于瘢痕收缩而引起幽门狭窄,使胃内容物通过困难,继发胃扩张,患者出现反复呕吐,严重者可致碱中毒。

（4）**癌变** 发生率为 1％,多发生于胃溃疡,十二指肠溃疡通常不发生癌变。癌变来自溃疡边缘的黏膜上皮或腺体。

（四）临床病理联系

患者常出现上腹部周期性和节律性疼痛,可呈钝痛、烧灼痛及饥饿样痛,剧痛常提示穿孔。胃溃疡常表现为进食后痛,与进食后胃酸分泌增多刺激溃疡局部的神经末梢及胃壁平滑肌痉挛有关。十二指肠溃疡常表现为空腹痛、饥饿痛和夜间痛,与空腹及夜间迷走神经兴奋性增高、刺激胃酸分泌增多有关。患者还常出现反酸、嗳气,与胃幽门括约肌痉挛、胃逆蠕动以及早期幽门狭窄、胃内容物排空受阻、滞留在胃内的食物发酵等因素有关。

🌟 知识链接

幽门螺杆菌

幽门螺杆菌(Helicobacter pylori,Hp)是一种革兰染色阴性微需氧杆菌。2005 年诺贝尔生理学和医学奖获得者巴里·马歇尔(Barry J. Marshall)和罗宾·沃伦(J. Robin Warren)自 1979 年从慢性胃炎病人的胃镜活检标本中分离出 Hp 以来,Hp 受到国内外医学界众多学者的高度关注。

幽门螺杆菌感染是慢性胃炎、胃十二指肠溃疡的重要致病因素,与胃癌、胃黏膜相关淋巴组织淋巴瘤发生密切相关。1994 年世界卫生组织/国际癌症研究机构（WHO/IARC)将幽门螺杆菌定为Ⅰ类致癌原。

幽门螺杆菌的致病机制主要包括：① 幽门螺杆菌穿透黏液层在胃上皮细胞表面定居;② 对胃上皮细胞等起破坏作用的毒素因子(主要有尿素酶、带鞭毛的动力、黏附素、超黏附因子、脂多糖、磷脂酶 A 的过氧化氢酶);③ 各种炎症细胞及炎症介质;④ 免疫反应物质等。近期研究发现,Hp 菌株致病性的差异主要与其毒力基因型的多态有关,包括空泡细胞毒素基因(VacA 基因)和细胞毒性基因(Ca 基因)及毒性相关基因蛋白。近年来,对同一位点上基因多态性所导致的蛋白表达水平及活性的差异,逐渐成为 Hp 感染宿主临床结局的一种新解释,随着疾病相关基因及基因表达水平的检出差异,结合基因突变的方法,相关基因编码蛋白的功能被进一步阐明,一系列新的致病基因(BabA、SabA、OipA、DupA 等)逐渐被发掘出来,这有利于阐明 Hp 的致病机制,为 Hp 感染预后的判断及临床治疗提供新的有意义的指标。

二、阑尾炎

(一)概　述

阑尾炎(appendicitis)是发生于阑尾的一种炎症性病变,为常见的外科急腹症,多见于青年人。临床以转移性右下腹疼痛和右下腹麦氏点有固定压痛和反跳痛为特征,伴体温升高、呕吐和末梢血中性粒细胞数量增多等。细菌感染和阑尾腔的阻塞是阑尾炎发病的两个主要因素。

(二)类型及病变特点

根据病程,可将阑尾炎分为急性和慢性两种。

1. 急性阑尾炎　又可分为以下三种:

(1)**急性单纯性阑尾炎**(acute simple appendicitis)　为早期的阑尾炎,病变多只限于阑尾黏膜或黏膜下层。肉眼观,阑尾轻度肿胀、浆膜面充血、失去正常光泽。镜下,黏膜上皮可见一个或多个缺损,并有中性粒细胞浸润和纤维蛋白渗出。黏膜下各层则有炎性水肿。

(2)**急性蜂窝织炎性阑尾炎**(acute phlegmonous appendicitis)　又称为急性化脓性阑尾炎,常由单纯性阑尾炎发展而来。肉眼观,阑尾显著肿胀,浆膜高度充血,表面覆以纤维蛋白性渗出物。镜下,可见炎性病变呈扇面形由表浅层向深层扩延,直达肌层及浆膜层(图7-36)。阑尾壁各层皆为大量中性粒细胞弥漫浸润,并有炎性水肿及纤维蛋白渗出(图7-37)。阑尾浆膜面为渗出的纤维蛋白和中性粒细胞组成的薄膜所覆盖,即有阑尾周围炎及局限性腹膜炎表现。

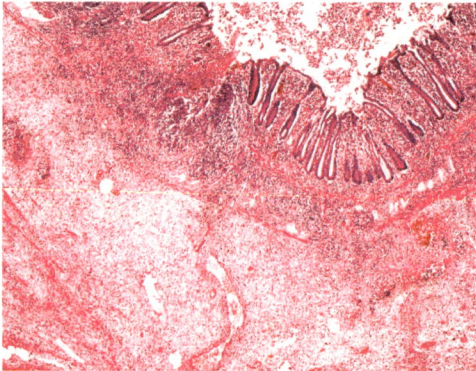

图7-36　急性蜂窝织炎性阑尾炎
HE染色　×40
阑尾壁各层皆为大量中性粒细胞弥漫浸润

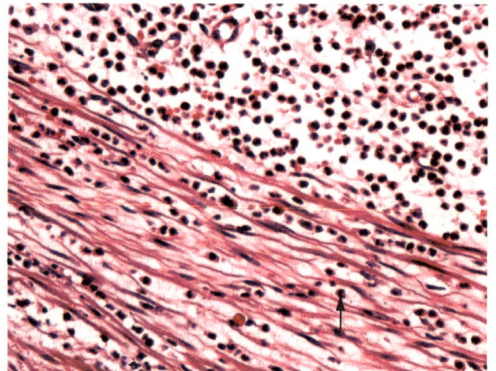

图7-37　急性蜂窝织炎性阑尾炎
HE染色　×400　阑尾肌层水肿,
(↑)大量中性粒细胞弥漫浸润伴出血

(3)**急性坏疽性阑尾炎**(acute gangrenous appendicitis)　是一种重型的阑尾炎。阑尾因内腔阻塞、积脓、腔内压力增高及阑尾系膜静脉受炎症波及而发生血栓性静脉炎等,均可引起阑尾壁血液循环障碍,以至阑尾壁发生坏死。此时,阑尾呈暗红色或黑色,常导致穿孔,引起弥漫性腹膜炎或阑尾周围脓肿。

2. 慢性阑尾炎　多为急性阑尾炎转变而来,也可开始即呈慢性经过。主要病变为阑尾壁的不同程度纤维化及慢性炎细胞浸润等。临床上有时有右下腹疼痛。慢性阑尾炎有时也可急性发作。

第三节 消化腺

一、口腔腺

口腔腺（oral glands）也称唾液腺，有分泌唾液、清洁口腔和消化食物等功能。唾液腺有大、小之分。小唾液腺数目较多，如唇腺、颊腺、腭腺等。大唾液腺有下列三对（图 7 - 38）：

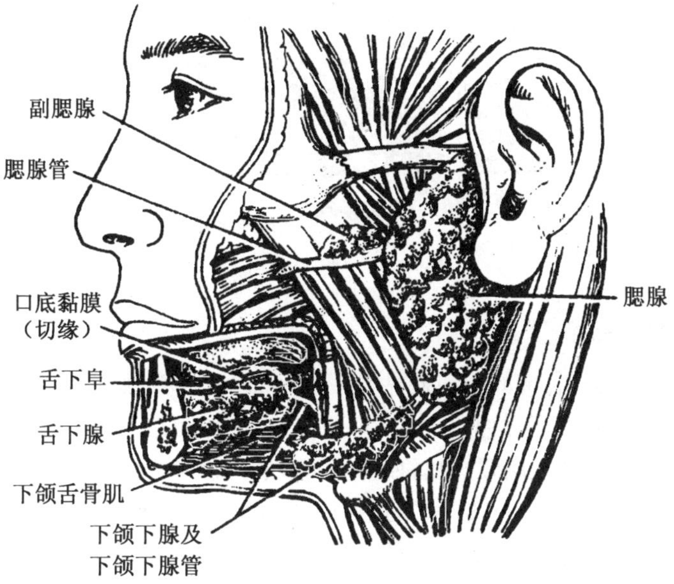

图 7 - 38　三对唾液腺外面观

（一）腮　腺

腮腺（parotid gland）是最大的一对，呈不甚规则的三角形，位于耳廓的前下方，上达颧弓，下至下颌角。腮腺前缘有腮腺管穿出，后者在颧弓下方一横指处，越过咬肌表面，穿颊肌，开口于颊黏膜。

（二）下颌下腺

下颌下腺（submandibular gland）呈卵圆形，位于下颌骨体内面的下颌下腺凹内，其导管开口于舌下阜。

（三）舌下腺

舌下腺（sublingual gland）是最小的一对，位于口腔底舌下襞深面。舌下腺导管分大、小两种，舌下腺小管约有 10 条，开口于舌下襞表面；舌下腺大管有 1 条，开口于舌下阜。

二、胰

胰（pancreas）是人体第二大消化腺，由内分泌部和外分泌部构成。内分泌部即胰岛，主要分泌胰岛素，参与调节糖代谢；外分泌部分泌胰液，在食物消化过程中起重要作用，有分解、消化蛋白质、脂肪和糖等广泛作用。

（一）胰的形态

胰呈长条形，质软，色灰红，全长 17～20cm，重量为 82～117g，位置较深，在第 1、2 腰椎水平横贴于腹后壁的腹膜后(图 7 - 39)。

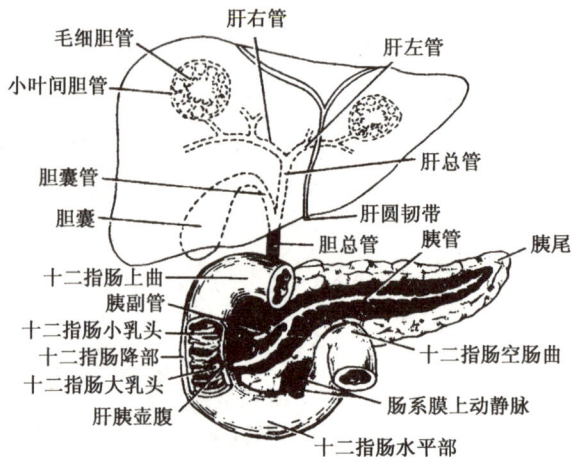

图 7 - 39　胆道和胰腺

(二)胰的位置和毗邻

胰分头、体、尾三部分,各部间无明显界限(图 7 - 39)。胰头较膨大,位于第 2 腰椎的右前方,被十二指肠环抱,并向左下方伸出一钩突。胰头后方与胆总管、肝门静脉相邻,因此,胰头癌患者可压迫胆总管而出现梗阻性黄疸;如肿块压迫肝门静脉,可影响其血液回流,出现腹水、脾肿大等症状。胰体位于胰头和胰尾之间,构成胰的大部分。胰体前面借网膜囊与胃相邻,故胃后壁的溃疡穿孔或癌肿常与胰粘连。胰尾为胰体伸向左上方较细的部分,邻接脾门。

胰管是位于胰的实质内运输胰液的管道,贯穿胰的全长,它与胆总管汇合成肝胰壶腹,开口于十二指肠大乳头。此外,在胰头上部,常有一条副胰管行于胰管的上方,副胰管开口于十二指肠小乳头。

(三)胰的微细结构

胰表面被覆薄层的结缔组织被膜,结缔组织伸入胰腺内将实质分隔为许多小叶。胰腺实质由外分泌部和内分泌部组成(图 7 - 40)。

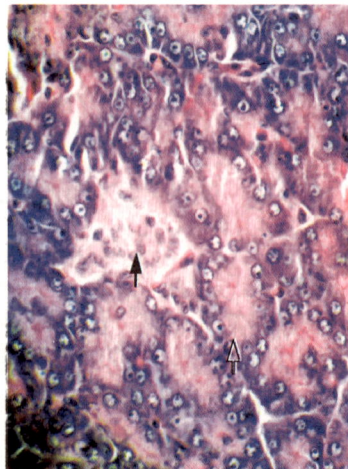

图 7 - 40　胰　HE 染色　×100
(△)外分泌部;(☆)内分泌部(胰岛)

图 7 - 41　胰　HE 染色　×400
(↑)外分泌部(腺泡);(↑)内分泌部(胰岛)

1. 外分泌部　为复管泡状浆液性腺，由腺泡和导管组成。

（1）**腺泡**　腺细胞具有典型的浆液性腺细胞的结构特点（图7-41）。胞体呈锥形，核圆，位近基底部，胞质顶部有许多嗜酸性酶原颗粒，颗粒数量因细胞功能状态不同而异，饥饿时增多，进食后减少。腺细胞与基膜之间无肌上皮细胞。在腺泡腔内可见小的扁平或立方形的泡心细胞，胞质浅，核圆形或卵形，是延伸入腺泡腔内的闰管上皮细胞。

（2）**导管**　腺泡和泡心细胞与闰管相连，闰管较长，逐渐汇合成小叶内导管，后者在小叶间结缔组织内汇合成小叶间导管，再汇合成一条主导管，贯穿胰腺全长，在胰头部与胆总管汇合，开口于十二指肠乳头。闰管为单层扁平上皮，从小叶内导管至主导管，管腔逐渐增大，由单层立方上皮逐渐变为单层柱状，主导管为单层高柱状上皮，上皮内可见杯状细胞。外分泌部分泌胰液，成人每天分泌约1500～3000ml。胰液为碱性液体（pH值约为7.8～8.4），其中含多种消化酶前体，如胰蛋白酶原、胰糜蛋白酶原、胰淀粉酶、胰脂肪酶、DNA酶和RNA酶等，分别消化食物中的各种营养成分。腺细胞还分泌一种胰蛋白酶抑制因子，可防止胰蛋白酶原在胰腺内激活，若这种内在机制失调或某些致病因素使胰蛋白酶原在胰腺内激活，可使胰腺组织自我消化，导致急性胰腺炎。

2. 内分泌部　又称**胰岛**（pancreas isiet），是散在于腺泡之间的内分泌细胞团（图7-41）。成人胰腺约100万个胰岛，约占胰腺体积的1.5%左右，胰尾部较多。胰岛大小不一，小的仅由数个细胞组成，大的有数百个细胞。细胞排列呈团索状，细胞间有丰富的有孔毛细血管。人的胰岛主要有A、B、D和PP四种细胞，HE染色切片中不易区分，用Mallory等特殊染色法以及电镜和免疫组织化学法进行鉴别。

（1）**A细胞**　又称高血糖素细胞，约占胰岛细胞总数的20%，多分布于胰岛周边，细胞体积较大。A细胞分泌**高血糖素**（glucagon），能促进肝细胞糖原分解为葡萄糖，并抑制糖原合成，使血糖升高。

（2）**B细胞**　又称胰岛素细胞，约占胰岛细胞总数的70%，多分布于胰岛的中央部，细胞体积较小。B细胞分泌**胰岛素**（insulin），主要促进肝细胞、脂肪细胞等细胞吸收血液内的葡萄糖，合成糖原或转化为脂肪贮存。故胰岛素的作用与高血糖素相反，可使血糖降低。胰岛素和高血糖素的协同作用能保持血糖水平处于动态平衡。若B细胞退化，胰岛素分泌不足，可致血糖升高，并从尿中排出，即为糖尿病。胰岛B细胞肿瘤或细胞功能亢进，则胰岛素分泌过多，可导致低血糖症。

（3）**D细胞**　约占胰岛细胞总数的5%，散在于A、B细胞之间，并与A、B细胞紧密相贴，细胞间有缝隙连接。D细胞分泌**生长抑素**（somatostatin），以旁分泌或经缝隙连接直接作用于邻近的A细胞、B细胞或PP细胞，抑制这些细胞的分泌活动。

（4）**PP细胞**　数量很少，主要存在于胰岛的周边部。PP细胞分泌**胰多肽**（pancreatic polypeptide），有抑制胃、肠运动和胰液分泌以及胆囊收缩的作用。

三、肝

肝（liver）是人体最大的腺体，肝的血液供应十分丰富，呈红褐色，质软而脆，易受外力冲击而破裂。我国成人肝的重量，男性为1230～1450g，女性为1110～1300g，约占体重的2%～2.5%，胎儿和新生儿的重量及体积相对较大，约占体重的5%和腹腔容积的1/2。肝的功能十分复杂，主要有分泌胆汁、参与代谢、贮存糖原、解毒和吞噬防御等功能，此外，在胚胎时期还有造血功能。

（一）肝的形态

肝（图7-42、图7-43）呈楔形，可分为上、下两面和前、后、左、右四缘。肝的上面又称膈面，隆凸，贴于膈下，借呈矢状位的镰状韧带分为大而厚的肝右叶和小而薄的肝左叶。膈面的后部无腹膜被覆，称裸区。肝的下面又称脏面，凹凸不平，与腹腔器官邻接。脏面有一近似"H"形的沟。左纵沟的前部为肝圆韧带裂，有肝圆韧带通过，肝圆韧带向前连于脐，是胎儿时期脐静脉闭锁后的遗迹；左纵沟的后部是静脉韧带裂，其内的静脉韧带是胎儿时期静脉导管闭锁后的遗迹；右纵沟的前部为一浅窝，称胆囊窝，容纳胆囊；右纵沟的后部为腔静脉沟，有下腔静脉经过；横沟又称**肝门**（porta hepatis），是肝固有动脉左右支、肝门静脉左右支、肝左右管以及神经和淋巴管出入之处。这些结构被结缔组织包绕，构成肝蒂。肝的脏面借"H"形沟分为四叶：右纵沟的右侧为肝右叶；左纵沟的左侧为肝左叶；左、右纵沟之间在横沟前方的为方叶；横沟后方的为尾状叶。

肝前缘（也称下缘）是肝的膈面与脏面的分界线，薄而锐利；肝的后缘厚而钝圆，在近腔静脉沟处有2～3条肝静脉注入下腔静脉，此处称为第二肝门；肝的右缘是右叶的右下缘，较钝圆；肝的左缘为左叶的左缘，较扁薄。

图7-42　肝的前面

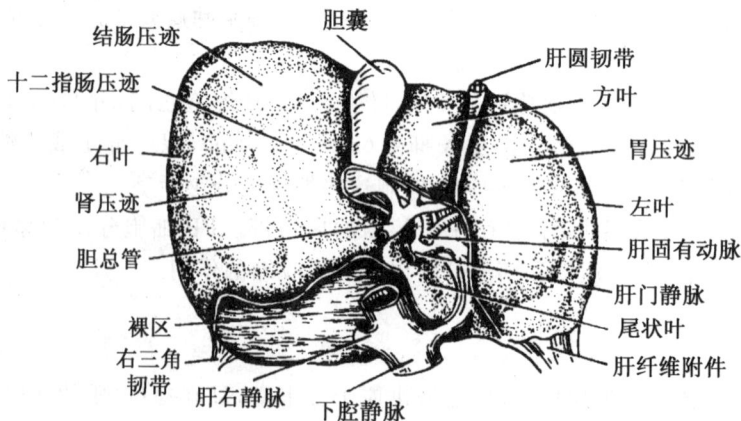

图7-43　肝的后面

（二）肝的位置和毗邻

肝大部分位于右季肋区和腹上区，小部分位于左季肋区。肝前面大部分被胸廓所掩盖，仅在腹上区的左、右肋弓之间直接与腹前壁接触。

肝的上界与膈穹隆一致，其右侧最高点在右锁骨中线与第5肋的交点处；左侧在左锁骨中线与第5肋间隙的交点处。肝下界，在右侧与右肋弓一致，在腹上区，肝下缘可低于剑突下约3cm。因此，成人在右肋弓下不能触及到肝。3岁以下健康幼儿，由于腹腔的容积较小，而肝体积相对较大，肝下缘常低于右肋弓下1～2cm，到7岁以上，在右肋弓下已不能触及。

肝的脏面在右叶从前向后分别邻接结肠右曲、十二指肠、右肾和右肾上腺；左叶下面与胃前壁相邻，后上部邻接食管腹部。

（三）肝分叶和分段

现代研究证明，肝内有四套管道，形成两个系统（图7-44）。肝门静脉、肝固有动脉及肝管的各级分、属支均相伴而行，三套管道在肝内的分布基本一致，并由结缔组织囊（Glisson囊）包裹，组成了Glisson系统；另一个是肝静脉系统。

按照Glisson系统在肝内的分支和分布情况，一般将肝分成左、右半肝、五叶、六段（表7-2，图7-45）。肝外科就是根据这些分叶、分段来进行定位诊断和进行肝段、肝叶的切除。

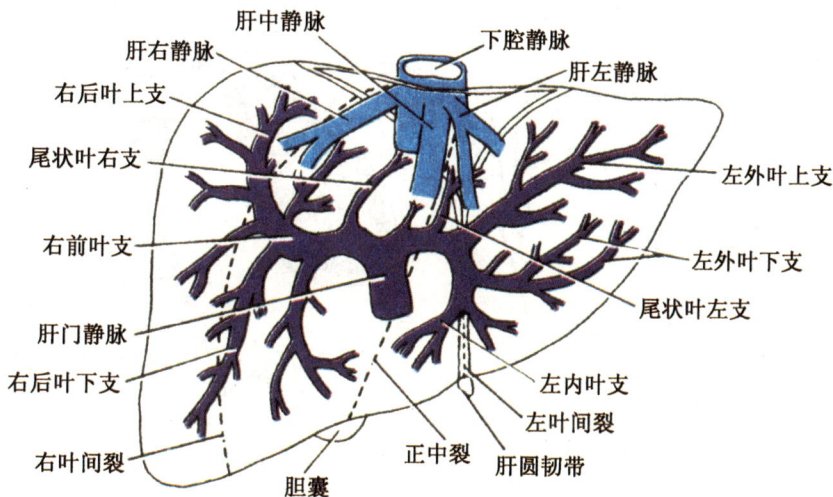

图7-44 Glisson系统和肝静脉系统

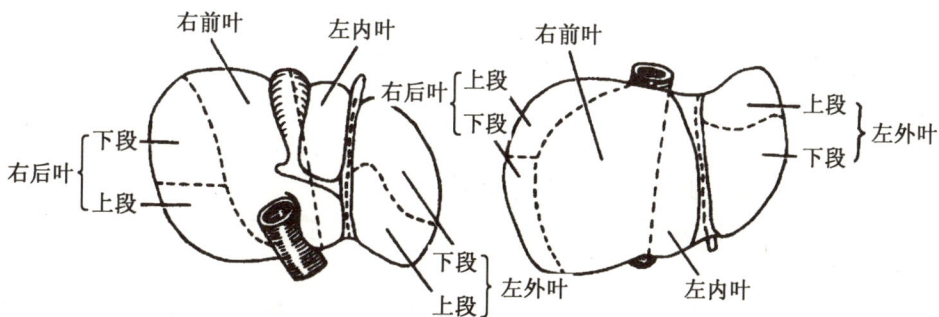

图7-45 系统的划分

表 7 - 2　肝的分叶和分段

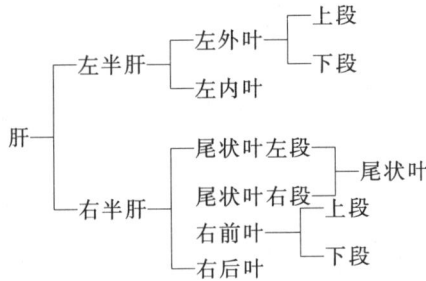

(四) 肝外胆道系统

肝外胆道系统是指肝门以外的胆道系统,包括胆囊和输胆管道(肝左、右管、肝总管和胆总管)(图 7 - 46),主要有贮存和输送胆汁的功能。

1. 胆囊(gallbladder)(图 7 - 46)　位于肝下面的胆囊窝内,呈梨形,是贮存和浓缩胆汁的囊状器官,容积为 40～60ml,胆囊上面借结缔组织与肝相连。胆囊分底、体、颈、管四部分,胆囊前端钝圆称胆囊底;中间大部分称胆囊体;胆囊体后端变细移行为胆囊颈;胆囊颈移行于胆囊管,胆囊管比胆囊颈稍细,长 3～4cm,直径约 0.3cm。

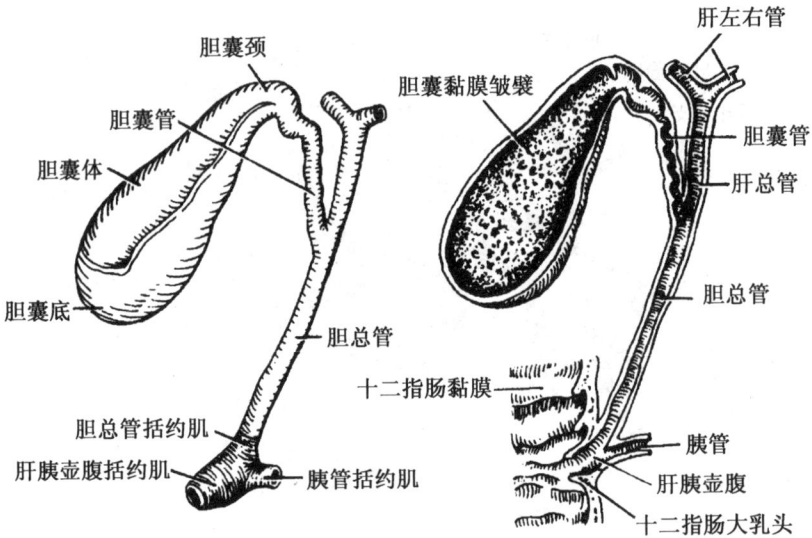

图 7 - 46　胆囊与胆汁排出管道

胆囊内面衬有黏膜,其中胆囊底和体的黏膜呈蜂窝状,而胆囊颈和胆囊管的黏膜形成螺旋状皱襞,称螺旋襞,可控制胆汁的进出,胆囊结石易嵌顿于此处。由胆囊管、肝总管和肝的脏面围成的三角形区域,称**胆囊三角**(Calot 三角),是胆囊手术中寻找胆囊动脉的标志。

胆囊底于肝下缘突出,并与腹前壁相贴。胆囊底的体表投影在右锁骨中线与右肋弓相交处。当胆囊出现病变时,此处常出现明显压痛。

2. 肝总管(common hepatic duct)　由肝左管和肝右管汇合而成,长约 3cm,向右与胆囊管汇合成胆总管。

3. 胆总管(common bile duct)(图 7 - 46)　起自肝总管与胆囊管的汇合处,向下与胰管汇合,长 4～8cm,直径 0.6～0.8cm。胆总管在肝十二指肠韧带内下降,经十二指肠上部的后方,至胰头与十二指肠降部之间与胰管汇合,共同斜穿十二指肠降部的后内侧壁,两者汇合处形成略膨大的**肝胰壶腹**(Vater 壶腹),开口于十二指肠大乳头。肝胰壶腹周围有增厚的环行平滑肌环绕,称**肝胰壶腹括约肌**(Oddi括约肌)。在胆总管和胰管末段的周围也均有少量平滑肌环绕,分别称胆总管括约肌和胰管括约肌。

平时,肝胰壶腹括约肌保持收缩状态,而胆囊舒张,肝细胞分泌的胆汁经肝左、右管、肝总管、胆囊管进入胆囊贮存和浓缩。进食后,尤其进高脂肪食物,由于食物和消化液的刺激,反射性地引起胆囊收缩,肝胰壶腹括约肌舒张,使胆囊内的胆汁经胆囊管、胆总管排入十二指肠,参与消化食物。胆道可因结石、蛔虫或肿瘤等造成阻塞,使胆汁排出受阻,并发胆囊炎或阻塞性黄疸等。

(五)肝的微细结构

肝表面覆以致密结缔组织被膜,被膜表面大部分有浆膜覆盖。肝门处的结缔组织

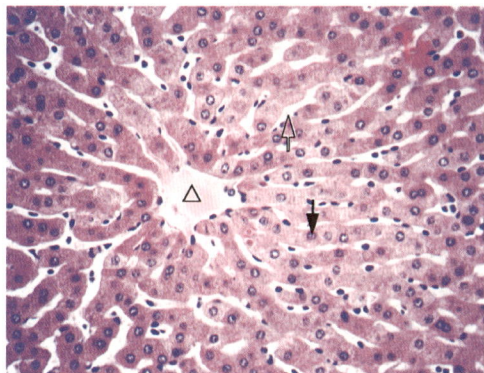

图 7 - 47 肝小叶立体模式图

随肝门静脉、肝固有动脉和肝管的分支伸入肝实质,将实质分成许多肝小叶(图 7 - 47)。肝小叶之间各种管道密集的部位为门管区(图 7 - 48)。

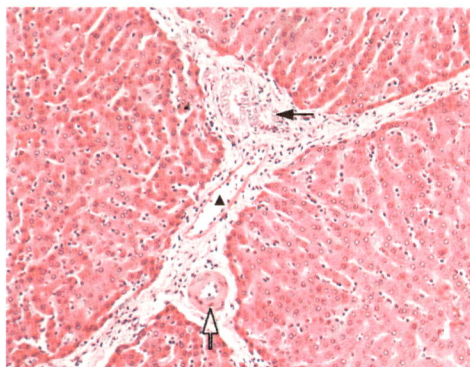

图 7 - 48 肝小叶与门管区 HE 染色 ×400
A. 肝小叶 (△)中央静脉;(↑)肝索;(↑)肝血窦
B. 门管区 (↕)小叶间动脉;(▲)小叶间静脉;(↑)小叶间胆管

1. 肝小叶(hepatic lobule) 是肝的基本结构和功能单位,呈多面棱柱体(图 7 - 47),长约 2mm,宽约 1mm,成人肝约有 50 万～100 万个肝小叶。人的肝小叶间结缔组织很少,故小叶分界不明显。每个肝小叶由中央静脉、肝板、肝血窦、窦周隙和胆小管组成(图 7 - 48、图 7 - 49)。

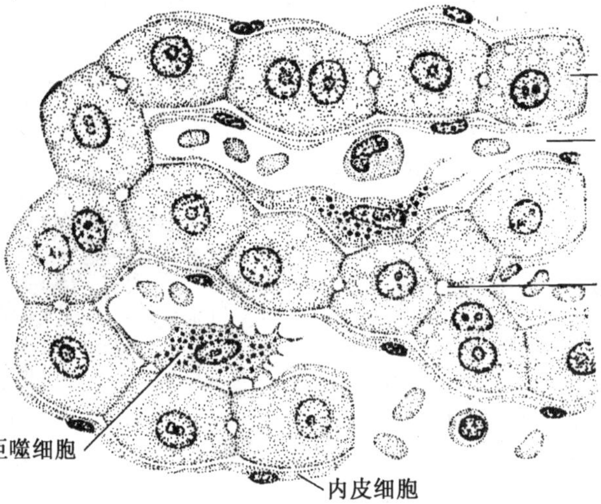

图 7-49　肝索与肝血窦模式图

　　(1) **中央静脉**(central vein)　位于肝小叶中央,是多条肝血窦在肝小叶中轴汇成的一条静脉,故管壁不完整(图 7-48)。

　　(2) **肝板**(hepatic cord)　肝细胞单层排列成凹凸不平的板状结构。肝板以中央静脉为中轴,呈放射状排列,相邻肝板吻合连接成网状。在肝的组织切片上,肝板呈索状,又称**肝索**(图 7-48)。

　　肝细胞(hepatocyte)是构成肝小叶的主要成分,约占肝小叶体积的 75%。呈多面体形,体积较大,直径 $15\sim30\mu m$。胞核大而圆,约 $1\sim2$ 个,居中央,核仁明显,细胞质呈嗜酸性(图 7-48)。因肝细胞分化程度较高,功能复杂,故电镜下可见多种细胞器和内含物(图 7-50)。

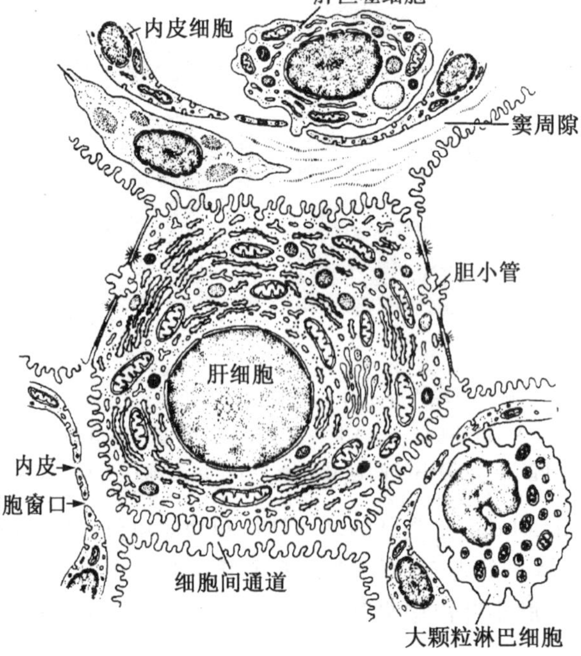

图 7-50　肝血窦、窦周隙和胆小管模式图

① 线粒体为肝细胞的功能活动不断提供能量。② 粗面内质网能合成多种血浆蛋白质,如白蛋白、纤维蛋白原、凝血酶原、载体蛋白和脂蛋白等。③ 滑面内质网常与糖原颗粒相伴存在,可参与胆汁、甘油三酯和极低密度脂蛋白的合成,脂类、激素和胆红素的代谢,类固醇激素如性激素的灭活及多种物质的生物转化、解毒等作用。④ 高尔基复合体与分泌胆汁有关。⑤ 溶酶体参与肝细胞的细胞内消化、胆红素转运和铁的贮存。⑥ 微体消除过氧化氢对细胞的毒性作用。⑦ 内含物有糖原、脂滴和色素等,它们的含量均因机体所处的生理和病理状态不同而异。

（3）**肝血窦**（hepatic sinusoid） 位于肝板之间的不规则腔隙（图 7-48）。血窦壁由内皮细胞围成,窦腔内有肝内的巨噬细胞等（图 7-49、图 7-50）。血液从肝小叶的周边经血窦流向中央,汇入中央静脉。

1）**内皮细胞** 电镜下,内皮细胞上有许多大小不等的窗孔,窗孔无隔膜,细胞间隙大,内皮外无基膜,仅有少量网状纤维附着（图 7-50）。因此,肝血窦通透性大,血浆中除乳糜微粒外,血浆的各种成分均可自由通过,有利于肝细胞与血液间的物质交换。

2）**肝巨噬细胞**（hepatic macrlphage） 又称枯否细胞（Kupffer cell）（图 7-49）,是定居在肝内的巨噬细胞。细胞体积较大,形态不规则,常以突起附着于内皮细胞上,或穿过内皮细胞窗孔或间隙伸入窦周隙内,胞核呈椭圆形,胞质内常见被吞噬的异物等。电镜下,细胞表面有大量皱褶和微绒毛（图 7-50）,胞质内含大量的各级溶酶体和吞噬体。肝巨噬细胞由血液单核细胞分化而来,具有活跃的吞噬功能,有重要的防御作用。

（4）**窦周隙**（penisinusoidal space） 又称 Disse 间隙,为肝血窦内皮细胞与肝细胞之间的狭小间隙（图 7-49、图 7-50）,宽约 $0.4\mu m$。由于血窦内皮通透性大,故窦周隙内充满血浆,肝细胞表面的微绒毛直接浸泡在血浆内,有利于物质交换。窦周隙还有散在的网状纤维和贮脂细胞。贮脂细胞形态不规则,最主要的特征是胞质内含有大小不等的脂滴,在 HE 染色切片中不易辨认。贮脂细胞的功能是贮存脂肪和维生素 A,合成网状纤维和分泌基质。慢性肝炎、慢性酒精中毒等肝脏疾病,贮脂细胞异常增殖,肝内纤维增多,可导致肝硬化（见后述）。

（5）**胆小管**（bile canaliculi） 是相邻肝细胞的质膜局部凹陷形成的微细管道（图 7-49、图 7-50）。用银染法或碱性磷酸酶法可清楚显示胆小管在肝板内连接成网格状管道（图 7-51）。电镜下,胆小管腔面有肝细胞形成的微绒毛突入腔内,胆小管周围的相邻肝细胞膜形成紧密连接、桥粒等连接复合体封闭胆小管周围的细胞间隙,防止胆汁外溢入窦周隙。黄疸型肝炎或胆道堵塞患者,胆小管的正常结构被破坏,胆汁则溢入窦周隙,进而进入血窦,导致黄疸。

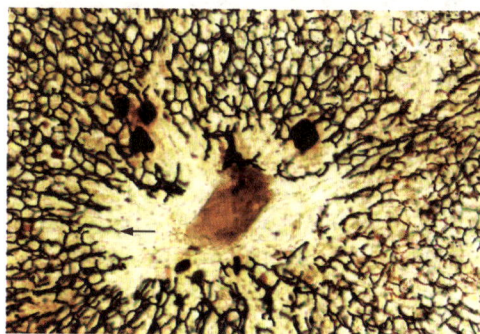

图 7-51 胆小管 镀银染色 ×100

2. 肝门管区 相邻肝小叶之间的结缔组织区,称门管区（portal area）,其中可见三种伴行的管道,即小叶间动脉、小叶间静脉和小叶间胆管（图 7-48）。小叶间动脉是肝动脉的分支,管腔小,管壁相对较厚;小叶间静脉是肝门静脉的分支,管腔较大而不规则,管壁薄;小叶间胆管管壁为单层立方上皮,它们向肝门方向汇集,最后形成左、右肝管出肝。

第四节　常见消化腺疾病的形态学基础

一、病毒性肝炎

(一) 概　述

病毒性肝炎(viral hepatitis)是由肝炎病毒引起的,以肝实质弥漫性变性、坏死为主要病变的一种常见传染病。目前已证实引起病毒性肝炎的肝炎病毒类型有甲型(HAV)、乙型(HBV)、丙型(HCV)、丁型(HDV)、戊型(HEV)及庚型(HGV)六种。病毒性肝炎发病率高、流行地区广泛、各种年龄及不同性别均可罹患,严重危害人类的健康。

(二) 病理变化

各型病毒性肝炎病变基本相同,均属于细胞弥漫性变质性炎症,病变包括:

1. 肝细胞变性坏死

(1) **肝细胞变性**　常见有两种类型。

1) **细胞水肿**　为最常见的病变。光镜下见肝细胞明显肿大,胞质疏松呈网状、半透明,称为胞质疏松化(图7-52)。进一步发展,肝细胞体积更加肿大,由多角形变为圆球形,胞质几乎完全透明,称气球样变。电镜下见内质网不同程度扩张,线粒体明显肿胀,溶酶体增多。

2) **嗜酸性变**　此种变性一般仅累及单个或数个肝细胞,散在于肝小叶内。光镜下见病变肝细胞体积较小,胞质嗜酸性增强,故红染。细胞核染色亦较深。

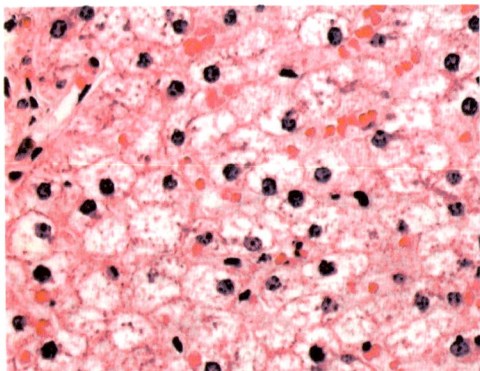

图7-52　肝细胞水肿　HE染色　×400
肝细胞明显肿大,胞质疏松呈网状、半透明

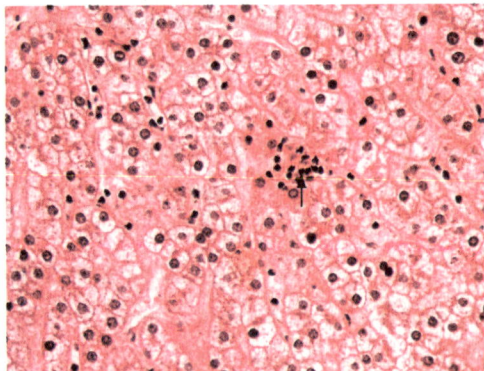

图7-53　急性普通性肝炎(点状坏死)
HE染色　×100
(↑)数个肝细胞坏死,伴炎细胞浸润

(2) **肝细胞坏死**　一般也有两种类型。

1) **嗜酸性坏死**　即由上述的嗜酸性变发展而来,胞质进一步浓缩,核也浓缩消失,最终形成深红色浓染的圆形小体,称为**嗜酸性小体**。为单个肝细胞的死亡,实为细胞凋亡。

2) **溶解性坏死**　由严重的细胞水肿发展而来,细胞最终溶解、消失,尤以重症肝炎为甚。不同类型的病毒性肝炎此种坏死的范围和分布不同,可分为:

① **点状坏死**(spotty necrosis)　指单个或数个肝细胞的坏死,同时在该处常有炎细胞浸润(图7-53)。常见于急性普通型肝炎和轻度慢性肝炎。

② **碎片状坏死**(piecemeal necrosis) 指肝小叶周边部界板肝细胞的灶性坏死和崩解，常见于轻、中度慢性肝炎。

③ **桥接坏死**(bridging necrosis) 指中央静脉与汇管区之间，或两个中央静脉之间出现的互相连接的坏死带，常见于中、重度慢性肝炎。

④ **大片坏死**(massive necrosis) 指几乎累及整个肝小叶的大范围肝细胞坏死，常见于重型肝炎(图 7-54)。

2. 炎症细胞浸润 主要为淋巴细胞和单核细胞，呈散在性或灶状浸润于肝小叶或汇管区。

3. 肝细胞再生 坏死的肝细胞由周围的肝细胞通过分裂再生而修复。再生的肝细胞体积增大，胞质略呈嗜碱性，细胞核大且深染，有时可见双核。这种再生的肝细胞可沿原有的网状支架排列。但如坏死严重，原小叶内的网状支架塌陷，再生的肝细胞则呈团块状排列。这称为结节状再生。

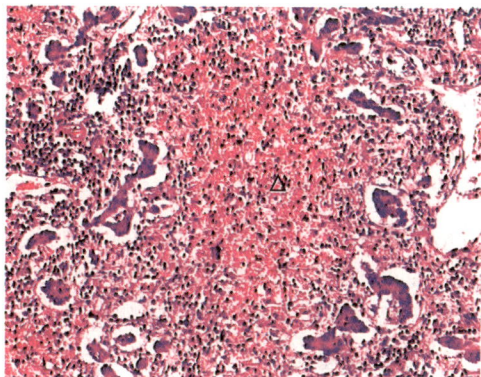

图 7-54 急性重型肝炎(大片坏死)
HE 染色 ×100
(△)大片肝细胞坏死消失，炎细胞广泛浸润

4. 间质反应性增生和小胆管增生 间质反应性增生包括：① Kuffer 细胞肥大，并可脱入窦腔内变为游走的吞噬细胞，参与炎细胞浸润；② 间叶细胞和成纤维细胞增生参与损伤的修复。慢性且坏死较严重的病例，在汇管区或大片坏死灶内，可见小胆管增生。

(三) 类型及病变特点

1. 普通型病毒性肝炎 分急性及慢性两种类型。

(1) 急性(普通型)肝炎 最常见。临床根据患者是否出现黄疸而分为黄疸型及无黄疸型两种。我国以无黄疸型多见，且主要为乙型病毒性肝炎。黄疸型与无黄疸型病理变化基本相同。

1) **病理变化** 肉眼观察：肝脏体积肿大，质较软，表面光滑。镜下改变：肝细胞出现广泛的变性，且以细胞水肿为主，表现为肝细胞胞质疏松淡染和气球样变，因而肝细胞体积增大，排列紊乱拥挤，肝窦受压而变窄，肝细胞内可见淤胆现象。嗜酸性变及嗜酸小体也较常见。肝细胞坏死轻微，肝小叶中可见点状坏死，坏死灶内可见炎细胞浸润。黄疸型坏死往往稍重，毛细胆管内常有淤胆和胆栓形成。

2) **临床病理联系** 弥漫性肝细胞肿大，使肝脏体积变大，包膜紧张，引起肝区疼痛。肝细胞变质性改变，造成肝细胞内酶释放入血，血清转氨酶升高，病变严重者出现黄疸。

3) **结局** 本型肝炎患者多数在 6 个月内治愈，少数转变为慢性肝炎，极少数可发展为重型肝炎。

(2) 慢性(普通型)肝炎 病毒性肝炎病程持续半年以上者即为慢性肝炎，大多数由急性转变而来。导致肝炎慢性化的因素有：感染的病原、治疗不当、营养不良、同时又患其他传染病、饮酒、服用对肝有损害的药物，以及免疫因素等，这些应引起临床医生注意。以往将慢性肝炎分为慢性持续性肝炎与慢性活动性肝炎。目前学者们注意到病毒的复制状态和机体的免疫状态的变化可相互转化，因而慢性肝炎的病原分型较病理改变更为重要。根据炎

症、坏死、纤维化程度,将慢性肝炎分为下述三型:

1) **轻度慢性肝炎** 点状坏死,偶见轻度碎片状坏死,汇管区慢性炎细胞浸润,周围有少量纤维组织增生。肝小叶界板无破坏,小叶结构清楚。

2) **中度慢性肝炎** 肝细胞变性、坏死较明显,中度碎片状坏死,出现特征性的桥接坏死。小叶内有纤维间隔形成。但小叶结构大部分保存。

3) **重度慢性肝炎** 重度的碎片状坏死与大范围的桥接坏死。坏死区出现肝细胞不规则再生,纤维间隔分割肝小叶结构。

晚期逐步转变为肝硬变。若在慢性肝炎的基础上,发生新鲜的大片坏死,即转变为重型肝炎。

附:**毛玻璃样肝细胞** 在乙型肝炎表面抗原携带者和慢性肝炎患者的肝组织中常可见部分肝细胞质内充满嗜酸性细颗粒物质,不透明,似毛玻璃样,故称此种细胞为毛玻璃样肝细胞。免疫组织化学和免疫荧光检查 HBsAg 反应阳性。电镜下见细胞质内滑面质网增生,内质网池内可见较多的 HBsAg 颗粒。

2. 重型病毒性肝炎 是最严重的一型病毒性肝炎,较少见。根据发病缓急及病变程度的不同,又分为急性重型和亚急性重型两种。

(1) **急性重型肝炎** 少见,起病急骤,病程短,大多为 10 天左右,病变严重,死亡率高。临床上将本型肝炎称为暴发型、电击型或恶性肝炎。

1) **病理变化** 肉眼观:肝体积明显缩小,尤以左叶为著。肝包膜皱缩,质软,切面呈黄色或红褐色,因而又称急性黄色肝萎缩或急性红色肝萎缩(图7-55)。镜下观:肝组织弥漫性大片溶解坏死,肝细胞索解离,肝细胞溶解。坏死常从肝小叶中央开始并迅速向四周扩展,仅小叶周边部残留少许变性的肝细胞。溶解坏死的肝细胞迅速被清

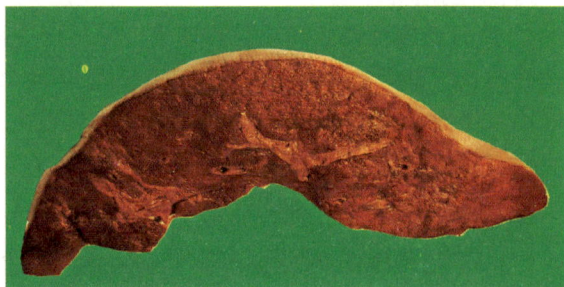

图 7-55 急性重型肝炎(急性黄色肝萎缩)

除,仅残留网状支架。肝血窦明显扩张,充血甚至出血,Kupffer 细胞增生肥大,吞噬活跃。肝小叶内及汇管区大量炎细胞浸润,其中以淋巴细胞、巨噬细胞浸润为主。数日后网状支架塌陷,残留的肝细胞无明显再生现象。

2) **临床病理联系** 大量肝细胞迅速溶解坏死,可导致①严重的肝细胞性黄疸;②明显的出血倾向;③肝功能衰竭,出现肝性脑病、肝肾综合征。

3) **结局** 本型肝炎大多数在短期内死亡,死亡原因有肝昏迷、消化道出血、肾功能衰竭导致尿毒症、DIC 等。少数迁延而转为亚急性重型肝炎。

(2) **亚急性重型肝炎** 起病较急性重型稍慢,病程较长(数周至数月),大多数系由急性重型肝炎迁延而来,少数由急性普通型肝炎恶化进展而来。

1) **病理变化** 肉眼观,肝体积不同程度缩小,表面包膜皱缩不平,质地软硬不一,病程较长者可见大小不等的结节。切面见坏死区呈红褐色或土黄色,再生的结节因胆汁淤积而呈现黄绿色。镜下观,肝细胞既有大片坏死,又有结节状再生。由于坏死区网状纤维支架塌陷并胶原化(无细胞硬化),残存的肝细胞再生时不能沿原有支架排列,而呈不规则结节状,肝小叶结构紊乱。肝小叶内外有大量炎细胞浸润,主要为淋巴细胞、单核细胞,肝小叶周边

部有小胆管增生,较陈旧的病变区有明显的结缔组织增生。

2）临床病理联系及结局　因肝组织大片坏死,患者如治疗得当且及时,病变可停止发展并有治愈可能。多数常继续发展而转变为坏死后性肝硬变。

（3）**慢性重型肝炎**　镜下见,慢性重型肝炎在慢性肝炎或肝硬化病变的背景上,肝组织出现大块或亚大块性坏死,同时见有碎片状坏死、桥接坏死及纤维组织增生形成纤维间隔。此型肝炎如及时治疗有可能治愈或停止进展,病程长者可过渡为坏死后性肝硬化。

二、肝硬化

（一）概　述

肝硬化（liver cirrhosis）是由于肝细胞弥漫性变性坏死、纤维组织增生和肝细胞结节状再生这三种病变反复交错进行而导致的肝脏变形、变硬的一种常见的慢性肝脏疾病。晚期病人临床常表现有不同程度的门静脉压力升高和肝功能障碍,对人体危害较大。大多数发病年龄在 20～50 岁,男女发病率无明显差异。

由于引起肝硬化的病因及其发病机制较为复杂,因而至今尚无统一分类方法。国际形态分类依据结节大小将肝硬化分为大结节型、小结节型、大小结节混合型及不完全分割型四型；我国常采用的是结合病因、病变特点以及临床表现的综合分类法,将肝硬化分为门脉性、坏死后性、胆汁性、淤血性、寄生虫性等类型,其中以相当于国际形态分类中的小结节性肝硬化的**门脉性肝硬化**（portal cirrhosis）最为常见。

门脉性肝硬化遍布世界各地,其病因及发病机制尚未完全清楚。病毒性肝炎是我国肝硬化的主要原因,慢性酒精中毒是欧美国家肝硬化的主要原因。其发生主要是由于肝细胞弥漫性损害,肝小叶内网状支架塌陷,使再生的肝细胞不能沿原有支架排列,而形成不规则的再生肝细胞结节。同时,肝内广泛增生的胶原纤维一方面向肝小叶内伸展,分割肝小叶,另一方面与肝小叶内的胶原纤维接成纤维间隔包绕原有的或再生的肝细胞团,形成假小叶。这些病变随着肝细胞不断坏死与再生而反复进行,最终形成弥漫全肝的假小叶,并导致肝内血液循环改建和肝功能障碍而形成肝硬化（图 7-56）。

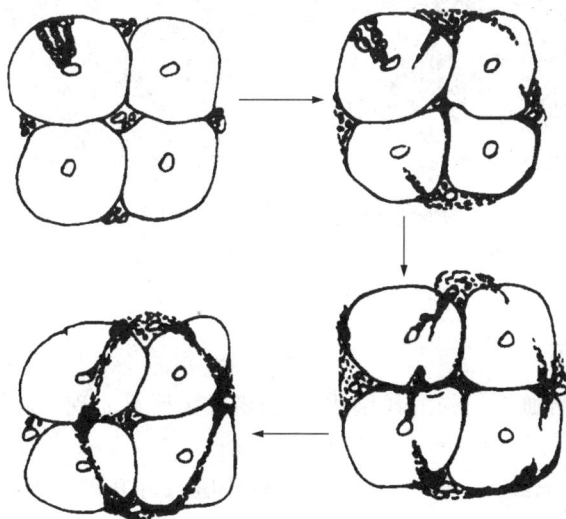

图 7-56　假小叶形成过程示意图

（二）病理变化

肉眼观察：早期肝体积可正常或稍增大，重量增加，质地正常或稍硬。晚期肝体积明显缩小，重量减轻，硬度增加。表面和切面呈弥漫全肝的颗粒或小结节（图 7 - 57）。结节大小相仿，直径多在 0.15～0.5cm 之间，一般不超过 1.0cm。肝被膜增厚。切面见有圆形或类圆形岛屿结构，其大小与表面的颗粒或结节一致，周围有灰白色纤维组织条索或间隔包绕。

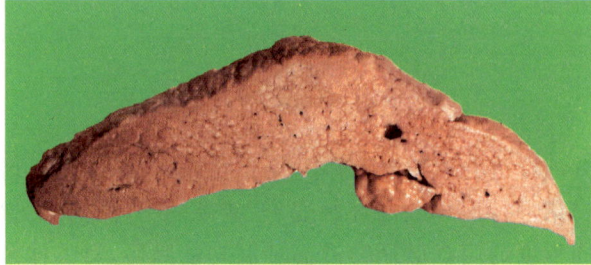

图 7 - 57　门脉性肝硬化
肝脏表面及切面弥漫大小比较一致的小结节

镜下改变：① 正常肝小叶结构破坏，被假小叶所取代。假小叶是指由广泛增生的纤维组织将原来的肝小叶和再生的肝细胞结节包绕分割成大小不等的圆形或类圆形的肝细胞团（图 7 - 58）。假小叶内的肝细胞排列紊乱，可有变性、坏死及再生的肝细胞。再生的肝细胞体积大，核大且深染，或有双核；中央静脉缺如，偏位或两个以上。② 包绕假小叶的纤维间隔宽窄比较一致，内有少量淋巴细胞和单核细胞浸润，并可见小胆管增生。

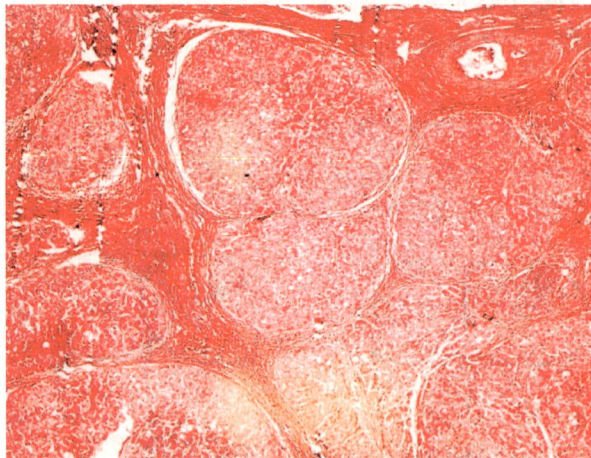

图 7 - 58　门脉性肝硬化　HE 染色　×40
假小叶被增生的纤维组织包绕

（三）临床病理联系

肝硬化早期，由于肝脏有较强的代偿功能，患者常无明显表现。晚期出现门脉高压症和肝功能障碍。

1. 门脉高压症（portal hypertension）　门静脉压力可升高到 2.5kPa（正常门静脉压 0.93～1.33kPa）。其发生机制主要为：① 肝内广泛的结缔组织增生，肝血窦闭塞或窦周纤维化,使门静脉循环受阻(窦性阻塞);② 假小叶压迫小叶下静脉,使肝窦内血液流出受阻,进而影响门静脉血流入肝血窦(窦后性阻塞);③ 肝内肝动脉小分支与门静脉小分支在汇入肝窦前形成异常吻合,使高压力的动脉血液流入门静脉内(窦前性阻塞)(图 7 - 59)。

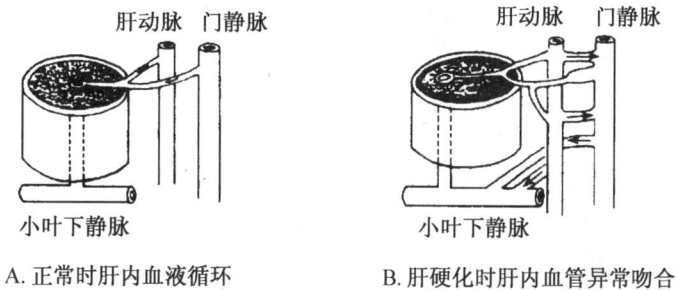

A. 正常时肝内血液循环　　　　B. 肝硬化时肝内血管异常吻合

图 7 - 59　门脉高压症发生机制示意图

门静脉压力升高使门静脉所属器官的静脉血回流受阻(图 7 - 60),主要有以下临床表现:

(1)**慢性淤血性脾肿大**　肝硬化患者中约有 70%~85% 出现脾肿大,重量一般在 400~500g(正常 140~180g),少数可达 800~1000g,质硬,包膜增厚,切面呈褐红色。脾肿大可引起脾功能亢进,对血细胞破坏增多,患者表现为贫血及出血倾向。

(2)**腹水**　为淡黄色透明的漏出液,量较大,以致腹部明显膨隆。腹水形成的原因有:①门静脉压力升高使肠及肠系膜小静脉、毛细血管内压力升高,水漏入腹腔;②肝窦内压力升高,淋巴液生成增多,部分从肝包膜漏入腹腔;③由于患者出现低蛋白血症,使血浆胶体渗透压降低,也与腹水形成有关;④肝功能障碍致醛固酮、抗利尿激素灭活减少,血中水平升高,水钠潴留而促使腹水形成。

(3)**侧支循环形成**　门静脉压力升高,使门静脉系统血液循环受阻,促使门、体静脉间吻合支代偿性扩张,使部分门静脉血绕过肝脏经吻合支直接通过上、下腔静脉回到右心(图 7 - 60)。门静脉压力升高时主要的侧支循环及其严重的合并症有:

1)门静脉血经胃冠状静脉、食管静脉丛、奇静脉入上腔静脉,常致食管下段静脉丛曲张,甚至破裂发生致命性大出血,是肝硬化患者死亡的常见原因之一。这种情况发生在腹压升高或受粗糙食物磨损时。

2)门静脉血经肠系膜上静脉、直肠静脉丛、髂内静脉进入下腔静脉,引起直肠静脉丛曲张,形成痔核,破裂可出现便血。

3)门静脉血经附脐静脉、脐周静脉网,而后向上经胸腹壁静脉进入上腔静脉,向下经腹壁下静脉进入下腔静脉。引起脐周浅静脉高度扩张,形成"海蛇头"现象(图 7 - 61)。

(4)胃肠淤血、水肿。门静脉压力升高,胃肠静脉血回流受阻,导致胃肠壁淤血、水肿,影响胃的消化、吸收功能,患者可出现腹胀、食欲不振等症状。

2. 肝功能障碍　主要系肝实质(肝细胞)长期反复受到损伤所致。当肝细胞不能完全再生补充和代偿损伤肝细胞的功能时,可出现以下肝功能不全的症状及体征:

(1)**血浆蛋白变化**　肝细胞受损伤后,合成蛋白的功能降低,使血浆蛋白减少。同时由于从胃肠道吸收的一些抗原性物质不经肝细胞处理,直接经过侧支循环而进入体循环,刺激免疫系统合成球蛋白增多,因而化验检查可出现血浆白蛋白减少,白蛋白和球蛋白比值下降或倒置的现象。

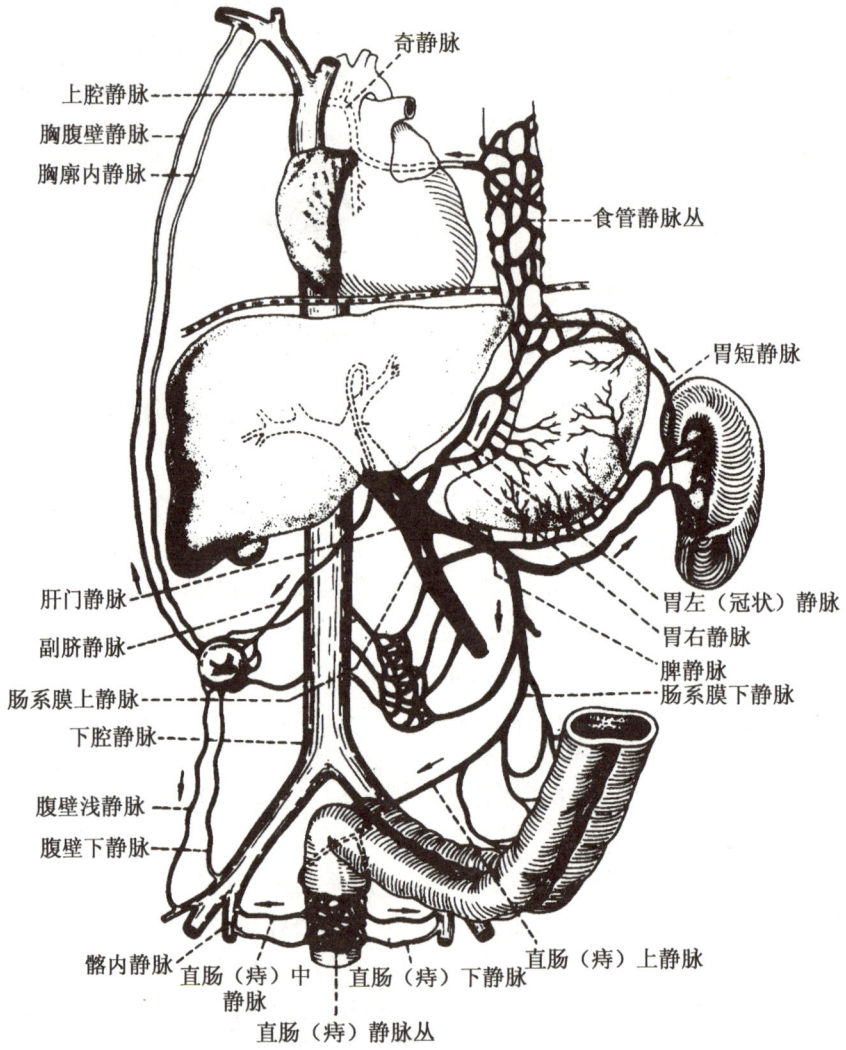

奇静脉

上腔静脉

胸腹壁静脉

胸廓内静脉

食管静脉丛

胃短静脉

肝门静脉

副脐静脉

肠系膜上静脉

下腔静脉

腹壁浅静脉

腹壁下静脉

胃左（冠状）静脉

胃右静脉

脾静脉

肠系膜下静脉

髂内静脉

直肠（痔）中静脉

直肠（痔）下静脉

直肠（痔）上静脉

直肠（痔）静脉丛

图 7-60　示意图：门静脉高压时，所属器官的静脉血回流受阻，并形成侧支循环

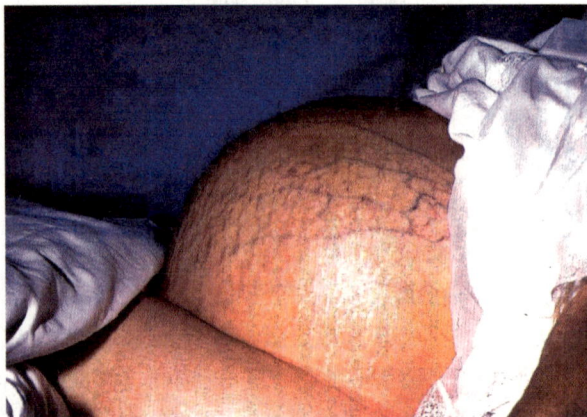

图 7-61　肝硬化患者脐周浅静脉高度扩张，形成"海蛇头"现象

（2）**出血倾向**　肝硬化患者可有皮肤、黏膜或皮下出血，这主要是由于肝脏合成凝血因子减少所致，另外与脾肿大、脾功能亢进、血小板破坏过多也有关系。

（3）**胆色素代谢障碍**　主要与肝细胞坏死及毛细胆管淤胆有关。患者在临床上常有肝细胞性黄疸表现。

（4）**对激素的灭活作用减弱**　雌激素灭活不全引起小动脉及其分支发生扩张，患者皮肤可出现红色蜘蛛状血管痣（蜘蛛痣，常出现在患者的颈部、胸部、面部等）（图 7-62）、肝掌（图 7-63），男性乳房发育、睾丸萎缩，女性月经不调、不孕等。抗利尿激素、醛固酮灭活不全，使患者尿量减少、水钠潴留，促进了腹水的形成。

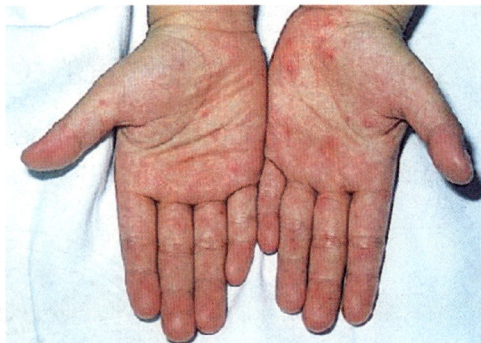

图 7-62　蜘蛛痣　　　　　　　　　　　　图 7-63　肝掌

（5）**肝性脑病（肝昏迷）**　此乃最严重的后果，系肝功能极度衰竭的表现，是肝硬化患者死亡的又一重要原因。

第五节　腹　膜

一、概　述

腹膜（peritoneum）是一层薄而光滑的浆膜，由间皮和少量结缔组织构成，呈半透明状。衬于腹、盆壁内面的腹膜称**壁腹膜**（parietal peritoneum）或**腹膜壁层**；覆于腹、盆腔脏器表面的腹膜称**脏腹膜**（visceral peritoneum）或**腹膜脏层**。脏腹膜和壁腹膜相互移行，共同围成不规则的潜在性腔隙，称**腹膜腔**（peritoneal cavity）。男性腹膜腔为一完全密闭的腔隙；而女性腹膜腔则借输卵管腹腔口经输卵管、子宫、阴道与外界相通（图 7-64）。

腹腔和腹膜腔是解剖学上两个不同而又相关的概念。**腹腔**是指小骨盆上口以上由腹壁和膈围成的体腔，而腹膜腔是腹腔内脏器与腹腔壁表面的膜围成的腔隙，两者应是包含与被包含的

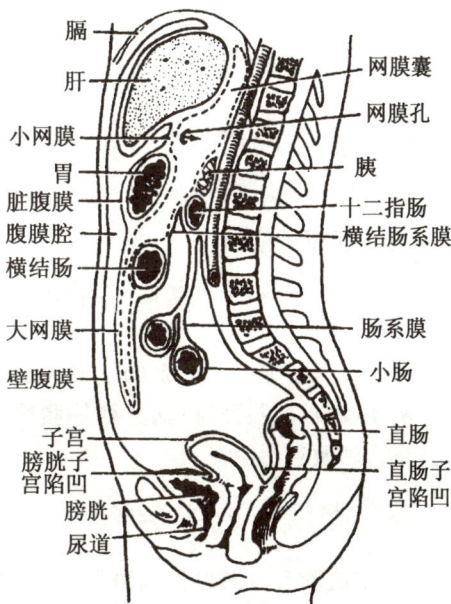

图 7-64　腹膜腔矢状切面

关系。腹腔内的脏器实际上均位于腹膜腔之外。

　　腹膜具有分泌、吸收、保护、支持、修复和防御等多种功能：① 分泌浆液,正常情况下,腹膜产生少量浆液(约 100～200ml),起润滑和减少脏器间摩擦的作用。② 吸收功能,腹膜可吸收腹膜腔内的液体和空气等,上腹部腹膜吸收力比下腹部的强,因此临床对腹膜炎或腹部术后的病人多采取半卧位,使炎性渗出液流入下腹部,以延缓腹膜对毒素的吸收。③ 腹膜具有很强的修复和再生能力,它所分泌的浆液可促使伤口的愈合,但若手术操作粗暴,可造成术后的肠壁纤维性粘连等后遗症。④ 腹膜所形成的韧带、系膜等结构对脏器有支持和固定作用。⑤ 防御功能,腹膜及腹膜腔内浆液中含有大量的巨噬细胞,可吞噬细菌和有害物质。

二、腹膜与腹、盆腔器官的关系

　　根据腹、盆腔器官表面腹膜覆盖程度的不同,可将腹、盆腔器官分为三类,即腹膜内位器官、腹膜间位器官和腹膜外位器官(图 7-65)。

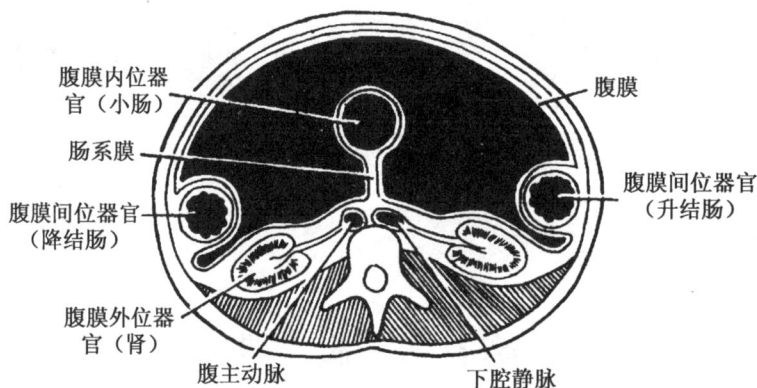

图 7-65　腹膜与脏器关系示意图(水平切面)

(一)腹膜内位器官

　　指器官外表面完全被腹膜包裹,如胃、十二指肠上部、空肠、回肠、盲肠、阑尾、横结肠、乙状结肠、脾、卵巢和输卵管等。

(二)腹膜间位器官

　　指器官表面大部分被腹膜覆盖,如肝、胆囊、升结肠、降结肠、子宫和膀胱等。

(三)腹膜外位器官

　　指器官的一面,主要是前面被腹膜所覆盖,如肾、肾上腺、输尿管、胰、十二指肠降部和水平部等。

　　对以上腹膜与器官关系的了解,在临床上有着重要的意义。如腹膜内位器官,若进行手术必须经过腹膜腔;而肾、输尿管等腹膜外位器官可不经腹膜腔而进行手术,从而避免了对腹膜腔的刺激和污染。

三、腹膜形成的结构

　　脏、壁腹膜间以及脏器与脏器腹膜间相互移行时,形成了网膜、系膜、韧带、隐窝和陷凹等结构。这些结构不仅对器官起着连接和固定的作用,同时也是血管和神经等出入脏器的必经之路。

(一) 网　膜

网膜包括小网膜、大网膜及网膜囊等。

1. 小网膜(lesser omentum)　是肝门与胃小弯、十二指肠上部之间的双层腹膜结构。其中,肝门和胃小弯之间的部分,称**肝胃韧带**(hepatogastric ligament),内含胃左和胃右血管、胃左和胃右淋巴结及至胃的神经等;肝门连于十二指肠上部之间的部分,称**肝十二指肠韧带**(hepatoduodenal ligament),内含胆总管、肝固有动脉和肝门静脉等。小网膜右侧游离,其后方有一孔,称网膜孔(图 7-66、图 7-67)。

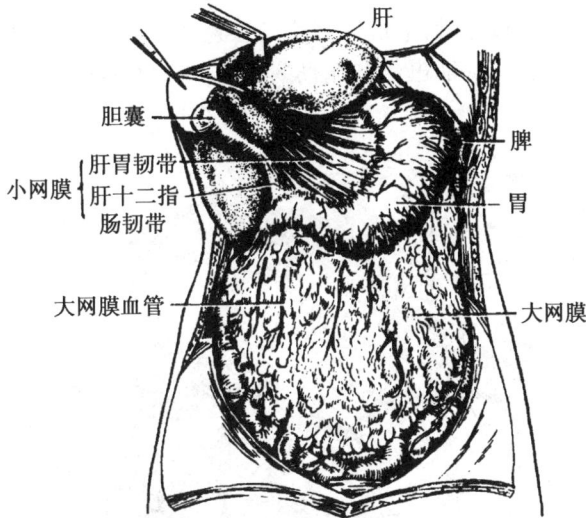

图 7-66　网膜

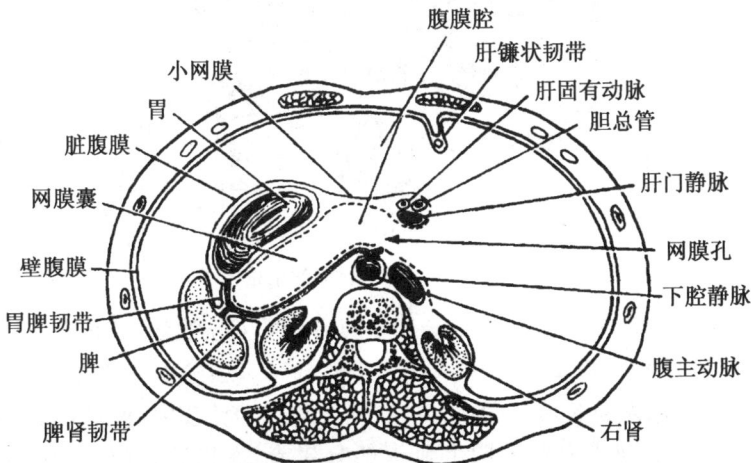

图 7-67　网膜囊与网膜孔(通过第 1 腰椎水平切面)

2. 大网膜(greater omentum)　由胃大弯与横结肠之间的双层腹膜折叠而成,即胃前、后壁的双腹膜自胃大弯和十二指肠上部下垂,形成大网膜的前两层,至下腹部后返折向上,形成大网膜的后两层,包裹横结肠后,延为横结肠系膜连于腹后壁。四层腹膜粘贴一起,构成大网膜,似围裙覆于腹腔器官的前面。而连于胃大弯和横结肠的前两层大网膜常称为**胃结肠韧带**(gastrocolic ligament)。大网膜内含丰富的血管、脂肪和巨噬细胞等,其中巨噬细胞有重要的防御功能。大网膜的下垂部具有一定的活动性,当腹膜腔内某一器官有炎症时,大网膜可移动、包裹而限制其炎症的扩散,故手术时可根据大网膜移动的位置来探查病变的部位。

3. 网膜囊(omental bursa) 是位于小网膜和胃后方与腹后壁的扁窄间隙,又称小腹膜腔,网膜囊以外的腹膜腔称大腹膜腔。网膜囊的右侧有网膜孔,网膜孔是网膜囊与大腹膜腔的唯一通道,成人网膜孔可容纳1~2指。手术时可经网膜孔指诊,探查胆道等。网膜囊位置较深,胃后壁穿孔时,胃内容物常积聚在囊内,给早期诊断带来一定的难度。

(二) 系 膜

系膜是壁、脏腹膜相互移行时,形成许多将肠管连至腹后壁的双层腹膜结构。其内含有进出器官的血管、神经、淋巴管、淋巴结和脂肪等。系膜主要有肠系膜、阑尾系膜、横结肠系膜和乙状结肠系膜等(图7-68)。

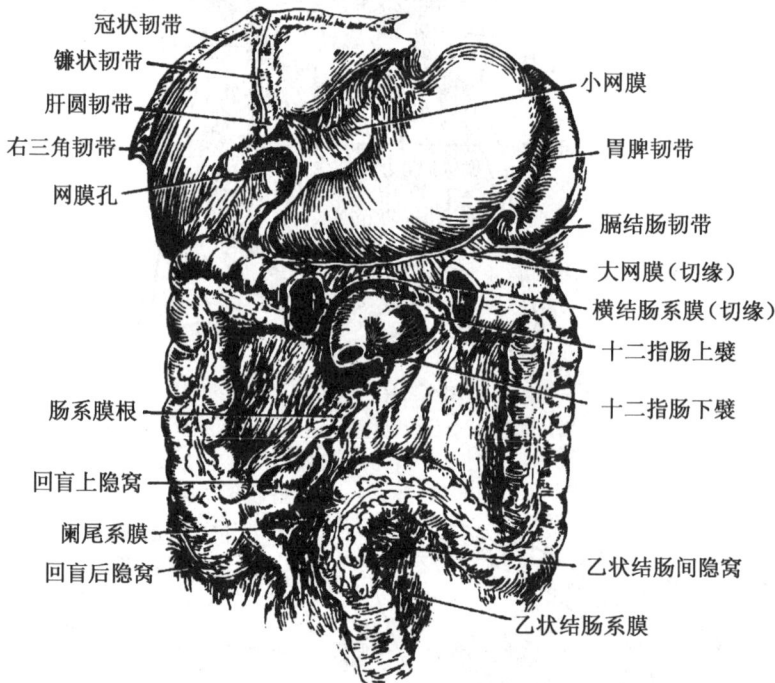

图 7-68 腹膜形成的结构

1. 肠系膜(mesentery) 是将空、回肠连于腹后壁的双层腹膜,呈扇形,其与腹后壁腹膜的移行部,称**小肠系膜根**(radix of mesentery),长约15cm,自第2腰椎左侧,斜向右下,延至右骶髂关节前方。因肠系膜长而宽阔,所以空、回肠的活动性较大,但也容易发生肠扭转、肠套叠等病症。系膜两层间含有肠系膜上血管的分属支、淋巴管、神经、脂肪及肠系膜淋巴结等。

2. 阑尾系膜(mesoappendix) 是连于小肠系膜根下方的三角形系膜,其游离缘内有阑尾血管、淋巴管、神经等。阑尾切除术时,结扎阑尾系膜是很关键的步骤。

3. 横结肠系膜(transverse mesocolon) 是将横结肠连于腹后壁横行的双层腹膜,其根部起自结肠右曲,止于结肠左曲。系膜两层间含有横结肠血管、淋巴管、淋巴结和神经丛等。

4. 乙状结肠系膜(sigmoid mesocolon) 是将乙状结肠连于左下腹的双层腹膜,其根部附于左髂窝和骨盆左后壁。因系膜较长,故乙状结肠活动度较大,易发生乙状结肠扭转。系膜两层间含有乙状结肠和直肠上血管、淋巴管、淋巴结和神经丛等。

(三)韧 带

1. 肝的韧带 肝的下方有肝胃韧带和肝十二指肠韧带已前述。肝上方有镰状韧带、冠状韧带和三角韧带。

镰状韧带是位于腹前壁和膈下方与肝上面之间呈矢状位的双层腹膜,其游离缘内含有肝圆韧带。由于镰状韧带偏中线右侧,故脐上腹壁正中切口需向下方延长时,应偏向中线左侧,避免损伤肝圆韧带及其韧带内的血管。**冠状韧带**是膈下方与肝上面的双层腹膜,呈冠状位,分前、后两层,两层之间为肝裸区。冠状韧带的两端,前、后两层相互粘合增厚形成左、右三角韧带。

2. 脾的韧带 主要有胃脾韧带和脾肾韧带。**胃脾韧带**是连于胃底和脾门之间的双层腹膜,韧带内有胃短血管、胃网膜左血管、脾和胰的淋巴管及淋巴结等。**脾肾韧带**是脾门连至左肾前面的双层腹膜,其内有脾血管、胰尾、淋巴管、神经丛等。

(四)隐窝和陷凹

肝肾隐窝(hepatorenal recess)位于肝右叶下面与右肾和结肠右曲之间,为仰卧时腹膜腔最低处,是易于积液的部位。

陷凹(pouch)主要位于盆腔内,是盆腔脏器表面的腹膜相互移行返折形成的凹窝。男性在直肠与膀胱之间有**直肠膀胱陷凹**(rectovesical pouch),是男性腹膜腔最低点。女性在膀胱与子宫之间有**膀胱子宫陷凹**(vesicouterine pouch);在直肠与子宫之间有**直肠子宫陷凹**(rectouterine pouch),又称 Douglas 腔,为女性腹膜腔最低点,是易积液的部位。

(董 梁 刘学红 张巧英)

第八章

呼吸系统

呼吸系统(respiratory system)(图 8-1)由呼吸道和肺组成,具有执行机体与外界气体交换的功能,并兼有感受嗅觉和发音等作用。**呼吸道**包括鼻、咽、喉、气管和各级支气管;肺由肺内各级支气管、肺泡以及肺间质组成。临床上通常把鼻、咽和喉称**上呼吸道**,把气管和各级支气管称**下呼吸道**。

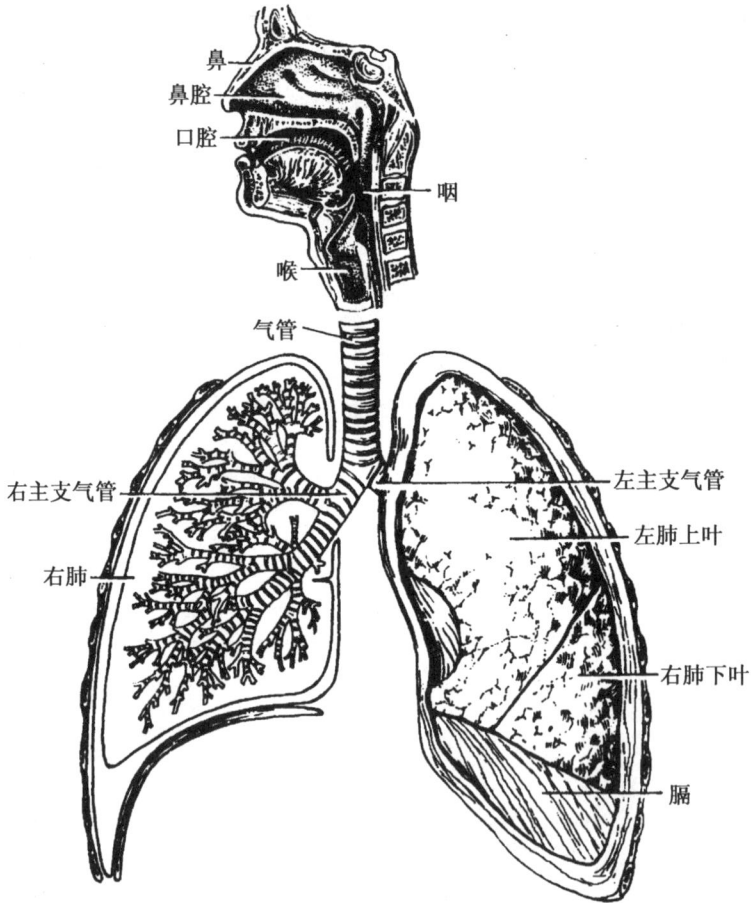

图 8-1 呼吸系统概观

第一节　呼吸道

一、鼻

鼻(nose)既是呼吸道的起始部,也是嗅觉器官。它分为外鼻、鼻腔和鼻窦三部分。

(一) 外 鼻

外鼻(external nose)位于面部中央,呈三棱锥形,以骨和软骨为支架,外覆皮肤。外鼻上端位于两眼之间狭窄的部分称**鼻根**,中部称**鼻背**,下端称**鼻尖**,其两侧呈弧状扩大称**鼻翼**,左、右鼻翼下方各围成一个**鼻孔**,向内通鼻腔。从鼻翼向外下方到口角的浅沟,即鼻唇沟,面瘫时患侧的鼻唇沟可以变浅或消失。

(二) 鼻 腔

鼻腔(nasal cavity)以骨和软骨为基础,内面覆以黏膜和皮肤。鼻腔被鼻中隔分为左、右两腔,向前经鼻孔通外界,向后经鼻后孔通鼻咽。**鼻中隔**(nasal septum)由犁骨、筛骨垂直板和鼻中隔软骨等覆以黏膜而构成,常偏向一侧。每侧鼻腔被鼻阈分为**鼻前庭**和**固有鼻腔**。**鼻阈**是鼻内皮肤和黏膜分界的标志。

鼻前庭位于鼻腔前下部,由鼻翼围成,内衬以皮肤,生有鼻毛,借以滤过、净化空气。

固有鼻腔的外侧壁自上而下有上鼻甲、中鼻甲和下鼻甲(图8-2)。三个鼻甲的下方各有一裂隙,分别称上鼻道、中鼻道和下鼻道。在上鼻甲的后上方与鼻腔顶之间的凹陷称**蝶筛隐窝**。上、中鼻道及蝶筛隐窝分别有鼻窦的开口,下鼻道有鼻泪管的开口(图8-3)。

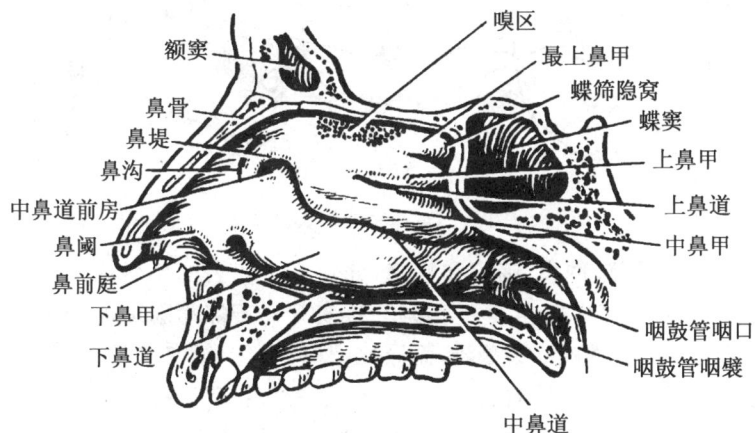

图8-2　鼻腔外侧壁(右侧)

鼻黏膜按其生理功能分为嗅区与呼吸区。**嗅区**位于上鼻甲及其相对应的鼻中隔以上的黏膜,活体呈苍白或淡黄色,含有嗅细胞,为嗅觉感受器。其余大部分的黏膜为**呼吸区**,活体呈淡红色,内含有丰富的血管、黏液腺和纤毛,对吸入空气有加温、湿润和净化作用。

鼻中隔前下方黏膜内血管丰富而表浅,易受刺激而破裂出血,故称**易出血区**(**Little 区**),90%的鼻出血发生于此。

图 8-3 鼻窦及鼻泪管的开口

(三) 鼻 窦

鼻窦(paranasal sinuses),也称**鼻旁窦**(图 8-4),由骨性鼻窦衬以黏膜构成,能温暖湿润空气,并对发音产生共鸣。

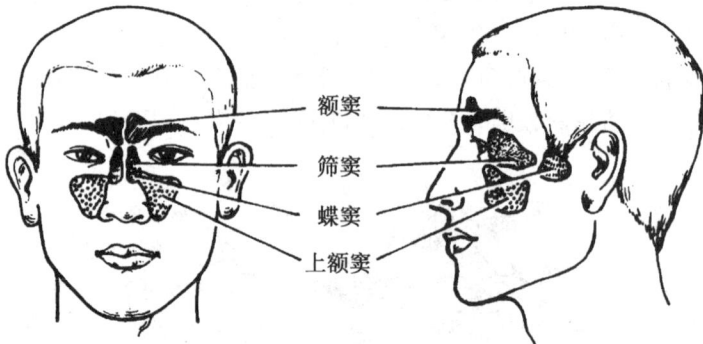

图 8-4 鼻窦的体表投影

鼻窦共 4 对,即**上颌窦、额窦、筛窦和蝶窦**,分别位于同名的颅骨内。上颌窦、额窦、筛窦前、中群开口于中鼻道;筛窦后群开口于上鼻道;蝶窦开口于蝶筛隐窝(图 8-4)。由于鼻窦黏膜与鼻腔黏膜相延续,故鼻腔炎症易蔓延,而导致鼻窦炎。上颌窦是鼻窦中最大的一对,开口高于窦底,故引流不畅,炎症不易愈合。同时,上颌窦底邻近上颌磨牙牙根,此处骨质菲薄,牙根感染常波及上颌窦,引起牙源性上颌窦炎。临床上鼻窦的炎症中以上颌窦炎为多见。

二、喉

喉(larynx)位于颈前部中份,上借甲状舌骨膜与舌骨相连,下接气管,前面被舌骨下肌群覆盖,后面紧邻咽,两侧为颈部大血管、神经及甲状腺侧叶。喉以软骨为基础,借关节、韧带和肌肉连结而成。喉既是呼吸道,又是发音器官。喉可随吞咽或发音而上下移动。

(一) 喉软骨

喉软骨(图 8-5)构成喉的支架,包括单块的甲状软骨、环状软骨、会厌软骨和成对的杓状软骨。

1. 甲状软骨（thyroid cartilage）　是喉软骨中最大的一块,位于舌骨下方,由两块甲状软骨板的前缘借前角合成。前角上端向前突出,在成年男子尤为明显,称喉结。板的后缘游离并向上、下发出突起,称上角和下角。**上角**借韧带与舌骨大角相连,**下角**与环状软骨构成**环甲关节**。

2. 环状软骨（cricoid cartilage）　位于甲状软骨下方,是喉软骨中唯一完整的软骨环,由前部低窄的**环状软骨弓**和后部高宽的**环状软骨板**构成,板上缘两侧有小的关节面。环状软骨弓平对第6颈椎,是颈部的重要标志之一。

3. 会厌软骨（epiglottic cartilage）　形似树叶,上宽下窄,上端游离,下端借韧带连于甲状软骨前角内面,会厌软骨外覆黏膜构成**会厌**。当吞咽时,喉上提,会厌盖住喉口,防止食物误入喉腔。

4. 杓状软骨（arytenoid cartilage）　成对,坐落于环状软骨板上缘,形似三棱锥体,可分尖、底和二突。尖向上,底的下面有关节面。由底向前伸出的突起称**声带突**,有声韧带附着。由底向外侧伸出的突起称**肌突**,有喉肌附着。

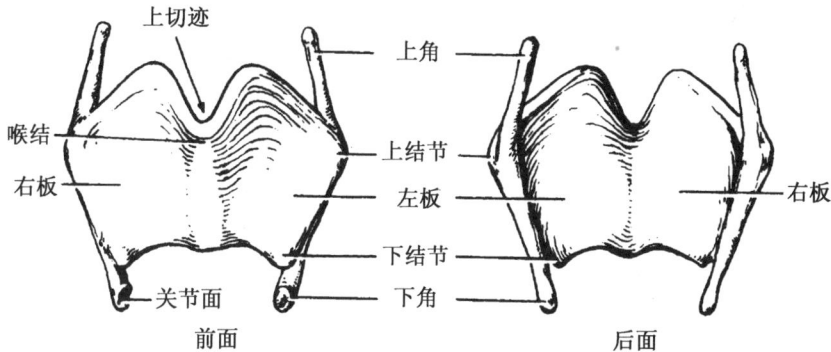

图 8-5A　甲状软骨

图 8-5B　环状、杓状和会厌软骨

（二）喉的连结

喉的连结（图 8 - 6）包括喉软骨之间以及喉与舌骨和气管间的连结。

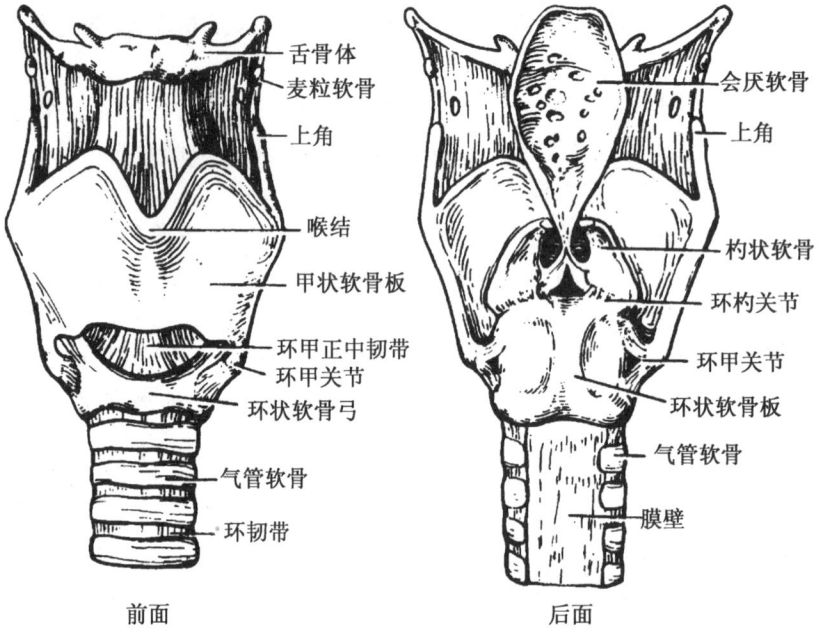

图 8 - 6 喉的软骨及连接

1. 环甲关节（cricothyroid joint） 由甲状软骨下角和环状软骨侧方关节面构成。甲状软骨沿此关节的冠状轴作前倾和复位运动，使声带紧张或松弛。

2. 环杓关节（cricoarytenoid joint） 由环状软骨板上缘的关节面和杓状软骨底构成。杓状软骨可沿此关节的垂直轴作旋转运动，使声带突向内、外侧转动，因而可缩小或开大声门裂。

3. 弹性圆锥（conus elasticus）（图 8 - 7） 为圆锥形的弹性纤维膜。起自甲状软骨前角

图 8 - 7 弹性圆锥

的后面,向下、向后止于环状软骨上缘和杓状软骨声带突。此膜上缘游离增厚,张于甲状软骨与声带突之间,称**声韧带**,声韧带和声带肌及覆盖其表面的喉黏膜构成**声带**。在甲状软骨下缘与环状软骨弓之间,弹性圆锥的纤维增厚,称**环甲正中韧带**。当急性喉阻塞时,可在此作穿刺,建立临时气体通道。

4. 甲状舌骨膜(thyrohyoid membrane)　是连于甲状软骨上缘与舌骨之间的膜。

(三)喉　肌

喉肌属骨骼肌,按功能可分为两群。一群作用于环甲关节,使声带紧张或松弛;另一群作用于环杓关节,使声门裂开大或缩小。因此喉肌的运动可控制发音的强弱和调节音调的高低(图 8 - 8)。

(四)喉　腔

喉腔(laryngeal cavity)上经喉口通喉咽,下通气管。喉腔的入口称**喉口**(aditus laryngis),朝向后上方,由**会厌上缘**、**杓状会厌襞**和**杓间切迹**围成。

喉腔侧壁上有两对前后方走向的黏膜皱襞,上方一对称**前庭襞**(vestibular fold),活体呈粉红色,左右前庭襞之间的裂隙,称**前庭裂**(rima vestibule)。下方一对称**声襞**(vocal fold),活体颜色较白,比前庭襞更为突向喉

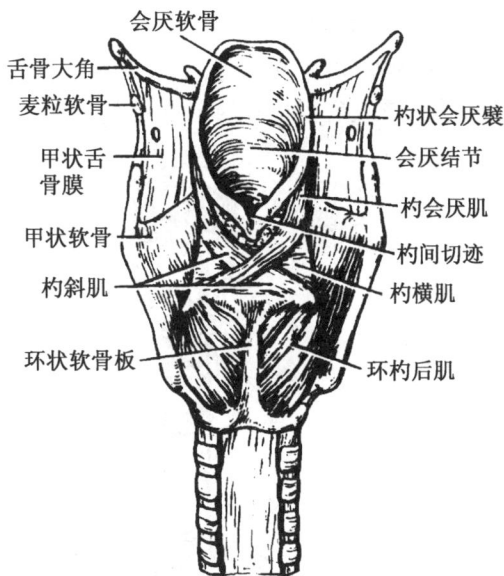

图 8 - 8　喉肌

腔。左右声襞及杓状软骨声带突之间的裂隙,称**声门裂**(fissure of glottis),是喉腔最狭窄的部位。声门裂又分为两侧声襞之间的膜间部和在杓状软骨之间的**软骨间部**(图 8 - 9)。

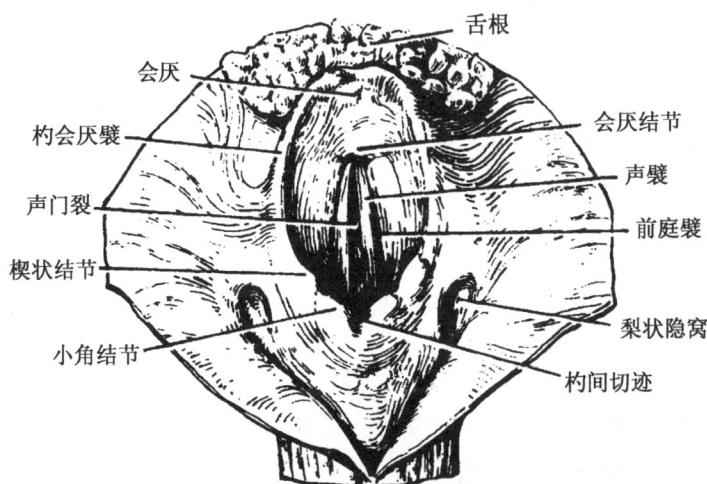

图 8 - 9　喉前庭

喉腔分三部分:① 从喉口至前庭裂之间的部分,称喉前庭;② 前庭裂和声门裂之间的

部分,称喉中间腔,其向两侧延伸的梭形隐窝,称喉室;③ 声门裂至环状软骨下缘之间的部分,称声门下腔,其黏膜下组织疏松,炎症时易引起喉水肿。婴幼儿喉腔较窄小,常因喉水肿引起喉阻塞,产生呼吸困难等症状。

三、气管与主支气管

（一）气 管

气管(trachea)(图 8-10)位于食管前方,上接环状软骨,经颈部正中下行入胸腔,在胸骨角平面分为左、右主支气管,分叉处称**气管杈**。在气管杈内面有一向上凸的半月状嵴,称**气管隆嵴**,是支气管镜检查的定位标志。

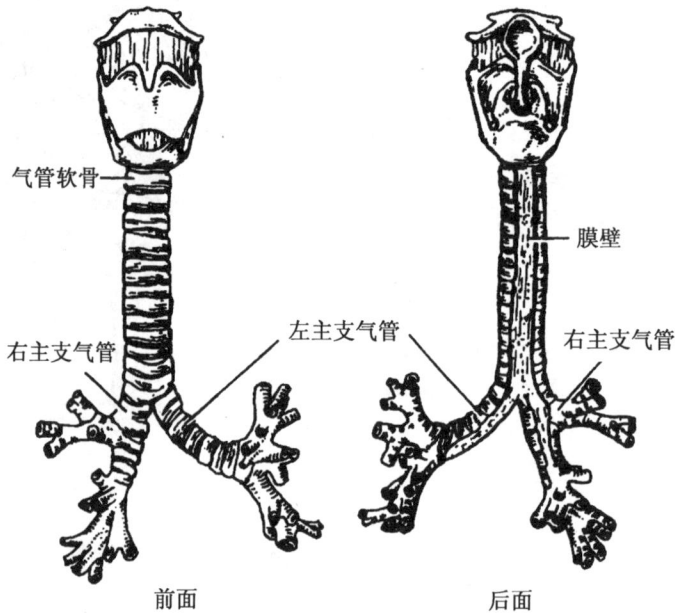

图 8-10 气管及支气管

气管由 14～17 个"C"字形的气管软骨环以及各环之间的平滑肌和结缔组织构成。气管环后壁缺口由平滑肌和纤维组织膜封闭,称**膜壁**。气管根据行程与位置可分为颈部和胸部。气管切开术常在气管颈部第 3～5 气管软骨环处进行。

（二）主支气管

主支气管(bronchi)是气管分出的一级支气管,即左、右主支气管。

左主支气管细而长,平均长 4～5cm,与气管中线的延长线形成 35°～36°的角,走行较倾斜,经左肺门入左肺。**右主支气管**粗而短,平均长 2～3cm,与气管延长线的夹角为 22°～25°,走行较陡直,经右肺门入右肺。故气管内异物多坠入右主支气管(图 8-10)。

（三）气管与支气管壁的微细结构

气管和支气管管壁均可分为三层,由内向外依次为黏膜、黏膜下层和外膜(图 8-11)。

1. 黏膜 由上皮和固有层组成,上皮为假复层纤毛柱状上皮,基膜明显,由纤毛细胞、杯状细胞、基细胞、刷细胞和小颗粒细胞构成。**纤毛细胞**(cilcated cell)最多,呈柱状,游离面

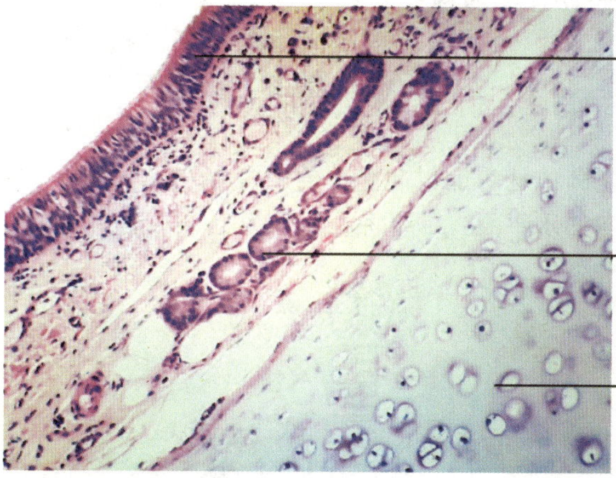

图 8-11 气管 HE染色 ×100

有纤毛,核卵圆形,位于细胞中部。纤毛向咽部定向快速摆动,将黏液及附于其上的尘粒、细菌等异物推向咽部咳出,净化吸入的空气。当吸入有害气体或支气管炎症时,纤毛会变形、减少或消失。**杯状细胞**很多,散在分布于纤毛细胞之间,结构与肠道上皮的杯状细胞相似,分泌的黏蛋白与气管腺的分泌物在上皮表面共同构成一道黏液屏障。**基细胞**呈锥体形,细胞基部贴于基膜上,顶部未到达游离面,是一种干细胞,能增殖和分化为其他上皮细胞。**刷细胞**(brush cell)呈柱状,游离面有微绒毛,功能尚不清楚,可能是一种未成熟的纤毛细胞。**小颗粒细胞**(small granule cell)是一种神经内分泌细胞,细胞呈锥体形,散在分布于上皮基部,胞质内有许多致密核心颗粒,参与调节呼吸道血管平滑肌的收缩和腺体的分泌活动。

固有层为弹性纤维较多的结缔组织,使管壁具有一定弹性。

2. 黏膜下层 为疏松结缔组织,与固有层和外膜分界不明显。黏膜下层含有血管、淋巴管、神经和较多混合性气管腺。

3. 外膜 由透明软骨环和疏松结缔组织构成,透明软骨环呈"C"形,是气管和支气管管壁的支架,软骨环之间以弹性纤维组成的膜状韧带连接,使管腔保持通畅并有一定弹性。软骨环的缺口朝向管后壁,缺口处有弹性纤维组成的韧带和平滑肌束。

第二节 肺

一、肺的位置和形态

肺(lungs)位于胸腔内,坐落于膈上方、纵隔的两侧(图 8-12)。

肺表面覆有脏胸膜,光滑湿润。肺质软而轻,呈海绵状富有弹性。婴幼儿的肺呈淡红色,随年龄的增长,肺的颜色逐渐变为暗红色或深灰色。成人肺重量约等于体重的1/50。

肺形似圆锥形,具有一尖、一底、二面和三缘。**肺尖**呈钝圆形,经胸廓上口突至颈根部,高出锁骨内侧 1/3 上方 2～3cm。**肺底**凹向上,贴于膈上面,故又称**膈面**。**肋面**隆凸,邻接肋和肋间隙。**内侧面**毗邻纵隔,亦称**纵隔面**,此面中部凹陷,称**肺门**,是主支气管、肺动脉、肺静脉、淋巴管和神经等出入之处。这些结构被结缔组织包绕,构成**肺根**。肺的前缘薄锐,左肺前缘下部有**左肺心切迹**,切迹下方的舌状突起,称**左肺小舌**,肺的后缘圆钝,肺的下缘亦较薄锐。

左肺狭长,右肺宽短。左肺由从后上斜向前下的**斜裂**将左肺分为上、下二叶。右肺除斜裂外,还有一条近于水平方向的**水平裂**,二裂将右肺分为上、中、下三叶。

图 8-12 气管、支气管和肺

二、肺内支气管和支气管肺段

左、右主支气管进入肺门,分为叶支气管(图 8-13)。叶支气管在各肺叶内再分为**段支气管**,并在肺内反复分支,呈树枝状,称**支气管树**。每一段支气管及其所属的肺组织,称**支气管肺段**,简称**肺段**(pulmonary segment)。各肺段呈圆锥形,其尖朝向肺门,底朝向肺表面。按照肺段支气管的分支分布,左、右肺可各分为8~10 个肺段。

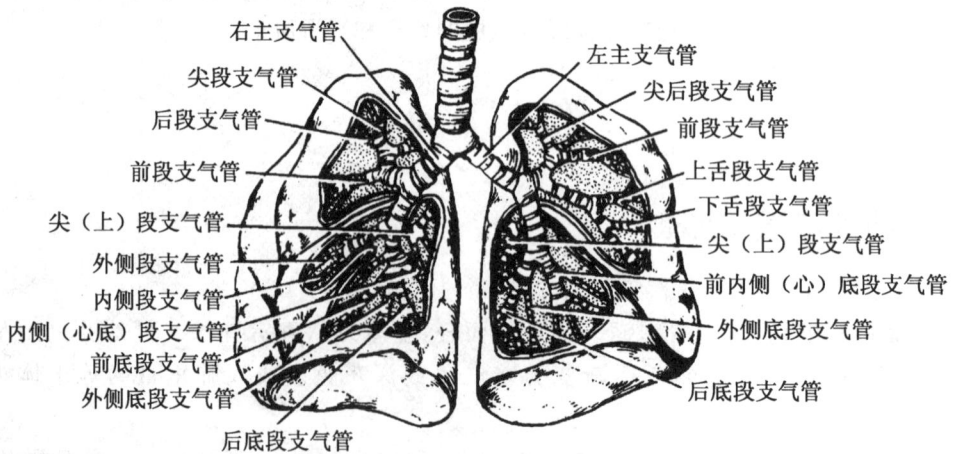

图 8-13 肺内支气管

三、肺的微细结构

肺表面覆盖浆膜(胸膜脏层),肺内组织分实质和间质两部分。实质由支气管在肺内反复分支形成的呈树支状的**支气管树**(bronchial tree)及连属肺泡组成,根据功能不同可分为导气部和呼吸部(图8-14);间质为结缔组织及血管、淋巴管和神经等。

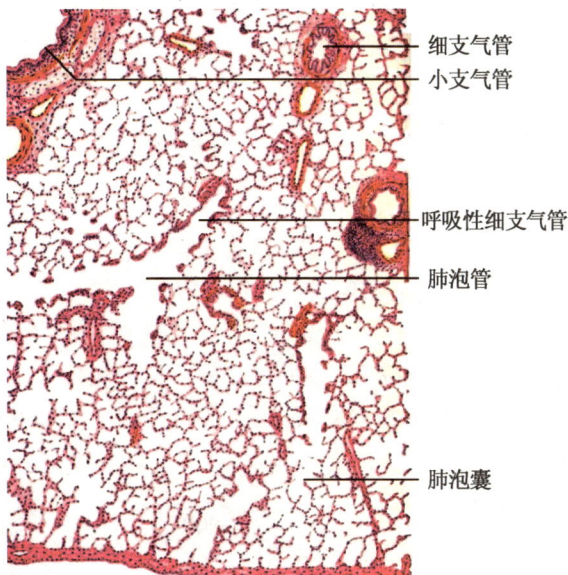

图8-14　肺组织结构模式图

(一)肺导气部

肺导气部包括叶支气管至终末细支气管的各级分支。随着肺导气部的逐级分支,管径渐细,管壁渐薄,管壁结构也渐趋简单。

1. 叶支气管至小支气管

管壁结构与支气管基本相似,但至小支气管时管径约为2～3mm,管壁三层分界渐不明显,主要变化有:上皮虽为假复层纤毛柱状,但逐级变薄,杯状细胞逐渐减少;固有层腺体逐渐减少;外膜内软骨呈不规则片状,并逐渐减少,而平滑肌相对增多,从分散排列至渐成环形肌束(图8-14)。

2. 细支气管和终末细支气管

细支气管(bronchiole)直径约1mm,上皮由假复层纤毛柱状逐渐变为单层纤毛柱状,杯状细胞、腺体和软骨片逐渐减少或消失,环行平滑肌则更明显。黏膜常形成皱襞。每个细支气管连同它的分支和肺泡,组成一个**肺小叶**(pulmonary lobule),是肺的结构单位(图8-15)。肺小叶呈锥体形,尖朝向肺门,底朝向肺表面,在肺表面可见小叶底部轮廓,小叶间有结缔组织间隔。每侧肺约有50～80个肺小叶。临床上,当炎症仅累及若干个肺小叶时称为小叶性肺炎。

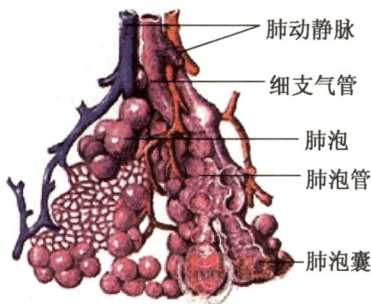

图8-15　肺小叶结构模式图

细支气管的分支称**终末细支气管**(terminal bronchiole),直径约0.5mm,上皮为单层(纤毛)柱状或立方上皮,杯状细胞、腺体和软骨片均消失,平滑肌已成完整的环行,黏膜皱襞更明显(图8-14)。

细支气管和终末细支气管环行平滑肌束的收缩和舒张,能调节进出肺小叶的气流量。正常情况下吸气时平滑肌松弛,管腔扩大;呼气时,平滑肌收缩,管腔变小。在过敏时,平滑肌可发生痉挛性收缩,黏膜水肿,造成气道变窄而致呼吸困难,称为**支气管哮喘**。

(二)呼吸部

肺呼吸部各级结构的共同特点是有肺泡开口,因此具有换气功能。

1. 呼吸性细支气管（respiratory bronchiole）　是终末细支气管的分支,每个终末细支气管分出 2～3 个呼吸性细支气管。管壁结构与终末细支气管相似,因有少量肺泡开口,故管壁不完整(图 8-14)。呼吸性细支气管是肺导气部和呼吸部之间的过渡性管道。

2. 肺泡管（alveolar duct）　为呼吸性细支气管的再分支,每个呼吸性细支气管分支出 2～11 个肺泡管。管壁上有许多肺泡开口,其自身管壁仅存在于相邻肺泡开口之间,由单层立方或扁平上皮及上皮下薄层结缔组织和少量平滑肌纤维组成,因此在切片上肺泡管呈结节状膨大(图 8-14)。

3. 肺泡囊（alveolar sac）　与肺泡管连续,每个肺泡管分支形成 2～3 个肺泡囊。它是由若干个肺泡共同开口形成的囊腔。在肺泡开口之间无平滑肌纤维,只有薄层结缔组织,故在切片中不形成结节状膨大(图 8-14)。

4. 肺泡（pulmonary alveoli）　是构成肺的主要结构,呈囊泡状,开口于呼吸性细支气管、肺泡管或肺泡囊,是肺进行气体交换的场所。成人每侧肺约有 3 亿～4 亿个肺泡,总面积可达 70～80m^2。肺泡壁很薄,由单层肺泡上皮和基膜构成(图 8-16)。

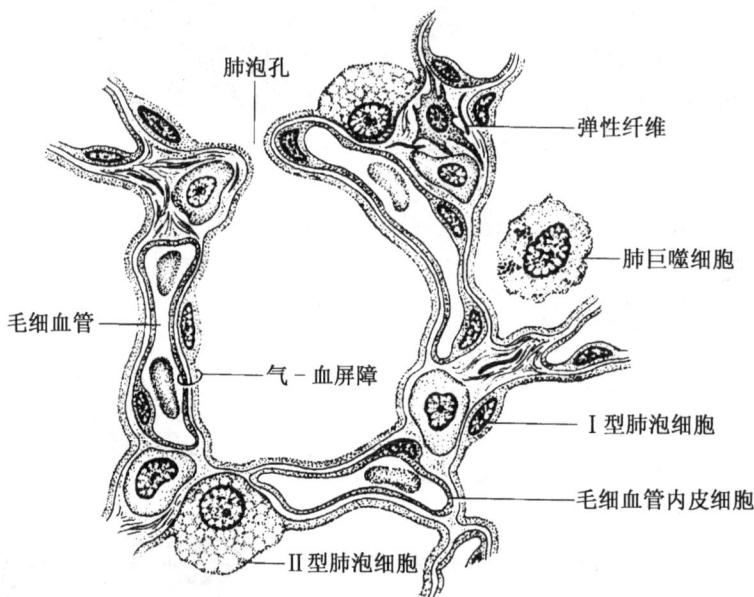

图 8-16　肺泡结构模式图

(1) **肺泡上皮**:包括 I 型肺泡细胞和 II 型肺泡细胞。

1) **I 型肺泡细胞**（type I alveolar cell）　占 25%,细胞扁平形,表面较光滑,含核部分略厚,其他部分很薄(图 8-16)。电镜下细胞宽大而扁薄,占肺泡表面积的 95%,胞质内细胞器很少,但吞饮小泡很多;相邻细胞之间有连接复合体。I 型肺泡细胞的主要功能是参与气体交换,细胞还以吞饮方式吞入吸入空气中的微小尘粒和上皮表面的表面活性物质,转运至间质内经淋巴转运和清除。

2) **II 型肺泡细胞**（type II alveolar cell）　细胞呈圆形或立方形,散在分布于 I 型肺泡细胞之间,细胞数量较 I 型肺泡细胞多,但仅占肺泡表面积的 5%。II 型肺泡细胞是一种分泌细胞,光镜下,核圆形,胞质着色浅,呈泡沫状,细胞略凸向肺泡腔(图 8-17)。电镜下,胞质内有发达的粗面内质网、高尔基复合体和溶酶体,还有电子密度高的分泌颗粒。颗粒内含有呈同心圆或平行排列的板层状结构,称**嗜锇性板层小体**(osmiophilic multilamellar body),小体内的主要成分为磷脂,以二棕榈酰卵磷脂为主,还有蛋白质和糖胺多糖等成分。细胞以胞吐方式将颗粒内容物排出,在肺泡腔面形成一层薄膜,称**表面活性物质**(surfactant)。能降低肺泡表面张力,稳定肺泡大小。Ⅱ型肺泡细胞还有分裂增殖并转化为Ⅰ型肺泡细胞的功能。

(2)**肺泡隔**(alveolar septum)相邻肺泡之间的薄层结缔组织即肺泡隔,属肺的间质。肺泡隔内含密集的连续性毛细血管、丰富的弹性纤维、成纤维细胞、巨噬细胞、浆细胞、肥大细胞、淋巴管和神经纤维等。隔内丰富的弹性纤维有助于保持肺泡的弹性,若弹性纤维退化,或炎症等病变,可使肺泡弹性减弱,导致肺气肿,肺换气功能减低。隔内的毛细血管大多紧贴肺泡上皮,肺泡上皮基膜与毛细血管内皮基膜相互融合;有些部位的肺泡上皮与毛细血管之间有少量结缔组织(图 8-16)。

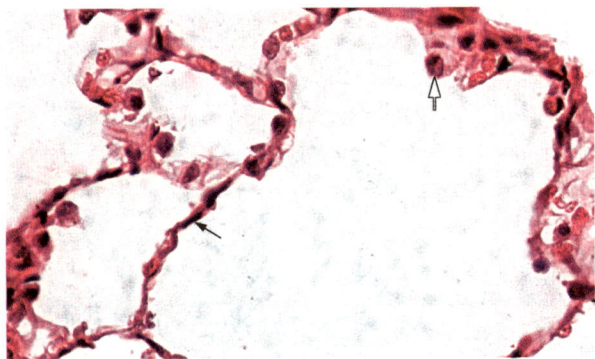

图 8-17 肺泡(肺) HE 染色 ×400
(↑)Ⅰ型肺泡细胞;(⇑)Ⅱ型肺泡细胞

(3)**肺泡孔**(alveolar pore) 为相邻肺泡之间直径约 $10\sim15\mu m$ 的小孔(图 8-16),一个肺泡可有一个或数个肺泡孔。它是沟通相邻肺泡的通道,可均衡肺泡内气体的含量。当某个终末细支气管或呼吸性细支气管阻塞时,肺泡孔起侧支通气作用,防止肺泡萎缩。但在肺感染时,肺泡孔也是炎症蔓延的渠道。

(4)**气-血屏障**(air-blood barrier) 为肺泡内气体与血液内气体分子交换时所通过的结构,又称**呼吸膜**(respiratory membrane)。它由肺泡腔面液体层、Ⅰ型肺泡细胞与基膜、薄层结缔组织、毛细血管基膜与内皮构成(图 8-16)。有的部位肺泡上皮与血管内皮之间无结缔组织,两层基膜直接相贴。气-血屏障很薄,总厚度约 $0.2\sim0.5\mu m$。

📖 **知识链接**

PM2.5,不能忽视之小

　　PM 英文全称为 particulate matter(颗粒物),PM2.5 是指大气中直径小于或等于 2.5 微米的颗粒物,也称为可入肺颗粒物。PM2.5 的标准,是由美国在 1997 年提出的,目前国际上主要发达国家以及亚洲的日本、泰国、印度等均将 PM2.5 列入空气质量标准;2012 年 2 月,国务院同意发布新修订的《环境空气质量标准》,其中增加了 PM2.5 监测指标。PM2.5 指数已经成为一个重要的测控空气污染程度的指数。

　　研究表明,粒径 10 微米以上的颗粒物,会被挡在人的鼻子外面;粒径在 2.5 微米至 10 微米之间的颗粒物,能够进入上呼吸道,但部分可通过痰液等排出体外,另外也会被鼻腔内部的纤毛阻挡,对人体健康危害相对较小;PM2.5 直径较小,人体的呼吸系统结构决定了对其没有任何过滤、阻拦能力,可以很容易通过支气管和肺泡进入血液。随着医学技术的进步,PM2.5 对人类健康的危害逐步暴露出其恐怖的一面:PM2.5 可成为病毒和细菌的载体,为呼吸道传染病的传播推波助澜;PM2.5 能影响肺泡巨噬细胞的吞噬功能及寿

> **知识链接**
>
> 命,使其抗氧化能力减弱,诱导巨噬细胞产生炎症因子;PM2.5对人肺成纤维细胞有明显
> 的毒性作用,影响其增殖和功能;燃烧过程产生的PM2.5可导致气-血屏障通透性增加,
> 表现为尿液中反映上皮损伤的CC16(即Clara细胞分泌蛋白质,16kD,是终末细支气管
> 上皮Clara细胞的主要产物)水平升高;国内外研究证实,大气中的PM2.5浓度升高与呼
> 吸疾病导致的死亡率升高密切相关。
>
> PM2.5产生的主要来源,是日常发电、工业生产、汽车尾气排放等过程中经过燃烧而
> 排放的残留物,大多含有重金属等有毒物质。气象专家和医学专家认为,由细颗粒物造成
> 的灰霾天气对人体健康的危害甚至要比沙尘暴更大。

第三节　胸膜与纵隔

一、胸　膜

(一)胸膜的概念

胸膜(pleura)是一层薄而光滑的浆膜,可分**脏胸膜**与**壁胸膜**两部分。由脏胸膜与壁胸膜在肺根处相互移行所形成的封闭的潜在性腔隙,称**胸膜腔**(pleural cavity)。胸膜腔左右各一,互不相通,腔内呈负压,仅有少量浆液,可减少呼吸时胸膜间的摩擦。

(二)胸膜的分部及胸膜隐窝

脏胸膜紧贴肺表面,与肺紧密结合而不能分离,并伸入肺叶间裂内。壁胸膜因衬覆部位不同可分为四部分:① **胸膜顶**覆盖于肺尖上方,突出胸廓上口,伸向颈根部,高出锁骨内侧1/3上方2~3cm,做针灸或臂丛麻醉时,勿穿破胸膜顶造成气胸;② **肋胸膜**贴附于肋骨与肋间隙内面;③ **纵隔胸膜**衬覆于纵隔的两侧,其中部包绕肺根移行于脏胸膜,并在肺根下方前后两层重叠,连于纵隔与肺内侧面之间的下部,称**肺韧带**,是肺手术的标志;④ **膈胸膜**覆盖于膈的上面,与膈紧密相贴。

壁胸膜相互移行转折处的胸膜腔,即使在深吸气时肺缘也不能伸入其间,故称**胸膜隐窝**(pleural recesses)。其中最为明显的是在肋胸膜和膈胸膜相互转折处的**肋膈隐窝**,是胸膜腔的最低部位,胸膜腔积液常积聚于此处。

(三)胸膜和肺的体表投影

胸膜的体表投影是指壁胸膜各部互相移行形成的返折线在体表的投影位置,标志着胸膜腔的范围。

胸膜前界即肋胸膜和纵隔胸膜前缘之间的返折线。两侧均起自胸膜顶,向内下方经胸锁关节后方至第2胸肋关节水平,两侧互相靠拢,在中线附近垂直下行。左侧在第4胸肋关节处斜向外下,沿胸骨左缘外侧约2~2.5cm处下行,至第6肋软骨后方与胸膜下界相移行;右侧在第6胸肋关节处右转,与胸膜下界相移行。由于左、右胸膜前返折线的上、下两端相互分开,所以在胸骨后面形成两个无胸膜的三角形间隙:上方的间隙称**胸腺区**,内有胸腺;

下方的间隙称**心包区**,其间显露心和心包。肺的前界几乎与胸膜前界相同。肺尖与胸膜顶的体表投影一致(图8-18)。

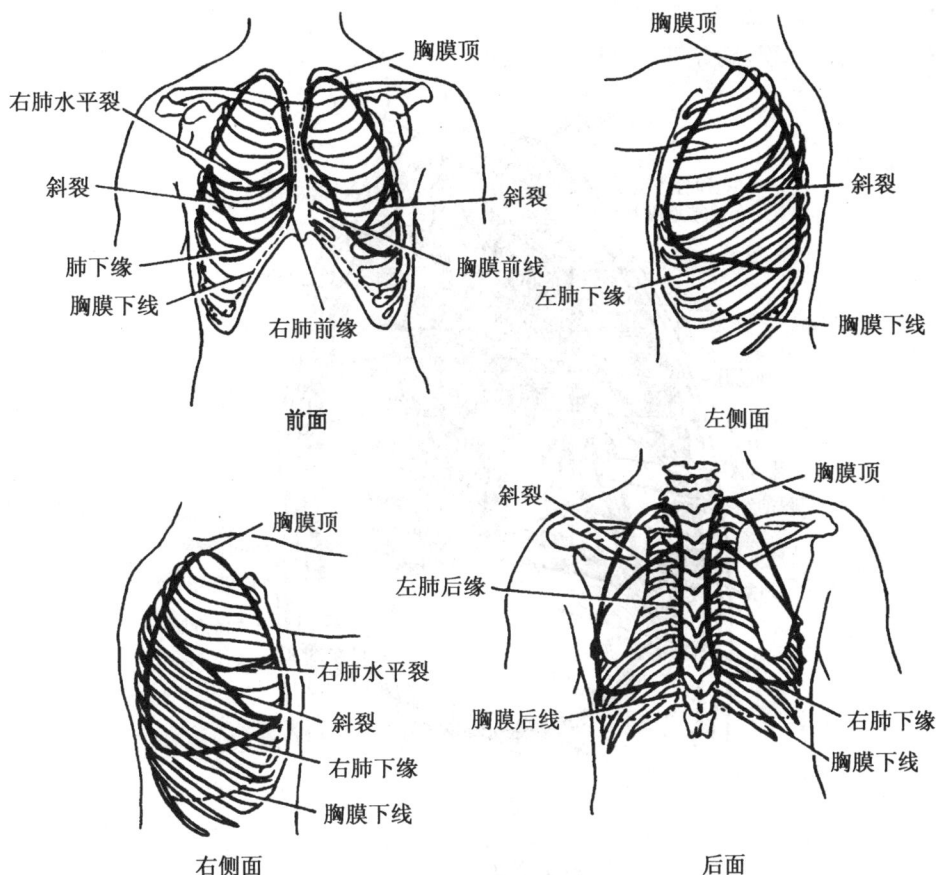

胸膜顶
右肺水平裂
斜裂
肺下缘
胸膜下线
右肺前缘
斜裂
胸膜前线

前面

胸膜顶
斜裂
左肺下缘
胸膜下线

左侧面

胸膜顶
右肺水平裂
斜裂
右肺下缘
胸膜下线

右侧面

斜裂
胸膜顶
左肺后缘
胸膜后线
右肺下缘
胸膜下线

后面

图8-18　胸膜与肺的体表投影

胸膜下界是肋胸膜与膈胸膜的返折线。右侧起自第6胸肋关节处,左侧起自第6肋软骨后方,两侧均斜向外下方,在锁骨中线与第8肋相交,腋中线与第10肋相交,肩胛线与第11肋相交,在脊柱旁平第12胸椎棘突高度。肺下界体表投影比胸膜下界高出约两个肋骨,即在锁骨中线与第6肋相交,腋中线与第8肋相交,肩胛线与第10肋相交,在脊柱旁平第10胸椎棘突高度(表8-1)。

表8-1　肺和胸膜下界的体表投影

	锁骨中线	腋中线	肩胛线	后正中线
肺下界	第6肋	第8肋	第10肋	第10胸椎棘突
胸膜下界	第8肋	第10肋	第11肋	第12胸椎棘突

二、纵　隔

纵隔(mediastinum)是左、右侧纵隔胸膜之间所有器官、结构和结缔组织的总称。纵隔的境界:前界为胸骨,后界为脊柱胸段,两侧界为纵隔胸膜。上界是胸廓上口,下界为膈。

通常以胸骨角平面(平对第4胸椎椎体下缘)为界将纵隔分为**上纵隔**与**下纵隔**,下纵隔再以心包为界,分为前纵隔、中纵隔和后纵隔。

　　上纵隔内主要有胸腺、头臂静脉、上腔静脉、膈神经、迷走神经、喉返神经、主动脉及其三条大分支、食管、气管、胸导管和淋巴结等(图8-19、图8-20)。

图 8-19　纵隔(左侧)

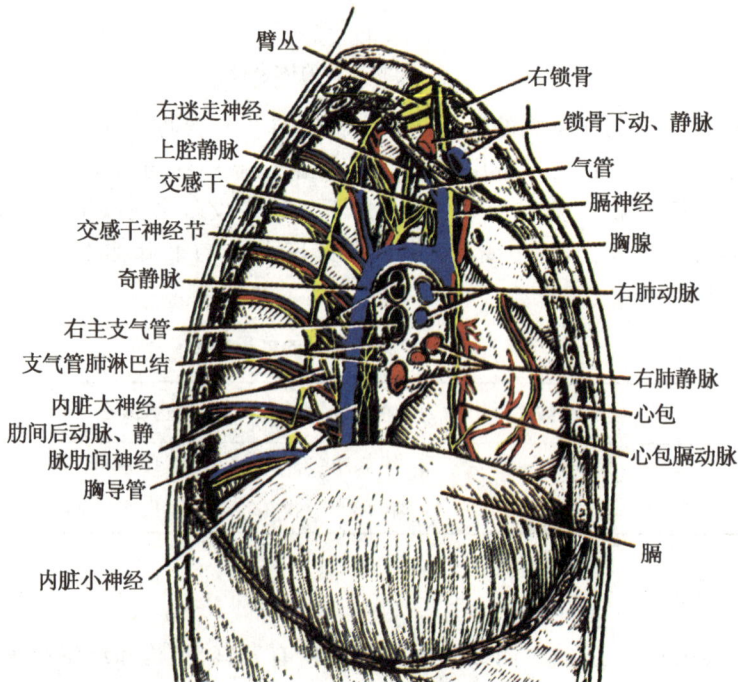

图 8-20　纵隔(右侧)

前纵隔位于胸骨与心包之间,内有胸腺下部、部分纵隔前淋巴结及疏松结缔组织等。

中纵隔位于心包前、后界之间,内有心包、心和大血管、膈神经、奇静脉末端、心包膈血管及淋巴结等。

后纵隔位于心包与脊柱之间,内有主支气管、食管、胸主动脉、胸导管、奇静脉、半奇静脉、迷走神经、胸交感干和淋巴结等。

第四节　常见呼吸系统疾病的形态学基础

一、肺　炎

肺炎(pneumonia)主要是指肺的急性渗出性炎症,是呼吸系统的常见病和多发病。由于致病因子和机体的反应性不同,肺炎的病变性质和累及的范围亦不相同,从而形成不同类型的肺炎。常见的肺炎分类有三种,一是根据病变累及的部位和范围将肺炎分为大叶性肺炎、小叶性肺炎、间质性肺炎(图 8-21);二是根据病因分为细菌性、病毒性、支原体性、真菌性、寄生虫性、过敏性及理化因子引起的肺炎等;三是根据病变性质可分为浆液性、纤维蛋白性、化脓性、出血性、干酪性、肉芽肿性肺炎等。临床上以由细菌引起的大叶性肺炎及小叶性肺炎为最常见。

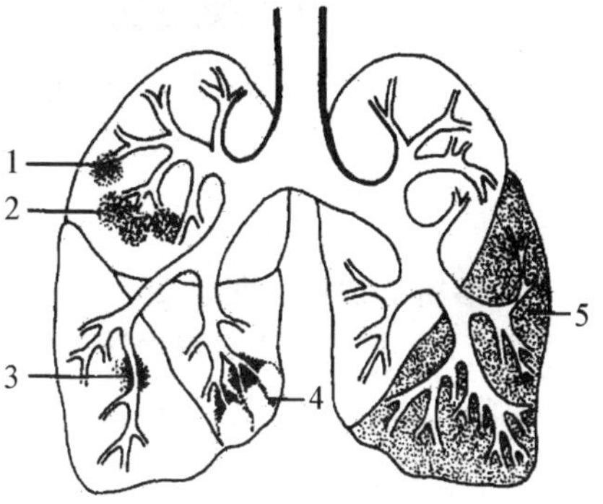

图 8-21　肺炎病变范围示意图
1. 小叶性肺炎　2. 融合性小叶性肺炎
3、4. 间质性肺炎　5. 大叶性肺炎

(一)大叶性肺炎

大叶性肺炎(lobar pneumonia)多发生于青壮年,是以肺泡内弥漫性纤维蛋白渗出为主的急性炎症。主要由肺炎链球菌引起,细菌侵入肺泡后大量繁殖,并通过肺泡间孔或呼吸性细支气管向邻近肺组织蔓延,迅速波及一个肺段或整个肺叶。起病急,突发寒战、高热、胸痛、咳铁锈色痰,呼吸困难,病程 7~10 天。

大叶性肺炎的病变主要为肺泡内的纤维蛋白性炎。一般只累及单侧肺,以左肺下叶多见。未经抗生素治疗时其病变多表现出典型的自然发展过程,大致可分为四期。

1. 充血水肿期　见于发病后 1~2 天。肉眼观,肺叶肿胀、充血,呈暗红色。镜下,肺泡隔毛细血管扩张充血,肺泡腔内可见浆液性渗出物,其中见少量红细胞、中性粒细胞、巨噬细胞。渗出物中可检出肺炎链球菌,此期细菌可在富含蛋白质的渗出物中迅速繁殖。

2. 红色肝样变期　见于发病后的第 3~4 天。肉眼观,受累肺叶进一步充血肿大,暗红色,质地变实,切面灰红色,似肝脏外观,故称红色肝样变期。胸膜表面可有纤维蛋白性渗出物。镜下,肺泡隔毛细血管仍扩张充血,肺泡腔内充满大量红细胞和纤维蛋白、少量中性粒细胞和巨噬细胞,纤维蛋白可穿过肺泡间孔与相邻肺泡中的纤维蛋白网相连,有利于肺泡巨噬细胞吞噬细菌,防止细菌进一步扩散。此期渗出物也较易检出肺炎链球菌。

3. 灰色肝样变期　见于发病后的第 5~6 天。肉眼观,肺叶仍肿胀,但充血消退,由红色逐渐转变为灰白色,质实如肝,切面干燥粗糙,故称灰色肝样变期(图 8-22)。镜下,肺泡腔渗出物以纤维蛋白为主,纤维蛋白网中见大量中性粒细胞,红细胞较少。肺泡隔毛细血管受压而呈贫血状态（图 8-23）。渗出物中肺炎链球菌多已被消灭，故不易检出。

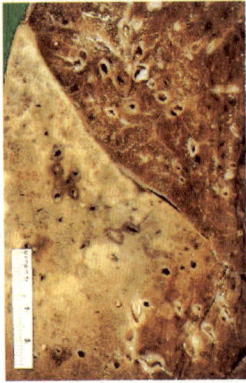

图 8-22　大叶性肺炎（灰色肝样变期）肉眼观
肺下叶质地变实呈灰黄色

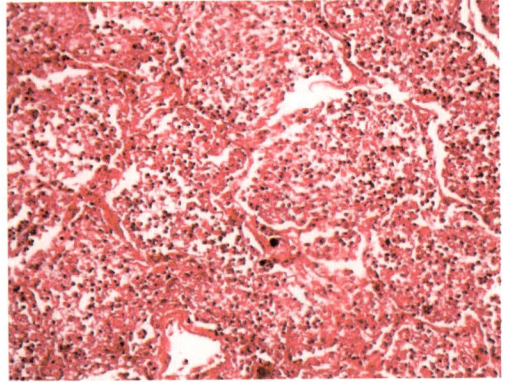

图 8-23　大叶性肺炎（灰色肝样变期）
HE 染色　×200
肺胞腔内见大量纤维蛋白、中性粒细胞，肺泡隔变窄

4. 溶解消散期　见于发病后 1 周左右。此期中性粒细胞变性、坏死，并释放出大量蛋白溶解酶，使渗出的纤维蛋白逐渐溶解，溶解物部分经气道咳出，部分经淋巴管吸收，部分被巨噬细胞吞噬。肉眼观，实变的肺组织质地变软，病灶消失，渐近黄色，挤压切面可见少量脓样混浊的液体溢出。病灶肺组织逐渐净化，肺泡重新充气，由于炎症未破坏肺泡隔结构，无组织坏死，故最终肺组织可完全恢复正常的结构和功能。

如今由于抗生素的早期应用，大叶性肺炎上述典型经过在实际病例中已不多见，病变分期不明显，临床症状也不甚典型，病变范围往往也较局限，表现为肺段性肺炎。

（二）小叶性肺炎

小叶性肺炎（lobular pneumonia）是以肺小叶为单位的呈灶状分布的急性化脓性炎症。由于病灶多以细支气管为中心，故又称**支气管肺炎**（bronchopneumonia）。病变起始于支气管，并向其周围所属肺泡蔓延。小叶性肺炎常为多种细菌混合感染所致，最常见的病原菌为口腔及上呼吸道内致病力较弱的常驻寄生菌，多在某些诱因如患急性传染病、营养不良、受寒等因素的作用下致病。多见于小儿和年老体弱者。临床上主要表现为发热、咳嗽、咳痰等。

以细支气管为中心的化脓性炎症是小叶性肺炎的病变特征。病灶常散布于两肺各叶，尤以两肺下叶和背侧较多。

肉眼观，双肺散在分布的多发性灰黄色实变病灶，一般直径在 0.5～1cm 左右（相当于肺小叶范围），形状不规则，多数病灶中央可见受累的细支气管。严重者，病灶互相融合成片，甚至累及全叶，形成**融合性小叶性肺炎**（confluent bronchopneumonia）（图 8-24）。

镜下，受累的细支气管壁充血水肿，管腔及周围肺泡腔内充满大量中性粒细胞、少量红细胞和脱落的上皮细胞（图 8-25）。病灶周围肺组织呈不同程度的代偿性肺气肿和肺不张。严重时，病灶中中性粒细胞渗出增多，支气管和肺组织遭破坏，呈完全化脓性炎症改变。

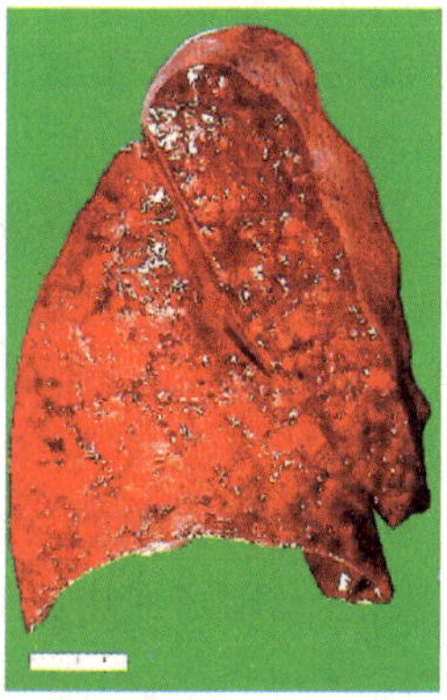

图 8-24　小叶性肺炎（肉眼观）
肺表面散在多个灰黄色
实变病灶，部分融合成片

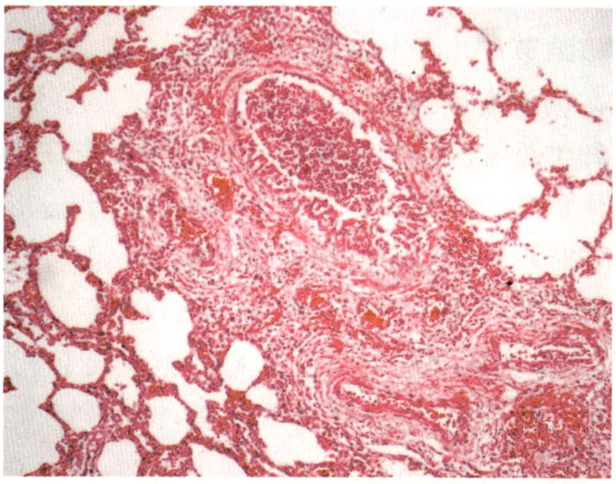

图 8-25　小叶性肺炎　HE 染色　×100
中央细支细管腔内见大量中
性粒细胞及脱落的上皮细胞

（三）间质性肺炎

由病毒及支原体引起的肺炎主要表现为肺间质的炎症。

1. 病毒性肺炎（viral pneumonia）　多为上呼吸道病毒感染向下蔓延所致的肺部炎症。常见病毒主要为流感病毒、腺病毒、呼吸道合胞病毒、麻疹病毒、巨细胞病毒等。常通过飞沫经呼吸道传染，传播速度快。多发于冬春季节，一般为散发，偶可暴发流行。除流感病毒肺炎外，患者多为儿童。

病毒性肺炎的基本病变为急性间质性肺炎。肉眼观，病变可不明显，肺组织因充血水肿而体积轻度增大。镜下，肺泡间隔明显增宽，血管充血、水肿及淋巴细胞、单核细胞浸润。肺泡腔内无渗出物或仅见少量浆液。严重的病例病变可波及肺泡腔，肺泡腔内可见多少不等的浆液、纤维蛋白、单核细胞、巨噬细胞等。渗出明显者，浆液性渗出物浓缩在肺泡腔面形成一层均匀红染的膜状物，即透明膜。麻疹肺炎时，增生的支气管黏膜上皮和肺泡上皮细胞常形成多核巨细胞（巨细胞肺炎）。

2. 支原体性肺炎（mycoplasmal pneumonia）　是由肺炎支原体引起的间质性肺炎。病原体常存在于带菌者的鼻咽部，主要经飞沫传染。患者起病较急，可有发热、头痛、全身不适等一般症状及剧烈咳嗽，咳少量粘痰。

肺炎支原体可侵犯整个呼吸道黏膜和肺。常累及单侧一叶肺组织，下叶多见。病变多呈节段性分布。肉眼观，肺组织无明显实变，因充血而呈暗红色，气管及支气管内可有黏液性渗出物。镜下，呈非特异性间质性肺炎改变。肺泡间隔充血水肿，明显增宽，其间有多量淋巴细胞和单核细胞浸润，肺泡腔内仅有少量浆液、红细胞、巨噬细胞。小、细支气管壁及其周围组织也常有淋巴细胞、单核细胞浸润，重症病例上皮细胞变性、坏死、脱落。

二、肺结核

（一）概　述

肺结核（pulmonary tuberculosis，PTB）是由**结核杆菌**（tubercle bacillus）引起的肺部感染性疾病，是严重威胁人类健康的疾病。结核杆菌的传染源主要是排菌的肺结核患者，通过呼吸道传播。典型病变为结核结节,结节中央可伴有不同程度的干酪样坏死。

结核结节(tubercle)(图 8－26)是在细胞免疫的基础上形成的,由**上皮样细胞**(epitheli-oid cell)、**朗汉斯巨细胞**(Langhans giant cell)加上外周局部聚集的淋巴细胞和少量反应性增生的纤维母细胞构成。典型者结节中央有**干酪样坏死**(图 8－27)。吞噬有结核杆菌的巨噬细胞体积增大逐渐转变为上皮样细胞,呈梭形或多角形,胞浆丰富,染淡伊红色,境界不清,核呈圆或卵圆形,染色质甚少,甚至可呈空泡状,核内可有 1～2 个核仁。多数上皮样细胞互相融合或一个朗汉斯巨细胞。朗汉斯巨细胞为一种多核巨细胞,直径可达 300μm,胞浆丰富,其胞浆突起常和上皮样细胞的胞质突起相连接,核与上皮样细胞核相似,核的数目由十几个到几十个不等,有超过百个者,核排列在胞浆周围呈花环状、马蹄形或密集胞体一端。

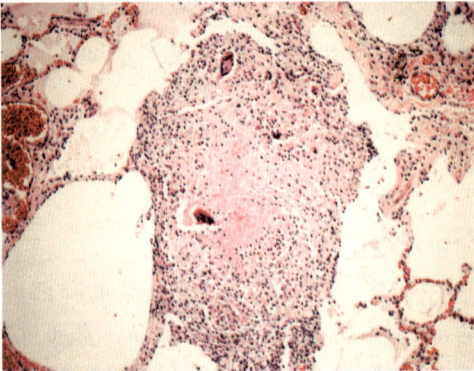

图 8－26　结核结节　HE 染色　×100

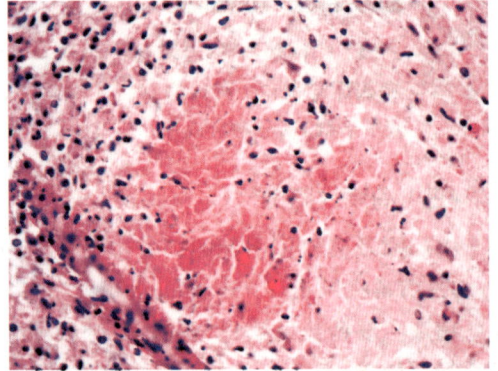

图 8－27　干酪样坏死　HE 染色　×400

结核病曾经威胁整个世界,由于有效抗结核药物的发明和应用,由结核病引起的死亡一直呈下降趋势。20 世纪 80 年代以来由于艾滋病的流行和耐药菌株的出现,结核病的发病率又趋上升。

(二)肺结核类型及病变特点

肺结核病可因初次感染和再次感染结核菌时机体反应性的不同,而致肺部病变的发生发展各有不同的特点,从而可分为原发性和继发性肺结核病两大类(表 8－2)。

表 8－2　原发性和继发性肺结核病的比较

	原发性肺结核	继发性肺结核
感染情况	第一次感染(外源性)	再次感染(主要为内源性)
好发年龄	儿童	成人
特异性免疫力	低,病变易扩散	一般较高,病变易局限
早期病变	肺原发综合征	肺尖或锁骨下局限性病变
病变特点	早期出现渗出性病变和干酪样坏死,病变不易局限	病变复杂,常新旧交替,但趋向增生
病程	较短(急性经过)、大多自愈	长(慢性经过)、多需治疗
播散方式	淋巴道、血道播散为主	支气管播散至肺内为主
常见类型	支气管淋巴结核、粟粒性结核病	慢性纤维空洞型肺结核、肺结核球、结核性胸膜炎

　　原发性肺结核病是指第一次感染结核杆菌所引起的肺结核病。多发生于儿童,但也偶见于未感染过结核杆菌的青少年或成人。免疫功能严重受抑制的成年人由于丧失对结核杆菌的敏感性,因此可多次发生原发性肺结核病。

　　继发性肺结核病是指再次感染结核杆菌所引起的肺结核病,多见于成人。可在原发肺结核病后很短时间内发生,但大多在初次感染后十年或几十年后由于机体抵抗力下降使暂停活动的原发病灶再活化而形成。

　　1. 原发性肺结核病　原发性肺结核病的病理特征是**原发综合征**(primary complex)形成。最初在通气较好的上叶下部或下叶上部近胸膜处形成1～1.5cm大小的灰白色炎性实变灶,以右肺多见。起初为渗出性病变,继而发生干酪样坏死,周围形成结核性肉芽肿。由于是初次感染,机体缺乏对结核杆菌的免疫力,肺部结核病变较易扩散,结核杆菌侵入淋巴管,循淋巴液引流到局部肺门淋巴结,引起结核性淋巴管炎和肺门淋巴结结核病,表现为淋巴结肿大和干酪样坏死。肺的原发病灶、

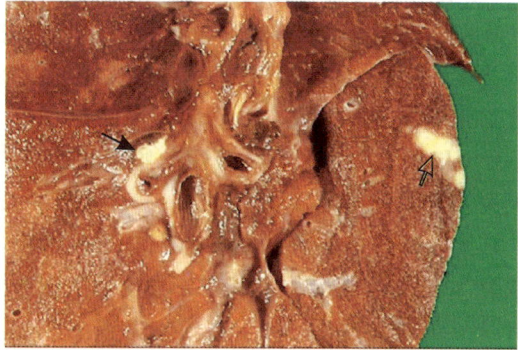

图 8-28　肺结核原发综合征
(⇩)肺的原发病灶,肺门淋巴结结核(↑)

淋巴管炎和肺门淋巴结结核称为原发综合征(图8-28)。X线呈哑铃状阴影。

　　原发综合征形成后,虽然在最初几周内有细菌通过血道或淋巴道播散到全身其他器官,但由于细胞免疫的建立,95%左右的病例不再发展,病灶进行性纤维化和钙化。少数营养不良或同时患有其他传染病的患儿,病灶扩大、干酪样坏死和空洞形成,有的甚至肺内播散形成粟粒性肺结核病或全身播散形成全身粟粒性结核病。

　　2. 继发性肺结核病　继发性肺结核病病理变化和临床表现都比较复杂。根据其病变特点和临床经过可分以下几种类型:

　　(1)**局灶型肺结核**　是继发性肺结核病的早期病变,病变多位于肺尖下,以右肺多见,病灶一个或数个,直径一般为0.5～1cm,病灶境界清楚。镜下病变以增生为主,中央为干酪样坏死。病人常无自觉症状,多在体检时发现。属非活动性结核病。

　　(2)**浸润型肺结核**　是临床上最常见的继发性肺结核。多由局灶型肺结核发展而来。X线示锁骨下可见边缘模糊的云絮状阴影。病变以渗出为主,中央有干酪样坏死。临床上常有低热、疲乏、盗汗、咳嗽等症状。如及早发现,合理治疗,渗出性病变可吸收;增生、坏死性病变,可通过纤维化、钙化而愈合。如病变继续发展,干酪样坏死扩大(浸润进展),坏死物液化后经支气管排出,局部形成急性空洞,急性空洞一般易愈合。

　　(3)**慢性纤维空洞性肺结核**　常由浸润性肺结核形成的急性空洞经久不愈发展而来,是常见的肺结核病类型。肺内有一个或多个厚壁空洞,多位于肺上叶,大小不一,不规则。镜下洞壁分三层:内层为干酪样坏死物,其中有大量结核杆菌;中层为结核性肉芽组织;外层为纤维结缔组织。后期肺组织严重破坏,广泛纤维化、胸膜增厚并与胸壁粘连,使肺体积缩小、变形,严重影响肺功能。

　　病变空洞与支气管相通,成为结核病的传染源,故此型又有开放性肺结核之称。如坏死

侵蚀较大血管,可引起大咯血,严重者可造成窒息死亡。空洞突破胸膜可引起气胸或脓气胸。经常排出含菌痰液可引起喉结核。咽下含菌痰液可引起肠结核。后期由于肺动脉高压而致肺源性心脏病。

（4）**干酪性肺炎**　干酪性肺炎可由浸润型肺结核恶化进展而来,也可由急、慢性空洞内的细菌经支气管播散所致。镜下主要为大片干酪样坏死灶。肺泡腔内有大量浆液纤维蛋白性渗出物。根据病灶范围的大小分小叶性和大叶性干酪性肺炎。此型结核病病情危重。

（5）**结核球**　又称**结核瘤**(tuberculoma)。结核球是孤立的、有纤维组织包裹的境界分明的球形干酪样坏死灶,直径 2～5cm。多为单个,也可多个,常位于肺上叶。结核球由于其纤维包膜的存在,抗痨药不易发挥作用,且有恶化进展的可能。X 片上有时需与肺癌鉴别,因此临床上多采取手术切除。

（6）**结核性胸膜炎**　结核性胸膜炎根据病变性质可分干性和湿性两种,以湿性结核性胸膜炎为常见。

湿性结核性胸膜炎又称渗出性结核性胸膜炎,多见于年轻人。病变主要为浆液纤维蛋白性炎。一般经适当治疗可吸收,如渗出物中纤维蛋白较多,不易吸收,则可因机化而使胸膜增厚粘连。

干性结核性胸膜炎又称增殖性结核性胸膜炎。是由肺膜下结核病灶直接蔓延到胸膜所致。常发生于肺尖。病变多为局限性,以增生性改变为主。一般通过纤维化而愈合。

（董　梁　吴建红　冉　娜）

第九章

泌尿系统

泌尿系统（urinary system）由肾、输尿管、膀胱及尿道组成。其主要功能是排出机体中能溶于水的代谢产物和多余的水分，以维持机体内环境的稳定。人体在新陈代谢过程中，不断地产生代谢产物，如尿素、尿酸等，它们随血液运送到肾，在肾内形成的尿液，经输尿管流入膀胱贮存，再经尿道排出体外（图9-1）。

肾不仅是产生尿液的器官，也是调节体液、维持电解质平衡的重要器官。如果肾功能发生障碍，代谢产物就会蓄积于体内，破坏机体内环境的稳定，影响机体新陈代谢的正常进行，严重时可出现尿毒症，危及生命。

第一节 肾

肾（kidney）为成对的实质性器官，柔软而光滑，因血供丰富而呈红褐色。单侧肾重约130～150g。

一、肾的位置和形态

（一）肾的位置

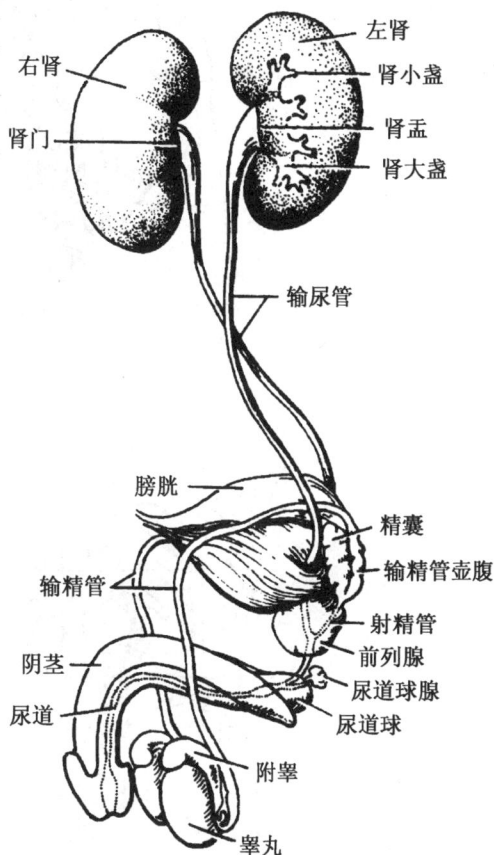

图9-1 男性泌尿生殖器概观

肾位于腹腔的后上部，紧贴腹后壁脊柱的两侧，属腹膜外位器官（图9-2）。两肾上端相距较近，下端相距较远。左肾上端约平第12胸椎体上缘，下端约平第3腰椎体上缘。左肾后面的中部有第12肋斜过。由于受肝的影响，右肾比左肾略低，上端约平第12胸椎体下缘，下端约平第3腰椎体下缘。右肾后面的上部有第12肋斜过。肾门约平第1腰椎水平（图9-3）。

肾门在背部的体表投影，一般在竖脊肌外侧缘与第12肋所形成的夹角内，临床上称为**肾区**（renal region）。某些肾病患者，触压或叩击此区可引起疼痛。

肾的位置有性别、年龄差异，一般女性略低于男性，儿童低于成人。新生儿的肾位置更

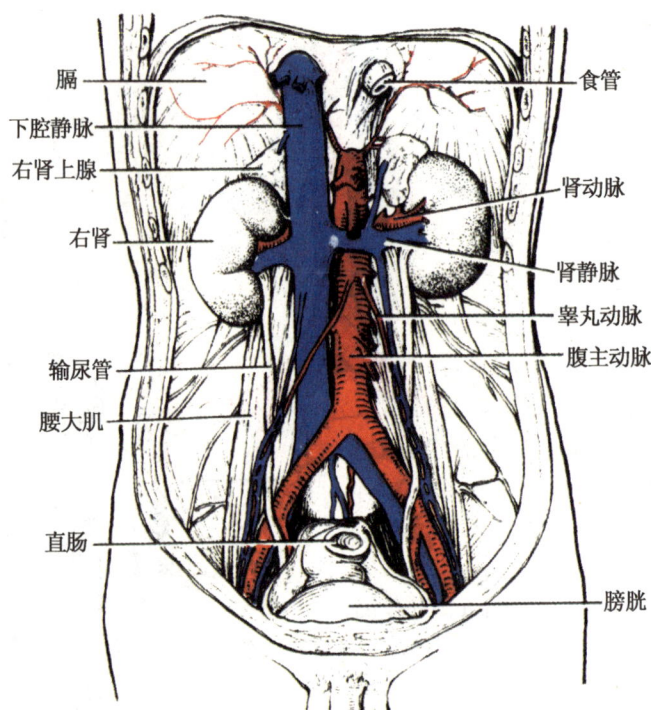

图 9－2　肾、输尿管和膀胱

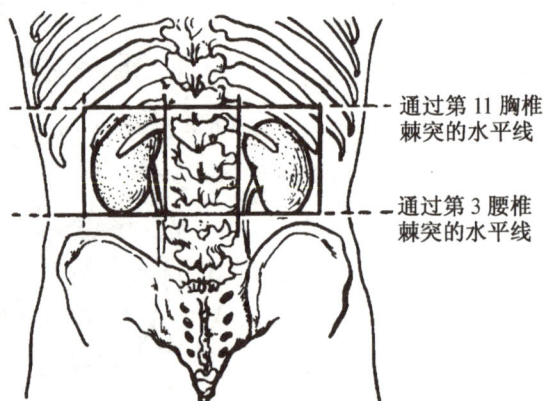

图 9－3　肾的位置（后面观）

低，有的可达髂嵴附近。

（二）肾的形态

　　肾左右各一，形似蚕豆，可分为上、下端，前、后面及内、外侧缘（图 9－1）。肾的上端宽而薄，下端厚而窄；前面较凸，后面较平坦；肾外侧缘隆凸，内侧缘的中部凹陷称**肾门**（renal hilum），是肾血管、肾盂、神经和淋巴管等出入的部位。出入肾门的结构被结缔组织包裹成束，称**肾蒂**（renal pedicle）。由于下腔静脉邻近右肾，故右侧肾蒂较左侧为短。肾门向肾实质内凹陷，形成一个较大的腔隙，称**肾窦**（renal sinus），内含肾盏、肾盂、肾血管的分属支、神经、淋巴管和脂肪等。

二、肾的被膜与固定

肾的表面有三层被膜包裹，由内向外依次为纤维囊、脂肪囊和肾筋膜（图9-4）。

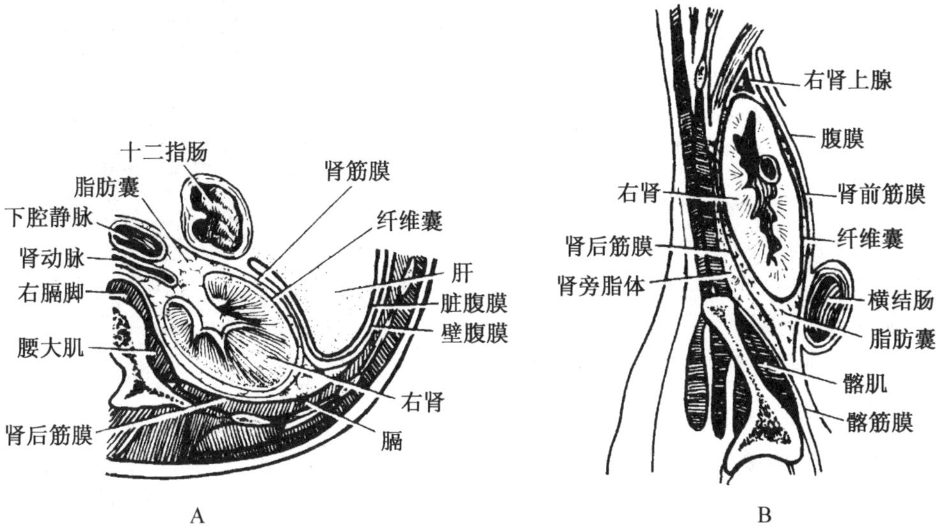

图9-4　肾的被膜

（一）纤维囊

纤维囊（fibrous capsule）紧贴于肾的表面，薄而坚韧，由致密结缔组织和少量弹性纤维构成，易与肾实质剥离。肾手术时应注意缝合此囊。

（二）脂肪囊

脂肪囊（adipose capsule）又名**肾床**，为包在纤维囊外周的脂肪组织层，其在肾下端处尤为丰富，并经肾门与肾窦内脂肪组织相互延续。脂肪囊对肾起承托、支持和保护作用。

（三）肾筋膜

肾筋膜（renal fascia）位于脂肪囊的外面，包被肾和肾上腺。肾筋膜分前、后两层，分别称**肾前筋膜**（fascia prerenalis）和**肾后筋膜**（fascia retrorenalis）。两层在肾上腺的上方和肾外侧缘处相互愈着，在肾的下方则互相分开，分别与髂筋膜和腹膜外组织相互连续，其间有输尿管通过。肾前筋膜延至腹主动脉和下腔静脉的前面与对侧的相连。肾后筋膜则与腰大肌筋膜相互移行。肾筋膜发出许多结缔组织小束穿过脂肪囊与纤维囊相连，有固定肾的作用。

肾正常位置的固定主要依赖于肾的被膜。此外，肾血管、邻近器官的承托、腹膜及腹内压等，也起一定的固定作用。当这些因素薄弱时，可产生肾下垂或游走肾。

三、肾的结构

（一）肾的一般结构

肾实质可分为皮质和髓质两部分（图9-5）。**肾皮质**（renal cortex）位于肾的浅层，因富含血管颜色较深，肉眼可见许多红点状颗粒即为肾小球。肾皮质伸入肾髓质之间的部分称

肾柱(renal columns)。

　　肾髓质(renal medulla)位于肾皮质的深部,由15～20 个**肾锥体**(renal pyramids)构成。血管较少,颜色较淡。肾锥体主要由许多密集排列的集合小管构成。肾锥体呈圆锥形,底朝向皮质,尖端钝圆,朝向肾窦,称**肾乳头**(renal papillae)。肾乳头顶端有许多开口,称**乳头孔**(papillary foramiua)。肾产生的尿液经乳头孔流入肾小盏内。肾窦内有7～8 个**肾小盏**(minor renal calices),肾小盏呈漏斗状包绕一至数个肾乳头。2～3 个肾小盏合成一个**肾大盏**(major renal calices)。2～3 个肾大盏最终汇合成**肾盂**(renal pelvis)。肾盂呈略扁的漏斗形,出肾门后逐渐变细向下弯行,移行为输尿管。

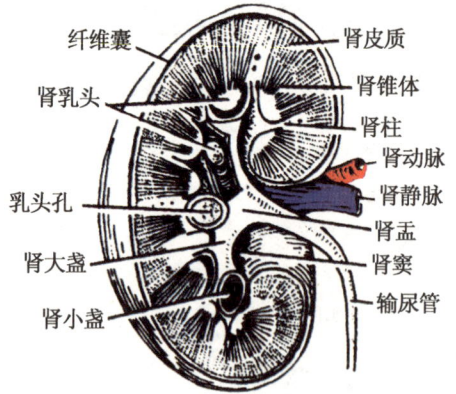

图 9-5　肾剖面结构

(二)肾的微细结构

　　肾实质由大量**肾单位**(nephron)和**集合管**(collecting duct)组成,其间有少量结缔组织、血管和神经等构成的肾间质。一个肾小体和一条与它相连的肾小管合称**肾单位**(nephron),是尿液形成的结构和功能单位。肾小管的末端与集合管相接,两者都是单层上皮性管道,合称**泌尿小管**(uriniferous tubule)。

　　1. 肾单位　肾单位是肾的结构和功能单位,每个肾约有 100 万个以上的肾单位,它与集合管共同行使泌尿功能。

　　根据肾小体在皮质中深浅位置的不同,将肾单位分为浅表肾单位和髓旁肾单位两种(图9-6)。**浅表肾单位**(superfacial nephron)又称**皮质肾单位**(cortical nephron),约占肾单位总数的 85%,其肾小体位于皮质浅部,体积较小,髓袢和细段均较短,在尿液形成过程中起重要作用。**髓旁肾单位**数量较少,约占肾单位总数的 15%,肾小体位于皮质深部和肾柱内,体积较大,髓袢和细段均较长,在尿液浓缩过程中起重要作用。

　　(1)**肾小体**(renal corpuscle)　形似球形,故又称肾小球,直径约 $200\mu m$,由血管球和肾小囊组成(图 9-8、图 9-9)。每个肾小体都有两极,微动脉出入端为血管极,另一端与近端小管曲部相连,称尿极。

　　1)**血管球**(glomerulus)　是包在肾小囊中的一团蟠曲毛细血管(图 9-7、图 9-8)。入球微动脉从血管极处进入肾小囊内,分成 4～5 支,每支再分出诸多小支形成网状毛细血管袢,每个血管袢之间有血管系膜支持,毛细血管的另一端汇成一条出球微动脉,从血管极处离开肾小囊。因此,血管球是一种动脉性毛细血管网。入球微动脉管径较出球微动脉粗,故血管球内的压力较一般毛细血管的高。当血液流经血管球时,大量水和小分子物质就经毛细血管壁滤出进入肾小囊腔。电镜下,血管球毛细血管为有孔型,孔径 50～100nm,孔上无膜封闭。在毛细血管内皮细胞的腔面有一层带负电荷、富含唾液酸的细胞衣,能对血液中的物质进行选择性通透。毛细血管内皮外有基膜,但在血管系膜侧基膜缺如,因此内皮细胞与系膜直接接触。

　　血管系膜(mesangium)又称**球内系膜**(intraglomerular mesangium),位于血管球的毛细血管网之间,由系膜细胞和系膜基质组成。**系膜细胞**(mesangial cell)有突起,形态不规则,

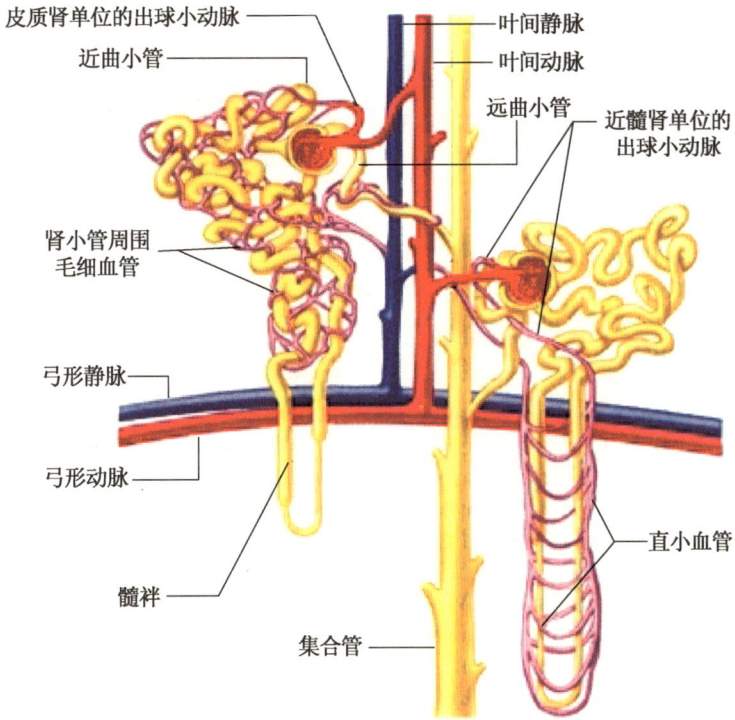

图 9-6　肾单位和集合管模式图

图 9-7　肾小体结构模式图

核小,染色深,胞质内有较发达的粗面内质网、高尔基复合体、溶酶体和吞噬泡等;细胞的突起可伸至内皮与基膜之间,甚至毛细血管腔内。系膜细胞功能复杂,能合成基膜和系膜基

质;通过分泌肾素和酶等生物活性物质参
与血管球内血流量的局部调节;可吞噬和
降解沉积在基膜上的免疫复合物,以维持
基膜的通透性;细胞的收缩活动还可调节
毛细血管的管径以影响血管球内血流量。
正常情况下系膜细胞更新缓慢,但在病理
情况下,细胞增生活跃,吞噬和清除作用
也增强。系膜基质填充于系膜细胞之间,
富含Ⅳ型胶原蛋白,该蛋白在基质内形成
网络状结构,对血管球的毛细血管起支持
作用,并有利于液体和大分子物质的滤
过。血管系膜内还含有少量巨噬细胞。

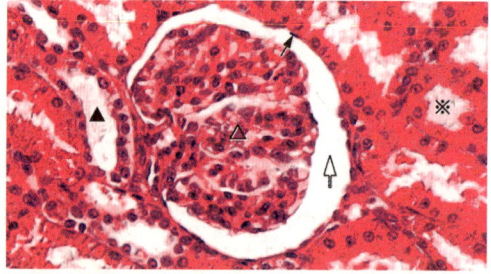

图 9-8　肾皮质　HE 染色　×200
(△)血管球;(※)近曲小管;(▲)远曲小管;
(⇧)肾小囊囊腔;(↑)肾小囊壁层

　　2) **肾小囊**(renal capsule)　又称 **Bowman** 囊(图 9-7、图 9-8),是肾小管起始部膨大凹
陷而成的杯状双层囊,外层(或称肾小囊壁层)为单层扁平上皮,在肾小体的尿极处与近端小
管上皮相连续,在血管极处返折为肾小囊内层(或称肾小囊脏层),内外两层之间的腔隙称为
肾小囊腔,与近曲小管腔相通。肾小囊内层细胞形态特殊,称为**足细胞**(podocyte)(图
9-9)。在扫描电镜下,足细胞体积较大,胞体凸向肾小囊腔,胞质内有丰富的细胞器;胞体
有许多大小不等的突起,从胞体伸出几个大的叫初级突起,每个初级突起又分成许多指状的
次级突起,相邻次级突起相互穿插嵌合,形成栅栏状,紧贴在毛细血管基膜外面。突起之间
有直径约 25nm 的裂隙,称**裂孔**(slit pore),孔上覆盖一层厚约 4~6nm 的**裂孔膜**(slit mem-
brane)。突起内含较多微丝,微丝收缩可使突起移动从而改变裂孔的宽度。

　　3) **滤过膜**(filtration membrane)　或称**滤过屏障**(filtration barrier)(图 9-10),肾小体
类似一个滤过器,当血液流经血管球毛细血管时,由于压力高,血浆内的水和小分子物质经
毛细血管有孔内皮、基膜和足细胞裂孔膜滤入肾小囊腔成为原尿,这三层结构称为滤过膜。
在成人,一昼夜两肾可形成原尿约 180L,原尿除不含大分子的蛋白质外,其成分与血浆
相似。

　　(2) **肾小管**(renal tubule)　由单层上皮细胞围成(图 9-11),上皮外有基膜及少量结缔
组织。肾小管长而弯曲,可分为近端小管、细段、远端小管三部分(图 9-6)。近端小管与肾
小囊相连,远端小管连接集合小管。近端小管又分曲部和直部两段,远端小管也分直部和曲
部,其中近端小管直部、细段和远端小管直部三者构成"U"形的袢,称为**髓袢**(medullary
loop),又称 **Henle 袢**或**肾单位袢**(nephron loop),袢的两臂又可称为降支和升支。

　　1) **近端小管**(proximal tubule)(图 9-6)　是肾小管中最长最粗的一段,管径 50~60μm,
长约 14mm,占肾小管总长的近一半。

　　近端小管曲部,简称**近曲小管**(proximal convoluted tubule),迂曲盘行于肾小体附近(图
9-6)。管壁上皮细胞为立方形或锥体形,胞体较大,细胞分界不清,胞质嗜酸性,核圆形,位
于近基部,上皮细胞腔面有刷状缘,细胞基部有纵纹(图 9-8)。电镜下可见,刷状缘由大量
密集而排列整齐的微绒毛组成;上皮细胞侧面有许多侧突,相邻细胞的侧突相互嵌合,或
伸入相邻细胞质膜内褶的空隙内,故光镜下细胞分界不清;细胞基部有发达的质膜内褶,
内褶之间有许多纵向排列的杆状线粒体,形成光镜下的纵纹(图 9-12)。微绒毛、侧突和

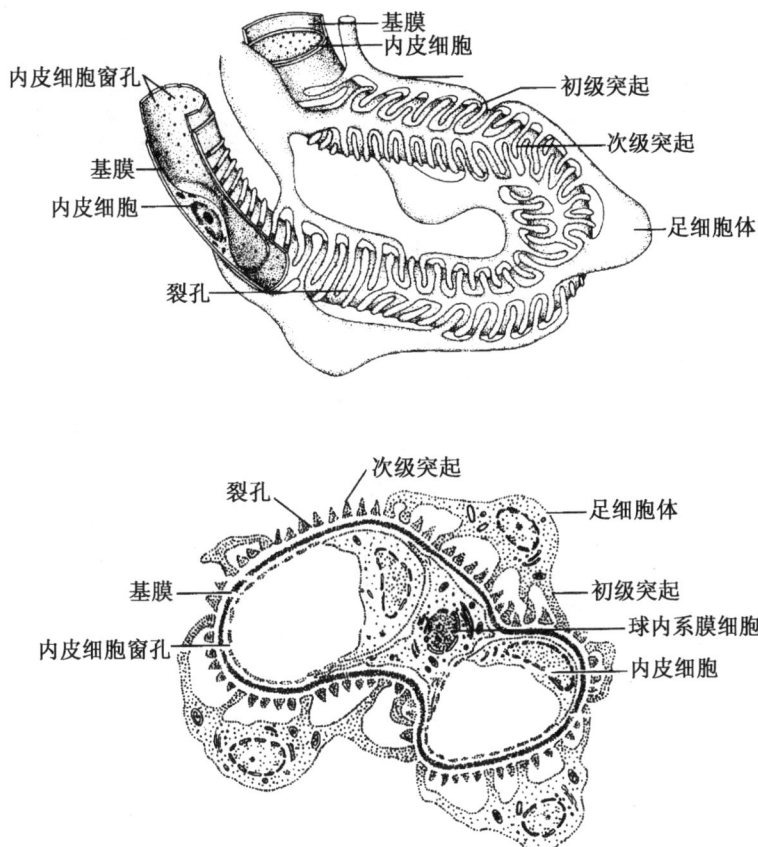

图 9-9　足细胞与毛细血管超微结构模式图

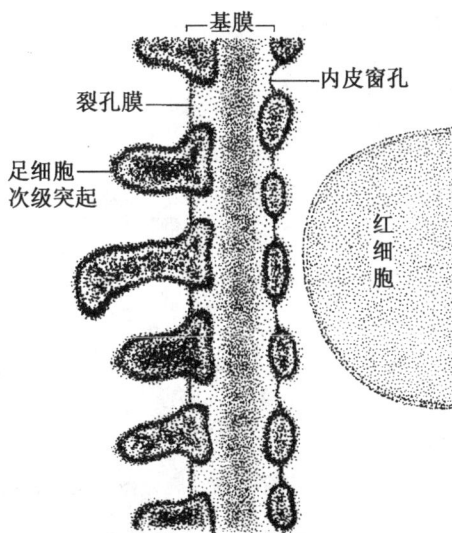

图 9-10　滤过屏障超微结构模式图

质膜内褶极大地增加了细胞的表面积，有利于重吸收。在细胞基部的质膜上还有 Na^+-K^+ ATP 酶。

图 9 - 11　泌尿小管上皮细胞结构模式图

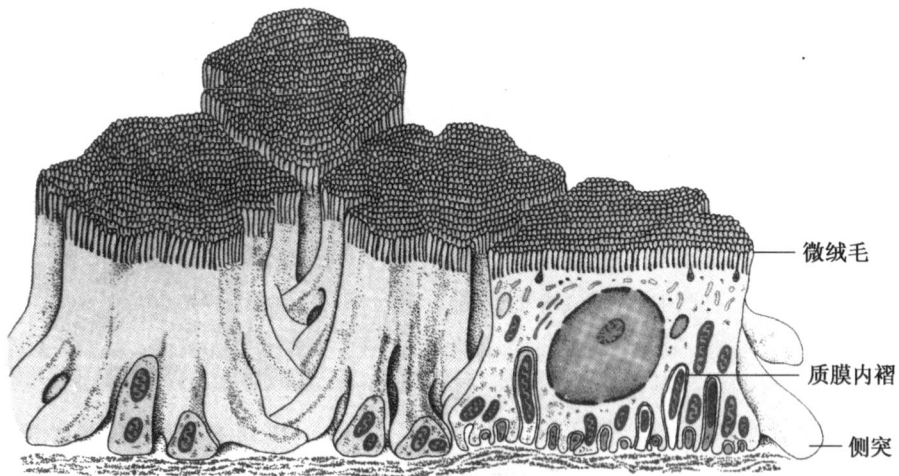

图 9 - 12　近曲小管上皮细胞超微结构模式图

近端小管直部是曲部的延续,其结构与曲部基本相似,但上皮细胞较矮,微绒毛、侧突和质膜内褶等不如曲部发达。

近端小管具有良好的吸收结构基础,是原尿重吸收的主要场所。原尿中85%的水、离子和几乎全部葡萄糖、氨基酸和蛋白质均在此重吸收。此外,近端小管还向腔内分泌氢离子、氨、肌酐和尿酸等，还能转运和排出血液中的酚红和青霉素等药物。临床上可利用尿酸或酚红排泄试验来检测近端小管的功能状态。

2）**细段**（thin segment）　管径细，直径为 $10\sim15\mu m$，管壁由单层扁平上皮围成（图9-11、图9-13）。细胞含核部分突向管腔，胞质着色较浅，无刷状缘，细胞器不发达。电镜下，上皮细胞游离面有少量短微绒毛，基底面有少量内褶。细段上皮很薄，因此有利于水和离子通透。

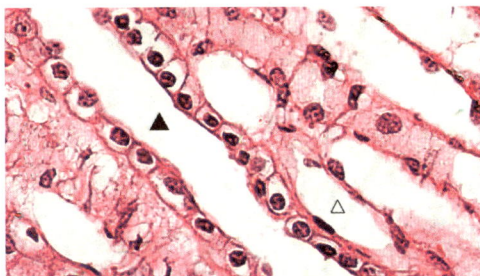

3）**远端小管**（distal tubule）　管腔大而规则，管壁上皮细胞呈立方形，细胞体积较近端小管的小，着色浅，细胞分界较清楚，核位于中央，游离面无刷状缘，基部纵纹较明显（图9-8）。

图 9-13　肾髓质　HE 染色　×400
（△）细段；（▲）直集合管

远端小管直部管径约 $30\mu m$，长约 9mm。电镜下，细胞表面有少量短而小的微绒毛，基部质膜内褶发达，长的内褶可伸达细胞顶部，内褶间有细长的线粒体（图9-11），基部质膜上有丰富的 Na^+-K^+ATP 酶，能主动向间质转运 Na^+。

远端小管曲部简称**远曲小管**（distal convoluted tubule），直径 $35\sim45\mu m$，长 $4.6\sim5.2mm$。其超微结构与直部相似，但质膜内褶和线粒体不如直部发达（图9-11）。远曲小管是离子交换的重要部位，细胞有吸收水、Na^+ 和排出 K^+、H^+、NH_3 等作用，使尿液浓缩，对维持体液的酸碱平衡起重要作用。它的功能受醛固酮和抗利尿激素的调节。

2. 集合管（collecting tubule system）　全长 $20\sim38mm$，分为弓形集合管、直集合管和乳头管三段。**弓形集合管**很短，呈弧形，位于皮质内，一端连接远曲小管，另一端与直集合管相续。**直集合管**从皮质直行向下至肾锥体乳头，改称乳头管，开口于肾小盏。集合管下行时沿途有许多远端小管曲部汇入。从弓形集合管到乳头管，管径逐渐由细变粗，管壁上皮由单层立方逐渐增高为单层柱状（图9-12），至乳头管处成为高柱状上皮。集合管的上皮细胞胞质着色淡而明亮，细胞分界清楚，核圆居中，着色深。电镜下，细胞器少，游离面有少量微绒毛，细胞侧面和基部分别有少量侧突和短小的质膜内褶。但也有部分细胞的细胞器较多，胞质内有碳酸酐酶，它与细胞分泌 H^+ 或 HCO_3^- 的功能有关。集合管能重吸收水和交换离子，使原尿进一步浓缩，其功能也受醛固酮和抗利尿激素的调节。

综上所述，肾小体形成的原尿，经过肾小管各段和集合管后，其中99%的水、营养物质和无机盐等被重吸收入血，部分离子也在此进行交换，因此终尿量仅为原尿量的1%；同时小管上皮细胞还主动分泌和排出机体部分代谢产物。因此，肾在泌尿过程中不仅排出了机体的代谢产物，而且对维持机体水盐平衡和内环境的稳定起重要作用。

3. 球旁复合体　球旁复合体（juxtaglomerular complex）又称**肾小球旁器**（juxtaglomerular apparatus），由球旁细胞、致密斑和球外系膜细胞组成，位于肾小体的血管极处，呈三角形。致密斑为三角形的底，入球微动脉和出球微动脉为三角形的两边，球外系膜细胞位于三角形的中心（图9-14）。

（1）**球旁细胞**（juxtaglomerular cell）（图9-14）　由入球微动脉近血管极处的管壁平滑肌细胞转化而成，细胞呈立方形上皮样，体积较大，核大而圆，胞质呈弱嗜碱性，内有丰富的 PAS 阳性分泌颗粒。电镜下，细胞内肌丝少，粗面内质网和核糖体丰富，高尔基复合体发达，

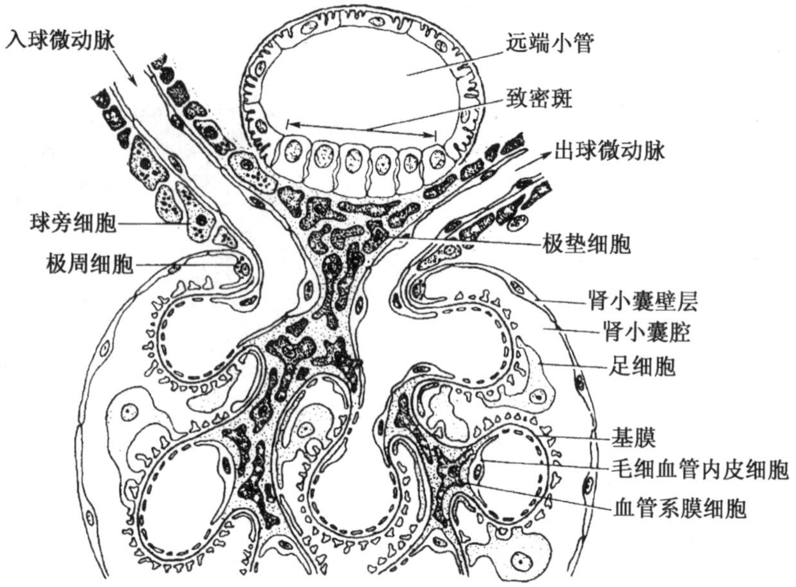

图 9 - 14 球旁复合体结构模式图

分泌颗粒大小不等,呈均质状,内含**肾素**(renin)。球旁细胞和血管内皮细胞之间无内弹性膜和基膜相隔,肾素直接释放入血。肾素是一种蛋白水解酶,它能使血浆中的血管紧张素原变成血管紧张素 I。后者在血管内皮细胞分泌的转换酶作用下转变为血管紧张素 II。两者均可使血管平滑肌收缩,血压升高,增强肾小体滤过作用。肾素还可促进肾上腺皮质分泌醛固酮,从而促使远曲小管和集合管吸收 Na^+ 和排出 K^+,同时伴有水的进一步重吸收,导致血容量增大,血压升高。

(2)**致密斑**(macula densa)(图 9 - 14) 由远端小管在靠近肾小体血管极侧的上皮细胞转化而成的一个椭圆形结构。细胞呈高柱状,排列紧密,胞质着色浅,核椭圆形,位于细胞顶部(图 9 - 10)。致密斑基膜常不完整,细胞基部有细小而分支的突起,与邻近细胞的突起镶嵌,故与邻近细胞关系密切。致密斑是一种离子感受器,能敏锐地感受远端小管内滤液中 Na^+ 浓度变化。当滤液内 Na^+ 浓度降低时,致密斑细胞将信息传递给球旁细胞和球外系膜细胞,促进球旁细胞分泌肾素,增强远端小管储 Na^+ 排 K^+ 作用。

(3)**球外系膜细胞**(extraglonerular mesangial cell) 又称**极垫细胞**(polar cushion cell)(图 9 - 14),细胞形态结构与球内系膜细胞相似,并与球内系膜细胞相延续。球外系膜细胞与球旁细胞、球内系膜细胞之间有缝隙连接,因此认为它在球旁复合体中起信息传递作用。

📖**知识链接**

良好饮食习惯,肾结石远离你

肾结石是泌尿外科常见病之一,多发于夏季,但却在冬季有明显症状;肾结石多发生在中壮年,且男性多于女性。随着近年来年轻患者的急剧增多,人们逐渐对结石形成的原因越来越关注。肾结石的形成与饮食习惯有着密不可分的关系,人们生活水平提高了,很多人都不注意饮食方面的忌口,膳食不平衡,如蛋白质过量、脂肪摄取太多、高草酸食物积存过多、食物含糖量太高、嘌呤代谢失常、出汗多喝水少等,使与结石形成有关的成分在体内

📖 **知识链接**

积存,使机体内胶体和晶体代谢平衡失调,肾结石就很容易形成了。

肾结石的危害可是不容小觑的,对肾脏的危害主要在于阻塞尿路,并直接损害泌尿道黏膜,导致肾功能减退甚至衰竭,当并发感染时,可以发展成肾盂肾炎或肾积脓,使肾组织迅速受损,双侧肾结石晚期可发生尿毒症。由于导致肾结石的原因主要是饮食,所以肾结石在日常生活中是可以进行有效预防的,形成良好的饮食习惯:饮食平衡、不偏食、控制蛋白摄入量、少吃肉类和动物内脏、少喝啤酒、低盐饮食、多喝水、不憋尿等,就会使肾结石远离你。

四、肾的血管

肾动脉直接由腹主动脉分出,经肾门入肾后分为数支叶间动脉,在肾柱内上行至皮质与髓质交界处,横行分支为弓形动脉。弓形动脉分出若干小叶间动脉,呈放射状走行于皮质内(图 9-6)。直达被膜下形成毛细血管网。小叶间动脉沿途向两侧分出许多入球微动脉进入肾小囊内,形成血管球,再汇合成出球微动脉。浅表肾单位的出球微动脉离开肾小体后,又分支形成球后毛细血管网,分布在肾小管周围。毛细血管网依次汇合成小叶间静脉、弓形静脉和叶间静脉,它们与相应动脉伴行,最后形成肾静脉出肾。髓旁肾单位的出球微动脉不仅形成球后毛细血管网,而且还发出若干直小动脉直行降入髓质,而后在髓质的不同深度,又返折直行上升为直小静脉,构成"U"形直血管袢,与肾单位袢伴行(图 9-6),故血管袢与肾单位袢的功能关系密切。

肾血液循环与肾的泌尿功能密切相关,其特点是:①肾动脉直接起于腹主动脉,短而粗,血流量大,约占心输出量的 1/4,即每 4～5 分钟人体内的血液全部流经肾内而被滤过。②入球微动脉管径比出球微动脉粗,使血管球内血流量大,压力高,有利于滤过。③血流通路中出现两次毛细血管,即血管球毛细血管和球后毛细血管网。④髓质内直小血管袢与髓袢伴行,有利于肾小管和集合小管的重吸收和尿液浓缩。⑤肾内不同区域的血流不同,皮质血流量大,流速快,髓质血流量小,仅占肾血流量的 10%,流速亦慢。在急性肾功能衰竭时常由于小叶间动脉发生痉挛收缩,致使皮质浅部供血不足或中断,大量血液流经髓质直小血管袢,导致浅表肾单位的肾小体滤过功能严重低下,甚至缺血性坏死,患者出现少尿、无尿等症状。

第二节　输尿管

输尿管(ureter)(图 9-15)为一对细长稍扁的肌性管道,左右各一,位于腹膜后方。输尿管起于肾盂,终于膀胱,全长约 25～30cm,输尿管按其行程分为以下三部:

1. 输尿管腹部(abdominal pard of the ureter)　起于肾盂,经腰大肌前面下行,至小骨盆入口处,左输尿管跨越左髂总动脉末端,右输尿管跨越右髂外动脉起始部而进入盆腔移行为盆部。

2. 输尿管盆部(pelvic pard of the ureter)　自骨盆上口起始沿盆腔侧壁向前下行。男性输尿管向内达膀胱底,再经输精管的后方并与之交叉后,向内下穿入膀胱壁。

3. 输尿管壁内部(intramural pard of the ureter)　长约 1.5cm,为输尿管穿膀胱壁的一段,以**输尿管口**(ureteric orifice)开口于膀胱底的内面。当膀胱充盈时,膀胱壁压增高而压迫输尿管壁内部,使管腔闭合,可防止尿液逆流入输尿管。

输尿管全长有三处狭窄:① **第一狭窄**(superior stricture)位于肾盂与输尿管移行处;② **第二狭窄**(middle stricture)位于小骨盆入口处,即输尿管与髂血管交叉处;③ **第三狭窄**(inferior stricture)为输尿管穿过膀胱壁的一段,即输尿管壁内部,为输尿管最狭窄处。这些狭窄常常是输尿管结石易于滞留、嵌顿的部位。

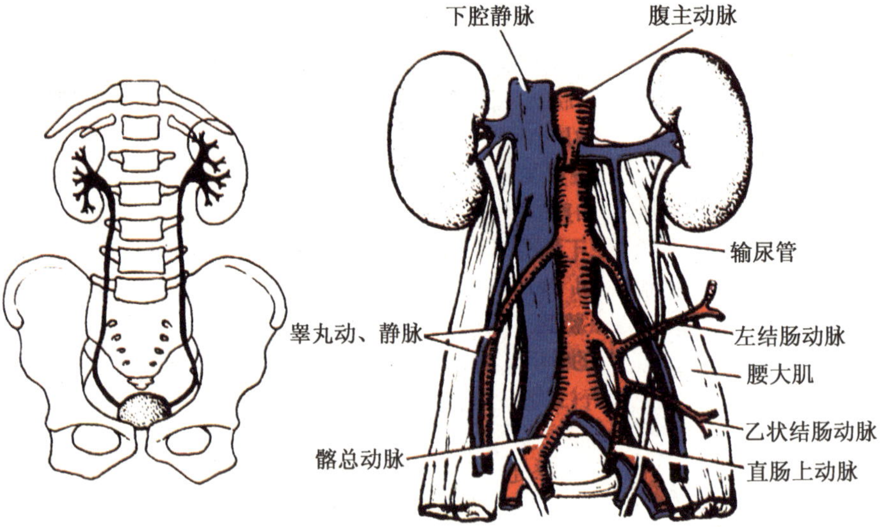

图 9-15 输尿管

第三节 膀 胱

膀胱(urinary bladder)是储存尿液的肌性囊状器官,有较大的伸缩性,其位置、形态、大小均随膀胱充盈程度而发生改变。成人膀胱的容量一般为 300～500ml,最大容量可达800ml。老年人膀胱容量较大,女性膀胱容量相对较小,新生儿膀胱的容量约 50ml,为成人的 1/10。

一、膀胱的形态

空虚时,膀胱呈三棱锥体形,分尖、底、体、颈四部分(图 9-16)。**膀胱尖**(apex of bladder)细小,朝向前上方。**膀胱底**(fundus of bladder)朝向后下方,略呈三角形。**膀胱体**(body of bladder)为膀胱尖与膀胱底之间的部分。**膀胱颈**(neck of bladder)为膀胱的最下部,其下端有尿道内口与尿道相通连,膀胱各部之间无明显的分界。

二、膀胱的位置

成人的膀胱位于盆腔内,耻骨联合的后方。空虚时,膀胱尖一般不超过耻骨联合上缘(图 9-17)。膀胱的上面及膀胱底的上部有腹膜遮盖,故膀胱属腹膜间位器官。

膀胱充盈时,膀胱尖可超过耻骨联合上缘,被覆于膀胱上面的腹膜可随膀胱的充盈而上移,使膀胱的前下壁与腹前壁直接相贴。临床上在耻骨联合上缘行膀胱穿刺术,可避免伤及

图 9-16　膀胱的左侧面观及前面观

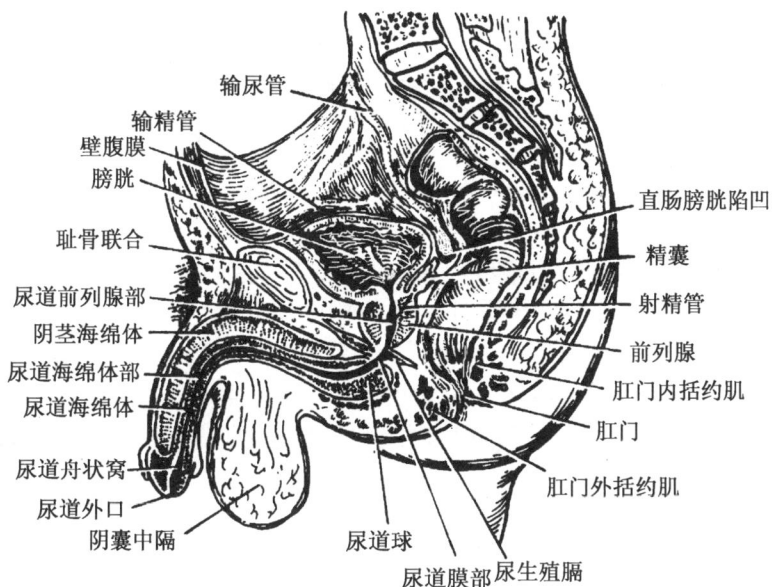

图 9-17　男性盆腔正中矢状切

腹膜。

　　膀胱的后方,在男性与精囊、输精管壶腹及直肠相毗邻,在女性则与子宫和阴道相贴。膀胱的下方,男性与前列腺相毗邻,女性则邻尿生殖膈(图 9-18)。

三、膀胱的黏膜特点

　　膀胱壁的内面被覆黏膜,空虚时黏膜形成许多皱襞,充盈时黏膜皱襞减少或消失。在膀胱底的内面,两输尿管口与尿道内口之间的三角形区域,无论膀胱充盈或空虚,黏膜始终薄而光滑,此区称**膀胱三角**(trigone of bladder),是炎症、结核和肿瘤的好发部位(图 9-16、图 9-18)。

　　两输尿管口之间有一横行皱襞,称**输尿管间襞**(interureteric fold)(图 9-16、图 9-18),活体呈苍白色,是膀胱镜检查时寻找输尿管口的标志。

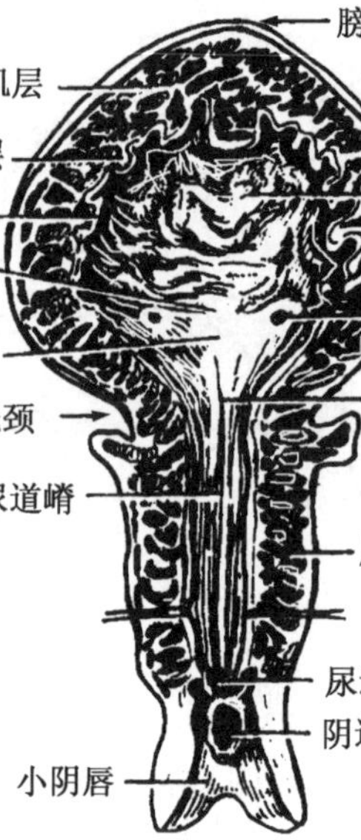

图 9 - 18　女性膀胱、尿道

第四节　尿　道

　　尿道(urethra)是排尿器官。男性尿道将在男性生殖器中叙述。女性尿道(female urethra)(图 9 - 18)起于膀胱颈的**尿道内口**(internal urethral orifice),向下穿过尿生殖膈,终于阴道前庭的尿道外口,全长 3～5cm。尿道外口位于阴道口的前上方。女性尿道在穿过尿生殖膈时,有**尿道阴道括约肌**(urethrovaginal sphincter)(骨骼肌)环绕,此肌有明显的括约作用,可控制尿液的排出。女性尿道的后面与阴道相邻,且具有短、宽、直和易于扩张等特点,故易引起逆行性尿路感染。

第五节　常见泌尿系统疾病的形态学基础

一、肾小球肾炎

(一)概　述

　　肾小球肾炎(glomerulonephritis)是以肾小球损伤为主的变态反应性炎,是一种比较常见的疾病。早期症状常不明显,容易被忽略,发展到晚期可出现肾功能衰竭,严重威胁病人的健康和生命。肾小球肾炎可分为原发性和继发性两种类型,**原发性肾小球肾炎**指原发于肾脏的独立性疾病。**继发性肾小球肾炎**是由于其他疾病引起的肾小球损伤,如红斑狼疮性肾炎、过敏性紫癜性肾炎等。此外,血管病变如高血压,代谢性疾病如糖尿病,都可引起继发性肾小球病变。通常所说的肾小球肾炎一般是指原发性肾小球肾炎,是本节主要介绍的内容。

　　大部分原发性肾小球肾炎类型属于Ⅲ型变态反应,即由抗原抗体结合形成免疫复合物沉积于肾小球内导致损伤(图9-19、图9-20)。

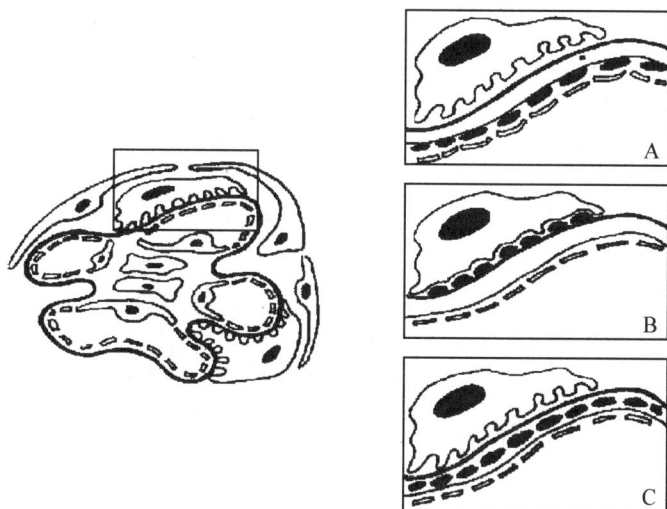

图9-19 肾小球肾炎免疫复合物沉积部位示意图

A. 免疫复合物沉积在内皮细胞下 B. 免疫复合物沉积在上皮细胞下 C. 免疫复生物沉积在基底膜内

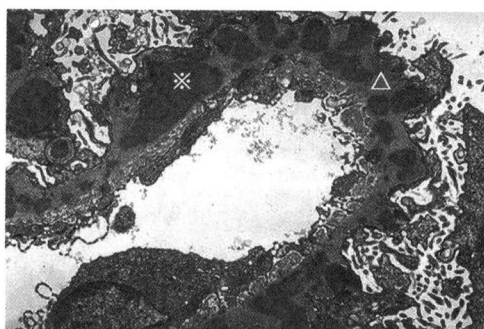

图9-20 超微结构示(※)上皮下沉积物增加,(△)基底膜的增生

(二)基本病理变化

1. 肾小球细胞增多 主要是系膜细胞、内皮细胞及上皮细胞(尤其是壁层上皮细胞)增生,加上中性粒细胞、巨噬细胞及淋巴细胞浸润,使肾小球内细胞增多(图9-21)。

2. 基底膜增厚 可以是基底膜本身增厚,也可由内皮下或基底膜内免疫复合物沉积引起。

3. 炎性渗出和坏死 急性炎症时,肾小球内可出现中性粒细胞等炎细胞浸润及纤维蛋白渗出,血管壁可发生纤维蛋白样坏死。

4. 玻璃样变性 肾小球玻璃样变性,镜下为均质红染无结构的小球样堆积。其成分为渗出的血浆蛋白、增多的基底膜和系膜基质,以及胶原纤维,这些成分与肾小球囊融合而成为玻璃样变的红染小球。肾小球玻璃样变性为各种肾小球病变的最终结局。

(三)病理类型与临床表现的关系

原发性肾小球肾炎的病理类型较多,综合分析光学显微镜检查、免疫荧光或免疫组织化

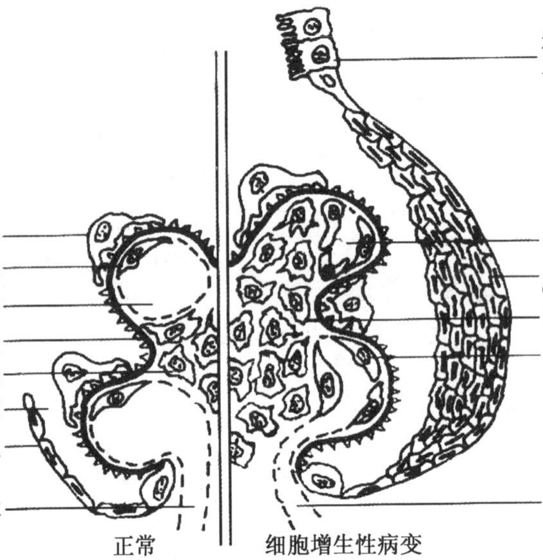

图 9-21　肾小球肾炎细胞增生性病变模式图

学检查及电子显微镜检查的结果而定,如病变累及两肾50%以上的肾小球,则称为弥漫性,否则称为局灶性,就一个肾小球而言,如病变累及一个肾小球50%以上的毛细血管袢,则称为小球性,否则称为节段性。较为常见的原发性肾小球肾炎有:急性弥漫性增生性肾小球肾炎、新月体性肾小球肾炎、膜性肾小球肾炎(膜性肾病)、膜性增生性肾小球肾炎、系膜增生性肾小球肾炎、轻微病变性肾小球肾炎(脂性肾病)、局灶性节段性肾小球硬化、IgA肾病、慢性硬化性肾小球肾炎肾炎等。

　　肾小球肾炎的临床表现类型也较多,病理类型与临床表现有密切关系,但并不完全平行。相似的症状可由不同的病变引起,而相似的病变也可引起不同的临床症状。

　　1. 急性肾炎综合征　　多见于急性弥漫性增生性肾小球肾炎;起病急,明显血尿、程度不同的蛋白尿及水肿,高血压;病变严重者可出现氮质血症或肾功能不全。

　　2. 快速进行性肾炎综合征　　多见于新月体性肾小球肾炎;出现血尿和蛋白尿后,迅速出现少尿甚至无尿,快速进展为肾功能衰竭。

　　3. 肾病综合征　　出现肾病综合征的病理形态学类型较多,主要有微小病变性肾小球肾炎、弥漫性膜性肾小球肾炎、弥漫性膜性增生性肾小球肾炎、弥漫性系膜增生性肾小球肾炎等,表现为大量蛋白尿、严重水肿、低蛋白血症和高脂血症,即所谓"三高一低"。

　　4. 慢性肾炎综合征　　肾小球肾炎的各种类型均可因病变持续并演变为慢性硬化性肾小球肾炎后而出现此种临床表现,主要表现为多尿、夜尿、低比重尿、高血压、贫血、氮质血症,缓慢发展为肾功能衰竭甚至尿毒症。

　　5. 隐匿性肾炎综合症　　主要见于IgA肾病,表现为持续或复发性肉眼或镜下血尿,或轻度蛋白尿,余无其他明显的肾炎症状,故又称无症状性蛋白尿或血尿。

　　(四) 常见类型及病变特点

　　1. 急性弥漫性增生性肾小球肾炎(acute diffuse proliferation glomerulonephritis)　　多见于儿童,以6~10岁学龄期儿童最为多见;成人也可发生,但病变一般比儿童严重。临床表现为急性肾炎综合征。

发病与 A 组乙型溶血性链球菌感染有关,少数与其他细菌如葡萄球菌、肺炎球菌和某些病毒及寄生虫感染有关,故又称**链球菌感染后肾小球肾炎**或**感染后肾小球肾炎**。发生机制是链球菌或其他病原体的抗原成分使机体产生相应的抗体,抗原抗体复合物在血液循环中形成,并沉积在肾小球内,引起肾小球肾炎。

(1) **病理变化**　肉眼观,双侧肾脏轻到中度肿大,被膜紧张。肾脏表面光滑、充血,有的肾脏表面散在粟粒大小的出血点,故有**大红肾**或**蚤咬肾**之称(图 9 - 22)。切面见肾皮质增厚。光镜下,双侧肾脏肾小球弥漫受累,肾小球体积增大。主要变化为肾小球系膜细胞和内皮细胞增生肿胀,并有少量中性粒细胞及巨噬细胞浸润。肾小球内细胞数目显著增多可使毛细血管腔狭窄或闭塞,肾小球血量减少。病变严重处血管壁发生纤维蛋白样坏死,局部出血,可伴血栓形成。肾小管上皮细胞肿胀,腔内可见滤出的各种成分,如蛋白质、红细胞、白细胞以及由这些成分凝集而成的管型。肾间质充血、水肿并有炎细胞浸润(图 9 - 23)。

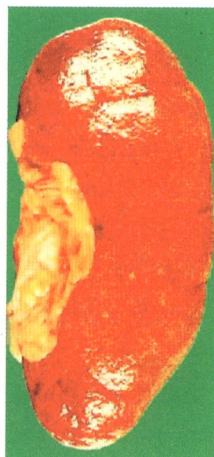

图 9 - 22　急性弥漫性增生性肾小球肾炎(蚤咬肾)

(2) **临床病理联系**　临床主要表现急性肾炎综合征。

1) **尿的改变**　① 少尿甚至无尿:主要由于内皮细胞及系膜细胞的增生肿胀,压迫肾小球毛细血管,肾小球的血流量减少,滤过率降低,而肾小管的重吸收功能基本正常,而出现少尿或无尿。严重者可致氮的代谢产物在血液中潴留而发生**氮质血症**。② 血尿、蛋白尿和各种管型尿:由于肾小球毛细血管壁的损伤,滤过膜通透性增强引起。

2) **水肿**　主要因肾小球滤过率降低,使钠、水潴留;另外,由于变态反应使毛细血管通透性增强可加重水肿。水肿一般为

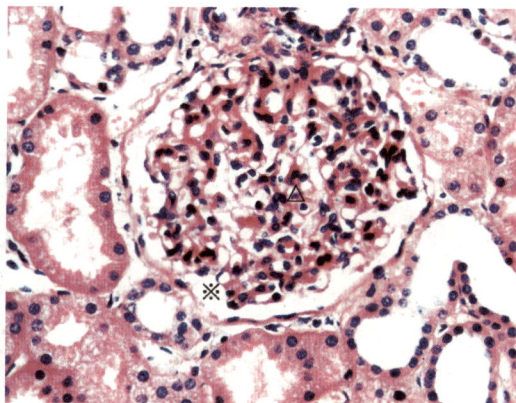

图 9 - 23　急性弥漫性增生性肾小球肾炎
HE 染色　×400　(△)肾小球内细胞数显著增多,
(※)肾小囊腔变狭窄

轻到中度,常先发生于组织疏松的眼睑部,再蔓延到整个面部,重者波及全身。

3) **高血压**　本型肾小球肾炎的大多数患者均可出现高血压,主要原因是钠、水潴留,引起血容量增加。血压多为轻到中度升高,少数严重者可导致心力衰竭及高血压脑病。

(3) **结局**　此型肾小球肾炎多数患者预后好,尤其儿童患者,绝大多数患儿可在数周或数月内痊愈。少数患者,且多为成年人病变可迁延不愈,逐渐发展为慢性硬化性肾小球肾炎。极少数患者病情严重,发展为新月体性肾小球肾炎。

2. 新月体性肾小球肾炎(cresentic glomerulonephritis)　多见于青年人和中年人,起病急骤,进展迅速。临床表现为快速进行性肾炎综合征。患者常在数周至数月内发生肾功能

衰竭,死于尿毒症,故又称快速进行性肾小球肾炎。

本病多为原因不明的原发性肾炎,也可以继发于其他疾病,如严重的急性弥漫性增生性肾小球肾炎、肺出血肾炎综合征(Goodpasture 综合征)或系统性红斑狼疮、过敏性紫癜等均可发展为此型肾小球肾炎。

(1) **病理变化**　肉眼观,两肾弥漫性增大,颜色苍白,切面皮质增厚,表面可有点状出血(图 9 - 24)。光镜下,大部分肾小球内有具特征性的**新月体**(crescent)或**环状体**形成。

新月体是肾小囊壁层上皮细胞显著增生,堆积成层,在毛细血管丛周围形成的新月形小体(图 9 - 25、图 9 - 26)。当增生的上皮细胞在毛细血管丛周围包绕成环状时,称为环状体。新月体或环状体内含有渗出的单核细胞、中性粒细胞、红细胞及纤维蛋白等成分。纤维蛋白是刺激新月体形成

图 9 - 24　新月体性肾小球肾炎

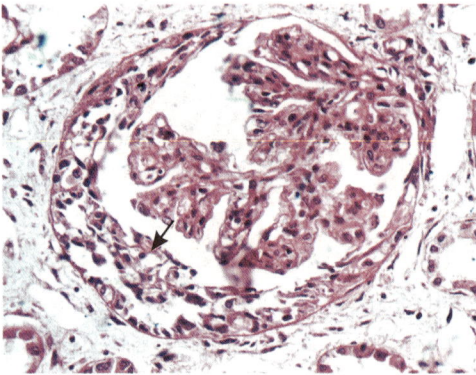

的主要因素。早期的新月体以细胞成分为主,称其为细胞性新月体;随病变发展,纤维成分逐渐增多,称其为纤维-细胞性新月体;最后新月体纤维化,成为纤维性新月体。病变严重者可见肾小球毛细血管壁发生纤维蛋白样坏死和出血。新月体或环状体形成后,既可压迫毛细血管丛,又可与肾小球毛细血管丛粘连,使肾小囊腔闭塞,严重破坏肾小球的结构和功能,影响血浆从肾小球滤过。最后,肾小球毛细血管丛萎缩,整个肾小球纤维化及玻璃样变,所属肾小管萎缩消失,整个肾单位废用。间质纤维组织增生,有较多淋巴细胞、单核细胞等炎细胞浸润。

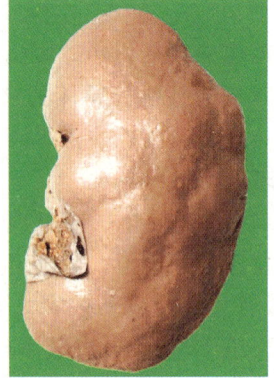

图 9 - 25　新月体性肾小球肾炎
HE 染色　×400
壁层上皮细胞增生形成新月体(↑)

图 9 - 26　新月体性肾小球肾炎
免疫荧光染色　×400　(△)新月体

(2) **临床病理联系**　临床主要表现为快速进行性肾炎综合征。

1) **尿的改变**　由于肾小球毛细血管坏死,基底膜缺损,患者常出现明显血尿,蛋白尿相对较轻,水肿不明显。由于大量新月体形成后,阻塞肾小囊腔,患者迅速出现少尿甚至无尿。

2) **氮质血症及尿毒症**　由于少尿或无尿,代谢产物不能排出,在体内潴留引起氮质血症,并迅速发展为尿毒症。

3) **高血压**　晚期大量肾单位纤维化,玻璃样变,肾组织缺血,通过肾素-血管紧张素的

作用,出现高血压的临床表现。

（3）**结局**　由于快速进行性肾小球肾炎的病变广泛,发展迅速,预后较差,如不及时采取措施,多数病人往往于数周至数月内死于尿毒症。预后与出现新月体或环状体的肾小球的比例相关,受累肾小球少于80％者比80％以上受累者进展慢,预后稍好。

3. 慢性硬化性肾小球肾炎（chronic sclerosing glomerulonephriteis）　是各型肾小球肾炎发展到晚期的病理类型,多见于成人,预后差。临床表现比较复杂、多样,常出现慢性肾炎综合征。

（1）**病理变化**　肉眼观,两肾对称性缩小,苍白,质地变硬,表面呈均匀的细颗粒状。切面可见肾皮质变薄,皮髓质界限不清,小动脉壁硬化、增厚,呈哆开状。肾盂周围脂肪组织增多。这种形态称为颗粒性固缩肾（图9-27）。光镜下,病变早期尚可见到原发肾炎病理类型的病变特点。后期大部分肾小球纤维化及玻璃样变,所属肾小管萎缩、消失;间质纤维组织大量增生,有多量淋巴细胞及浆细胞浸润（图9-28）。纤维化使病变肾小球相互靠拢。

图9-27　慢性硬化性肾小球肾炎（颗粒性固缩肾）
肾脏表面布满均匀的细颗粒,肾皮质变薄

少部分残存的相对正常的肾小球发生代偿性肥大,所属肾小管扩张,腔内可含各种管型,部分肾小管高度扩张呈囊状（图9-29）。由于慢性肾小球肾炎时肾组织一部分被破坏,发生纤维化和收缩,而另一部分呈代偿性肥大和扩大,所以形成肉眼所见肾表面的细颗粒状外观。

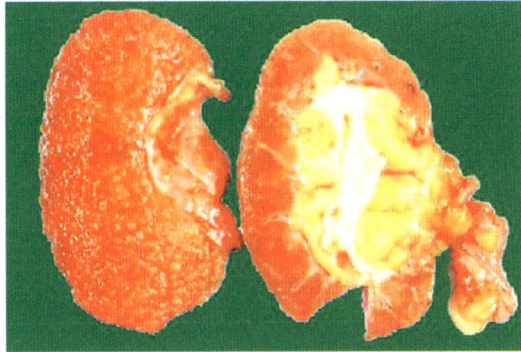

图9-28　慢性硬化性肾小球肾炎
HE染色　×100　（△）肾小球纤维化及玻璃样变,
（↑）肾小管萎缩、消失,间质大量纤维组织增生

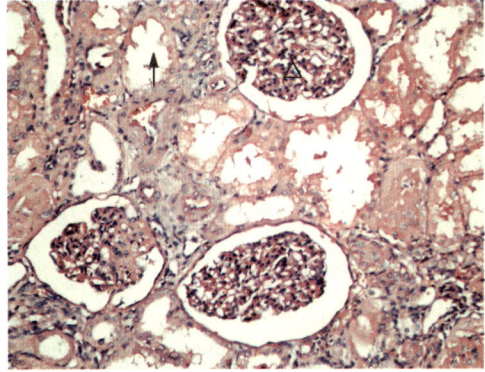

图9-29　慢性硬化性肾小球肾炎
HE染色　×100　（△）肾小球代偿性肥大,
（↑）肾小管代偿性扩张

（2）**临床病理联系**　临床主要表现为慢性肾炎综合征,即从功能角度所称的慢性肾功能衰竭,其病理形态学基础是肾单位病变的进行性加重直至广泛破坏。

1）**尿的变化**　由于多数肾单位破坏,血流只能通过少数残存的肾单位,导致血流速度加快,肾小球滤过率显著增加,但肾小管的重吸收有一定限度,导致尿浓缩程度降低,从而出现多尿、夜尿和低比重尿。由于残存肾单位的结构和功能相对正常,故血尿、蛋白尿、管型尿常不明显,水肿也较轻。

2) **高血压** 晚期由于大量肾单位纤维化,肾组织严重缺血,肾素分泌增加,病人出现明显高血压。晚期病人发生细动脉硬化可进一步发生肾缺血和高血压。慢性肾炎时的高血压,一般不出现波动,并保持在较高水平。长期高血压可引起左心室肥大,甚至导致左心衰竭。

3) **氮质血症和肾功能衰竭** 由于大量肾单位破坏,残存的相对正常的肾单位逐渐减少,最后出现体内代谢产物不能排出,水电解质代谢和酸碱平衡发生紊乱,最后导致氮质血症和肾功能衰竭。

4) **贫血** 由于肾组织大量破坏,促红细胞生成素生成减少,长期肾功能不全引起的氮质血症和自身中毒抑制造血功能,病人常出现贫血。

(3) **结局** 慢性硬化性肾小球肾炎的病程长短不一,部分病变发展缓慢,病程可迁延数年至数十年,积极合理的治疗可控制病变进展。病变发展到晚期,预后极差,患者常由于肾功能衰竭而死亡,也可死于心力衰竭、高血压引起的脑出血和机体抵抗力的降低而引起的继发感染。目前已可用肾透析和异体肾移植方法挽救晚期患者。

二、肾盂肾炎

(一) 概 述

肾盂肾炎(pyelonephritis)是一种主要由细菌感染引起的化脓性炎症,病变主要累及肾盂黏膜和肾间质,肾小管和肾小球可不同程度地被波及。可发生于任何年龄,因解剖及生理学特点,患者以女性居多,发病率为男性的 9～10 倍。临床上常有发热、腰部酸痛、血尿和脓尿等症状。根据临床表现和病理变化可分为急性和慢性两种。

引起肾盂肾炎的细菌种类很多,其中以大肠杆菌最为常见,约占全部病例的 60%～80%。感染途径主要有**上行性感染**和**血源性感染**两种,以前者为最常见。上行性感染多继发于尿道炎、膀胱炎,病原菌从尿道或膀胱通过输尿管管腔或输尿管周围的淋巴管上行至肾盂和肾间质引起一侧或双侧肾组织病变。血源性感染时,病原菌由体内某处感染灶侵入血液,随血流至肾引起病变。泌尿道结石、前列腺肥大等引起的尿路阻塞是较常见的诱因,膀胱镜检查、导尿术等引起的尿路黏膜损伤也易诱发肾盂肾炎,应注意避免。

(二) 类型及病变特点

1. 急性肾盂肾炎(acute pyelonephritis)

(1) **病理变化** 肉眼观,肾体积增大,充血,表面散在大小不等呈黄色或黄白色的脓肿,脓肿周围有充血或出血带(图9-30)。病灶可弥漫分布,也可局限于某一区域,并可互相融合形成大脓肿。切面常见多数由髓质向皮质延伸的黄色条纹病灶及其融合而成的大小不等的脓肿(图 9-31)。肾盂黏膜充血、水肿,可有散在的小出血点,有时黏膜表面有脓性渗出物覆盖,肾盂腔内可有脓性尿液积聚。镜下观,肾盂

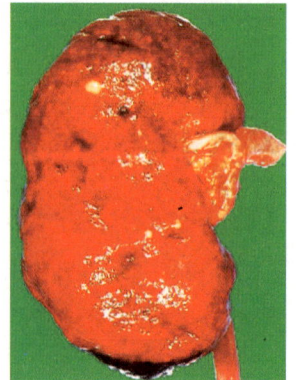

图 9-30 急性肾盂肾炎,肾脏表面散在大小不一的灰黄色脓肿灶

黏膜充血、水肿，大量中性粒细胞浸润（图9-32）。以后炎症沿肾小管及其周围组织扩散，引起肾间质化脓性炎伴有脓肿形成，脓肿破入肾小管，使管腔内充满脓细胞和细菌菌落。上行性感染时肾小球通常很少受累。

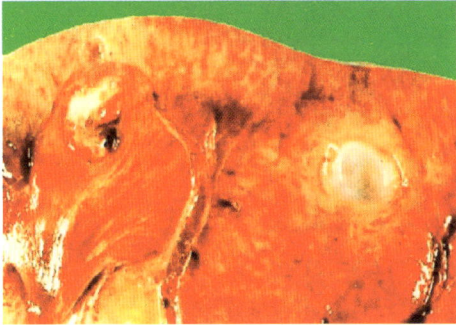

图9-31 急性肾盂肾炎
切面可见由髓质向皮质延伸的黄色条纹
病灶及其融合而成的大小不等的脓肿

图9-32 急性肾盂肾炎 HE染色 ×100
（△）肾间质大量中性粒细胞浸润，形成小脓肿；
（↑）肾小管管腔内可见中性粒细胞聚积

（2）**临床病理联系** ① 全身表现：发热、寒战，血中中性粒细胞增多等；② 局部表现：由于肾体积增大使肾被膜紧张，出现腰部酸痛和肾区叩击痛；③ 尿和肾功能的变化：由于肾盂和肾间质发生化脓性炎可出现脓尿、蛋白尿、管型尿、菌尿，有时还有血尿等。由于膀胱和尿道受急性炎症的刺激可出现尿频、尿急、尿痛等症状。

（3）**结局** 如能及时彻底治疗，大多数可以治愈；如治疗不彻底或尿路阻塞未消除，则易反复发作而转为慢性。

2. 慢性肾盂肾炎（chronic pyelonephritis）

（1）**病理变化** 肉眼观，可见两侧肾不对称，大小不等，体积缩小，质地变硬。表面高低不平，有不规则的大的凹陷性瘢痕。切面可见皮髓质界限模糊，肾乳头部萎缩。肾盂、肾盏因瘢痕收缩而变形。肾盂黏膜增厚、粗糙（图9-33）。镜下观，病变呈不规则片状，夹杂于相对正常的肾组织之间。瘢痕区的肾组织破坏，肾间质和肾盂黏膜纤维组织大量增生，其中有大量慢性炎细胞浸润；肾小管多萎缩、坏死，由纤维组织替代。有些肾小管腔扩张，腔内有红染的胶样管型，形似甲状腺滤泡。早期肾小球尚完好，由于间质的慢性炎症，使肾球囊周围纤维化，而球囊壁常因纤维化而增厚，这是慢性肾盂肾炎时肾小球病变的一个特点。后期肾间质病变

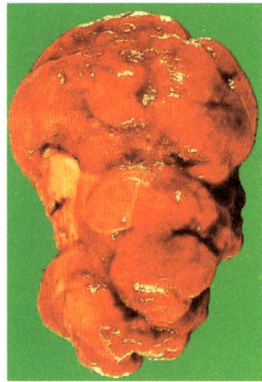

图9-33 慢性肾盂肾炎

严重，部分肾小球发生纤维化和玻璃样变。部分肾单位呈代偿性肥大（图9-34）。

（2）**临床病理联系** 由于在慢性肾盂肾炎时病变首先主要累及肾小管，肾小管功能障碍出现较早，也比较严重。肾小管浓缩功能降低，病人可有多尿和夜尿。远端肾小管的受累使钠、钾和重碳酸盐丧失，病人可有缺钠、缺钾和酸中毒。随着肾组织发生纤维化和血管硬化，肾组织缺血，使肾素-血管紧张素活性增强而引起高血压。病变晚期，因为肾单位大量破坏，出现慢性肾功能衰竭的一系列表现。

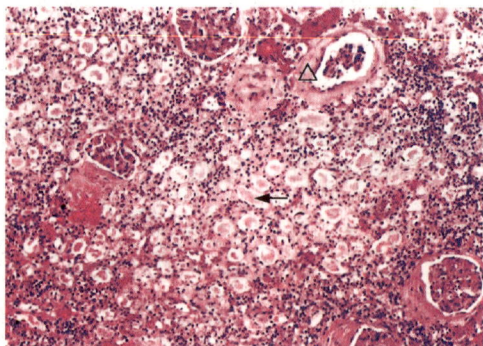

图 9-34　慢性肾盂肾炎　HE 染色　×100

(↑)部分肾小管扩张,管腔内充满红染的胶样管型,(△)肾球囊周围纤维化

　　慢性肾盂肾炎常可急性发作,发作期间的症状与急性肾盂肾炎相似,尿中出现大量中性粒细胞或脓细胞、蛋白质和管型。

　　(3) **结局**　慢性肾盂肾炎病变迁延,常反复急性发作,如能及时彻底治疗可控制其病变的发展。如诱因未能去除,治疗较晚或不彻底,两侧肾脏受累严重时,病人可死于尿毒症,也可因顽固的高血压而死于心力衰竭。

（张巧英　吴建红　董　梁）

第十章

生殖系统

生殖系统(reproductive system)包括男性生殖系统和女性生殖系统。男、女性生殖系统虽有差异,但都可分为内生殖器和外生殖器两部分。内生殖器主要位于盆腔,外生殖器露于体表。生殖系统主要功能是:产生生殖细胞,繁殖后代,延续种族;分泌性激素,以促进和维持生殖器的发育,激发并维持第二性征。

第一节　男性生殖系统

男性生殖系统(male reproductive system)包括内生殖器和外生殖器两部分。内生殖器由生殖腺(睾丸)、输精管道(附睾、输精管、射精管和尿道)和附属腺(精囊、前列腺、尿道球腺)组成。外生殖器包括阴囊和阴茎(图 10-1)。

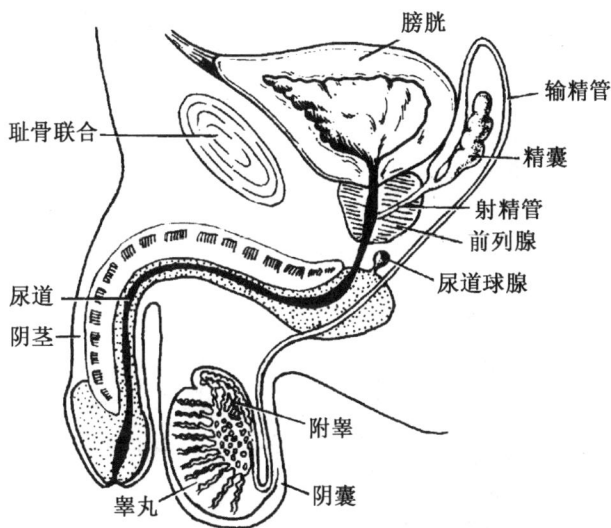

图 10-1　男性生殖系统模式图

一、睾　丸

睾丸(testis)是男性的生殖腺,具有产生精子和分泌雄激素的功能。

(一)睾丸的位置和形态

睾丸位于阴囊内,左右各一(图 10-2),呈扁椭圆形,分上、下两端、前、后两缘和内、外两面。其下端及前缘游离,上端及后缘有附睾附着,后缘附有系膜,有血管、神经和淋巴管出入,并与附睾、输精管起始部相邻。睾丸除后缘外都被覆有鞘膜,它由浆膜构成,分脏、壁两层,脏层紧贴睾丸表面,壁层贴附于阴囊内面。脏、壁两层在睾丸后缘相互移行,围成密闭的腔隙,称鞘膜腔。鞘膜腔内含少量浆液,起润滑作用。

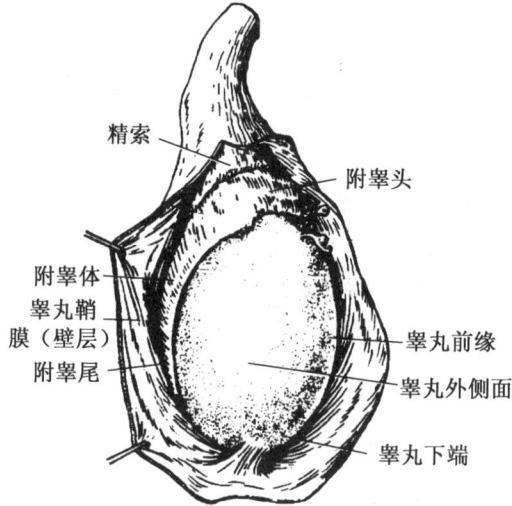

图 10-2　睾丸与附睾

(二)睾丸的微细结构

睾丸表面包被有一层致密结缔组织构成的**白膜**(tunica albuginea),白膜在睾丸后缘增厚形成**睾丸纵隔**(mediastinum testis)。纵隔的结缔组织呈放射状伸入睾丸实质,将其分隔成 100~250 个锥体形的**睾丸小叶**(lobules of testis),每个小叶内含 2~4 条盘曲的**生精小管**(seminiferous tubule)。生精小管逐渐向睾丸纵隔集中,在小叶的尖端汇合成**直精小管**(tubules rectus),直精小管进入睾丸纵隔相互吻合形成**睾丸网**(rete testis)。生精小管之间的结缔组织称**睾丸间质**(图 10-3、图 10-4)。

图 10-3　睾丸与附睾模式图

1. 生精小管（seminiferous tubule） 是产生精子的场所。成人的生精小管长 30～70cm，直径 150～250μm，管壁厚 60～80μm。生精小管的管壁主要由**生精上皮**（seminiferous epithelium）构成。生精上皮由**生精细胞**和**支持细胞**组成。青春期前生精小管为实心结构，生精细胞仅为精原细胞。上皮外有较厚的基膜，基膜外侧有胶原纤维和一些梭形的**肌样细胞**，肌样细胞的收缩有助于精子的排出（图 10-4）。

（1）**生精细胞**（spermatogenic cell） 自生精小管基底部至腔面，依次有精原细胞、初级精母细胞、次级精母细胞、精子细胞和精子。

1）**精原细胞**（spermatogenium） 是最幼稚的生精细胞，此细胞紧贴基膜，圆形或椭圆形，直径约 12μm，核染色较深，有 1～2 个核仁。青春期后，精原细胞开始不断增殖，可分为 A、B 两型。A 型精原细胞是生精细胞中的干细胞，分裂增殖后，一部分子细胞继续作为干细胞，稳定精原细胞的数量和保持活跃的生精能力；另一部分分化为 B 型精原细胞，经数次分裂后，体积增大，发育为初级精母细胞（图 10-4、图 10-5）。

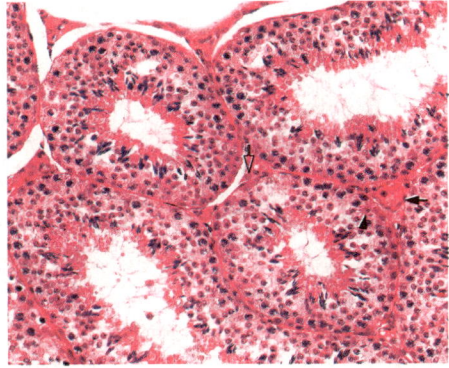

图 10-4 生精小管与睾丸间质（睾丸）
HE 染色 ×400 （▲）支持细胞；
（♠）间质细胞；（↑）毛细血管

2）**初级精母细胞**（primary spermatocyte）位于精原细胞的近腔面，约 1～2 层，体积较大呈圆球形，直径约 18μm，核大而圆，染色质呈细网状，核型为 46，XY。初级精母细胞经过 DNA 复制后（4nDNA），进行第一次成熟分裂形成两个次级精母细胞，染色体数目减少一半（图 10-4、图 10-5）。由于第一次成熟分裂的分裂前期历时较长（约 22 天），故在组织切片中易见到初级精母细胞。

3）**次级精母细胞**（secondary spermatocyte） 位置靠近腔面，直径约 12μm。核圆形，染色较深，核型为 23，X 或 23，Y（2nDNA）。次级精母细胞不进行 DNA 复制，即进入第二次成熟分裂，一个次级精母细胞形成两个精子细胞（nDNA）（图 10-4、图 10-5）。因第二次成熟分裂较快，故在切片中不易见到次级精母细胞。

成熟分裂又称**减数分裂**（meiosis），仅见于生殖细胞的发育过程中，经过两次成熟分裂，其染色体数目减少一半。

4）**精子细胞**（secondary spermatid） 位于近腔面，直径约 8μm。细胞呈圆形，核圆，染色质细密、深染。精子细胞不再分裂，经复杂的形态变化形成精子。由精子细胞变态形成精子的过程称**精子形成**（spermiogenesis），包括：① 核染色质高度浓缩，形成精子头的主要结构；② 高尔基复合体形成顶体，位于核的一侧；③ 中心体移至顶体对侧，形成轴丝，构成精子鞭毛的主要结构；④ 线粒体聚集缠绕在鞭毛轴丝近段周围，形成线粒体鞘；⑤ 多余的胞质脱落，被支持细胞吞噬（图 10-6）。

5）**精子**（spermatocyt） 形似蝌蚪，长约 60μm，分为头、尾两部（图 10-7）。头部正面观呈卵圆形，侧面观呈梨形，长约 4～5μm，宽约 2.5～3.5μm，头主要为高度浓缩的细胞核，核的前 2/3 有顶体覆盖。顶体内含有多种水解酶，在受精过程中起重要作用。尾部细长，称鞭毛，是精子的运动装置，可分为颈段、中段、主段和末段四部分。构成尾部全长的轴心是轴丝，由 9＋2 排列的微管构成。中段的轴丝外有 9 根纵行的外周致密纤维，其外侧包有线粒

图 10-5 生精小管上皮细胞超微结构模式图

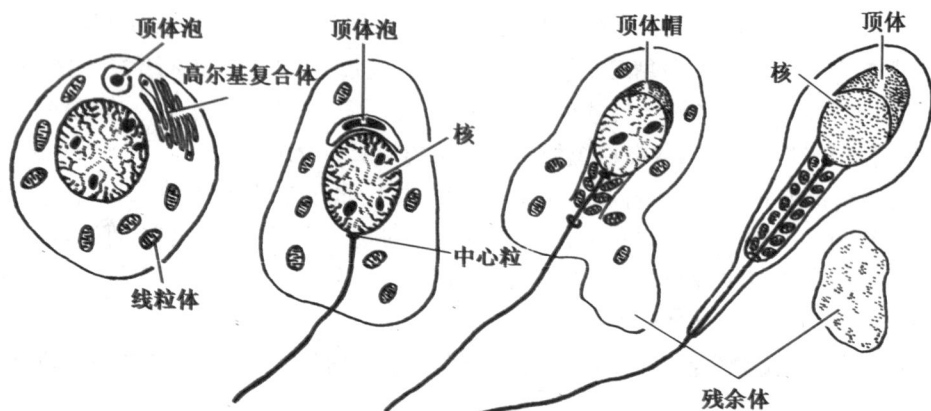

图 10-6 精子形成示意图

体鞘。主段最长,外周有纤维鞘。末段短,仅有轴丝。

从精原细胞到形成精子的过程称**精子发生**(spermatogenesis)。在人约需 64±4.5 天,经历了精原细胞的增殖和分化、精母细胞的成熟分裂和精子形成 3 个阶段。成年人每克睾丸组织在每秒钟内可产生 300~600 个精子,两侧睾丸每天约产生 2 亿个精子。

生精细胞对体内外某些因素的影响较敏感,如病毒、放射线的照射、微波、酒精、高温、某些药物、性激素等。无精症、少精症或畸形精子增多,可导致男性不育。

(2) **支持细胞**(sustentacular cell) 又称 Sertoli 细胞。呈不规则的高锥体形,单层排列,细胞基部附着在基膜上,顶部伸至腔面。光镜下细胞轮廓不清,核呈三角形或不规则形,染色较浅,核仁明显(图 10-4),常以其核的形态辨认。电镜下,胞质内高尔基复合体发达,粗面内质网和滑面内质网丰富,线粒体、溶酶体、微丝和微管较多。相邻支持细胞的侧突胞膜在精原细胞的上方形成紧密连接,将生精上皮分为基底室和近腔室两部分,使精原细胞与其他生精细胞处于不同的微环境中(图10-5)。生精小管与血液之间存在**血-睾屏障**(blood-testis barrier),由间质中毛细血管内皮及其基膜、结缔组织、生精上皮基膜和支持细胞紧密连接组成,其中紧密连接最重要。该屏障可阻止大分子物质进出生精上皮,形成有利于精子发生的微环境。若精子抗原物质外逸可引起自身免疫反应,造成自身免疫性不孕症。

　　支持细胞可支持、营养和保护各级生精细胞;吞噬精子形成时脱落的胞质;合成并分泌**雄激素结合蛋白**(androgen binding protein,ABP),可与雄激素结合,提高生精小管内雄激素的浓度,促进精子的发生;分泌少量液体有助于精子运送,其分泌物中含有抑制素,可抑制腺垂体分泌卵泡刺激素;参与构成血-睾屏障。

　　2. 睾丸间质(interstitial tissue of testis)　是位于生精小管之间的疏松结缔组织,除富含丰富的血管、淋巴管外,含有一种内分泌细胞,称**间质细胞**(interstitial cell),又称 Leydig 细胞,细胞成群分布,体积较大,圆形或多边形,核圆居中,胞质嗜酸性较强(图10-4)。

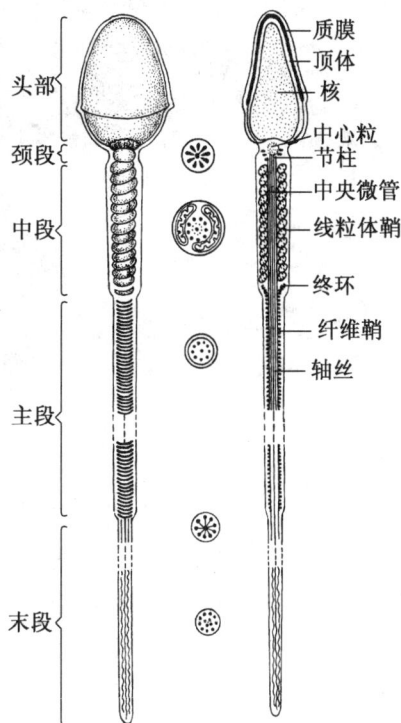

图10-7　精子超微结构模式图

具有分泌类固醇激素细胞的超微结构特点。间质细胞分泌**雄激素**(interstitial cell),主要为睾酮。雄激素具有促进精子发生和男性生殖器官发育,以及维持男性第二性征和性功能的作用。

　　3. 直精小管和睾丸网　直精小管的管壁为单层立方或矮柱状上皮,无生精细胞。直精小管进入纵隔后分支吻合形成网状的睾丸网,衬有单层立方上皮。

二、生殖管道

(一)附　睾

　　1. 附睾的位置和形态　附睾(epididymis)附于睾丸的上端和后缘。上端膨大,下端细小。从上至下可分为头、体、尾3部分。头部由**输出小管**(efferent duct)构成,输出小管的末端汇合成一条**附睾管**(ductus epididymidis)迂回盘曲沿睾丸后缘下降,形成附睾体和附睾尾。附睾尾向后上返折移行为输精管。

　　2. 附睾的微细结构

　　(1)**输出小管**　是由从睾丸网发出的8～12条弯曲小管构成,末端与附睾管相连。管壁上皮由无纤毛的低柱状细胞和有纤毛的高柱状细胞相间排列而成,故腔面高低不平。上皮基膜外有少量平滑肌环绕(图10-8)。

　　(2)**附睾管**　是一条长约4～6m高度盘曲的管道,远端与输精管相连。管腔较大,腔面较平整,腔内含有大量精子和分泌物。上皮为假复层柱状上皮,表面有细长的微绒毛(静纤毛),上皮具有分泌功能,可分泌促进精子成熟的物质,增强精子的运动能力。基膜明显,其外侧有少量的结缔组织和一层环行平滑肌(图 10 - 8)。

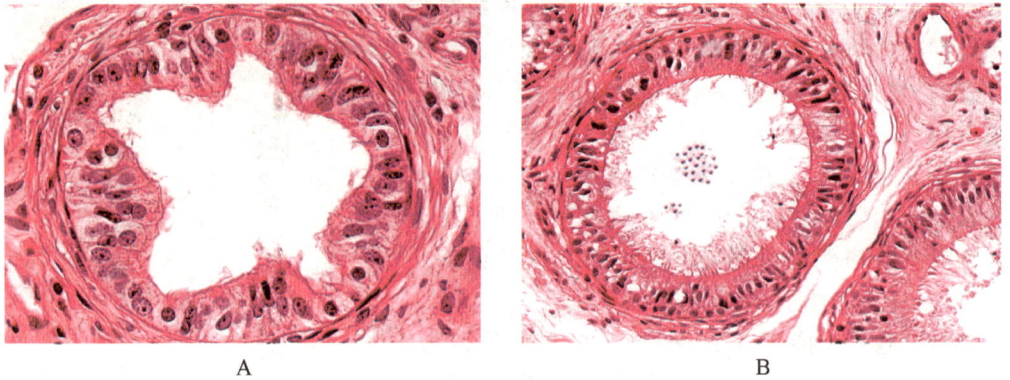

A　　　　　　　　　　　　　　　　　　B

图 10 - 8　输出小管和附睾管(附睾)

A. 输出小管(HE 染色，×400)；B. 输出小管(HE 染色，×200)

生精小管产生的精子无运动及受精能力,经直精小管、睾丸网、输出小管进入附睾管,精子在此停留 8~17 天左右,在雄激素及附睾上皮细胞分泌的肉毒碱、甘油磷酸胆碱和唾液酸的作用下,经一系列成熟变化,获得了运动能力,达到功能上的成熟,并贮存于附睾体和尾部。附睾功能异常,可影响精子的成熟而致不育。

(二)输精管

1. 输精管的分部　　输精管(ductus deferens)是附睾管的延续,长约 50cm,管壁较厚,活体触摸时呈细的圆索状(图 10 - 1)。输精管行程较长,可分为四部:① 睾丸部,即起始部,自附睾尾沿睾丸后缘上行至睾丸上端。② 精索部,介于睾丸上端与腹股沟管皮下环之间,此段位置表浅,易触及,是输精管结扎术的常用部位。③ 腹股沟管部,位于腹股沟管内的部分。④ 盆部,由腹股沟管腹环至输精管末端,此段最长。输精管盆部经腹环入盆腔,沿骨盆侧壁向后下行,经输尿管末端的前上方到膀胱底的后面,在此膨大形成**输精管壶腹**(ampulla ductus deferentis)(图 10 - 9),其末端变细,与精囊的排泄管汇合形成射精管。

图 10 - 9　精囊、前列腺和尿道球腺

2. 输精管的微细结构　输精管为一厚壁腔小的肌性管道。管壁分黏膜、肌层和外膜三层。黏膜形成数条纵行皱襞突向管腔内。上皮为假复层柱状上皮；固有层含弹性纤维较多；肌层厚，由内纵、中环和外纵平滑肌组成；外膜为结缔组织（图 10-10）。射精时肌层强有力地收缩，有助于精子快速排出。

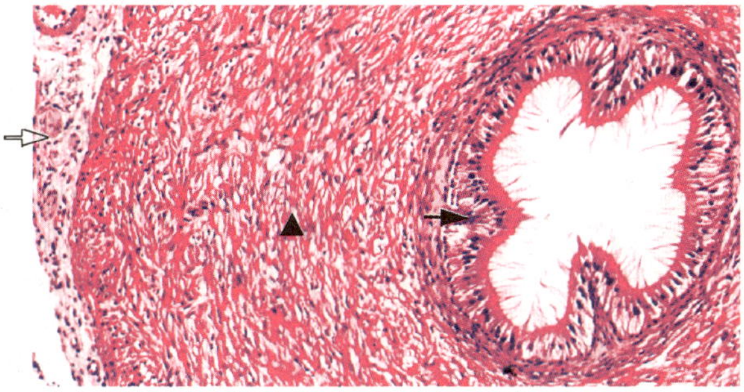

图 10-10　输精管　HE 染色　×100
（↑）黏膜；（▲）肌层；（⇡）外膜

（三）射精管

射精管（ejaculatory duct）由输精管末端和精囊的排泄管汇合而成，长约 2cm，穿过前列腺实质，开口于尿道的前列腺部。

精索（spermatic cord）位于睾丸上端与腹股沟管腹环之间的一对柔软的圆索状结构，由输精管、睾丸动脉、蔓状静脉丛、输精管动、静脉、神经、淋巴管和鞘韧带等外包被膜组成。蔓状静脉丛的扩张、迁曲可影响精子的产生和精液的质量，是男性不育症的因素之一。

三、附属腺

（一）精　囊

精囊（seminal vesicle）又称精囊腺，为一对长椭圆形囊状器官，位于膀胱底后面，输精管壶腹的外侧（图 10-9），其排泄管与输精管末端汇合成射精管。精囊的分泌物是精液的主要成分之一，呈弱碱性、浅黄色的黏稠液体，内含丰富的果糖，可为精子运动提供能量。

（二）前列腺

1. 前列腺的位置和形态　前列腺（prostate）位于膀胱颈和尿生殖膈之间，包绕尿道的起始部（图 10-8）。呈前后略扁的栗子形，上端宽大称**前列腺底**（basis prostatae），与膀胱颈相贴，有尿道穿入，并与精囊及输精管壶腹相邻；下端尖细称**前列腺尖**（apex prostatae），与尿生殖膈相贴，尿道由此穿出；中间的大部分为**前列腺体**（corpus prostatae），其后面正中有一纵形浅沟，称**前列腺沟**（sulcus prostatae）。肛门指诊可扪及前列腺的后面和前列腺沟，患前列腺炎或前列腺肥大时，此沟变浅或消失。

前列腺一般分五叶，即前叶、中叶、后叶和两个侧叶（图 10-11）。前叶位于尿道前方；中叶呈上宽下尖的楔形，位于尿道与射精管之间；后叶位于射精管的后下方；两个侧叶紧贴尿道的两侧。

2. 前列腺的微细结构　前列腺的被膜与支架由富含弹性纤维和平滑肌的结缔组织组成。腺实质为复管泡状腺（图 10-12），腺泡形态不规则，大小不一。腺分泌部由单层立方、

尿道内口　　　　　　　　　　　精囊
　　　　　　　　　　　　　　　输精管壶腹
　　　　　　　　　　　　前叶
前列腺　　　　　　　　　　左侧叶　　　　右侧叶
前叶　　　　　　　　　　　尿道
尿道前　　　　　射精管　　前列腺小囊　　前列腺
列腺部　　　　　前列腺中叶　　　　　　　中叶
　　　　　　　　前列腺后叶　射精管　　　后叶
尿道膜部

矢状切面　　　　　　　　　　　　水平切面

图 10-11　前列腺分叶

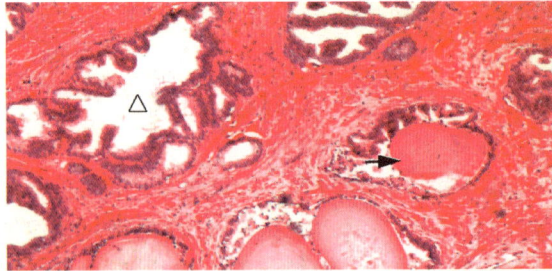

图 10-12　前列腺分泌部　HE 染色　×40
（△）腺泡;（↑）前列腺凝固体

单层柱状及假复层柱状上皮构成。腺腔中分泌物常浓缩形成圆形或卵圆形的嗜酸性的**前列腺凝固体**,它随年龄增长而增多,并可钙化形成前列腺结石。腺泡间有丰富的结缔组织和平滑肌。

　　前列腺的排泄管开口于尿道的前列腺部,其分泌物参与精液的组成,呈乳白色的稀薄液体,弱酸性,内含丰富的柠檬酸、酸性磷酸酶、纤维蛋白溶酶等。纤维蛋白溶酶可使凝固的精液液化。前列腺上皮具有较强的酸性磷酸酶活性。前列腺癌时,酸性磷酸酶活性显著增高。取患者前列腺液和血液做酸性磷酸酶含量测定,有助于前列腺癌的诊断。老年人前列腺肥大多发生在黏膜腺和黏膜下腺,此时压迫尿道,造成排尿困难。慢性前列腺炎时,纤维蛋白溶酶异常,引起精液不液化,影响精子的运动及受精能力。

　　小儿的前列腺甚小,腺组织不发育。性成熟期腺组织迅速生长。老年期腺组织退化萎缩,如腺内结缔组织增生,则形成前列腺肥大(中叶和侧叶多见),可压迫尿道,引起排尿困难。

前列腺按摩术应用要点

经直肠前壁触摸前列腺，先触及前列腺沟，如该沟消失，则提示前列腺肥大，特别是后叶肥大。注意腺体的硬度，左、右是否对称，有无结节、触痛。由于前列腺导管由前外侧向后内侧排列，开口于后尿道精阜两侧，因此按摩时应首先自前列腺外侧向中央沟按压，或分别从两侧外上部向内下部挤压，然后在中央沟自上而下挤压直到尿道球腺，前列腺液即从尿道外口流出。

（三）尿道球腺

尿道球腺（bulbourethral gland）是一对豌豆样的小腺体，位于尿生殖膈内（图 10 - 9）。排泄管开口于尿道球部，分泌物参与精液的组成。

精液（spermatic fluid）由精子与生殖管道及其附属腺的分泌物混合组成，呈乳白色，弱碱性。正常男性每次射精约 2～5ml，含精子 3 亿～5 亿个。

四、外生殖器

（一）阴　囊

阴囊（scrotum）是位于阴茎后下方的皮肤囊袋（图 10 - 2）。阴囊壁由皮肤和肉膜组成。皮肤薄而柔软，色素沉着，成年后生有少量阴毛。阴囊皮下缺乏脂肪组织而致密，为浅筋膜，含有平滑肌纤维，称**肉膜**（dartos coat），可随外界温度变化而舒缩，调节阴囊内的温度，以适应精子的发育。阴囊表面正中线上有一纵行的阴囊缝，肉膜在此线向深部发出**阴囊中隔**（septum of scrotum），将阴囊分为左、右两部，分别容纳同侧的睾丸和附睾。

在阴囊肉膜深面，由外向内依次为：① **精索外筋膜**（external spermatic fasxia），为腹外斜肌腱膜的延续；② **提睾肌**（cremaster），来自腹内斜肌和腹横肌的下部肌纤维，具有上提睾丸的作用；③ **精索内筋膜**（internal spermatic fasxia），比较薄弱，为腹横筋膜的延续；④ **睾丸鞘膜**（tunica vaginalis of testis），来自腹膜，分脏、壁两层。脏层包贴于睾丸表面（后缘除外）及附睾的一部分；壁层紧贴于精索内筋膜的内面，两层在睾丸后缘处相互移行，构成一个封闭的**鞘膜腔**（vaginal cavity），内有少量浆液，起润滑作用（图 10 - 13）。若腔内液体增多，则形成睾丸鞘膜积液。

（二）阴　茎

阴茎（penis）是男性的性交器官，分头、体、根三部分（图 10 - 14）。前端膨大称**阴茎头**（glans penis），其尖端有矢状位的尿道外口；后端为**阴茎根**（radix penis），附着于耻骨下支和坐骨支；中部为**阴茎体**（corpus penis），呈圆柱形，悬垂于耻骨联合前下方。头与体交界处有一环沟，称阴茎颈。

阴茎由两条阴茎海绵体和一条尿道海绵体组成，外包筋膜和皮肤。**阴茎海绵体**（cavernous body of penis）左右各一，位于阴茎的背侧。其前端变细嵌入阴茎头后面的凹陷内。后端两侧分开形成阴茎脚，分别附着于两侧的耻骨下支和坐骨支。**尿道海绵体**（cavernous boby of urethra）位于阴茎海绵体的腹侧，尿道贯穿其全长，前端膨大即阴茎头，后端膨大形成**尿道球**（bulb of urethra），附于尿生殖膈下面。

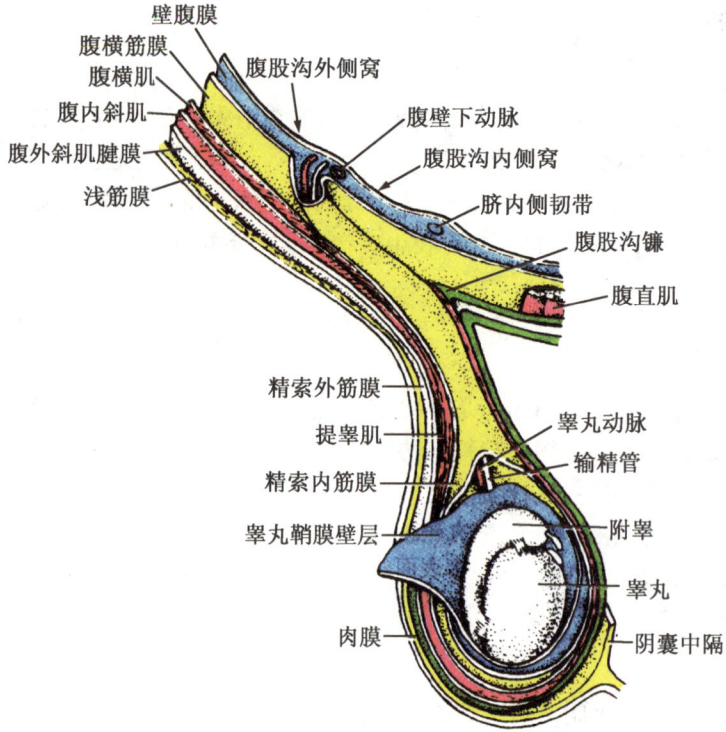

图 10-13 阴囊结构模式图

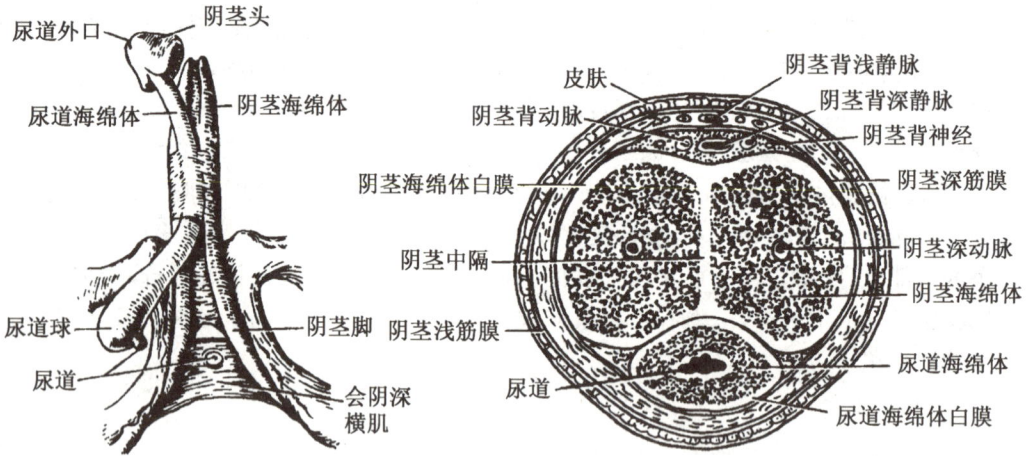

图 10-14 阴茎的形态和结构

每条海绵体的表面均包有一层厚而坚韧的致密结缔组织膜,称**海绵体白膜**。海绵体由许多海绵体小梁和腔隙组成,腔隙与血管相通,当腔隙充血时,阴茎变粗变硬勃起。

三条海绵体的外面共同包被阴茎深、浅筋膜和皮肤(图 10-14)。阴茎的皮肤薄而柔软,富于伸展性。在阴茎颈处,皮肤向前延伸为环行双层皮肤皱襞,包绕阴茎头称**阴茎包皮**(prepuce of penis)。在阴茎头腹侧中线上,包皮与尿道外口下端之间有一皮肤皱襞,称**包皮系带**(frenulum of prepuce)。幼儿包皮较长,包裹整个阴茎头。随着年龄的增长,包皮逐渐退缩,阴茎头逐渐显露。成年后,若阴茎头仍被包皮包裹,或包皮不能退缩暴露阴茎头,称包皮过长或包茎,包皮腔内易积垢,可引起阴茎包皮炎,诱发阴茎癌,需行包皮环切术。手术时注意勿伤及包皮系带,以免影响阴茎的正常勃起。

(三)男性尿道

男性尿道(male urethra)(图 10 - 1、图 10 - 15)兼有排尿和排精作用。始于膀胱的尿道内口,终于阴茎头的尿道外口,长约 16～22cm,根据其行程由上而下可分为尿道前列腺部、尿道膜部和尿道海绵体部。临床上将前列腺部和膜部称后尿道,海绵体部称前尿道。

1. 尿道前列腺部(prostatic part) 为穿经前列腺的部分,长约 2.5cm,其中部扩大,是尿道的最宽阔处,后壁上有一黏膜隆起,称**精阜**(seminal colliculus),其两侧和表面有射精管和前列腺排泄管的开口。

2. 尿道膜部(membranous part) 为穿经尿生殖膈的部分,长约 1.2cm,管径较为狭窄,周围有尿道膜部括约肌环绕,可控制排尿。

3. 尿道海绵体部(cavernous part) 为贯穿尿道海绵体的部分,长约 15cm。此段的起始部位于尿道球内,称**尿道球部**,其内腔稍扩大,有尿道球腺排泄管的开口。阴茎头处尿道管腔扩大,称**尿道舟状窝**(navicular fossa of urethra)。

男性尿道较长,有三个狭窄、三个扩大和两个弯曲。三个狭窄即尿道内口、膜部和尿道外口,其中尿道外口最狭窄;三个扩大即前列腺部、尿道球部和尿道舟状窝;两个弯曲即凹向前上方的**耻骨下弯**(subpubic curvature),此弯曲是固定的;凹向后下方的**耻骨前弯**(prepubic curvature),若将阴茎向上提起,此弯曲可减小或消失。了解上述男性尿道的特点对导尿、膀胱镜检查等临床操作有重要意义。

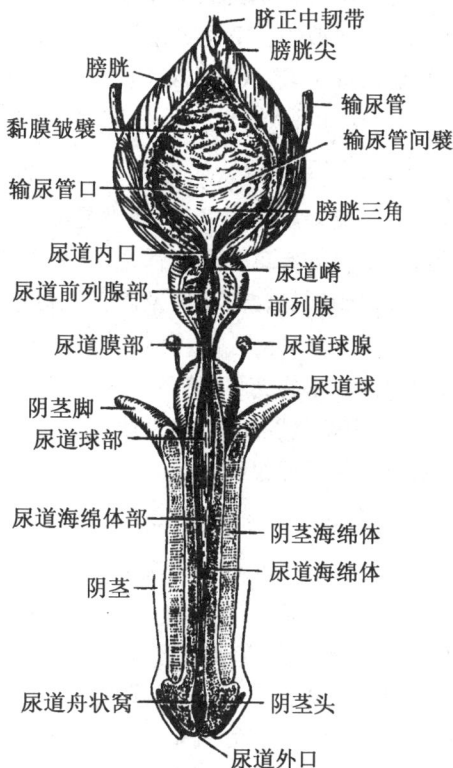

图 10 - 15 膀胱和男性尿道(前面)

标注:脐正中韧带、膀胱尖、膀胱、输尿管、黏膜皱襞、输尿管间襞、输尿管口、膀胱三角、尿道内口、尿道嵴、尿道前列腺部、前列腺、尿道膜部、尿道球腺、阴茎脚、尿道球、尿道球部、尿道海绵体部、阴茎海绵体、阴茎、尿道海绵体、尿道舟状窝、阴茎头、尿道外口

📖 **知识链接**

男性导尿术应用要点

将阴茎向上提起,使其与腹壁成 60°角,尿道耻骨前弯变直,将涂以无菌液状石蜡的导尿管端缓缓插入尿道,使导尿管顺尿道耻骨下弯方向进入,导尿管自尿道外口插入 7～8cm 时,相当于尿道海绵体部的中段,由于此部位的黏膜上有尿道腺的开口,开口处形成许多大小不等的尿道陷窝,如果导尿管前端顶住陷窝则出现阻力,这时可轻轻转动导尿管便可顺利通过。当导尿管进入到尿道膜部或尿道内口狭窄处时,因刺激而使括约肌痉挛导致进管困难,此时切勿强行插入。导尿管自尿道外口插入约 15～20cm 有尿液流出后,再插入 2cm 左右,切勿插入过深,以免导尿管盘曲。

五、常见男性生殖系统疾病的形态学基础

(一)急性睾丸炎

急性睾丸炎是由细菌和病毒(腮腺炎性)感染而引起的男性生殖系统的常见疾病。形态结构的主要改变：睾丸明显肿胀,睾丸表面的浆膜(鞘膜脏层)充血水肿,生精小管上皮细胞因缺血而损害,有大量白细胞侵入,病情严重者可形成睾丸脓肿。病人主要表现,起病急,发热,患侧睾丸肿大伴疼痛及压痛,并可牵涉至腹股沟区及下腹部疼痛,有时并发鞘膜积液等。

(二)附睾炎

附睾炎多发于中青年,通常是继发于尿道炎、前列腺炎、精囊炎逆行感染的一种并发症,常造成不育。有急性和慢性之分,一侧多见。急性附睾炎起病急,出现高热,患侧阴囊胀痛并可放射到同侧腹股沟区及腹部。慢性附睾炎可有局部坠胀感或隐痛。形态结构的主要改变为：急性附睾炎时,感染从附睾尾部开始,附睾管上皮脱屑,上皮细胞水肿,管腔扩大并有大量脓性分泌物充填,然后经间质浸润至附睾体部和头部,并可形成脓肿甚至溃烂形成瘢痕组织,使附睾管腔闭塞;慢性附睾炎病变多局限于附睾尾部,镜下可见大量浆细胞和淋巴细胞及纤维性结缔组织增生,附睾管阻塞硬化。附睾炎病程长者可造成不育。

(三)前列腺增生

前列腺增生又称前列腺肥大,是老年男性的常见病,多见于 50 岁以后。本病主要以前列腺上皮和间质增生为特征。肉眼观：前列腺呈结节状增大,重者可达 300g。以腺体增生为主的呈淡黄色,质地较软,切面可见大小不一的蜂窝状腔隙,挤压可见奶白色前列腺液流出;以纤维平滑肌增生为主的呈灰白色,质地较韧,与周围正常前列腺组织界限不清。早期前列腺纤维及平滑肌组织增生,有时平滑肌的增生很明显,随后腺体增生,腺体上皮细胞数增多,腺腔扩大。本病多发生在尿道周带和内带,增生的腺体向两侧和膀胱内突出使前列腺段的尿道弯曲并受压变窄而导致尿频、排尿困难,梗阻严重者可出现尿潴留等。

第二节 女性生殖系统

女性生殖系统(female reproductive system)包括内生殖器和外生殖器(图 10 - 16、图 10 - 17)。内生殖器包括卵巢、输卵管、子宫和阴道,附属腺为前庭大腺。外生殖器即女阴。乳房与女性生殖密切相关。

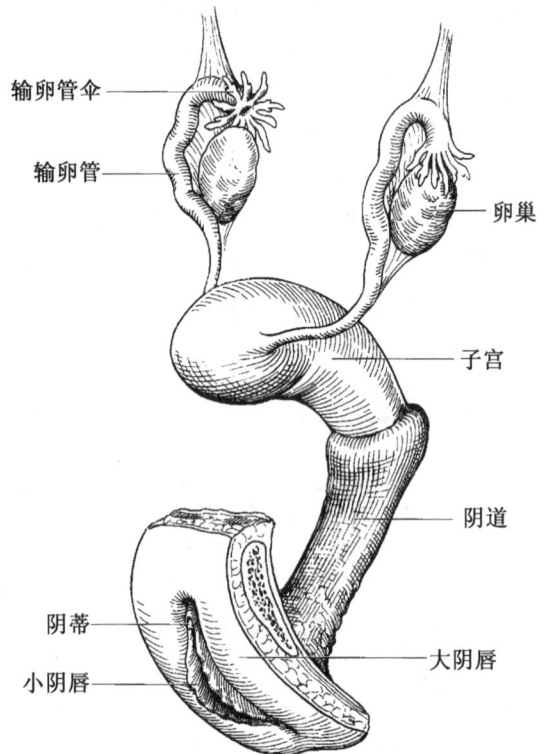

图 10 - 16 女性生殖系统模式图

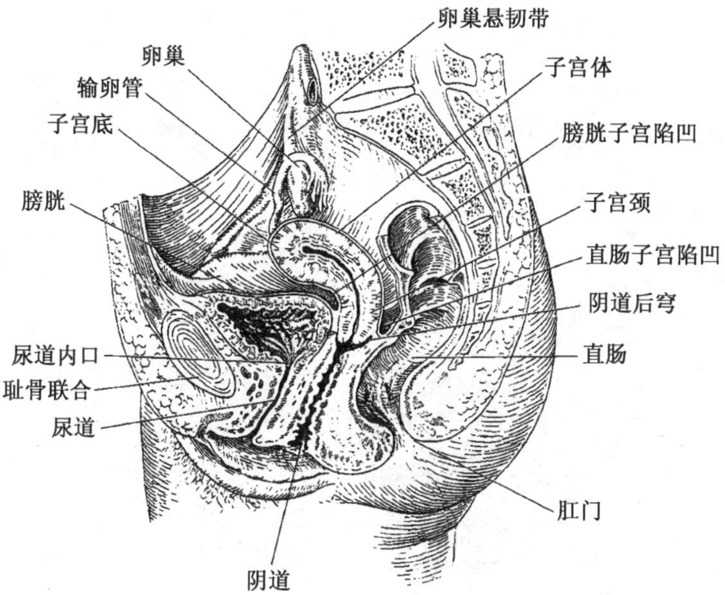

图 10-17 女性盆腔正中矢状切面

一、卵 巢

（一）卵巢的位置和形态

卵巢（ovary）左右各一，位于盆腔内（图 10-16、图 10-17），贴靠于盆腔侧壁的卵巢窝（相当于髂内、外动脉夹角处）内。卵巢呈扁卵圆形，可分两面（内侧面和外侧面）、两端（上端和下端）、两缘（前缘和后缘）。卵巢上端与输卵管伞相接触，并借**卵巢悬韧带**（suspensory ligament of ovary）连于骨盆上口；下端借**卵巢固有韧带**（proper ligament of ovary）连于子宫角上（图 10-33）。前缘借**卵巢系膜**与子宫阔韧带相连，前缘中部为**卵巢门**（hilum of ovary），有血管、神经等出入。

卵巢的形态、大小与年龄有关。幼女的卵巢较小，表面光滑。性成熟期卵巢最大，由于排卵形成瘢痕，表面凹凸不平。35～40 岁开始缩小，50 岁左右则随月经的停止而逐渐萎缩。

（二）卵巢的微细结构

卵巢表面被覆一层扁平或立方的表面上皮，上皮下方为薄层致密结缔组织构成的白膜。卵巢实质的外周部分为皮质，较厚，含有不同发育阶段的卵泡、黄体和退化的闭锁卵泡等，卵泡间的结缔组织富含网状纤维和梭形基质细胞。中央为髓质，由疏松结缔组织构成，与皮质无明显分界，内有许多血管和淋巴管等。近卵巢门处有少量平滑肌束及门细胞，卵巢的血管、淋巴管和神经由此出入（图 10-18）。

1. 卵泡的发育与成熟 卵泡（follicle）是由一个**卵母细胞**（oocyte）和包绕它的许多**卵泡细胞**（follicular cell）组成的球形结构。卵泡发育从胚胎时期已经开始，新生儿两侧的卵巢内有100 万～200 万个原始卵泡，其后的数量随年龄增长而减少，青春期时仅存 4 万个。女性一生约排 400 个卵，余者相继退化。绝经期后，排卵停止。卵泡发育是一个连续的生长过程，根据其结构特点，把卵泡发育分为原始卵泡、初级卵泡、次级卵泡和成熟卵泡四个阶段（图 10-19）。

图 10-18 卵巢结构模式图

图 10-19 各级卵泡模式图

（1）**原始卵泡**（primordial follicle） 位于皮质浅层，数量多，体积小，由中央的一个**初级卵母细胞**（primary oocyte）和周围的一层扁平卵泡细胞组成（图 10-19、图 10-20、图 10-21）。初级卵母细胞呈圆形，直径约为 $40\mu m$，胞质嗜酸性，核大而圆，染色质稀疏，核仁明显。初级卵母细胞是由胚胎时期的**卵原细胞**（oogonia）分裂分化而成，并长期停滞于第一次成熟分裂

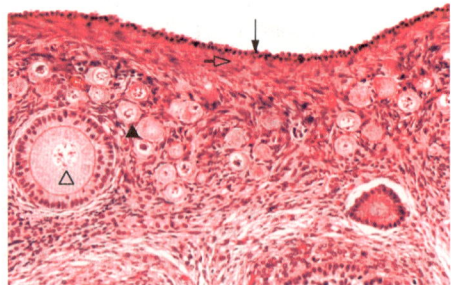

图 10-20 卵巢皮质（卵巢） HE 染色 ×100
（↑）表面上皮；（⇡）白膜；（▲）原始卵泡；（△）初级卵泡

前期，直至排卵前才完成分裂。卵泡细胞较小，扁平形，着色深，与周围结缔组织间有薄层的基膜。卵泡细胞与卵母细胞之间有缝隙连接，卵泡细胞对卵母细胞具有支持和营养作用。

（2）**初级卵泡**（primary follicle） 从原始卵泡开始生长发育到出现卵泡腔之前称为初级卵

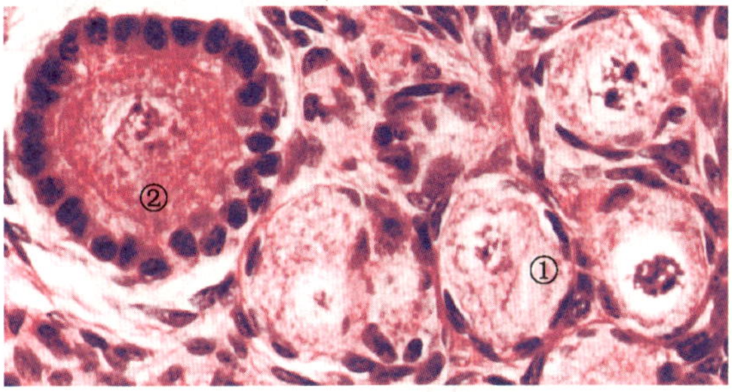

图 10-21　原始卵泡和初级卵泡(卵巢)　　　图10-22　初级卵泡(卵巢)　HE 染色　×200
HE 染色　×400　①原始卵泡;②初级卵泡　　　(↑)透明带;(↟)放射冠;(△)卵泡膜

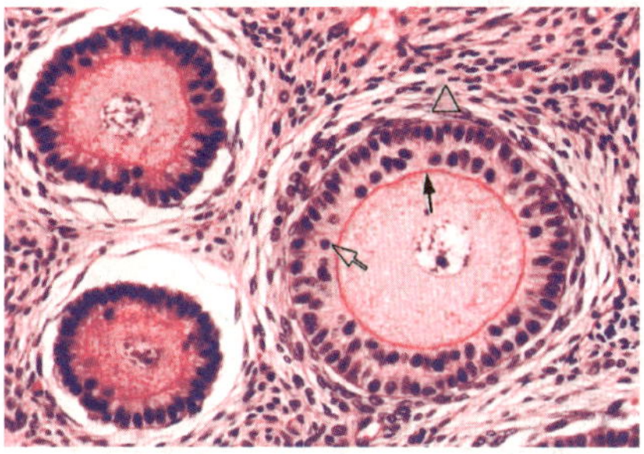

泡(图 10-19、图 10-20、图 10-21、图 10-22)。青春期后,在卵泡刺激素的作用下部分原始卵泡开始生长发育,成为初级卵泡。卵泡细胞由扁平变为立方或柱状是原始卵泡开始生长的形态学标志。主要变化如下:① 初级卵母细胞体积增大,但仍处于第一次成熟分裂前期。② 初级卵母细胞和卵泡细胞间出现一层嗜酸性膜,称**透明带**(zona pellucida),是由初级卵母细胞和卵泡细胞共同分泌的,主要成分是糖蛋白。在受精过程中,透明带对精子与卵细胞间的相互识别和特异性结合具有重要意义;电镜下,可见卵泡细胞的突起穿过透明带与初级卵母细胞的微绒毛或细胞膜接触,并有缝隙连接(图 10-23),卵泡细胞可以透过缝隙连接,与初级卵母细胞进行物质交换和信息沟通。③ 卵泡细胞由单层扁平形成单层立方或柱状,由单层形成多层,紧贴透明带的一层卵泡细胞为柱状,呈放射状排列,称**放射冠**(corona radiate)。④ 初级卵泡周围的结缔组织逐渐分化成卵泡膜,与周围的结缔组织无明显分界。

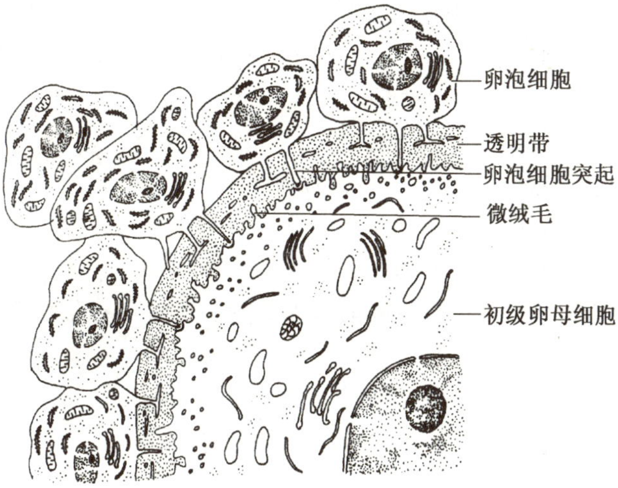

卵泡细胞
透明带
卵泡细胞突起
微绒毛

初级卵母细胞

图 10-23　卵母细胞、透明带及卵泡细胞超微结构模式图

(3) **次级卵泡**(secondary follicle)　由初级卵泡分化发育而成,其特点是卵泡中出现卵泡腔(图 10-19、图 10-24、图 10-25)。主要变化是:① 卵泡腔的形成,卵泡细胞增至6～12层,细胞间出现一些不规则的小腔隙,继而汇合成一个大腔,称为卵泡腔,腔内充满卵泡液。卵泡液含有营养成分、雌激素和多种生物活性物质,与卵泡发育有关。② 卵丘的形成,随着卵泡液的增多,卵泡腔扩大,将初级卵母细胞、透明带、放射冠及周围的一些卵泡细胞挤到卵泡腔的一侧,形成凸入卵泡腔内的丘状隆起,称**卵丘**(cumulus oophorus)。③ 颗粒层的形成,卵泡腔周围数层的卵泡细胞形成卵泡壁,称**颗粒层**(stratum granulosum),卵泡细胞改称颗粒细胞。④ 卵泡膜的形成,随着卵泡的发育,其周围的结缔组织逐渐分化成**卵泡膜**(theca folliculi)。卵泡膜分为内、外两层。内层富含毛细血管和梭形的**膜细胞**(theca cell),该

细胞具有分泌类固醇激素细胞的结构特征。外层有环形排列的胶原纤维和平滑肌纤维。

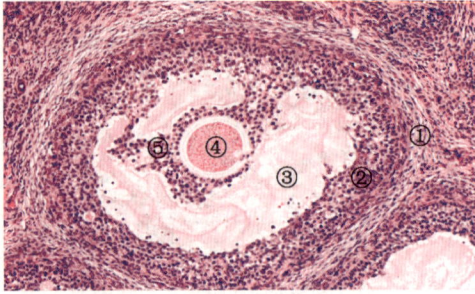

图 10-24　次级卵泡(卵巢)　HE 染色　×100
①卵泡膜;②颗粒层;③卵泡腔;
④初级卵母细胞;⑤卵泡细胞

图 10-25　次级卵泡(卵巢)　HE 染色　×200
①卵泡膜;②颗粒层;③卵泡腔;
④初级卵母细胞;(↑)卵丘

初级卵泡和次级卵泡合称为**生长卵泡**(growth follicle)。

(4) **成熟卵泡**(mature fouicle)　是卵泡发育的最后阶段。体积很大,直径可达 2cm(图 10-26)。随着卵泡液剧增,卵泡腔扩大,卵泡壁变薄,整个卵泡向卵巢表面突出。

在排卵前 36～48 小时,初级卵母细胞恢复并完成第一次成熟分裂,形成一个较大的**次级卵母细胞**(secondary oocyte)和一个很小的**第一极体**(first polar body)。染色体数量减半,核型为 23,X(2nDNA)。第一极体位于次

图 10-26　成熟卵泡(卵巢)　HE 染色　×40
(↑)卵母细胞;(△)卵泡腔;(※)卵泡小斑

级卵母细胞和透明带之间的卵周隙内。次级卵母细胞很快进入第二次成熟分裂,并停滞在分裂中期。

次级卵泡与成熟卵泡具有内分泌功能,主要分泌**雌激素**(strogen)。雌激素是膜细胞和颗粒细胞在垂体分泌的 FSH 和 LH 的作用下协同合成的。膜细胞合成的雄激素透过基膜进入颗粒细胞,在芳香化酶系的作用下转变为雌激素。

2. 排卵(ovulation)　成熟卵泡破裂,次级卵母细胞及其外周的透明带和放射冠随卵泡液一起从卵巢排出的过程,称为排卵(图 10-27)。成熟卵泡内的卵泡液剧增,卵泡的体积增大,并突向于卵巢表面,使隆起部分的卵泡壁、白膜和表面上皮变薄,局部缺血形成透明的卵泡小斑,小斑处的胶原被胶原酶、透明质酸酶等分解,卵泡膜外层的平滑肌收缩,导致卵泡破裂。

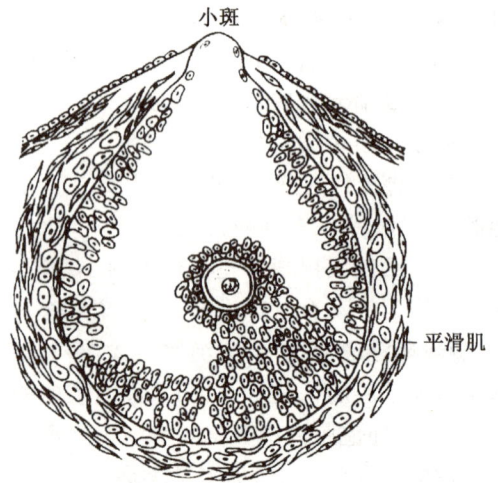

青春期开始后,在腺垂体的卵泡刺激素和

图 10-27　成熟卵泡排卵前示意图

黄体生成素作用下,每28天左右有一个卵泡发育成熟并排出卵巢,通常发生在月经周期的第14天左右。一般是左、右卵巢交替排卵,偶尔亦会同时排出二个或二个以上的卵细胞。次级卵母细胞若排卵后24小时内未受精,则退化消失;如受精,则继续完成第二次成熟分裂,产生一个成熟的卵细胞和一个第二极体。经两次成熟分裂后的卵细胞,其内的染色体形成单倍体的23,X(nDNA)。

📖 知识链接

缝隙连接与卵泡发育

卵巢中的卵泡处于无血管的微环境中,卵母细胞发育所需营养以及调控信号都要通过卵母细胞与颗粒细胞之间的缝隙连接以及颗粒细胞与膜细胞之间的缝隙连接来实现。缝隙连接在胞间通讯方面起着重要的作用。缝隙连接由连接蛋白(Cx)组成,已发现Cx家族有20多个成员.其中Cx26、Cx32、Cx37、Cx43和Cx45参与卵泡的发育,Cx37、Cx43在卵泡发育过程中起着非常重要的调节作用。

3. 黄体

(1) **黄体的形成** 排卵后,残留在卵巢内的颗粒细胞和卵泡膜细胞向腔内塌陷,卵泡膜内的结缔组织和毛细血管也伸入其中,逐渐形成具有内分泌功能的细胞团,新鲜时呈黄色,故称**黄体**(corpus luteum)(图10-28)。颗粒细胞分化的**颗粒黄体细胞**(granulosa lutein cell),数量多,体积大,染色浅,位于黄体的中央。膜细胞分化的**膜黄体细胞**(theca lutein cell),数量少,体积小,染色深,位于黄体的周边。两种黄体细胞都具有分泌类固醇激素细胞的结构特征(图10-28)。颗粒黄体细胞分泌**孕激素**(progestogen)和**松弛素**,膜黄体细胞与颗粒黄体细胞协同分泌雌激素。

(2) **黄体的发育与退化** 黄体的发育取决于排出的卵是否受精。若卵未受精,黄体维持两周左右,称**月经黄体**(corpus lutein of menstruation);若卵受精,在胎盘分泌的人绒毛膜促性腺激素作用下,黄体继续发育,直径可达4~5cm,可维持5~6个月,称**妊娠黄体**(corpus lutein of pregnancy)。两种黄体最终均退化而被结缔组织取代,形成**白体**(corpus albicans)。

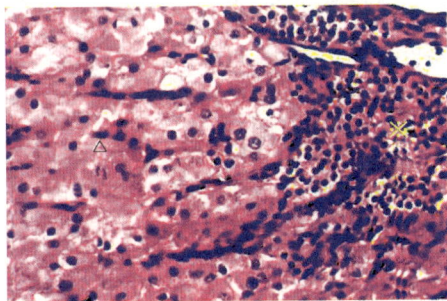

图10-28 黄体的结构 HE染色 ×400
(※)膜黄体细胞;(△)颗粒黄体细胞

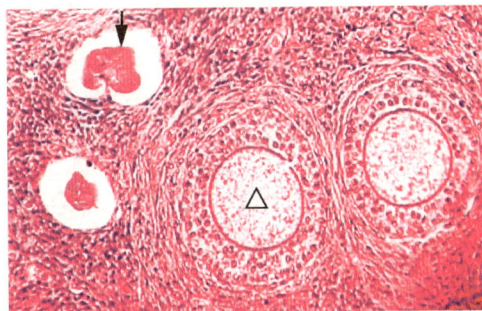

图10-29 闭锁卵泡(卵巢) HE染色 ×100
(↑)闭锁卵泡;(△)初级卵泡

4. 闭锁卵泡与间质腺 女性一生中,排出的卵约占出生时原始卵泡的1%左右,其余绝大多数卵泡不能发育成熟,在不同发育阶段逐渐退化,形成**闭锁卵泡**(atresic follicle)(图10-29)。卵泡闭锁是一种细胞凋亡的过程。其中的初级卵母细胞自溶消失;死亡的卵泡细胞或颗粒细胞被中性粒细胞及巨噬细胞吞噬;透明带塌陷成为不规则的环状物,存留较大一段时间后也消失。卵泡膜细胞可形成不规则的细胞团索,散在于结缔组织中,形成多边形的上皮样细胞,称为**间质腺**(interstitial gland),能分泌雌激素。人的间质腺不发达,猫及啮齿类动物的间质腺较多。

5. 卵巢的内分泌作用

(1)**雌激素** 由膜细胞和颗粒细胞、膜黄体细胞和颗粒黄体细胞协同分泌雌激素。雌激素能促进女性生殖器官的发育、激发和维持第二性征。

(2)**孕激素** 由颗粒黄体细胞产生,在雌激素作用基础上,促进子宫内膜增生肥厚及子宫腺的分泌,使子宫内膜维持在分泌期,有利于胚泡的着床。

(3)**松弛素** 由妊娠黄体的颗粒黄体细胞产生,可使妊娠子宫的平滑肌松弛,以维持妊娠;分娩时使子宫颈平滑肌松弛,以利于胎儿娩出。

(4)**雄激素** 由卵巢门处的门细胞产生。门细胞的结构和功能与睾丸间质细胞相似。如果门细胞增生或发生肿瘤,则患者可出现男性化症状。

二、输卵管

(一)输卵管的位置和分部

输卵管(uterine tube)为一对弯曲的肌性管道,位于子宫底的两侧,包裹于子宫阔韧带的上缘内。其内侧端以**输卵管子宫口**与子宫腔相通;外侧端以**输卵管腹腔口**开口于腹膜腔(图10-30)。

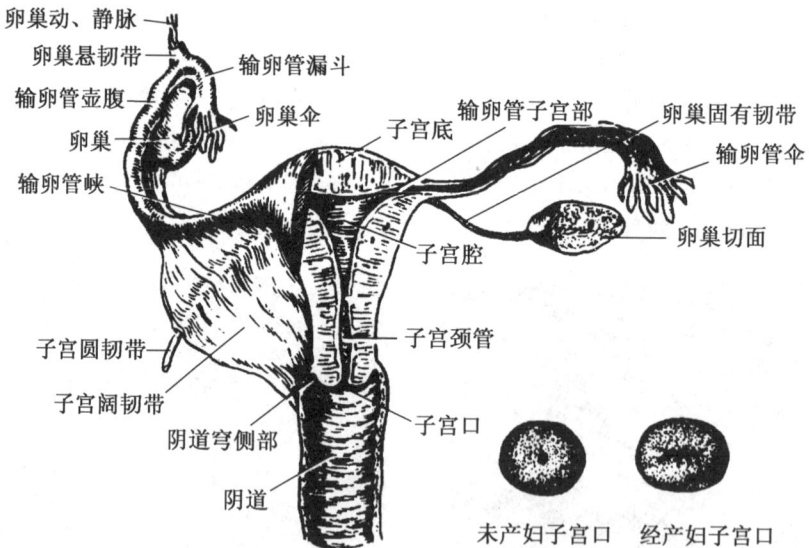

图 10-30 女性内生殖器(前面)

输卵管全长约10～14cm,由内侧向外侧可分为四部分:

1. 输卵管子宫部(uteriue part) 为输卵管穿过子宫壁的一段,长约1cm,管径最为狭窄,以输卵管子宫口开口于子宫腔。

2. 输卵管峡(isthmus of uterine tube) 紧贴子宫壁细而直的一段,管壁较厚,管径较为狭窄,是输卵管结扎术的常选部位。

3. 输卵管壶腹（ampulla of uterine tube）　约占输卵管全长的 2/3，管径粗而较弯曲，卵子通常在此部与精子相遇而受精。

4. 输卵管漏斗（infumdibulum of uterine tube）　为输卵管外侧端膨大呈漏斗状的部分。漏斗底的中央有输卵管腹腔口，卵巢排出的卵子即由此进入输卵管。漏斗的游离缘有许多细长的指状突起，称**输卵管伞**（fimbriae of uterine tube），覆于卵巢表面，是手术时识别输卵管的标志。

（二）输卵管的微细结构

输卵管黏膜形成许多纵行而分支的皱襞，壶腹部最发达。输卵管壁由内向外依次由黏膜、肌层和浆膜组成（图 10-31）。

黏膜上皮为单层柱状纤毛上皮，由分泌细胞和纤毛细胞组成。纤毛细胞在伞部和壶腹部最多，纤毛向子宫腔方向摆动，有助于卵子的输送；分泌细胞散在于纤毛细胞之间，呈高柱状，分泌物参与输卵管液的组成，有营养卵细胞、防止细菌侵入腹腔的作用。固有层由薄

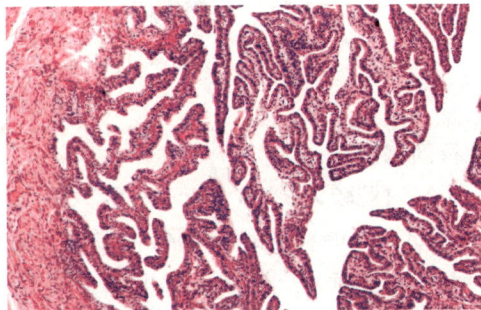

图 10-31　输卵管　HE 染色　×40

层结缔组织构成，含有少量平滑肌细胞。肌层由内环、外纵行平滑肌组成。

输卵管黏膜上皮可随月经发生周期性变化，如排卵时，纤毛细胞增高，纤毛摆动活跃；黄体形成后期，分泌细胞进行分泌，其他上皮细胞变矮等。

> 📖 **知识链接**
>
> **输卵管通液（气）术应用要点**
>
> 输卵管通液（气）术时，将导管缓慢地经阴道插入子宫腔，到达输卵管子宫口处，注入液体或气体，了解输卵管是否通畅。通液（气）术一般以月经净后 3～7 天进行为宜，若过早，子宫内膜有创面，易导致气栓或出血，如过迟，子宫内膜增生也可致出血。通气时加压不可过急，随时观察病人反应，最高气压勿超过 26.7kPa（200mmHg）。

三、子　宫

子宫（uterus）是孕育胎儿、产生经血的肌性器官，壁厚而腔小（图 10-30）。

（一）子宫的形态

成人未孕的子宫呈前后略扁的倒置梨形，长约 7～8cm，最宽径约 4cm，厚约 2～3cm。可分底、体、颈三部分（图 10-30、图 10-32）：**子宫底**（fundus of uterus）为两输卵管子宫口以上的圆凸部分；**子宫颈**（neck of uterus）为子宫下端呈细圆柱状的部分，其下 1/3 伸入阴道内，称**子宫颈阴道部**（vaginal part of cervix）；上 2/3 位于阴道的上方，称**子宫颈阴道上部**（supravaginal part of cervix），子宫颈为炎症和肿瘤的好发部位。子宫底与子宫颈之间的部分为**子宫体**（body of uterus）。子宫颈与子宫体连接的狭细部，称**子宫峡**（isthmus of uterus），长约 1cm，妊娠时，此部随子宫的增大而逐渐延长，临产前可长达 7～11cm。临床常

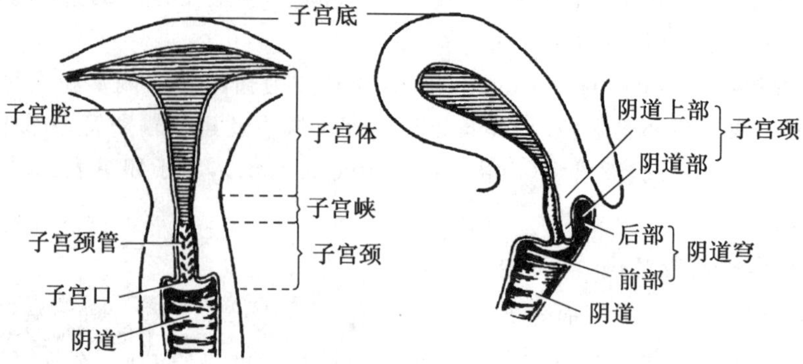

图 10-32 子宫的分部

经此行剖宫产术。

　　子宫内腔较为狭窄，分上、下两部（图 10-30、图 10-32）：上部位于子宫体内，称**子宫腔**（cavity of uterus），呈倒三角形，两侧角有输卵管的开口。子宫颈的内腔，称**子宫颈管**（canal of cervix of uterus），呈梭形，上口通子宫腔；下口称**子宫口**（orifice of uterus），与阴道相通。未产妇的子宫口呈圆形，经产妇的子宫口呈横裂状（图 10-30）。

（二）子宫的位置

　　子宫位于盆腔中央，介于膀胱与直肠之间，呈前倾、前屈位（图 10-32）。前倾是指子宫与阴道相比向前倾斜，其长轴与阴道的长轴形成向前的钝角；前屈是指子宫体与子宫颈间向前的弯曲。人体的体位及膀胱和直肠的充盈程度，均可影响子宫的位置。由于子宫与直肠紧密相邻，临床上可经直肠检查子宫及其周围的结构。子宫两侧的输卵管和卵巢，临床上称为**子宫附件**。

（三）子宫的固定装置

　　子宫正常位置的维持主要依靠韧带的固定。

　　1. 子宫阔韧带（broad ligament of uterus）　为子宫两侧的双层腹膜，由子宫前、后面的腹膜向两侧延伸至盆壁而形成（图 10-33）。上缘游离，内有输卵管。两层间包有卵巢、子宫圆韧带、血管、神经、淋巴管等。此韧带主要限制子宫向两侧移动。

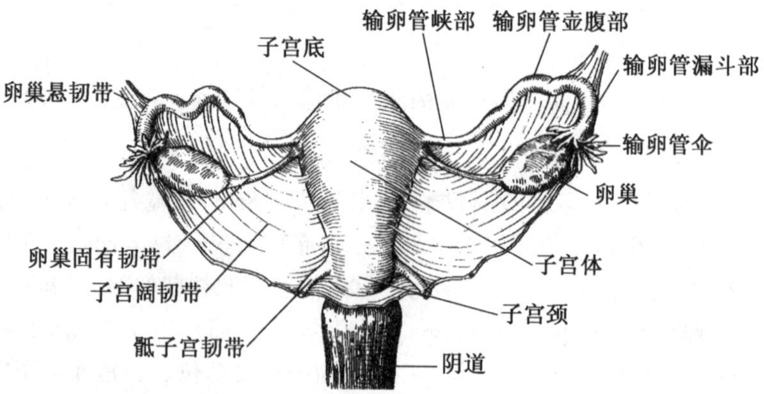

图 10-33　女性内生殖器（后面）

子宫阔韧带依其部位不同,可分为子宫系膜、输卵管系膜和卵巢系膜三部分。

2. 子宫圆韧带(round ligament of uterus)(图 10 - 34)　呈圆索状。其上端起于输卵管与子宫连接处的稍下方,在子宫阔韧带两层间行向前外侧,穿经腹股沟管,止于阴阜和大阴唇皮下。此韧带是维持子宫前倾的主要结构。

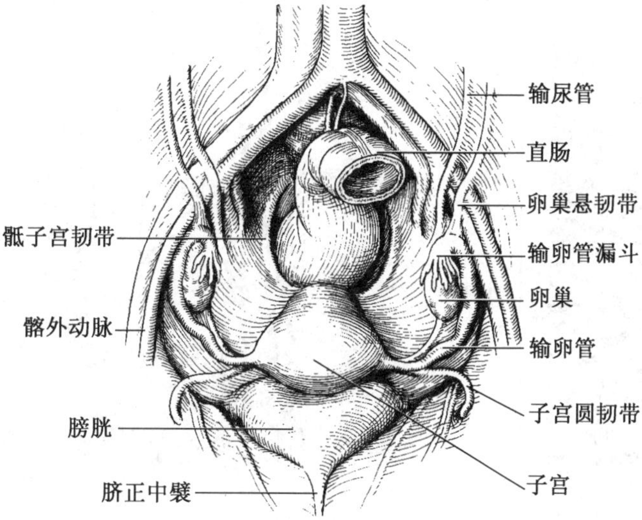

图 10 - 34　女性盆腔器官(上面)

3. 子宫主韧带(cardinal ligament of uterus)　位于子宫阔韧带的下方,将子宫颈连于骨盆侧壁,有防止子宫脱垂的作用。

4. 骶子宫韧带(sacrouterine ligament)　起自子宫颈后面,向后绕过直肠两侧,止于骶骨前面(图 10 - 33、图 10 - 34)。骶子宫韧带向后上方牵拉子宫颈,与子宫圆韧带共同维持子宫的前倾、前屈位。

以上韧带的固定为主,辅以尿生殖膈、阴道和盆底肌的承托等,使子宫保持其正常位置。如以上结构薄弱或受损,可导致子宫脱垂。

(四)子宫壁的微细结构

1. 子宫壁的组织结构　子宫壁由外向内可分为外膜、肌层和内膜(图 10 - 35)。

(1)**外膜**(perimetrium)　在子宫体部和底部为浆膜,其余部分为纤维膜。

(2)**肌层**(myometrium)　很厚,由成束或成片的平滑肌构成,肌束间有结缔组织,含有丰富的血管。子宫的平滑肌纤维长约 $30\sim50\mu m$,在妊娠期,肌纤维明显增长可长达 $500\sim600\mu m$,并可分裂增殖;结缔组织中未分化的间充质细胞也可分化为平滑肌纤维,使肌层增厚。雌激素促进平滑肌纤维数量增多,孕激素使平滑肌纤维体积增大,并有抑制平滑肌收缩的作用。子宫平滑肌的收缩有助于排出经血和娩出胎儿。

(3)**内膜**(endometrium)　由上皮和固有层组成。

1)**上皮**　为单层柱状上皮,由分泌细胞和少量纤毛细胞组成,以分泌细胞为主。在宫颈外口单层柱状上皮移行为复层扁平上皮,是肿瘤的好发部位。

2)**固有层**　由疏松结缔组织构成,内有大量低分化的**基质细胞**和**子宫腺**(图 10 - 35、图 10 - 36)。子宫动脉进入子宫壁后,发出短而直的小动脉,营养基底层,其主干进入功能层呈

图 10-35 子宫壁组织结构模式图

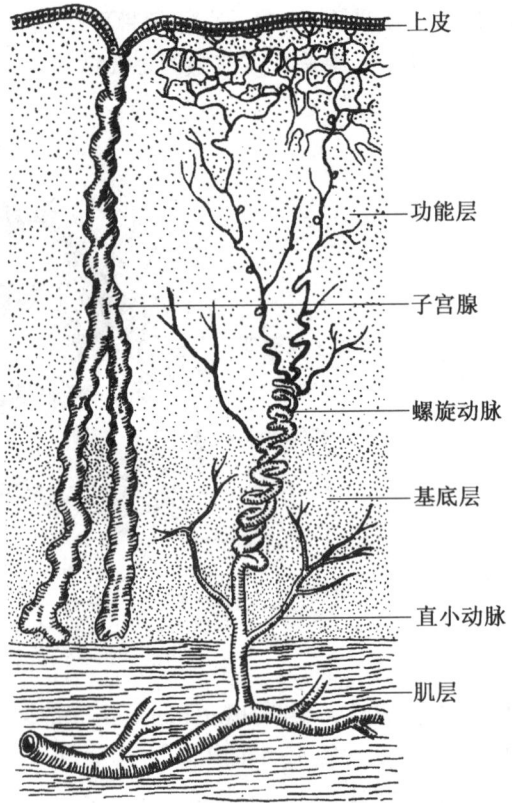

图 10-36 子宫腺与螺旋动脉示意图

螺旋状走行,称**螺旋动脉**(图 10-36)。

依据功能特点,子宫内膜可分为浅表的**功能层**和深部的**基底层**,功能层较厚,可随月经周期发生周期性脱落;基底层较薄,不随月经周期发生周期性脱落,但有修复内膜的功能。

2. 子宫内膜的周期性变化 自青春期开始,子宫内膜功能层在卵巢分泌的雌激素和孕激素的作用下,出现周期性的变化。一般每隔 28 天左右发生一次功能层的剥脱、出血,并经阴道排出体外,即为**月经**(menstruation)。子宫内膜的周期性变化,称**月经周期**(menstrual cycle)。每一月经周期是从月经第一天起至下次月经来潮为止,一般分为月经期、增生期和分泌期三个时期(图 10-37)。

(1)**月经期**(menstrual phase)(图 10-37) 为月经周期的第 1~4 天。此期卵巢中的月经黄体退化,雌激素和孕激素分泌减少,使子宫内膜中的螺旋动脉收缩,导致子宫内膜功能层缺血、坏死。之后,螺旋动脉短暂扩张,使毛细血管充血以致破裂,血液聚积于子宫内膜功能层,内膜表层崩溃,坏死的组织块随血液一起经阴道排出,形成月经。

在月经期末,功能层完全剥脱,基底层残留的子宫腺细胞迅速开始分裂增生,修复内膜上皮,进入增生期(图 10-37)。

(2)**增生期**(proliferative phase) 又称卵泡期。月经周期的第 5~14 天,即从月经结束

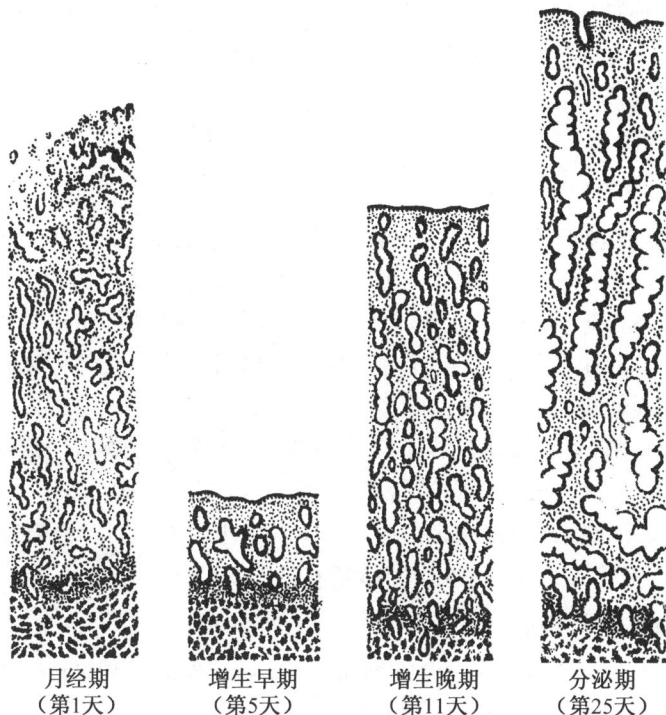

月经期　　　　增生早期　　　　增生晚期　　　　分泌期
（第1天）　　　（第5天）　　　（第11天）　　　（第25天）

图 10-37　子宫内膜周期性变化

至排卵为止。此期卵巢正处于卵泡发育期,在卵泡分泌的雌激素作用下,子宫内膜修复增生,子宫腺增多、增长,腺腔增大,腺上皮细胞呈柱状,胞质内出现糖原;螺旋动脉也增长弯曲;子宫内膜从 1mm 增至 3~4mm。至增生期末,卵巢内的成熟卵泡排卵,子宫内膜由增生期转入分泌期(图 10-37)。

（3）**分泌期**(secretory phase)　又称黄体期。月经周期的第 15~28 天,即排卵后到下一次月经前。卵巢排卵后形成黄体,在黄体分泌的孕激素和雌激素共同作用下,子宫内膜继续增厚,可达 5~6mm。子宫腺极度弯曲,腺腔膨胀,充满腺细胞的分泌物,内含大量糖原。螺旋动脉增长、弯曲。固有层内组织液增多呈水肿状态。基质细胞肥大,胞质内充满糖原和脂滴。若卵细胞受精,内膜继续增厚发育为蜕膜;若卵细胞未受精,即进入月经期(图 10-37)。

（五）常见子宫疾病的形态学基础

1. 子宫肌瘤　是女性生殖器官中最常见的良性肿瘤。多发生于中年妇女。主要由子宫平滑肌细胞增生而形成,又称子宫平滑肌瘤。多发生在子宫肌层。多发或单发,小如米粒,大到几十斤重;尤其是在高雌激素环境中,如妊娠、外源性高雌激素等情况下生长明显,故认为此病可能与过多雌激素刺激有关。组织学研究发现,人类子宫肌瘤的发生可能来自未分化间充质细胞向平滑肌细胞的分化过程。典型症状为月经量过多、经期延长和继发性贫血。发生在子宫颈的巨大肌瘤可因压迫膀胱而出现尿频等症状。

2. 子宫颈癌　是由子宫颈上皮细胞发生的恶性肿瘤,为我国女性最常见的恶性肿瘤,其发病率有明显的地区差异。发病年龄以 40~50 岁为最多,在早婚、早育、多产及性生活紊乱的女性患病率高。子宫颈癌最常起始于子宫颈外口柱状上皮和鳞状上皮交界处。大多数子宫颈癌是经过长期的演化过程逐步发展来的。鳞状上皮非典型增生、原位癌、浸润癌是一个连续发展的过程。可通过宫颈脱落细胞的检查早期发现。

四、阴　道

(一)阴道的位置和形态

阴道(vagina)是连接于子宫和外生殖器之间的肌性管道(图 10 - 16、图 10 - 17)。阴道是女性的交接器官,也是排出月经和娩出胎儿的通道。阴道下端以阴道口开口于阴道前庭,阴道口周围附有一环行皱襞,称**处女膜**(hymen)。处女膜破裂后,阴道口周缘有处女膜痕。阴道前壁较短与膀胱和尿道相邻;后壁较长,与直肠相邻。若邻近部位损伤波及阴道,可致尿道阴道瘘或直肠阴道瘘。

阴道的上端较宽阔,呈穹窿状包绕子宫颈阴道部,并在子宫颈周围形成环行凹陷,称**阴道穹**(fornix of vagina)。阴道穹分前部、后部及两侧部(图 10 - 30、图 10 - 32),其中以**阴道后穹**最深,并与直肠子宫陷凹仅隔阴道后壁(图 10 - 17、图 10 - 32)。当直肠子宫陷凹有积血积液时,可经阴道后穹穿刺或引流,以协助诊断和治疗。

(二)阴道黏膜的结构特点

阴道黏膜突起形成许多环行的皱襞。阴道上皮为非角化的复层扁平上皮,受卵巢激素的影响也呈周期性变化。雌激素可刺激阴道上皮增生,并使细胞合成大量糖原。雌激素分泌下降,表层细胞脱落明显,上皮变薄。故临床上可通过对阴道涂片的观察,测知卵巢的分泌功能状况。阴道上皮内含有糖原,受乳酸杆菌作用后分解为乳酸,可保持阴道内的酸性环境,对阴道起自净作用。

📖知识链接

阴道后穹穿刺术应用要点

于阴道后穹中央部,穿刺针应与子宫颈方向平行进针,边进针边抽吸,刺入 1～2cm 有落空感时,表示达直肠子宫陷凹,抽取积液。穿刺不宜过深,以免伤及直肠。子宫后位时应防止刺入子宫。

五、外生殖器

女性外生殖器俗称**女阴**(female pudendum)(图 10 - 38),由阴阜、大阴唇、小阴唇、阴道前庭、阴蒂和前庭球等组成。

(一)阴　阜

阴阜(mons pubis)为耻骨联合前面的皮肤隆起,其深面富含脂肪组织,性成熟后,表面生有阴毛。

(二)大阴唇

大阴唇(greater lip of pudendum)是一对纵行的皮肤隆起。大阴唇皮下含有大量脂肪,并富有弹性纤维和少量平滑肌、皮脂腺、血管、神经、淋巴管等。大阴唇外表面生有阴毛;内侧面细薄平滑,类似黏膜。大阴唇的前、后端左右相互连合,形成**唇前联合**和**唇后联合**。

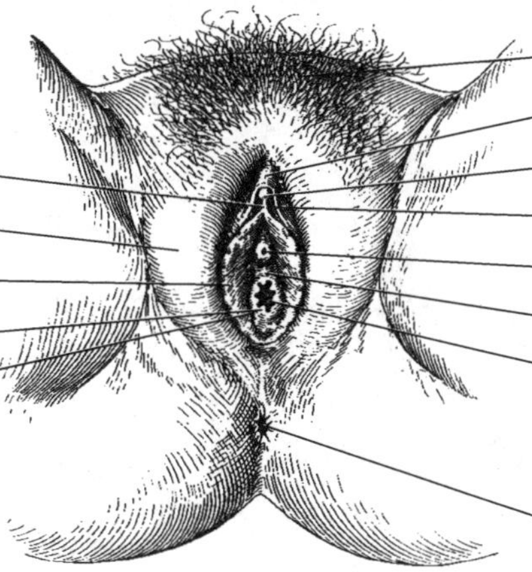

图 10-38　女性外生殖器

（三）小阴唇

小阴唇（lesser lip of pudendum）是位于大阴唇的内侧的一对纵行隆起的皮肤皱襞，表面光滑。小阴唇向前包绕阴蒂形成阴蒂包皮和阴蒂系带；后端相互连合形成阴唇系带。

（四）阴道前庭

阴道前庭（vaginal vestibule）是位于两侧小阴唇之间的裂隙。其前部有尿道外口，后部是阴道口，阴道口两侧有前庭大腺导管的开口。

（五）阴　蒂

阴蒂（clitoris）由两条阴蒂海绵体构成，相当于男性的阴茎海绵体。表面有阴蒂包皮，露于表面的为阴蒂头，含有丰富的感觉神经末梢，感觉灵敏。

（六）前庭球

前庭球（bulb of vestibule）相当于男性的尿道海绵体。位于大阴唇皮下呈蹄铁形环绕着阴道前庭，其中间部细小，位于阴蒂与尿道外口之间；外侧部较大，位于阴道口的两侧、大阴唇的深方。

（七）前庭大腺

前庭大腺（greater vestibular gland）是位于阴道口两侧的豌豆样腺体，左右各一。其导管开口于阴道前庭，分泌物有润滑阴道的作用。如因导管炎症阻塞，可形成前庭大腺囊肿。

六、乳　房

乳房（mamma）为人类和哺乳动物特有结构。男性乳房不发育，女性乳房为哺乳器官。

（一）乳房的位置和形态

乳房位于胸前部、胸大肌筋膜的表面，在 3～6 肋之间，内侧至胸骨旁线，外侧可达腋中线。成年未产妇的乳房呈半球形，紧张而有弹性（图 10-39）。乳房的中央为**乳头**，表面有输乳管的开口。乳头周围的色素沉着区，称**乳晕**，其表面有许多小点状隆起，其深部为乳晕腺，可分泌脂性物质，润滑乳头及周围的皮肤，起保护作用。乳头和乳晕的皮肤较为薄弱，易于损伤，哺乳期尤应注意。妊娠后期和哺乳期，乳房因乳腺增生而明显增大。停止哺乳后，乳房因乳腺萎缩而变小,老年妇女,乳房萎缩而下垂。

图 10-39　女性乳房(前面)

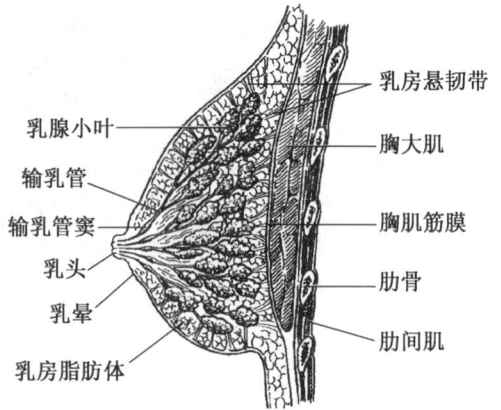

图 10-40　女性乳房(矢状切面)

(二)乳房的一般结构

乳房的皮下为脂肪组织,脂肪组织深方的致密结缔组织包绕乳腺,并发出纤维隔将乳腺分隔成15～20个**乳腺叶**。每一乳腺叶有一个**输乳管**,输乳管在近乳头处膨大形成**输乳管窦**,其末端变细开口于乳头。乳腺叶和输乳管均以乳头为中心呈放射状排列(图10-40)。乳房手术时应尽量采用放射状切口,以减少对乳腺输乳管的损伤。乳房的皮肤与深面的胸筋膜之间,连有许多结缔组织小束,称**乳房悬韧带**或 **Cooper 韧带**,对乳房起支持和固定作用。若癌细胞侵犯 Cooper 韧带,可使其缩短,乳房的皮肤被牵拉而出现不同程度的凹陷,呈现"橘皮"样外观,这是乳腺癌的早期征象之一。

七、会　阴

会阴(perineum)通常指封闭骨盆下口的全部软组织(图10-41、图10-42)。其境界呈菱形,与骨盆下口基本一致,前界为耻骨联合下缘;后界为尾骨尖;两侧界由前向后为耻骨

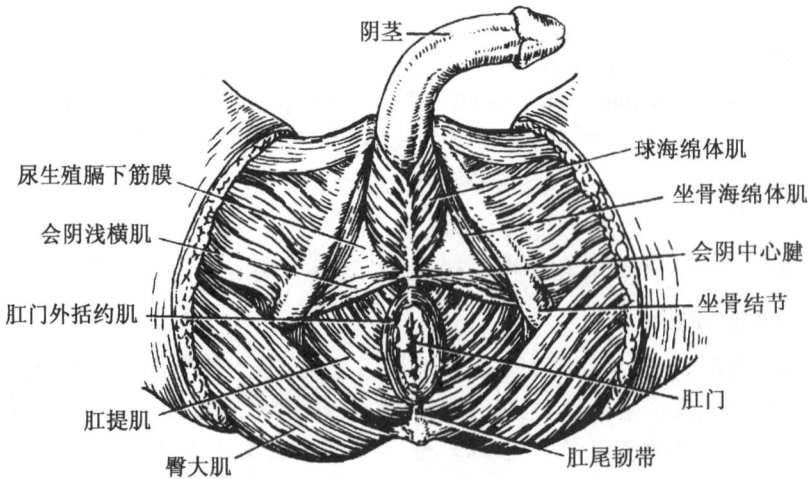

图 10-41　会阴(男性)

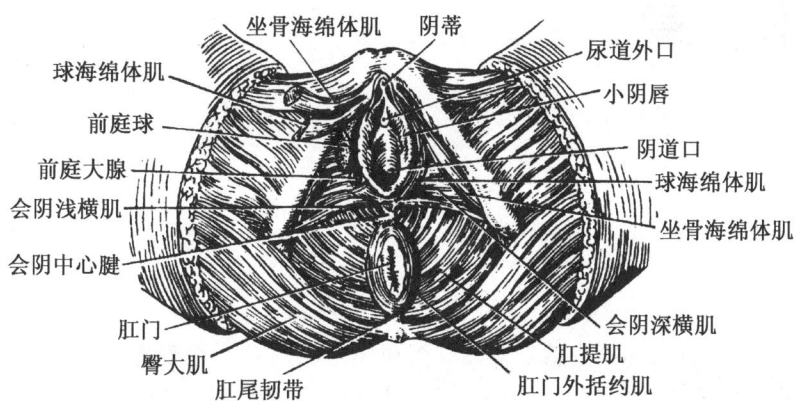

图 10-42 会阴(女性)

弓、坐骨结节和骶结节韧带。以两侧坐骨结节的连线为界,可将会阴分为前、后两个三角形区域(图 10-43),前方的称**尿生殖区(尿生殖三角)**(urogenital region),男性有尿道,女性有尿道和阴道通过;后方的称**肛区(肛门三角)**(anal region),有肛管通过。

临床上,常将肛门与外生殖器之间的狭小区域称为会阴,此为**狭义会阴**,或称**产科会阴**。分娩时应注意保护此区域,以免造成撕裂。

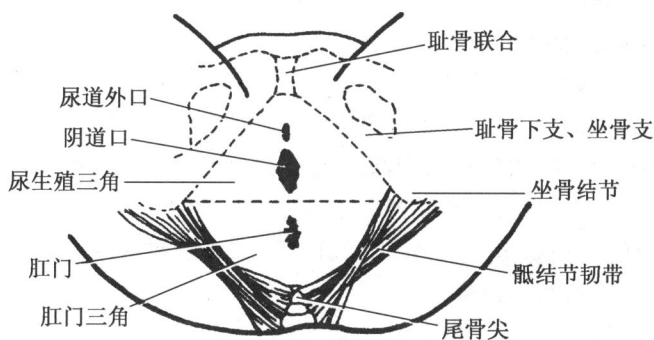

图 10-43 会阴的境界和分区(模式图)

(张金萍 董 梁)

第十一章

感 觉 器

感觉器(sensory organs)是感受器及其附属结构的总称。感受器(receptor)是指能感受特定刺激并将其转换为神经信号的结构,广泛分布于人体各部的组织、器官内,其结构和功能各异。有的结构非常简单,仅由感觉神经的游离末梢形成,如痛觉感受器;有的结构相对复杂,是感觉神经末梢和其周围的一些细胞或数层结构共同形成,如感受触觉、压觉刺激的触觉小体、环层小体等;有的结构极为复杂,是由感受器及其辅助装置共同构成的器官,如视器(眼)、前庭蜗器(耳)等。后者即为感觉器。

在正常情况下,一种感受器只能接受某一适宜的刺激,如对视网膜适宜的刺激是一定波长的光,对听器适宜的刺激是一定频率的声波等。

感受器根据其所在的部位和接受刺激的来源可分为三类。

1. 外感受器(exteroceptor) 分布于皮肤、黏膜、视器和听器等处,感受来自外界环境的刺激,如痛、温、触、压觉、光和声等刺激。

2. 内感受器(interoceptor) 分布于内脏和心血管等处,接受物理和化学刺激,如温度、压力、渗透压、离子和化合物浓度等的刺激。如嗅觉和味觉感受器虽接受来自外界的刺激,但与内脏活动有关,故将其列入内感受器

3. 本体感受器(proproceptor) 分布于肌、肌腱、关节和内耳的位觉感受器等处,接受机体运动和平衡变化时所产生的刺激。

感受器将各种刺激转换为神经冲动,沿传入神经传至大脑皮质相应的感觉中枢后产生特定感觉。

第一节 视 器

视器(visual organ)俗称眼(eye),由眼球和眼副器共同构成,大部分位于眶内。眼球的功能是将可见光波的刺激转化为神经冲动,经视觉传导通路传到大脑皮质视觉中枢,产生视觉。眼副器位于眼球的周围,对眼球起支持、保护和运动的作用(图 11 - 1)。

一、眼 球

眼球(eyeball)为视器的主要部分,近似球形,向后借视神经连于间脑的视交叉。眼球前面正中点称**前极**,后面正中点称**后极**。前、后极的连线称**眼轴**(axis oculi)。经瞳孔中央到视网膜黄斑中央凹的连线与视线方向一致,称**视轴**(axis optica)。眼球由眼球壁和眼球内容物构成(图 11 - 2)。

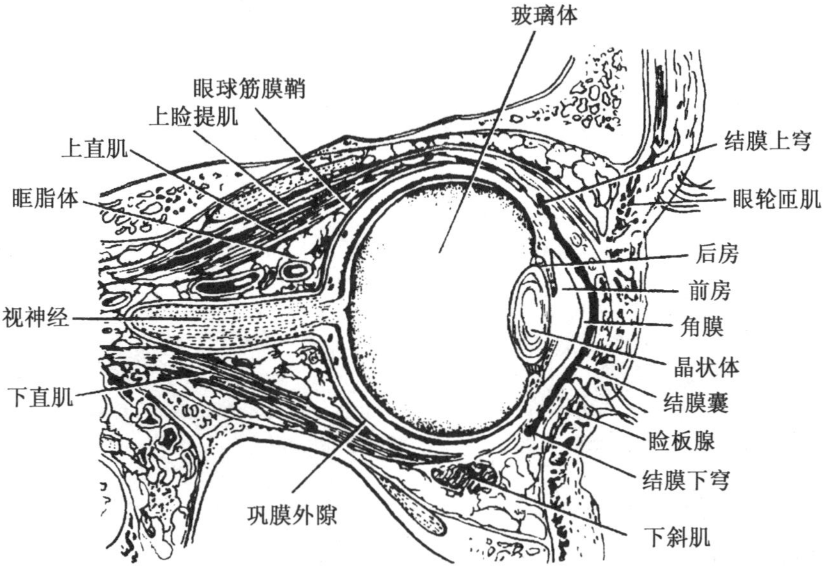

图 11-1　眼(左侧、矢状切面)

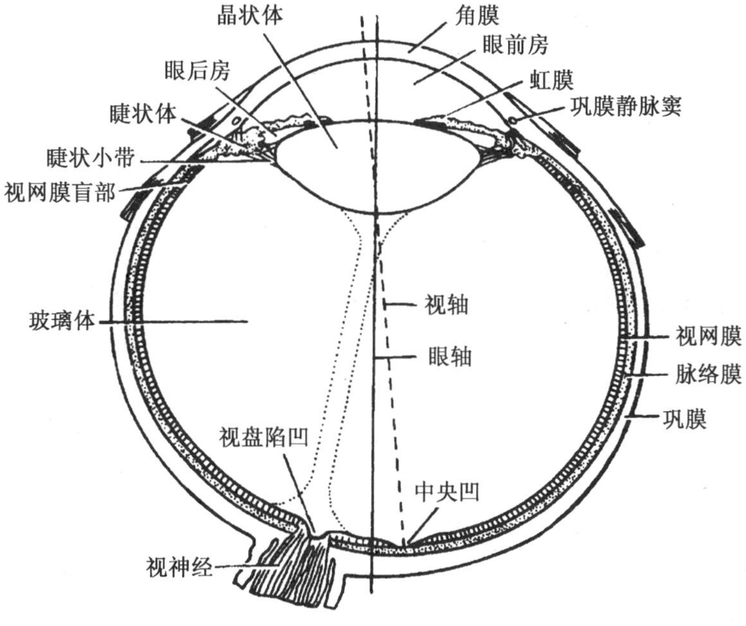

图 11-2　眼球(右侧、水平切面)

(一)眼球壁

眼球壁由外向内依次分为纤维膜、血管膜和视网膜三层。

1.纤维膜　又称**外膜**,由致密结缔组织构成,厚而坚韧,位于眼球壁的外层,具有支持和保护作用。纤维膜包括角膜和巩膜两部分。

(1)**角膜**(cornea)　占眼球外膜的前1/6,无色透明,无血管但感觉神经末梢丰富,因而发生病变时疼痛剧烈。角膜曲度较大,外凸内凹,富有弹性,具有屈光作用。

（2）**巩膜**（sclera） 占眼球外膜的后 5/6，厚而质地坚韧，呈乳白色，不透明。前连角膜，后与视神经的硬膜鞘相延续。在角膜与巩膜交界处的深面有一环形的细管，称**巩膜静脉窦**（sinus venous sclerae）（图 11-3），是房水流归静脉的通道。

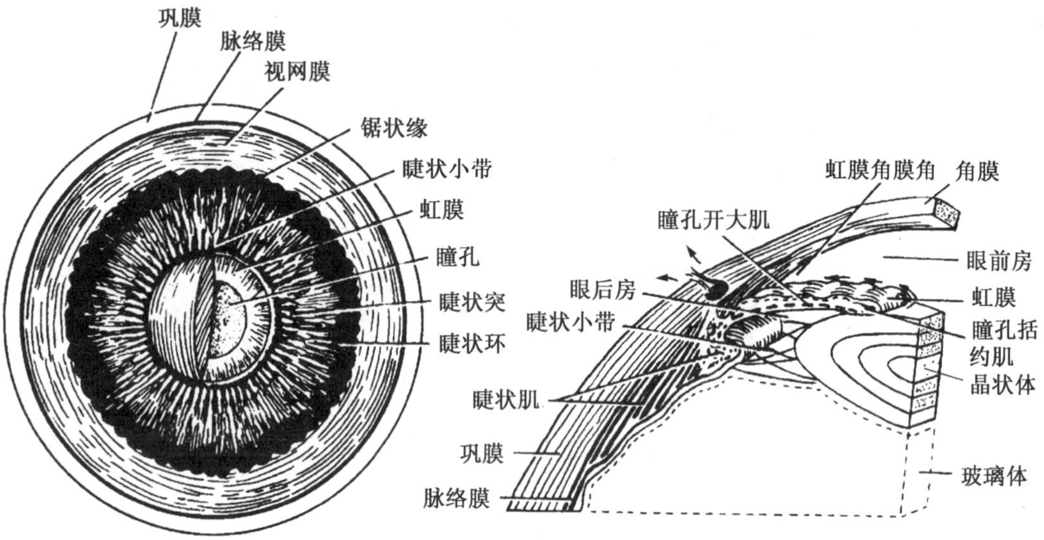

图 11-3　眼球冠状切面（后面）及眼球水平切面局部放大

2. 血管膜 又称**中膜**、**葡萄膜**或**色素膜**。眼球血管膜在纤维膜的内面，富有血管和色素细胞，呈棕黑色，自前向后由虹膜、睫状体和脉络膜三部分组成。

（1）**虹膜**（iris）（图 11-2、图 11-3） 位于血管膜的最前部，呈冠状位的圆盘状。中央有圆形的孔，称**瞳孔**（pupil）。在活体上透过角膜可看到虹膜和瞳孔。虹膜内有两种不同方向排列的平滑肌，环绕瞳孔周缘的称**瞳孔括约肌**（sphincter pupillae），可缩小瞳孔；呈放射状排列的，称**瞳孔开大肌**（dilator pupillae），可开大瞳孔。虹膜的颜色取决于色素的多少，有种族差异。白色人种，因缺乏色素，虹膜呈浅黄色或浅蓝色；有色人种的虹膜多呈棕褐色。

（2）**睫状体**（ciliary body）（图 11-2、图 11-3） 是血管膜的肥厚部分，位于巩膜前份的内面。前部有向内突出呈辐射状排列的皱襞，称**睫状突**，后部平坦，称**睫状环**，睫状突借睫状小带连在晶状体上。睫状体内的平滑肌，称**睫状肌**（ciliary muscle）。睫状肌收缩时，睫状体向前内移位，睫状小带松弛，从而减弱对晶状体的牵拉，晶状体借其本身的弹性变厚，屈光能力增强。睫状体还可产生房水。

（3）**脉络膜**（choroid） 占眼球血管膜的后 2/3，柔软光滑并有弹性。因富于血管、色素而呈棕黑色。脉络膜具有营养眼球、吸收眼内散射光线的功能，并在调节眼内压方面起重要作用。

3. 视网膜（retina）（图 11-2、图 11-4） 又称**内膜**，位于眼球血管膜的内面。其中，位于睫状体和虹膜内面的部分无感光作用，称为**视网膜盲部**；贴于脉络膜内面的部分有感光作用，故称**视网膜视部**。视网膜视部由前向后依次变厚，其后部，视神经集中穿出的部位有白色的圆形隆起，称**视神经盘**（optic disc），又称**视乳头**（optic papilla），中间有视网膜中央动、静脉通过。视神经盘处无感光作用，故称**生理性盲点**。在视神经盘的颞侧约 3.5mm 稍下方有一黄色小区，称**黄斑**（macula lutea），其中央凹陷，称**中央凹**（central fovea），此区无血管，是视觉最敏锐的部位。

图 11-4　右眼眼底

视网膜视部由外层的色素上皮层和内层的神经层构成。神经层由外向内排列有视细胞、双极细胞和节细胞。视细胞为视觉感受器,它将光波转换为神经冲动,经双级细胞传至节细胞,再由节细胞的轴突沿视网膜内面向视神经盘处集中,形成视神经(图 11-5)。

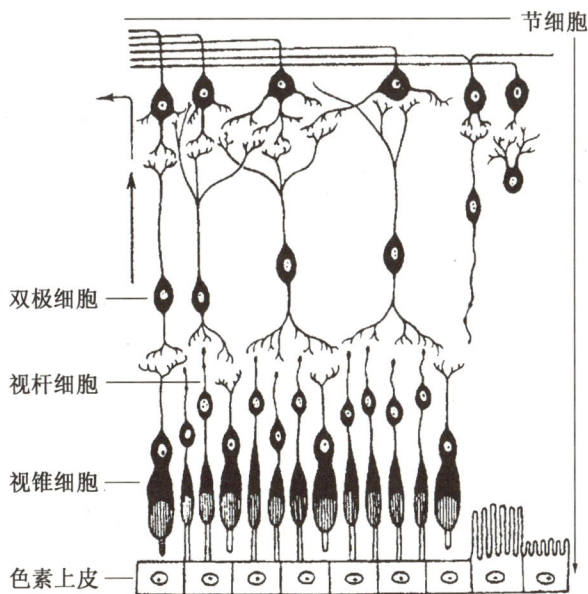

图 11-5　视网膜神经细胞示意图

4. 视网膜的眼底观察　由于眼球具有透明屈光的特征,因而可直接通过眼底镜观察正常视网膜的眼底结构和病理改变等情况(图 11-4)。

(1)**视神经盘**　视神经盘位于眼球后极鼻侧 3mm 处。视神经盘的颜色呈淡红色,边界清楚,中心有视网膜中央血管通过。

（2）**黄斑**　位于眼球后极稍外侧。在眼底镜下呈暗红色，中心有小亮点，称中央凹反光点，黄斑周围有环形光晕。

（二）眼球内容物

眼球内容物包括房水、晶状体和玻璃体。它们和角膜共同构成眼的屈光系统，以保证物体成像在视网膜上。

1. 眼房和房水

（1）**眼房**（chambers of eyeball）（图 11 - 2、图 11 - 3）　眼房是位于角膜和晶状体之间的间隙，被虹膜分隔为较大的**前房**和较小的**后房**，前房和后房借瞳孔相通。在前房周边，虹膜和角膜交界处的环形区域，称**虹膜角膜角**（亦称**前房角**）。

（2）**房水**（aqueous humor）　为充满于眼房内的无色透明的液体。房水的生理功能是为角膜和晶状体提供营养，维持正常的眼内压及屈光作用。房水由睫状体产生，充填于眼后房后，经瞳孔至眼前房，再经虹膜角膜角进入巩膜静脉窦，最后汇入眼静脉。因某些原因，如虹膜与晶状体粘连或前房角狭窄等，造成房水回流受阻，引起眼内压增高而导致的病症，临床称**青光眼**。

2. 晶状体　晶状体（lens）（图 11 - 2、图 11 - 3）位于虹膜和玻璃体之间，呈双凸透镜状，无色透明，富有弹性，不含血管和神经，由平行排列的晶状体纤维所构成。晶状体外包同样透明的**晶状体囊**，晶状体周缘借一些辐射状排列的纤维与睫状体相连，这些纤维称为**睫状小带**。睫状小带由透明坚硬无弹性的纤维交织而成。晶状体若因疾病或创伤而混浊，临床称**白内障**。

在眼的屈光系统中，晶状体是唯一可调节的屈光装置，其曲度可随睫状肌的舒缩而变化。当看近物时，睫状肌收缩，睫状体向前内移位，睫状小带松弛，晶状体由于其本身的弹性而变凸，屈光度增大，使进入眼内的光线恰好能聚焦于视网膜上。当看远物时，睫状肌舒张，睫状体向后外移位，睫状小带被拉紧，向周围牵引晶状体使其变薄，屈光度减少，将远物近平行的光线投射至视网膜上。晶状体改变曲度的能力，随着年龄的增长而逐渐减弱。老年人晶状体弹性减退，睫状肌对晶状体的调节能力减弱，看近物时，晶状体的屈光度不能相应增大，导致视近物不清，称**老视**，俗称老花眼。

3. 玻璃体　玻璃体（vitreous body）（图 11 - 2）为填充于晶状体和视网膜之间的无色透明的胶状物质，表面被覆着玻璃体膜。玻璃体除具有屈光作用外，还有支撑视网膜的作用，若支撑作用减弱，可导致视网膜的内、外层剥离。若玻璃体混浊，可影响视物，临床称**飞蚊症**。

二、眼副器

眼副器（accessory organs of eye）包括眼睑、结膜、泪器、眼球外肌、眶脂体和眶筋膜等结构。

（一）眼　睑

眼睑（eyelids）（图 11 - 1）位于眼球的前方，分为**上睑**和**下睑**，对眼球起保护作用。上、下睑之间的裂隙称**睑裂**。睑裂两端成锐角，分别称**内眦**和**外眦**。眼睑的游离缘称**睑缘**，睑缘上生长有睫毛，有防止灰尘进入眼内和减弱强光照射的作用。睑缘处睫毛根部的皮脂腺，称**睑缘腺**，因睑缘腺堵塞导致的急性炎症又称麦粒肿。

眼睑由外向内有 5 层结构（图 11 - 6），依次为皮肤、皮下组织、肌层、睑板和睑结膜。眼睑的皮肤较薄，皮下组织疏松，是易发生水肿的部位。肌层主要为眼轮匝肌，该肌收缩使眼睑闭合。睑板由致密结缔组织构成,呈半月形,对眼睑具有支撑作用。睑板内有许多与睑缘垂直排列的**睑板腺**(tarsal glands),开口于睑缘,分泌油脂样液体,具有润滑睑缘和防止泪液外溢的作用。若睑板腺导管阻塞,分泌物在睑板腺内潴留,形成睑板腺囊肿,又称霰粒肿。

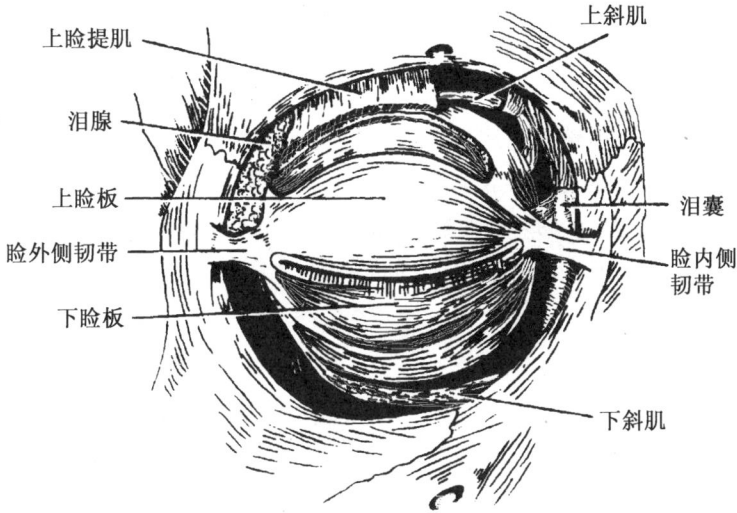

图 11-6　眼睑的结构

(二) 结　膜

结膜(conjunctiva)(图 11-1)是一层富含血管、光滑而透明的薄膜。按所在部位可分为两部分:**睑结膜**(palpebral conjunctiva)衬覆于上、下睑的内面;**球结膜**(bulbar conjunctiva)覆盖于巩膜的前部,并移行于角膜上皮。睑结膜与球结膜相互移行的返折处,称**结膜穹窿**(conjunctival fornix),包括弧形的**结膜上穹**和**结膜下穹**。当上、下睑闭合时,由结膜形成的囊状间隙,称**结膜囊**(conjunctival sac),此囊通过睑裂与外界相通。

(三) 泪　器

泪器(lacrimal apparatus)由泪腺和泪道构成(图 11-7)。泪道包括泪点、泪小管、泪囊和鼻泪管。

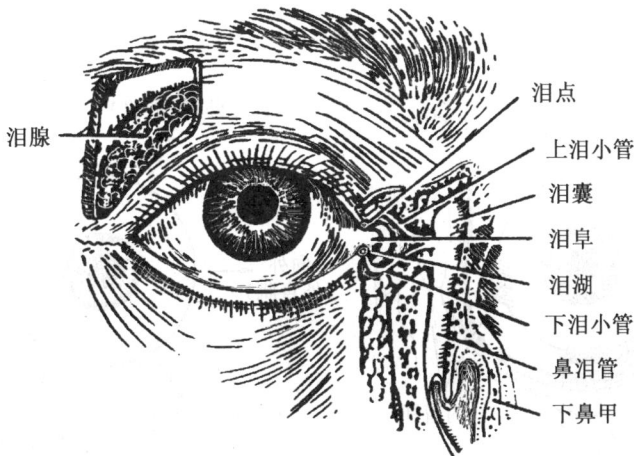

图 11-7　泪器

1. 泪腺　泪腺(lacrimal gland)位于泪腺窝内,有10~20条排泄管开口于结膜上穹的外侧部。泪腺借眨眼活动分泌泪液,并涂布于眼球的表面,以湿润和清洁角膜,此外,泪液中含溶菌酶,有杀菌作用。

2. 泪道

(1) **泪点**　在上、下睑缘近内侧端各有一个小孔,称**泪点**(lacrimal punctum),是泪小管的开口。

(2) **泪小管**　分上泪小管和下泪小管,位于上、下睑内侧部的皮下,起于泪点,先分别向上、下行,然后几乎成直角转向内侧汇合在一起,开口于泪囊上部。

(3) **泪囊**　位于泪囊窝内,为一膜性囊,上端为盲端,其外侧接纳泪小管,下端移行为鼻泪管。

(4) **鼻泪管**　为骨鼻泪管内衬黏膜围成的管道,上部接泪囊,下部开口于下鼻道外侧壁的前部。

(四) 眼球外肌

眼球外肌(extraocular muscles)是指位于眼球周围的骨骼肌,包括**上睑提肌、内直肌、外直肌、上直肌、下直肌、上斜肌和下斜肌**(图11-8)。各直肌和上斜肌共同起自视神经管周围的**总腱环**。下斜肌起于眶下壁的前内侧部。

上睑提肌(levator palpebrae superioris)起自视神经管前上方眶壁,在上直肌上方向前走行,以腱膜止于上睑(图11-6)。此肌收缩可提上睑,开大睑裂。

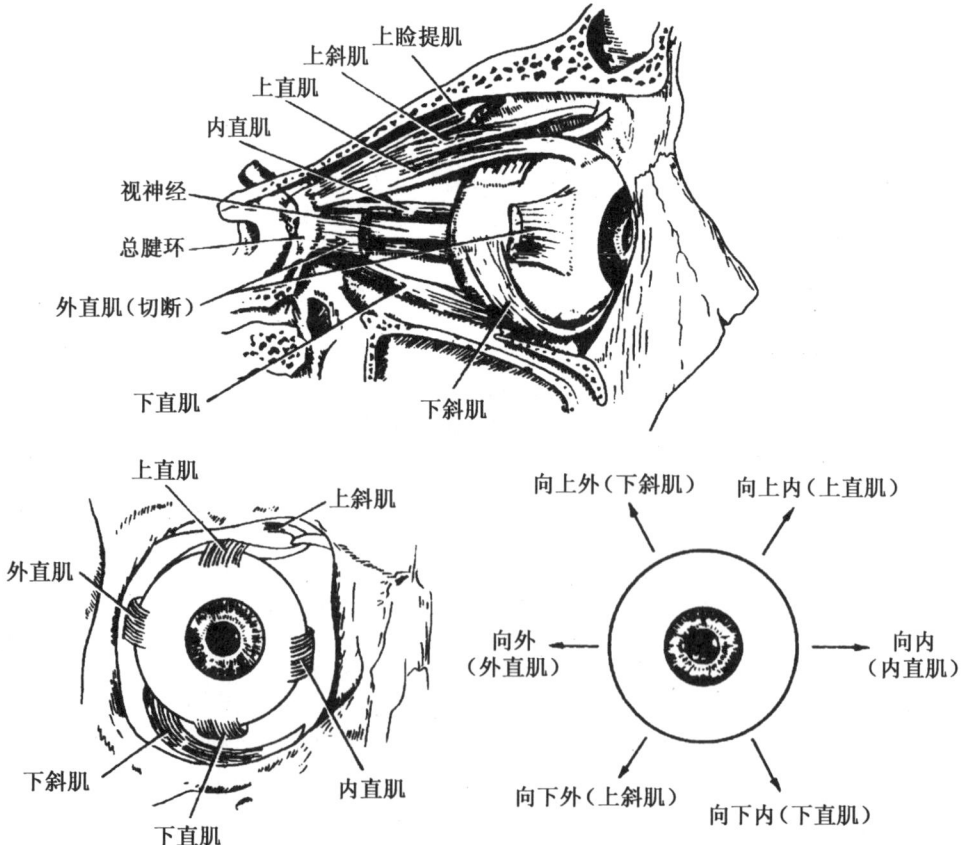

图11-8　眼球外肌及作用示意图

四条直肌和两条斜肌都止于巩膜,收缩时能使眼球向不同方向转动(图11-8)。内、外、上、下直肌分别止于眼球前部的内侧、外侧、内上面和内下面,收缩时使眼球前极分别转向内侧、外侧、内上方和内下方。上斜肌在上直肌和内直肌之间向前行,以细腱穿过眶内侧壁前上方的滑车,然后转向后外,止于眼球上面的后外侧部,收缩时使眼球前极转向外下方。下斜肌沿眶下壁行向后外,止于眼球下面的后外侧部,收缩时使眼球前极转向外上方。眼球向各方向灵活转动,并非依靠单一肌肉的收缩,而是双眼数条肌共同参与、协同作用的结果。

三、眼的血管

(一)眼的动脉

分布于视器的动脉主要为**眼动脉**(ophthalmic artery)。眼动脉在颅腔内起自颈内动脉,经视神经管入眶,在眶内发出分支,分布于眼球和眼副器(图11-9)。眼动脉的重要分支有视网膜中央动脉(图11-4)和脉络膜动脉(图11-10)等。**视网膜中央动脉**(central artery of retina)在眼球后方沿视神经中轴行到视神经盘,分为四支,分布于视网膜周边部分,分别营养视网膜鼻侧上、下,颞侧上、下扇形区。视网膜中央动脉是终动脉,其分支又是视网膜内层血液供应的唯一来源,因此,该动脉的血液供应紊乱,将引起严重的后果。**脉络膜动脉**有许多支,在视神经周围穿入眼球,分布于脉络膜。

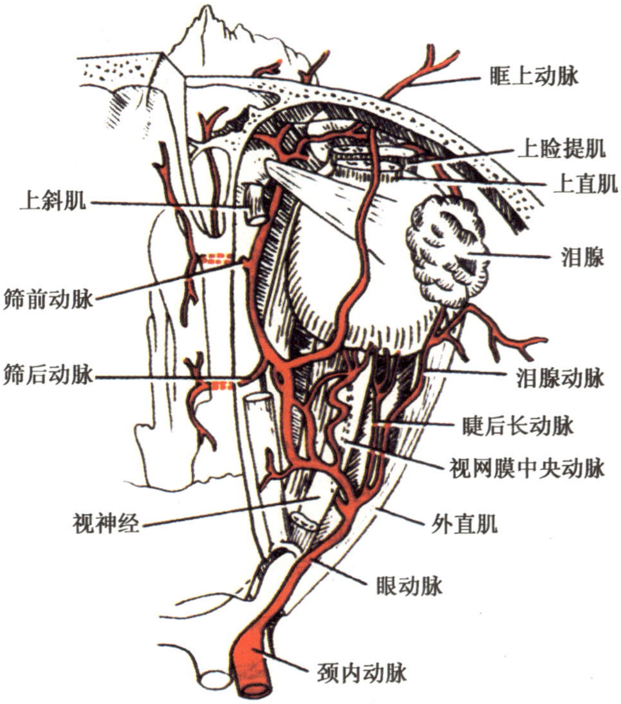

图11-9 眼的动脉

(二)眼的静脉

眼的静脉主要包括**视网膜中央静脉**和**涡静脉**,视网膜中央静脉的收集范围与同名动脉分支的分布范围一致,回流后注入眼上静脉。涡静脉收集虹膜、睫状体和脉络膜的静脉血,汇入眼上、下静脉。眼上、下静脉向后经眶上裂进入颅腔,注入海绵窦。眼的静脉没有静脉瓣,与内眦静脉相通,所以面部感染可经眼静脉侵入颅内。

(三)眼底血管观察

在眼底镜下,可见到视网膜和脉络膜两个血管系统(图11-4)。视网膜中央血管位于浅层,视网膜中央动脉颜色鲜红,较细而亮,走行较直,分支呈锐角,尖端向视神经盘,没有吻合支;视网膜中央静脉则颜色暗红,较粗,走行比较弯曲,属支的分叉呈钝角。检查眼底视网膜中央血管不仅对眼血管本身,而且对全身血管疾病(如高血压病、动脉粥样硬化等),尤其对

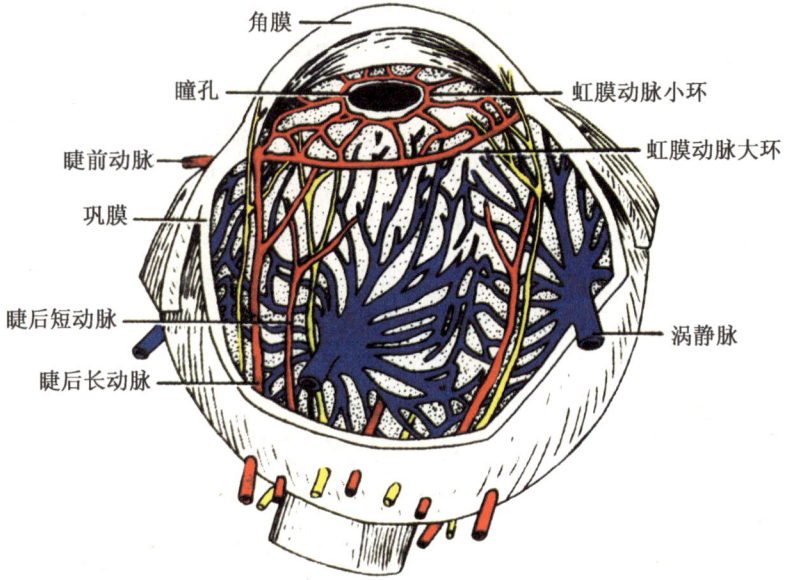

图 11－10 虹膜的动脉和涡静脉

推测脑血管的情况具有重要的临床意义。脉络膜血管位于深层,颜色淡,呈纱网状,比视网膜中央血管粗大,血管不进入视神经盘内。

第二节 前庭蜗器

前庭蜗器(vestibulocochlear organ)俗称**耳**(ear),可分为外耳、中耳和内耳三部分(图 11－11)。外耳和中耳是传导声波的通道,内耳才是听觉感受器(听器)和位觉感受器(平衡器)的所在部位。听器感受声波的刺激,平衡器感受头部位置变动、重力变化和运动速度等的刺激。两者的功能虽截然不同,但在结构上关系密切。

图 11－11 全耳模式图

一、外　耳

外耳(external ear)包括耳廓、外耳道和鼓膜三部分。

（一）耳　廓

　　耳廓(auricle)（图 11 - 12）位于头部两侧，由弹性软骨和结缔组织外被皮肤构成，皮下组织少，但血管、神经丰富。耳廓下部向下垂的柔软部分称**耳垂**(auricular lobule)，仅由皮肤和皮下组织构成，是临床采血的常用部位。

（二）外耳道

　　外耳道(external acoustic meatus)为一弯曲的管道，外口称**外耳门**，底由鼓膜构成，其内侧 2/3 位于颞骨内，称**骨性部**；外侧 1/3 以软骨为支架，称**软骨部**（图 11 - 11）。牵拉耳廓，软骨部可随之移动。检查外耳道和鼓膜时，应向后上方牵拉耳廓，使外耳

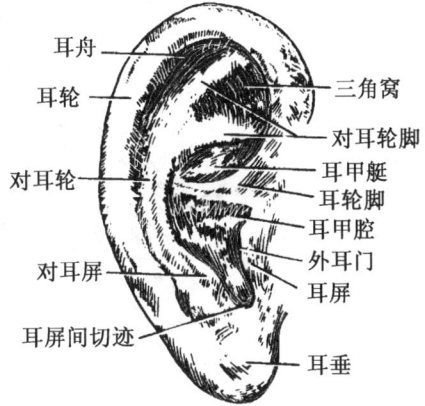

图 11 - 12　耳廓

道变直。但检查婴儿的鼓膜时，由于其外耳道几乎全由软骨支持，短而直，鼓膜近水平位，故须将耳廓拉向后下方。

　　外耳道皮肤内含有**耵聍腺**，分泌的黄褐色黏稠物称**耵聍**，干燥后可形成痂块。外耳道皮下组织极少，皮肤与骨膜或软骨膜结合紧密，外耳道发生疖肿时，因张力较大而疼痛剧烈。

（三）鼓　膜

　　鼓膜(tympanic membrane)（图 11 - 11、图 11 - 13）位于外耳道与鼓室之间，为椭圆形浅漏斗状的半透明薄膜，与外耳道成 45°的倾斜角，婴儿的鼓膜倾斜度更大，几呈水平位。鼓膜的中心向内凹陷，称**鼓膜脐**，前下方有一三角形反光区，称**光锥**。鼓膜的上 1/4 区为**松弛部**，薄而松弛，呈淡红色，是鼓膜常见的穿孔部位；下 3/4 区为**紧张部**，坚实紧张，呈灰白色，鼓膜内陷会导致光锥消失。

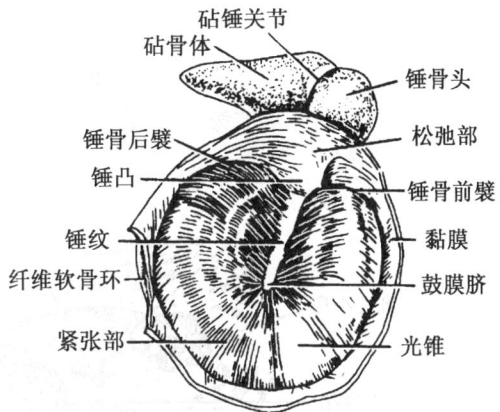

图 11 - 13　鼓膜（外面观）

二、中　耳

中耳(middle ear)包括鼓室、咽鼓管、乳突小房和乳突窦。

（一）鼓　室

　　鼓室(tympanic cavity)位于外耳道和内耳之间，是颞骨岩部内的一个不规则含气小腔。鼓室内有 3 块听小骨和 2 块听小骨肌。

　　1. 鼓室壁　鼓室有不规则的 6 个壁（图 11 - 14）。

　　（1）**上壁**　又称**盖壁**，即鼓室盖，为一薄层骨板，借此与颅中窝分隔。

　　（2）**下壁**　又称**颈静脉壁**，借薄层骨板与颈内静脉起始部分隔。

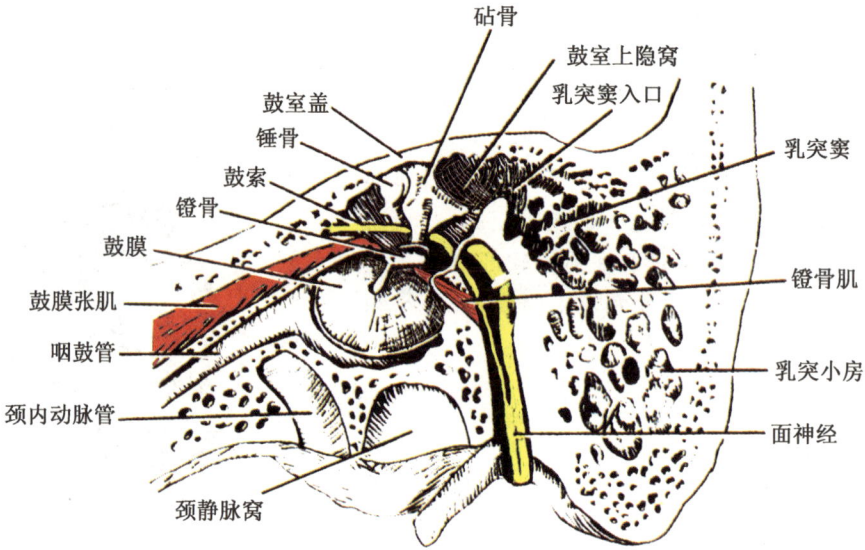

图 11－14　颞骨经鼓室切面（右侧）

（3）**前壁**　又称**颈动脉壁**，与颈动脉管相邻，上部有咽鼓管的开口。

（4）**后壁**　又称**乳突壁**，上部有**乳突窦**的开口，由此经乳突窦与乳突小房相通。乳突窦口稍下方有一小的锥形突起，称**锥隆起**，内藏镫骨肌。

（5）**外侧壁**　又称**鼓膜壁**，主要由鼓膜构成，借鼓膜与外耳道分隔。

（6）**内侧壁**　又称**迷路壁**，即内耳的外侧壁（图 11－15）。此壁的中部隆起，称**岬**（prom-ontory）。岬的后上方有一卵圆形孔，称**前庭窗**（fenestra vestibuli）。前庭窗后上方的弓形隆起，称**面神经管凸**，其深部有面神经管通过，管内有面神经走行。岬的后下方有一圆孔，称**蜗窗**（fenestra cochleae），被第二鼓膜所封闭。

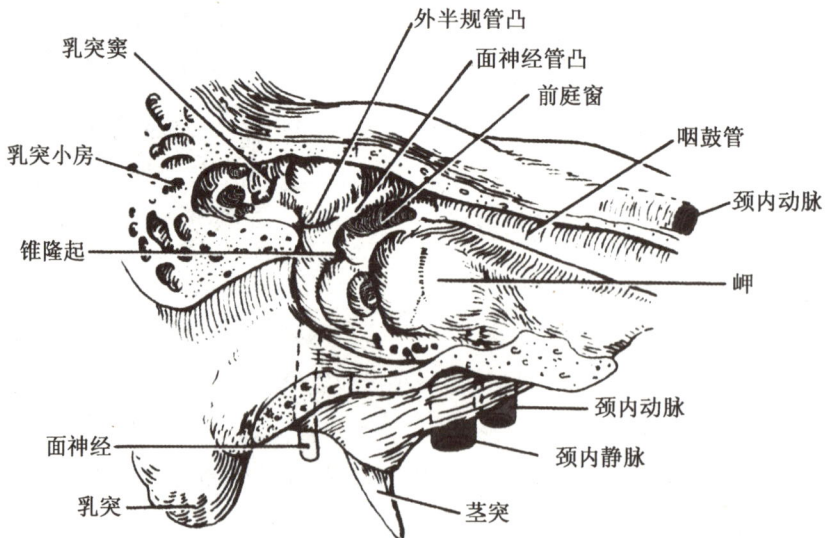

图 11－15　鼓室内侧壁（右侧）

慢性化脓性中耳炎可侵蚀破坏听小骨及鼓室壁的黏膜、骨膜或骨质，若向邻近结构蔓延可引起各种并发症：侵蚀鼓膜可致鼓膜穿孔；侵蚀内侧壁可致化脓性迷路炎；侵蚀面神经管可损害面神经；向后蔓延到乳突窦和乳突小房，可引起化脓性乳突炎；向上侵蚀鼓室盖，可引起颅内化脓性感染。

2. 听小骨 听小骨(auditory ossicles)(图 11 - 16)包括由外向内排列的锤骨、砧骨和镫骨。

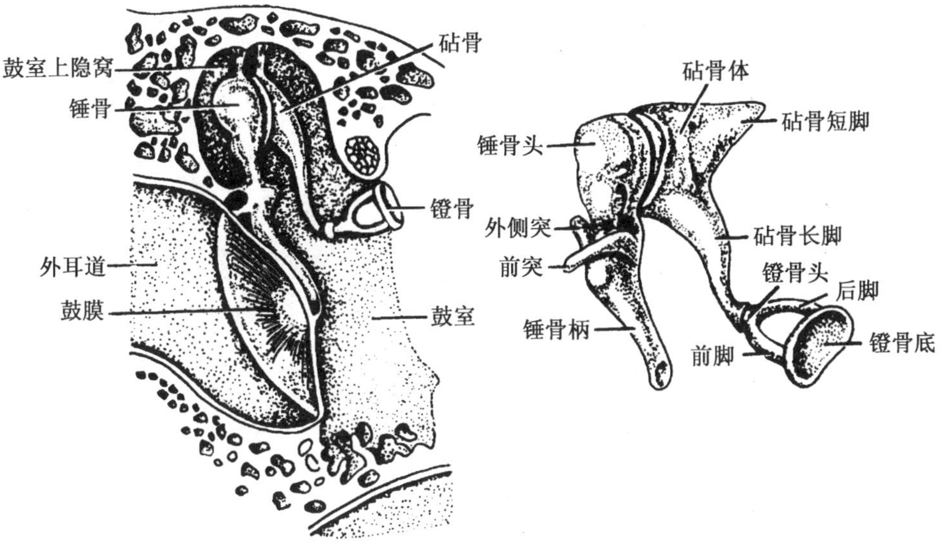

图 11 - 16 听小骨

锤骨(malleus)形如小锤，借**锤骨柄**附着于鼓膜脐。**镫骨**(stapes)形如马镫，**镫骨底**借韧带连于前庭窗的周边，封闭前庭窗。**砧骨**(incus)形如砧，与锤骨和镫骨分别形成砧锤关节和砧镫关节。

锤骨借柄连于鼓膜，镫骨底封闭前庭窗，锤骨、砧骨和镫骨在鼓膜与前庭窗之间以关节和韧带连结成**听小骨链**，将声波的振动从鼓膜传递到前庭窗。当炎症引起听小骨粘连、韧带硬化时，听小骨链的活动受到限制，可使听力减弱或消失。

3. 听小骨肌

听小骨肌包括镫骨肌和鼓膜张肌。

1. 镫骨肌(stapedius) 位于锥隆起内(图 11 - 14)，收缩时，使镫骨底前部离开前庭窗，以减低迷路内压，并解除鼓膜的紧张状态，是鼓膜张肌的拮抗肌。

2. 鼓膜张肌(tensor tympani) 位于咽鼓管上方的鼓膜张肌半管内(图 11 - 14)，收缩时向前内侧牵拉锤骨柄，紧张鼓膜。

(二)咽鼓管

咽鼓管(auditory tube)(图 11 - 11、图 11 - 14、图 11 - 15)连通鼻咽部与鼓室，可分为前内侧 2/3 的**软骨部**和后外侧 1/3 的**骨部**。软骨部位于管的内侧段，由结缔组织膜围成，向前内侧开口于鼻咽部侧壁的**咽鼓管咽口**，骨部占管的外侧段，向后外侧开口于鼓室前壁的**咽鼓管鼓室口**。咽鼓管咽口和软骨部平时处于关闭状态，在吞咽运动或尽力张口时，咽口暂时开放。咽鼓管的作用是使鼓膜内外的气压保持平衡，有利于鼓膜的振动。小儿咽鼓管宽、短，接近水平位，所以咽部感染可经咽鼓管侵入鼓室，引起中耳炎。咽鼓管闭塞将会影响中耳的正常功能。

（三）乳突小房和乳突窦

乳突小房（mostoid cells）为颞骨乳突部内的许多含气小腔。各腔相互通连，内衬黏膜，并与乳突窦和鼓室内的黏膜相延续。乳突窦（mastoid antrum）（图 11－14）是介于乳突小房和鼓室之间的腔隙，向前开口于鼓室后壁上部，向后与乳突小房相通连。

三、内　耳

内耳（internal ear）又称迷路（labyrinth），位于颞骨岩部的骨质内（图 11－17），介于鼓室内侧壁和内耳道底之间，是听觉和位觉感受器的位置所在。内耳形状不规则，构造复杂，可分为骨迷路和膜迷路两部分。骨迷路与膜迷路之间充满外淋巴，膜迷路内充满内淋巴，内、外淋巴互不交通。

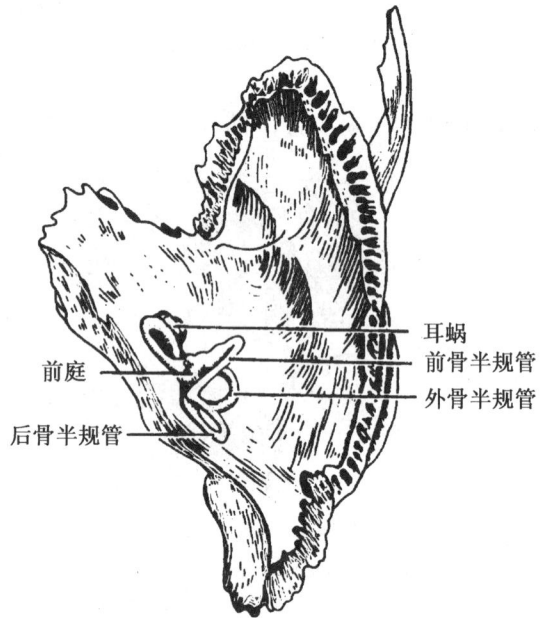

图 11－17　内耳在颞骨内的投影（右侧）

（一）骨迷路

骨迷路（bony labyrinth）（图 11－18）是由密质骨围成的骨性隧道，从前内向后外沿颞骨岩部的长轴排列，依次可分为相互连通的耳蜗、前庭和骨半规管。

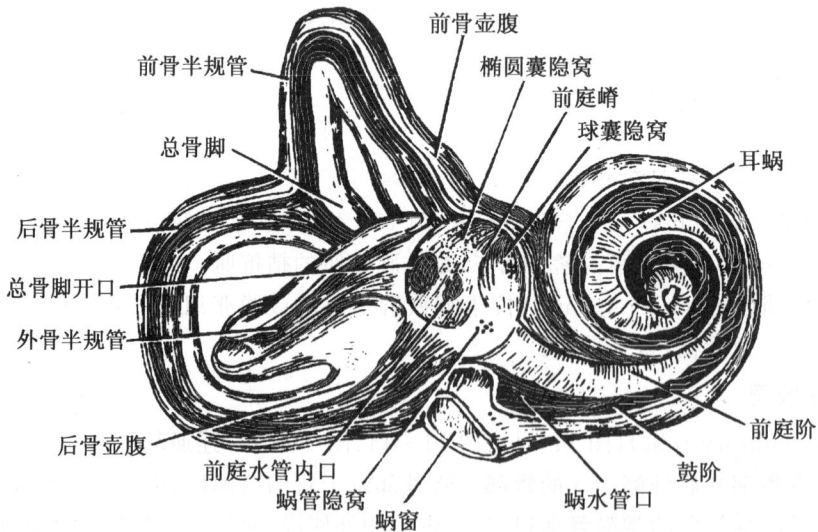

图 11－18　骨迷路

1. 骨半规管　骨半规管（bony semicircular canls）为三个半环形的骨性小管，位于三个相互垂直的面上，彼此互成直角排列，分别称为**前骨半规管**、**外骨半规管**和**后骨半规管**。

每个骨半规管都有两个骨脚连于前庭,其中一个骨脚膨大称**壶腹骨脚**,脚上的膨大部称**骨壶腹**;另一骨脚细小称**单骨脚**。因前、后骨半规管的两个单骨脚合成一个**总骨脚**,故三个骨半规管共以五个开口连于前庭。

2. 前庭　前庭(vestibule)是骨迷路的中间部分,为一近似椭圆形的腔隙,前部较窄,有一孔通耳蜗,后部较宽与骨半规管相通。前庭的外侧壁即鼓室的内侧壁。

3. 耳蜗　耳蜗(cochlea)(图 11-19)位于前庭的前方,形如蜗牛壳,由**蜗轴**(modiolus)和环绕蜗轴的**蜗螺旋管**(cochlear spiral canal)构成。耳蜗的尖称**蜗顶**,朝向前外,蜗底朝向内耳道底。蜗轴的松质骨内有蜗神经和血管穿行。

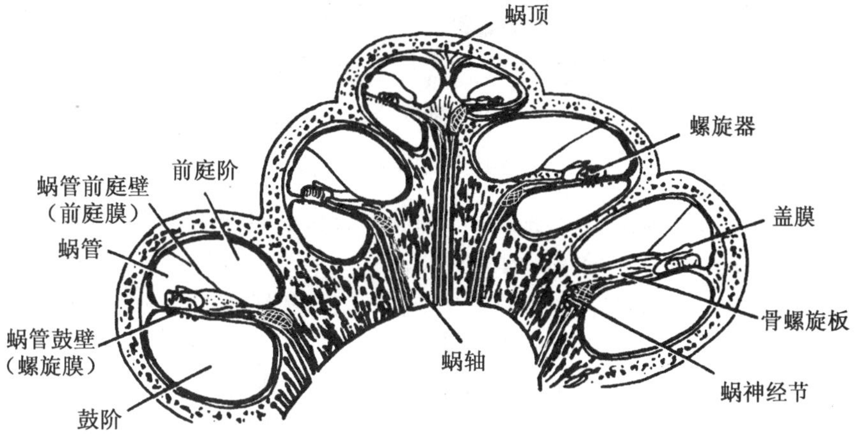

图 11-19　耳蜗轴切面

蜗螺旋管是中空的螺旋状骨管,围绕蜗轴作两圈半旋转。在蜗底处,蜗螺旋管通向前庭,管腔较大;向蜗顶,管腔逐渐细小,以盲端终于蜗顶。在蜗螺旋管内自蜗轴伸出一螺旋形骨板,称为**骨螺旋板**,骨螺旋板的游离缘到蜗螺旋管的外侧壁有膜迷路的蜗管附着。骨螺旋板和蜗管将蜗螺旋管分隔为上、下两条螺旋形管道,即朝向蜗顶的**前庭阶**和朝向蜗底的**鼓阶**。前庭阶和鼓阶内均含外淋巴,借蜗顶的**蜗孔**相通。

(二)膜迷路

膜迷路(membranous labyrinth)是套在骨迷路内密闭的膜性小管和小囊(图 11-20),借纤维束固定于骨迷路的壁上,由相互连通的膜半规管、椭圆囊和球囊、蜗管三部分组成,其内充满着内淋巴。膜半规管位于骨半规管内,椭圆囊、球囊位于骨迷路的前庭内,蜗管位于耳蜗的蜗螺旋管内。

1. 膜半规管(semicircular ducts)　形态与骨半规管相似,套于同名骨半规管内,其管径约为骨半规管的 1/4～1/3,分别称**前、后**和**外膜半规管**。各膜半规管也有相应呈球形的膨大部分,称**膜壶腹**(3 个)。每个膜壶腹壁上有隆起的**壶腹嵴**(crista ampullaris),是位觉感受器,三个膜半规管内的壶腹嵴相互垂直,能感受头部旋转变速运动时的刺激。

2. 椭圆囊和球囊

(1) **椭圆囊**(utricle)　位于骨迷路的前庭部。在椭圆囊的后壁上有五个孔与三个膜半规管相通。在椭圆囊壁内面有一斑块状隆起,称**椭圆囊斑**,是位觉感受器。

(2) **球囊**(saccule)　位于椭圆囊的前下方,较椭圆囊小。在球囊的囊壁内,也有一斑块

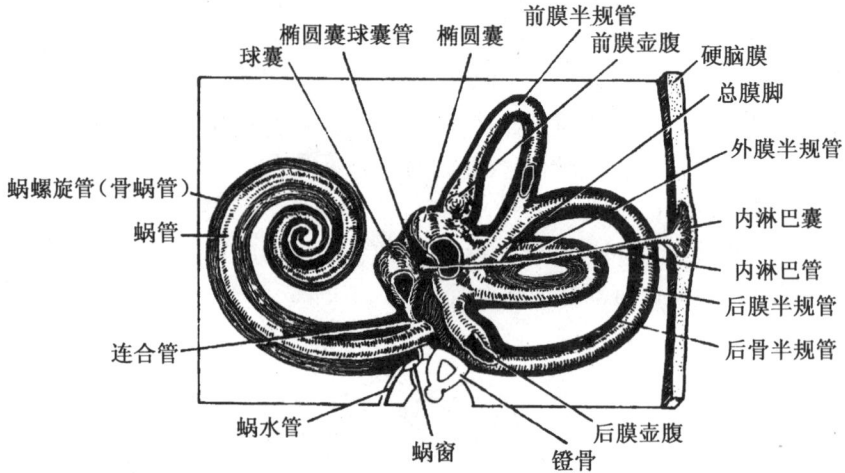

图 11-20　内耳模式图（右侧）

状隆起,称**球囊斑**,是位觉感受器。球囊斑与椭圆囊斑位于相互成直角的平面上,两者都可感受头部静止时的位置觉及直线变运动的刺激。

3. 蜗管(cochlear duct)(图 11-19)　介于骨螺旋板和蜗螺旋管外侧壁之间。一端在前庭,借细管与球囊相连;另一端在蜗顶,顶端为细小的盲端。在横断面上,蜗管呈三角形。其上壁为**蜗管前庭壁(前庭膜)**,前庭膜将前庭阶与蜗管分开;外侧壁为蜗螺旋管内表面骨膜的增厚部分,有丰富的血管和结缔组织,该处上皮深面富有血管,称**血管纹**,一般认为与内淋巴液的产生有关;下壁即**蜗管鼓壁**(或**螺旋膜**,又称**基底膜**),与鼓阶相隔。在基底膜上有**螺旋器**(spiral organ)又称Corti 器,为感受声波刺激的听觉感受器。

(三) 声波的传导

声波传入内耳感受器有两条途径,一是空气传导,一是骨传导。正常情况下以空气传导为主(图 11-11)。

1. 空气传导　耳廓将收集到的声波经外耳道传到鼓膜,引起鼓膜振动,中耳内的听骨链随之运动,经镫骨底传到前庭窗,引起前庭窗内的外淋巴波动。前庭阶和鼓阶内的外淋巴波动可引蜗管内淋巴的波动,也可直接使基底膜振动,刺激螺旋器使其产生神经冲动,经蜗神经传入中枢,产生听觉。

2. 骨传导　是指声波经颅骨(骨迷路)直接传入内耳的过程。声波的冲击和鼓膜的振动可经颅骨和骨迷路传入,使内耳的内淋巴波动,也可使基底膜上的螺旋器产生神经冲动。骨传导的存在与否是鉴别传导性耳聋和神经性耳聋的有效方法。

(宋跃华)

第十二章

神经系统

第一节 概 述

神经系统(nervous system)由脑和脊髓及与之相连的遍布于全身的周围神经组成,在人体各器官系统中占主导地位。神经系统借助感受器接受体内、外环境的各种刺激,并引起反应,借以调节和控制全身各器官系统的活动,使人体成为一个完整的对立统一体。例如,当人在进行某种活动时,神经系统调控着参与活动的各种效应装置,比如骨骼肌的收缩、心跳与呼吸的变化等等;同时又不断感受当时体内、外环境的变化,使参与活动的各器官系统在相互制约、相互协调中进行,以达到身体与心理、结构与机能的完整和统一。

在漫长的生物进化基础上,在劳动中产生的语言的推动下,人类的神经系统特别是大脑皮质得到了空前发展,变得越来越高级而复杂。这样,人类远远超脱了一般动物的范畴,不仅能适应和认识世界,而且能够主动地改造世界,使自然界为人类服务。因此,人类的神经系统是机体一切生命活动的物质基础。

一、神经系统的区分

神经系统按其所在位置的不同,可分为**中枢神经系统**(central nervous system)和**周围神经系统**(peripheral nervous system)两部分。中枢神经系统包括脑和脊髓,分别位于颅腔和椎管内;周围神经系统包括脑神经和脊神经(图 12-1)。**脑神经**(cranial nerve)与脑相连,共 12 对;**脊神经**(spinal nerves)与脊髓相连,共 31 对。周围神经系统又可根据其所支配的组织器官功能的不同而分为躯体神经和内脏神经两部分。**躯体神经**(somatic nerve)分布于体表、骨、关节和骨骼肌;**内脏神经**(visceral nerve)则分布于内脏、心血管和腺体。躯体神经和内脏神经均含有传入纤维和传出纤维。**传入纤维**(afferent fiber)又称**感觉纤维**(sensory fiber),将神经冲动自感受器传向中枢;**传出纤维**(efferent fiber)又称**运动纤维**(motor fiber),将神经冲动自中枢传向周围的效应器。

二、神经系统的活动方式

神经系统的基本活动方式是**反射**,即接受体内、外环境的刺激,并作出适宜的反应。执行反射活动的形态学基础,称为**反射弧**。反射弧包括 5 个环节,即**感受器→传入神经→中枢→传出神经→效应器**。最简单的反射弧仅由两个神经元组成,即传入神经元与传出神经元直接在中枢内相突触,如膝反射即属此种类型。一般的反射弧,在传入和传出神经元之间有

图 12-1 神经系统的区分

一个或多个中间神经元参加。中间神经元越多,引起的反射活动就越复杂。人类大脑皮质的思维活动,就是通过大量中间神经元完成的极为复杂的反射活动(图 12-2)。如果反射弧中任何一个环节出现损伤,就会导致反射障碍。因此,临床上神经系统疾病的诊断,常规要进行各种反射的检查。

三、神经系统的常用术语

在神经系统中,神经元的胞体和突起在不同的部位常有不同的集聚方式,因而形成不同的术语名称。在中枢神经系统内,神经元胞体和树突连贯分布之处,称为**灰质**(gray matter),在新鲜标本上,其色泽灰暗。在大、小脑表面配布的灰质,特称**皮质**(cortex),如大脑皮质和小脑皮质;神经纤维集聚之处,因神经纤维外面包以白亮的髓鞘,故称**白质**(white matter)。位于大、小脑皮质深面

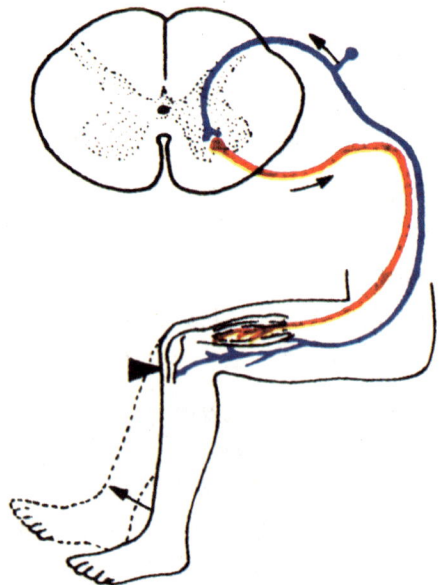

图 12-2 反射弧示意图

的白质,特称**髓质**(medulla)。起止、行程和功能相同的一束纤维,称为**神经传导束(纤维束)**。形态和功能相似的神经元胞体集聚成一团,在中枢神经系统内称**神经核**(nucleus),在周围神经系统内则称**神经节**(ganglion),如脑神经核、脊神经节等。周围神经系统内,神经纤维集聚成粗细不等的**神经**(nerve)。

在中枢神经系统的某些部位,灰质和白质混杂交织的区域,称**网状结构**(reticalar formation)。

第二节　中枢神经系统

一、脊　髓

脊髓(spinal cord)起源于胚胎时期神经管后部,与脑相比是分化较少的部分,基本上保持了原始管状,并具有节段性。原始神经管的管腔发育成脊髓中央管。脊髓是躯干和四肢的初级反射中枢,并与脑的各级中枢之间有密切联系。在正常情况下,脊髓的许多活动都是在脑的控制下完成的。国人的脊髓平均重约 30g(图 12-3)。

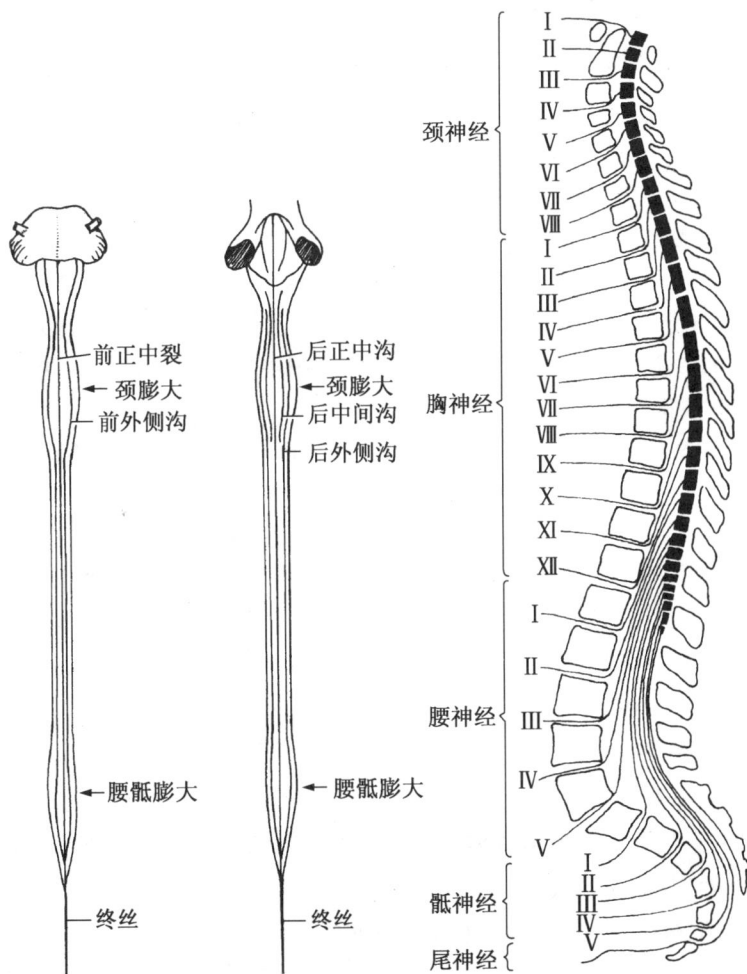

图 12-3　脊髓的外形及脊髓节段与椎骨对应关系

(一) 脊髓的外形

脊髓位于椎管内,呈前后略扁的圆柱状,外包被膜。其上端在枕骨大孔处与延髓相连,下端在成人约平第 1 腰椎体下缘,其末端变细呈圆锥状,称为**脊髓圆锥**(conus medullaris)。成人脊髓长约 45cm。自脊髓圆锥向下延伸出一条细丝,称为**终丝**,是由软膜构成的无神经性结构,止于尾骨的背面,有固定脊髓的作用。

脊髓全长有两处呈梭形的膨大,即颈膨大和腰骶膨大。**颈膨大**(cervical enlargement)由第 5 颈节至第 1 胸节的各脊髓节段构成;**腰骶膨大**(lumbosacral enlargement)则位于第 2 腰节至第 3 骶节之间。脊髓表面有数条纵行的沟或裂。前面正中的深沟称为**前正中裂**;后面正中的浅沟称为**后正中沟**。由此二沟裂将脊髓分成大致对称的左、右两半。每一半脊髓的前外侧面和后外侧面上还各有一浅沟,分别称**前外侧沟**和**后外侧沟**,有脊神经前、后根进出。脊神经前根由传出纤维组成,属运动性;后根则由传入纤维组成,属感觉性。每一对脊神经均由前根和后根在近椎间孔处合成,其后根在合成前有一个膨大,称为**脊神经节**(spinal ganglion),内含假单极神经元的胞体。

(二) 脊髓节段及与椎骨的对应关系

脊髓连接 31 对脊神经。因此,将每对脊神经对应的那段脊髓,称为一个**脊髓节段**(图 12 - 3),故脊髓有 31 个节段,即 8 个颈节,12 个胸节,5 个腰节,5 个骶节和 1 个尾节。

胚胎第 3 个月时,脊髓与椎管的长度几乎相等,因此,全部脊神经根均横行进出于相应的椎间孔。胚胎第 4 个月以后脊髓的生长速度渐慢于脊柱,故脊髓下端逐渐抬高。出生时,脊髓下端约平第 3 腰椎体,成人则升至第 1 腰椎体下缘。因此各对脊神经根与其相对应的椎间孔的位置关系发生了变化,上颈段的脊神经根近平行进出相应的椎间孔,而下颈段及胸、腰、骶、尾段的脊神经根需斜向外下,方可进出相应的椎间孔。越是接近脊髓下端,神经根倾斜越大,以至于腰、骶和尾神经根几乎垂直下行,围绕在终丝的周围形成了**马尾**(cauda equina)(图 12 - 3)。因第 1 腰椎以下已无脊髓,故临床常在第 3、4 或 4、5 腰椎棘突间进行腰椎穿刺,不致损伤脊髓。

由于成人脊髓整体位置的抬高,从而导致下颈段以及胸、腰、骶、尾各脊髓节段逐渐高于相应的椎骨(图 12 - 3)。了解脊髓节段与椎骨的对应关系,有其重要的临床意义。在成人这种对应关系的推算方法是:上颈节($C_1 \sim C_4$)大致与同序数椎骨相对应;下颈节($C_5 \sim C_8$)和上胸节($T_1 \sim T_4$)与同序数椎骨的上一节椎骨相对应,如第 6 颈节平对第 5 颈椎;中胸节($T_5 \sim T_8$)约与同序数的上两节椎骨相对应,如第 7 胸节平对第 5 胸椎;下胸节($T_9 \sim T_{12}$)约与同序数的上三节椎骨相对应,如第 10 胸节平对第 7 胸椎;全部腰节($L_1 \sim L_5$)约平对第 10~12 胸椎。骶、尾节($S_1 \sim S_5$、C_0)约平对在第 12 胸椎至第 1 腰椎之间。

(三) 脊髓的内部结构

脊髓各节段的内部结构大致相似,由灰质和白质构成。在脊髓的横切面上,灰质位于内部,白质位于周围。灰质中央是**中央管**(central canal),它纵贯脊髓全长,向上通第四脑室,向下达脊髓圆锥处,并扩大为**终室**(图 12 - 4)。

1. 灰质　呈暗灰色,主要由神经元胞体和树突聚集而成,在横切面上呈"H"形,可分为前角、后角和中间带。中央管前、后方的灰质部分称**灰质前**、**后连合**。在前、后角之间的外侧,是灰、白质混杂交织的网状结构,在脊髓颈段明显。

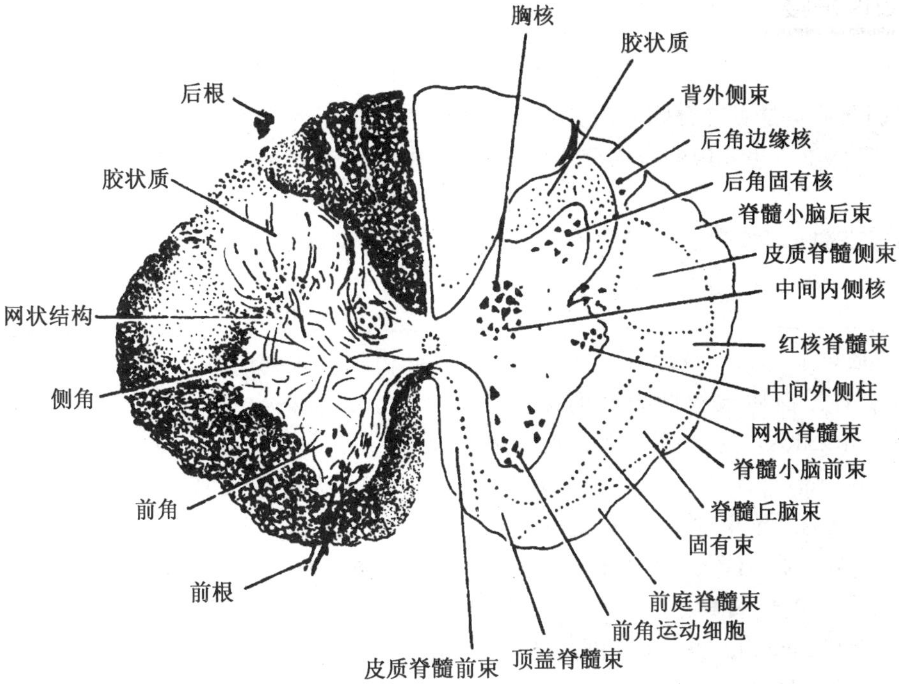

图 12 - 4　新生儿脊髓胸部横切面

（1）**前角**（anterior horn）　短宽，也称**前柱**，主要由运动（传出）神经元（前角运动细胞）的胞体组成。一般将前角运动神经元分为两群：**前角内侧核**支配躯干肌，**前角外侧核**支配四肢肌。位于前角浅部的神经元支配伸肌，深部的神经元支配屈肌。前角运动神经元按大小和所支配骨骼肌的部位不同，可分为大、小两型：大型的 **α 运动神经元**支配肌梭外的肌纤维，引起骨骼的收缩；小型的 **γ 运动神经元**支配肌梭内的肌纤维，对调节肌张力起重要作用。

（2）**后角**（posterior horn）　细长，也称**后柱**，主要由中间神经元组成，接受后根的传入纤维。其末端称为**后角尖**，尖的边缘为**缘层**，缘层的前方为**胶状质**。后角的腹侧部称为**后角底**。后角的神经元比前角复杂，种类较多，主要有以下诸群（图 12 - 4）：

1）**后角边缘核**　位于缘层内，由一些较大型的神经元构成。

2）**胶状质**　在缘层前方，贯穿脊髓全长，向前凹陷呈半月形，由小型神经元构成，主要完成脊髓节段间的联系。

3）**后角固有核**　位于胶状质的前方，含大、中型细胞。它们发出的纤维，主要交叉至对侧，形成脊髓丘脑侧、前束，上行到背侧丘脑，传导痛、温觉和粗略触觉的冲动。

4）**胸核**　也称**背核**，仅见于颈 8 至腰 2 节段，位于后角底的内侧，由一团大型神经元组成，发出纤维组成同侧的脊髓小脑后束。

（3）**中间带**　位于前、后角之间，包括中间内侧核和中间外侧核。

1）**中间内侧核**　位于胸核的前方，其神经元的轴突组成脊髓小脑前束。

2）**中间外侧核**　位于前、后角之间，中间内侧核的外侧。中间外侧核只存在于以下两个部位：在脊髓胸 1（或颈 8）～腰 3（或腰 2）的节段，它向外侧突出于前、后角之间形成**侧角**（lateral horn），又称**侧柱**，是交感神经在脊髓内的低级中枢；在脊髓骶 2～4 节段，也向外侧突出，主要是小型神经元组成的核团，称为**骶副交感核**，是副交感神经在脊髓内的低级中枢。

⭐ **知识链接**

脊髓灰质炎及其疫苗

脊髓灰质炎是感染脊髓灰质炎病毒所致的急性传染病,多发生于 1 至 6 岁儿童,多经粪-口途径感染。患儿因病毒入侵中枢神经系统、破坏脊髓前角运动神经元的胞体,而致骨骼肌(以肢体,尤其下肢为多见)出现迟缓性瘫痪,故亦称小儿麻痹。

口服脊髓灰质炎减毒活疫苗(糖丸)是预防小儿麻痹症最有效的方法。疫苗接种时间:满 2 月、满 3 月、满 4 月、满 1 岁、满 4 岁各服 1 次。

2. 白质(white matter)　位于脊髓灰质周围,由纵行排列的长短不等的神经纤维束组成(图 12-4)。白质被脊髓表面的纵沟分为三个索:前正中裂与前外侧沟之间为**前索**(anterior funiculus),前、后外侧沟之间为**外侧索**(lateral funiculus),后外侧沟与后正中沟之间为**后索**(posterior funiculus)。位于灰质连合前方的白质称为**白质前连合**。各索中,向上传递神经冲动的纤维束称为**上行(感觉)传导束**;向下传递神经冲动的纤维束称**下行(运动)传导束**。紧贴灰质边缘的一层短距离纤维,称为**固有束**。

（1）**上行(感觉)传导束**

1) **薄束**(fasciculus gracilis)和**楔束**(fasciculus cuneatus)　位于后索。此二束均由起自脊神经节内假单极神经元的中枢突组成。来自下半身(T_5 以下)的纤维组成薄束,来自上半身(T_4 以上)的纤维组成楔束。在第 4 胸节以上的脊髓后索内,薄束行于内侧,楔束行于外侧,上升到延髓,分别止于延髓内的薄束核和楔束核。此二束的功能是将躯干、四肢的本体感觉(来自肌、腱和关节等处的位置觉、运动觉和振动觉)和精细触觉(如辨别两点距离和物体的纹理粗细等)冲动传向大脑皮质。由于薄束、楔束中的纤维是按照骶、腰、胸、颈的顺序自内向外排列进入脊髓的,因此,后索自内向外分别传导来自下肢、躯干和上肢的深感觉及精细触觉冲动(图 12-4)。

2) **脊髓小脑后束和脊髓小脑前束**　位于外侧索周边的后部和前部。其功能是向小脑传导本体感觉冲动(主要来自躯干下部和下肢)。

3) **脊髓丘脑束**(spinothalamic tract)　位于外侧索的前部和前索中。此束的纤维主要起自脊髓后角固有核,纤维大部分斜经白质前连合交叉,至对侧的前索和外侧索上行,行经脑干,终止于背侧丘脑的腹后外侧核。在外侧索前部上行的纤维束称为**脊髓丘脑侧束**,其功能是传导躯干、四肢的痛觉和温度觉冲动。来自躯体不同部位传导痛、温觉的纤维,在脊髓丘脑侧束中有较明确的定位关系,即从此束的前外侧向背内侧,依次传导来自下肢、躯干及上肢的痛、温觉冲动。通常将交叉至对侧前索内上行的纤维束(含不交叉的纤维)称为**脊髓丘脑前束**,其功能是传导粗略触觉冲动(图 12-4)。

（2）**下行(运动)传导束**

1) **皮质脊髓束**(corticospinal tract)　皮质脊髓束是人类脊髓中最大的下行束,其纤维主要成自大脑皮质中央前回中、上部和中央旁小叶前部锥体细胞的轴突。皮质脊髓束在下行过程中,途经内囊后肢和脑干,在延髓的锥体交叉处,大部分纤维交叉至对侧后,下行于脊髓外侧索后部、脊髓小脑后束的内侧,称为**皮质脊髓侧束**。皮质脊髓侧束在下行过程中陆续终止于同侧脊髓前角运动细胞。皮质脊髓束的小部分纤维,在延髓锥体交叉处不交叉,下行于脊髓同侧的前正中裂两侧,称为**皮质脊髓前束**。此束下行一般不超过胸段。因有部分纤维同样交叉到对侧,故皮质脊髓前束终止于双侧的脊髓前角运动细胞(图 12-4)。

皮质脊髓束的功能是通过控制前角运动细胞而管理躯干、四肢骨骼肌的随意运动。直接接受皮质脊髓束纤维的神经元,主要支配运动肢体远端(指和趾)的肌,可能与人类的精细技巧运动有关。皮质脊髓侧束纤维在脊髓内的定位关系是:支配上半身骨骼肌运动的纤维行于该束的内侧部,支配下半身骨骼肌运动的纤维行于该束的外侧部。

2) **红核脊髓束**　位于皮质脊髓侧束的前方。此束的纤维起自中脑红核。纤维自该核发出后,立即交叉至对侧,经脑干下行于脊髓外侧索内,其纤维经脊髓后角神经元中继后,止于前角运动细胞。其功能与屈肌活动和调节肌张力有关。

3) 其他下行纤维束还有位于前索的**前庭脊髓束、内侧纵束**以及行于前索和外侧索内的**网状脊髓束**等。以上各束纤维与调节肌张力和协调肌的运动有关。

(3) **固有束和背外侧束**　固有束在各索内紧贴灰质周围。其功能是调节脊髓本节段或各节间的反射活动。**背外侧束**又称 **Lissauer 束**,位于后索内,在胶状质的背外侧,由后根进入脊髓的外侧部传导痛、温觉和内脏感觉的细纤维和内侧部传导本体感觉、精细触觉的粗纤维组成。

(四) 脊髓的功能

脊髓在结构和功能上都比脑原始。其功能有二:一是传导功能。脊髓白质是传导功能的主要结构,它使身体周围部分与脑的各部联系起来,如躯体(除头、面部外)的各种浅、深感觉和内脏感觉冲动,借上行(感觉)传导束,经过脊髓传到大脑及小脑。二是反射功能。完成脊髓反射活动的结构为脊髓的固有装置,包括脊髓灰质、固有束和脊神经的前、后根等。脊髓是反射中枢,能完成多种反射活动,例如腱反射、屈肌反射、排尿和排便反射等。在正常情况下,脊髓的反射活动始终在脑的控制下进行。

二、脑

脑(brain,encephalon)位于颅腔内,由端脑、间脑、小脑、中脑、脑桥和延髓 6 部分组成(图 12-5、图 12-6)。通常将后三者合称脑干。脑由胚胎时期的神经管前部发展演化而来。

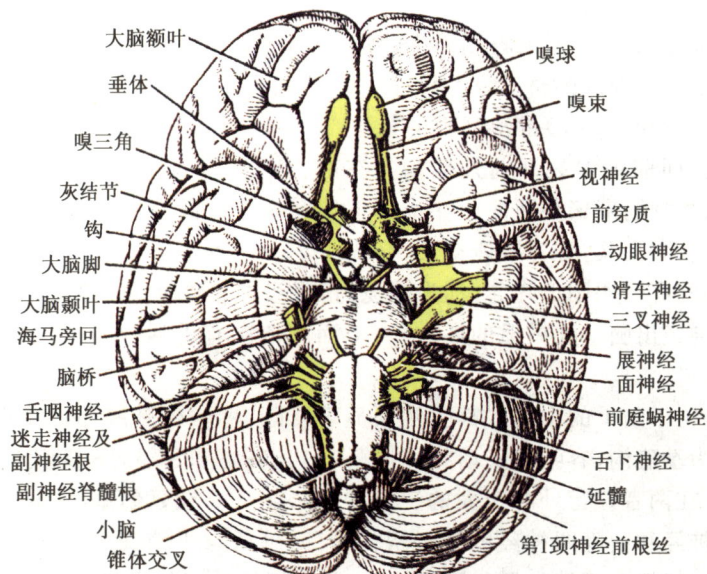

图 12-5　脑底面

由于神经管前部各段发育生长的速度不同,逐渐形成了脑的各个部分。随着脑各部的分化,神经管的内腔相应地发生变化,形成了大小不同的诸脑室。脑的形态和功能较脊髓复杂。中国人脑的重量男性平均约 1375g,女性平均约 1305g。

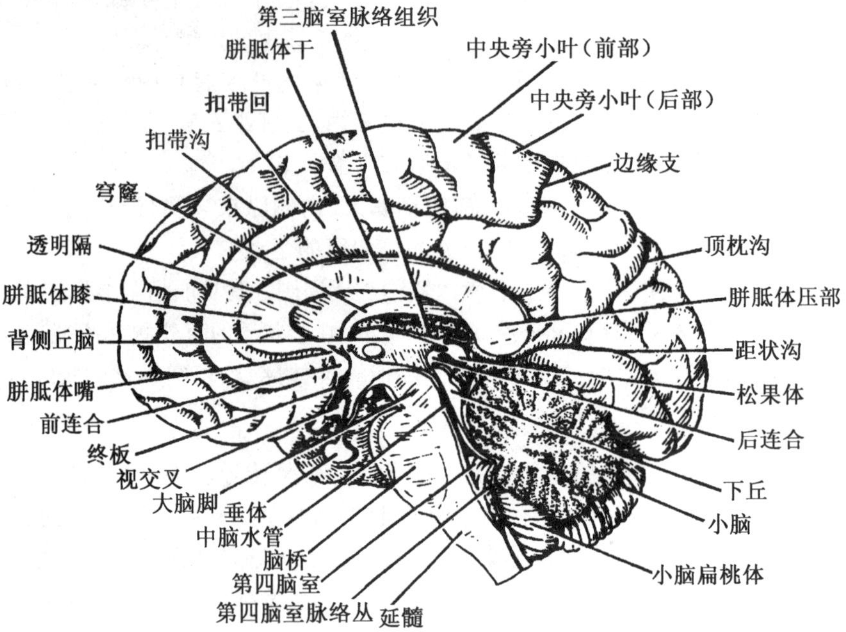

图 12-6　脑的正中矢状切面

(一) 脑　干

脑干(brain stem)包括自下而上的延髓、脑桥和中脑。延髓于枕骨大孔处与脊髓相连,中脑与其上方的间脑和端脑相续。延髓和脑桥腹侧贴附于颅后窝的斜坡上,背侧与小脑相连。脑干自上而下依次连有第Ⅲ～Ⅻ对脑神经(图 12-5、图 12-6、图 12-7、图 12-8)。

1. 脑干的外形

(1) 脑干的腹侧面　在脑干腹侧面上,延髓与脑桥之间以一横行的浅沟即**延髓脑桥沟**分界,而脑桥与中脑间则以脑桥上缘为界(图 12-7)。

延髓(medulla oblongata)位于脑干的最下部,呈倒置的锥体形。其腹侧面上有与脊髓相连续的沟和裂,即前正中裂和前外侧沟。在前正中裂两侧,各有一纵行隆起,称为**锥体**(pyramid),由皮质脊髓束聚集而成。在锥体下端延髓与脊髓交界处,皮质脊髓束的大部分纤维越过中线,左、右交叉,称为**锥体交叉**(decussation of pyramid)。

在锥体的外侧有一卵圆形隆起,称为**橄榄**,其深部有下橄榄核。锥体与橄榄之间的前外侧沟内,有舌下神经出脑。在橄榄的后方,自上而下依次有舌咽神经、迷走神经和副神经颅根的根丝出入。

脑桥(pons)位于脑干的中部。其腹侧面显著膨隆,称**脑桥基底部**。在正中线上有一条纵行的浅沟,称为**基底沟**,容纳基底动脉(图 12-7)。脑桥基底部向两侧延展并逐渐变窄,移行为**小脑中脚**。在两者移行处有粗大的三叉神经根出入。在延髓脑桥沟内,自内向外依次连接展神经、面神经和前庭蜗神经的神经根。延髓、脑桥与小脑交角处,临床上称为**脑桥小脑三角**,前庭蜗神经根和面神经根位居此处,当前庭蜗神经患肿瘤时,可压迫附近的神经根,

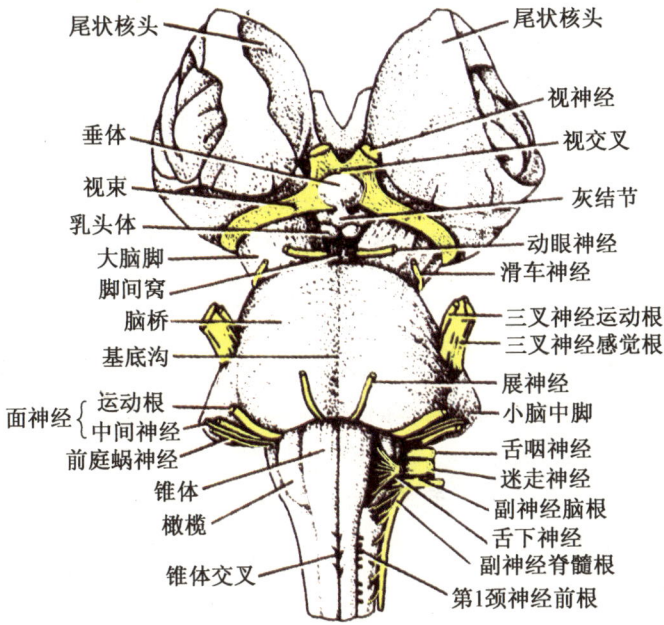

图 12-7　脑干外形（腹侧面）

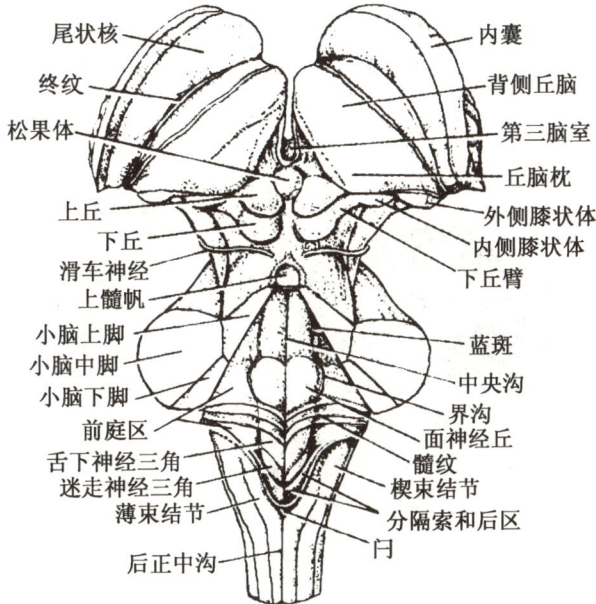

图 12-8　脑干外形（背侧面）

产生相应的临床症状。

中脑（midbrain）位于脑干上部。上方以视束与间脑和端脑分界。中脑形体较小，其腹侧面的一对粗大的隆起，称为**大脑脚**（cerebral peduncle），由来自大脑皮质的下行纤维束组成。两脚之间的凹陷称为**脚间窝**，内有动眼神经根出脑（图 12-5、图 12-7）。

（2）**脑干背侧面**　在脑干背侧面上，延髓、脑桥、中脑之间界限不明显。

延髓背侧面下半部形似脊髓。其后正中沟两侧的两个膨大,分别称为**薄束结节**和**楔束结节**,其深面含有薄束核和楔束核。楔束结节外上方的隆起,称小脑下脚。延髓背侧面的上半部,由于延髓中央管背移并敞开,构成菱形窝的下半部(图 12 - 8)。

脑桥背侧面形成菱形窝的上半部。两侧是左、右小脑上脚和小脑中脚。两侧小脑上脚之间所夹的薄层白质板,称为**上(前)髓帆**,它构成第四脑室顶的上半部(图 12 - 8)。

菱形窝(rhomboid fossa)呈菱形,由脑桥背侧面和延髓背侧面上部构成,其外上界为左、右小脑上脚,外下界为左、右小脑下脚、薄束结节和楔束结节(图 12 - 8)。在窝的正中线上有一纵行的**正中沟**,将菱形窝分为左右两半。正中沟的两侧各有一纵行隆起,称为**内侧隆起**。隆起的外侧有一明显的沟,称**界沟**。界沟的外侧为呈三角形的**前庭区**,其深面有前庭神经核。在前庭区的外侧角上有一小隆起,称为**听结节**,其深面有蜗神经核。菱形窝的中部,有呈白色的横行条纹,称为**髓纹**,它是脑桥和延髓在背侧面的分界标志。靠近髓纹的上方,内侧隆起上的明显突起称为**面神经丘**,其深面有展神经核。髓纹以下的内侧隆起上可见两个三角形突出,靠近内上方的称为**舌下神经三角**,其深面有舌下神经核;外下方的称为**迷走神经三角**,其深方有迷走神经背核。迷走神经三角外下方有一窄带,称**最后区**。此外,在界沟上端的外侧有一呈蓝色的小区,称为**蓝斑**,其深面有含黑色素细胞的蓝斑核。

中脑背侧面有两对小隆起,上方的一对称**上丘**,是视觉反射中枢;下方的一对称**下丘**,是听觉反射中枢。自上丘向外上方有一斜行隆起,称为**上丘臂**,连于间脑的外侧膝状体;自下丘向外上方也有一斜行隆起,称为**下丘臂**,连于间脑的内侧膝状体。在下丘下方与上髓帆之间有滑车神经根出脑,它是唯一自脑干背侧出脑的脑神经(图 12 - 8)。

(3) **第四脑室**(fourth ventricle)　是位于延髓、脑桥和小脑之间的腔隙,可分为顶、侧壁和底 3 部分(图 12 - 6、图 12 - 9)。顶朝向小脑,呈帐篷形,由上(前)髓帆、下(后)髓帆和**第四**

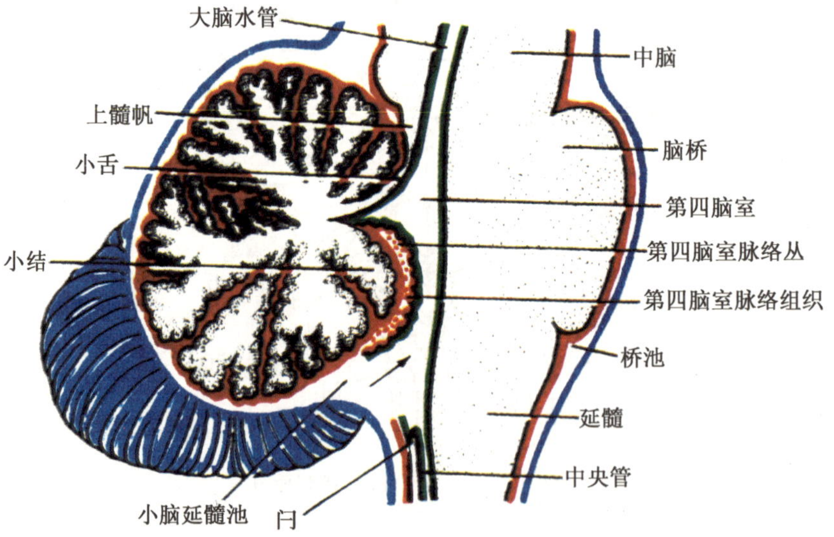

图 12 - 9　第四脑室构成模式图

脑室脉络组织构成。脉络组织内的部分血管反复分支,并夹带软脑膜和室管膜突入室腔,形成第四脑室脉络丛,可产生脑脊液。侧壁的前部和后部分别是菱形窝的外上界和外下界,底即菱形窝。第四脑室的两个侧角延伸到小脑下脚背侧,称为**第四脑室外侧隐窝**。第四脑室向上经中脑水管通第三脑室，向下通延髓中央管，并借位于脉络组织上的第四脑室**正中孔**和**外侧孔**与蛛网膜下隙(腔)相通。正中孔位于菱形窝下角正上方的第四脑室顶上；外侧孔成对，位于第四脑室的左、右外侧隐窝处。

2. 脑干的内部结构　脑干内部结构除延髓下半部与脊髓相似外，其他部分的结构均比脊髓复杂。脑干内除和脊髓一样含有灰质和白质外，在脑干中央，还存在灰、白质混杂、共存的网状结构。脑干灰质一方面由于延髓中央管在背侧敞开，使灰质由原来腹背方向的位置改变成内外方向的排列；另一方面由于神经纤维的左、右交叉并相互交织穿插，使连贯的灰质柱断裂为分散的灰质团块。这些团块内含功能相同的神经元胞体及其树突，称**神经核**。脑干内的神经核分为 3 种：第 1 种是直接与第Ⅲ～Ⅻ对脑神经相连的核团，称**脑神经核**(图12-10)；第 2 种是作为神经传导通路或反射通路上的中继核团，称**非脑神经核**；第 3 种位于网状结构内或在脑干的中缝附近，称**网状核**和**中缝核**。

脑干内的白质包括脑干本身各神经核团间的联系纤维，大脑、小脑与脊髓间相互联系而行经脑干的纤维，以及脑干各神经核团与脑干以外各结构间的联系纤维等。它们不像脊髓那样具有相对恒定的位置，而是走行于脑干的各特定部位。

(1) **脑干的内部分区**

1) 脑桥内部以斜方体和内侧丘系(后述)的前缘为界分为背侧的被盖部和腹侧基底部。① **被盖部**向上连于中脑被盖，向下移行于延髓背侧部。脑桥内的脑神经核、网状结构、脊髓和延髓的上行纤维束以及除锥体束以外的一些下行纤维束，都集中在被盖部。② **基底部**由纵、横走行的神经纤维束及夹杂于纤维束之间的细胞团(脑桥核)组成，上连中脑大脑脚底，下续延髓锥体，两侧借小脑中脚与小脑相连。基底部是随大脑皮质的发展而出现的新结构，是大脑与小脑间的桥梁。

2) 中脑内部可分为背侧、腹侧两部。① 背侧部称**中脑顶盖**；② 腹侧部称**大脑脚**。大脑脚又被黑质(后述)分为背侧的**被盖**和腹侧的**大脑脚底**。被盖是脑桥被盖部的直接延续，其背侧中部的灰质，称**导水管周围灰质**，又称**中央灰质**，其中央的中脑水管纵贯中脑，向上通第三脑室，向下通第四脑室(图12-9)。

(2) **脑干的灰质**

1) **脑神经核**　脑干内的脑神经核是第Ⅲ～Ⅻ对脑神经的始核或止核，具有 4 种性质。同一性质的各核团排列成断续的纵行细胞柱(图12-10)。

① **躯体运动(核)柱**　此柱紧靠中线两侧，位列 4 种性质核团的最内侧，由 8 对核团组成，由上至下分别是：a. **动眼神经核**，位于中脑上丘平面。由此核发出的纤维参与组成动眼神经，支配除外直肌和上斜肌以外的其他眼外肌。b. **滑车神经核**，位于中脑下丘平面，发出纤维组成滑车神经，支配上斜肌。c. **三叉神经运动核**，位于脑桥中部展神经核的外上方。由此核发出的纤维组成三叉神经运动根，支配咀嚼肌。d. **面神经核**，位于脑桥中下部，由此核发出的纤维参与组成面神经，主要支配面肌。e. **展神经核**，位于脑桥的面神经丘深方。此核发出的纤维组成展神经，支配外直肌。f. **疑核**，位于延髓上部的网状结构中。从此核上部发出的纤维加入舌咽神经，中部发出的纤维加入迷走神经，下部发出的纤维组成副神经的颅根，分别管理咽、喉、软腭各肌的运动。g. **舌下神经核**，位于延髓舌下神经三角的深方，由此核发出的纤维组成舌下神经，支配舌肌。i. **副神经核**，位于躯体运动柱的最下端，由延髓部和脊髓部组成。延髓部发出的纤维并入迷走神经，支配咽喉肌。由脊髓部发出的纤维组成

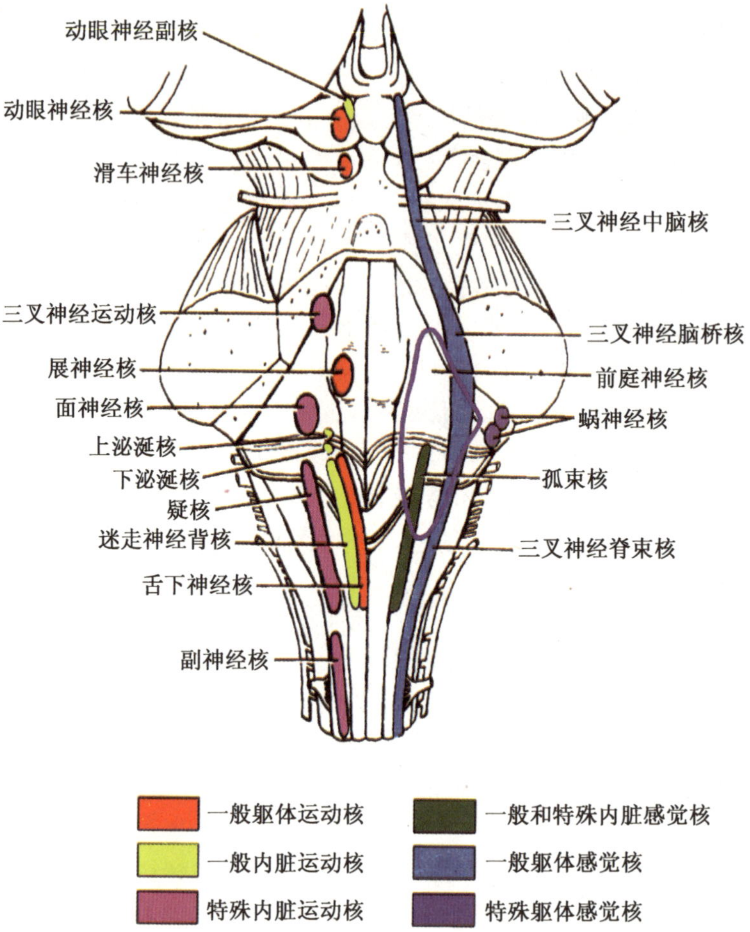

图 12 - 10　脑神经核的位置与分类

副神经脊髓根,支配胸锁乳突肌和斜方肌。

　　② **内脏运动(核)柱**　位于躯体运动柱的外侧,包括 4 对核团,即:a. **动眼神经副核**,又称 Edinger-Westphal(简称 E-W)核,位于动眼神经核上端的背内侧。此核发出的纤维加入动眼神经,在副交感神经节交换神经元后,节后纤维支配瞳孔括约肌和睫状肌。b. **上泌涎核**,位于脑桥内,在髓纹的上方,其纤维进入面神经,经副交感神经节换神经元后,管理舌下腺、下颌下腺和泪腺的分泌。c. **下泌涎核**,位于延髓内,在髓纹的下方。由此核发出的纤维进入舌咽神经,经副交感神经节换神经元后,管理腮腺的分泌。d. **迷走神经背核**,位于迷走神经三角深面、舌下神经核的外侧。此核发出的纤维加入迷走神经,在脏器周围的副交感节换元后,管理颈部、胸腔和腹腔大部分脏器的活动。

　　③ **内脏感觉(核)柱**　位于界沟的外侧,即**孤束核**。它是一般内脏感觉和味觉纤维的终止核。来自面神经、舌咽神经和迷走神经中的内脏感觉纤维进入延髓后下行,组成**孤束**(solitary tract),止于孤束核。

　　④ **躯体感觉(核)柱**　位于内脏感觉柱的腹外侧,由 5 对核团构成。a. **三叉神经中脑核**,位于中脑,其功能可能与传导咀嚼肌、面肌和眼球外肌的本体感觉有关。b. **三叉神经脑**

桥核,在脑桥中部。c. **三叉神经脊束核**,此核细长,下至脊髓颈段的后角固有核,上达脑桥的三叉神经脑桥核。以上二核与头面部的触觉和痛、温觉传递有关。d. **蜗神经核**,分为蜗腹侧核和蜗背侧核,分别位于小脑下脚的腹外侧和背侧,接受蜗神经的传入纤维。e. **前庭神经核**,位于第四脑室底前庭区的深面,接受前庭神经的传入纤维,传导平衡觉。

2) **非脑神经核**

① 延髓的非脑神经核　**薄束核**(gracile nucleus)和**楔束核**(cuneate nucleus)分别位于延髓背侧薄束结节和楔束结节的深面。脊髓后索内的薄束和楔束上升至延髓后,分别终止于此二核,是传导深部感觉和精细触觉的中继核团;**下橄榄核**位于延髓橄榄的深方,在人类较为发达。此核可能是大脑皮质、红核等结构与小脑之间的一个中继站。

② 脑桥的非脑神经核　**脑桥核**位于脑桥基底部的纤维束之间,是许多散在灰质核团。脑桥核是大脑皮质与小脑皮质之间的中继核团;**蓝斑核**位于菱形窝蓝斑的深面,其功能尚待研究,已知与睡眠有关。

③ 中脑的非脑神经核　a. **红核**(red nucleus)位于上丘平面的中脑被盖内。红核内的细胞含铁较多,在新鲜标本上呈淡红色。红核主要接受对侧的小脑传入纤维,发出的纤维左、右交叉至对侧,组成红核脊髓束,下行至脊髓。b. **黑质**(substantia nigra)位于中脑被盖与大脑脚底之间。黑质的细胞内含黑色素,故呈黑色。黑质内含有丰富的多巴胺。多巴胺是锥体外系的一种重要神经递质,经其发出的纤维释放到大脑的新纹状体。c. **中脑顶盖**包括上丘、下丘和顶盖前区。上丘主要接受视束传来的纤维,由上丘发出的纤维绕导水管周围灰质至腹侧,越边左右相互交叉后下行,组成顶盖脊髓束,其功能是完成视、听觉所引起的反射活动。下丘主要接受外侧丘系的纤维,由下丘发出的纤维参与组成下丘臂,终止于间脑的内侧膝状体,故下丘是听觉传导路上的中继站。下丘还发纤维至上丘,通过上丘发出的顶盖脊髓束至脊髓,完成听觉反射。因此,下丘也是听觉的反射中枢。**顶盖前区**是位于中脑和间脑交界平面上,并紧靠上丘颅侧的数小群细胞,接受途经上丘臂来的视束纤维,发纤维至双侧动眼神经副核,完成瞳孔对光反射。

(3) **脑干的白质**

1) **下行(运动)传导束**

① **锥体束**(pyramidal tract)　由大脑皮质发出的控制骨骼肌随意运动的下行纤维组成,途经内囊后肢和膝、中脑大脑脚底的中 3/5 部,进入脑桥基底部后即分成数股,降入延髓后集中形成锥体。锥体束分为**皮质核束**(或称**皮质脑干束**)和**皮质脊髓束**。皮质核束(corticonuclear tract)在下行过程中分散走行,依次终止于脑干内的各躯体运动核。皮质脊髓束行至锥体的下方,其大部分纤维越过前正中裂左右互相交叉,形成锥体交叉。交叉后的纤维,即**皮质脊髓侧束**在脊髓外侧索内下行;小部分没有越边交叉的纤维,形成**皮质脊髓前束**在脊髓前索内下行。

② **皮质脑桥束**　由大脑皮质额、顶、枕、颞叶广泛区域的神经元发出纤维下行组成额桥束和顶枕颞桥束,经过内囊、大脑脚底的内侧 1/5 和外侧 1/5 部,进入脑桥基底部,终止于脑桥核。

此外,脑干的一些结构还发出我们在脊髓曾提及的下行传导束,如上丘发出的**顶盖脊髓束**,红核发出的**红核脊髓束**,前庭神经核发出纤维形成的**前庭脊髓束**和脑干网状结构发出纤维形成的**网状脊髓束**等。

2）上行（感觉）传导束

① **脊髓丘系**（spinal lemniscus）或称**脊髓丘脑束**　脊髓内的脊髓丘脑前束和脊髓丘脑侧束上升至延髓中部后，即合并成一束，称脊髓丘系。在延髓内居下橄榄核的背外侧，上行至脑桥和中脑后，走在内侧丘系的背外侧，向上终于背侧丘脑的腹后外侧核。

② **内侧丘系**（medial lemniscus）　由延髓薄束核和楔束核发出的传导深部感觉和精细触觉的 2 级传入纤维，走向前内侧，呈弓形绕过中央管的腹侧，称为**内弓状纤维**，而后在锥体交叉的正上方，左右互相交叉形成**内侧丘系交叉**。交叉后的纤维沿正中线两侧上行，组成内侧丘系，向上终于背侧丘脑的腹后外侧核。

③ **三叉丘系**（trigeminotalamic tract）　又称**三叉丘脑束**。由三叉神经脑桥核和三叉神经脊束核发出的 2 级传入纤维绝大部分交叉至对侧，组成三叉丘系，初沿内侧丘系的背侧，继经中脑内侧丘系的背外侧上行，终于背侧丘脑的腹后内侧核。

④ **外侧丘系**　蜗神经核发出的 2 级传入纤维，大部分在脑桥被盖部腹侧缘附近，横行穿过纵行的内侧丘系，相互交叉后至对侧，形成**斜方体**。斜方体的纤维在脑桥被盖部腹外侧折向上行，与同侧蜗神经核发出的一些 2 级纤维共同组成外侧丘系。外侧丘系的纤维部分终于下丘，部分行经下丘臂终于间脑的内侧膝状体。

此外，经脑干的上行传导束还有：**脊髓小脑后束**进入延髓后，途经小脑下脚终于小脑；**脊髓小脑前束**上行经延髓和脑桥，而后途经小脑上脚终于小脑；**小脑上脚**主要由小脑齿状核发出的纤维组成，这些纤维在中脑被盖左右相互交叉后上行，止于红核和背侧丘脑。

（4）**脑干的网状结构**　脑干内边界明显的神经核以及长距离的纤维束以外的区域，其纤维纵横交错，其间散在着大小不等的细胞核，此种结构即**网状结构**，是人脑种系发生上较古老的部分。网状结构的细胞为多突触联系，可接受来自各种感觉传导路的信息，其传出纤维向上、下行至中枢各部。

（二）**小　脑**

小脑（cerebellum）位于颅后窝，借小脑三对脚连于延髓和脑桥的背侧（图 12 - 8）。小脑表面可见许多大致平行的**小脑沟**，将小脑分成许多横行的薄片，称为**叶片**（folia）（图 12 - 11）。

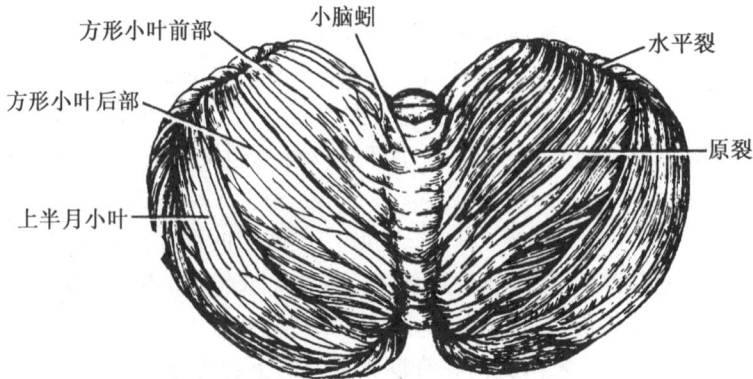

图 12 - 11　小脑外形（上面）

小脑上面平坦,位于小脑幕(见后)的下方;下面中间部凹陷,容纳延髓。小脑中间缩窄的部分称**小脑蚓**(vermis of cerebellum);两侧的膨隆称**小脑半球**(cerebellar hemisphere)。小脑半球下面前内侧部有一膨出部分,称**小脑扁桃体**,它的位置靠近枕骨大孔(图 12-12)。当颅内压增高时,小脑扁桃体可嵌入枕骨大孔形成**小脑扁桃体疝**,又称**枕骨大孔疝**,压迫延髓,危及生命。

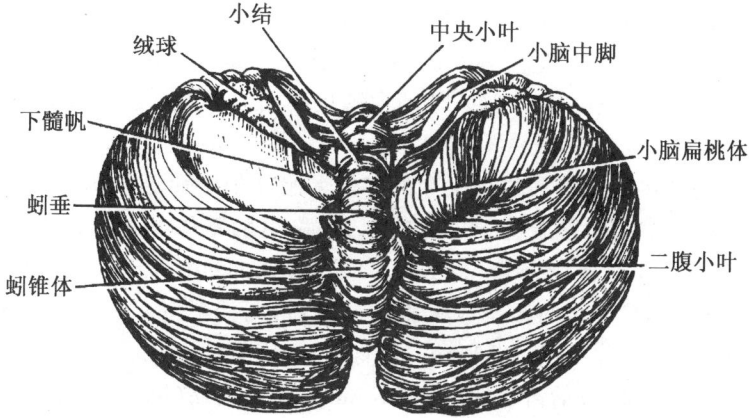

图 12-12 小脑外形(下面)

1. 小脑的分叶 根据其发生、功能和纤维联系,小脑可分 3 叶(图 12-12、图 12-13)。

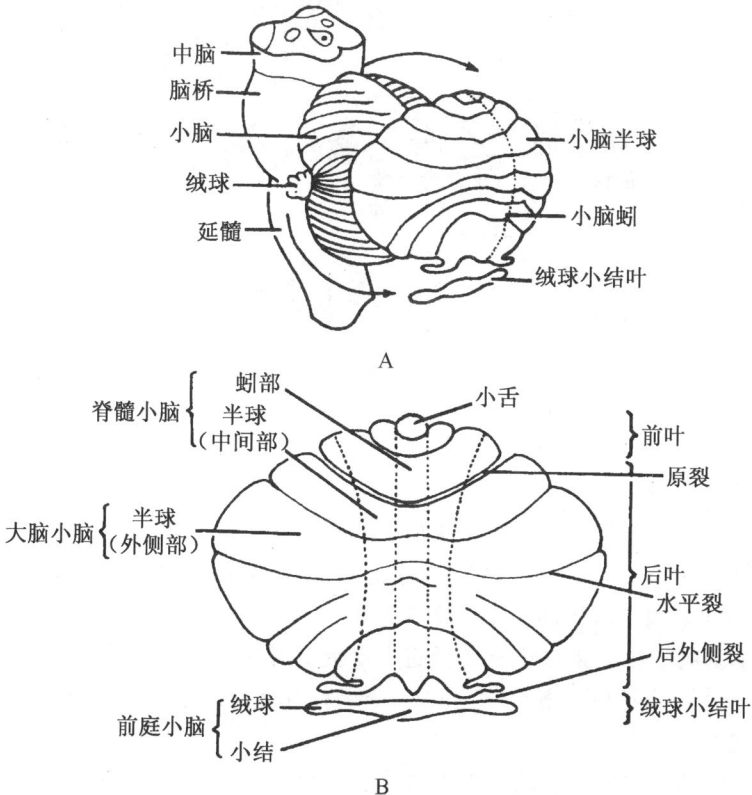

图 12-13 小脑分叶示意图

（1）**绒球小结叶**　位于小脑下面的最前部,包括半球上的**绒球**和小脑蚓前端的**小结**。绒球和小结之间以**绒球脚**相连接(图 12-12)。绒球小结叶在种系发生上是小脑最古老的部分,称为**原(古)小脑**(archicerebellum),其纤维主要与脑干前庭神经核相联系,故又称**前庭小脑**(vestibulo cerebellum)。

（2）**前叶**　位于小脑上面的前部,即**原裂(首裂)**以前的部分。加上小脑下面的**蚓锥体**,在种系发生上出现晚于绒球小结叶,称**旧小脑**(paleocerebellum),主要接受来自脊髓的信息,故又称**脊髓小脑**(spinocerebellum)。

（3）**后叶**　是原裂以后的部分,占小脑的大部分。后叶是小脑进化中最晚出现的结构,故称**新小脑**(neocerebellum)。新小脑是伴随大脑皮质而发展的,又称**大脑小脑**(cerebrocerebellum)。

2. 小脑的内部结构　小脑表层由大量的神经元胞体集中而形成薄层灰质,称**小脑皮质**(cerebellar cortex)。小脑的白质位于皮质的深方,称**小脑髓体**(medullary center),髓体内还埋有灰质核团,称为**小脑核**(cerebellar nuclei)或**中央核**(central nuclei)(图 12-14)。

（1）**小脑皮质**　小脑皮质的结构较大脑皮质简单,每个叶片的结构基本相似。小脑皮质从外向内可分为 3 层:分子层、Purkinije(蒲肯耶)细胞层和颗粒层。

（2）**小脑核**　有 4 对,包括**齿状核**(dentate nucleus)、**顶核**(fastigial nucleus)、**栓状核**和**球状核**(图 12-14)。其中齿状核和顶核较为重要。齿状核位于小脑半球的白质内;顶核位于第四脑室顶的上方。

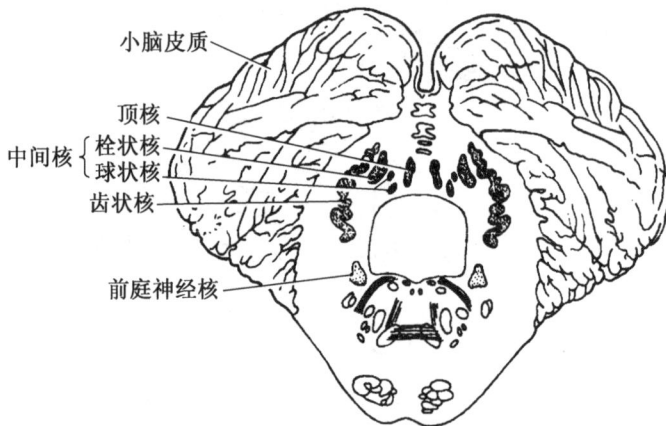

图 12-14　小脑的内部结构

3. 小脑的纤维联系与功能

（1）**前庭小脑的纤维联系与功能**　前庭小脑接受前庭神经核传入的前庭小脑纤维。其发出的纤维经顶核中继后,出小脑下脚止于前庭神经核和脑桥、延髓的网状结构。通过前庭脊髓束和网状脊髓束调节身体的平衡和维持体位。

（2）**脊髓小脑的纤维联系与功能**　脊髓小脑接受脊髓小脑后、前束的传入纤维,其发出的纤维通过球状核和栓状核中继后,经小脑上脚,左右交叉后至对侧红核,通过红核脊髓束调节肌张力和维持姿势等。

（3）**大脑小脑的纤维联系与功能**　大脑小脑接受来自对侧的脑桥核和下橄榄核的传入纤维。其发出的纤维通过齿状核中继,经小脑上脚至中脑左、右相互交叉后,一部分纤维止于红核,大部分止于背侧丘脑的腹外侧核和腹前核,再由腹外侧核和腹前核发出纤维至大脑皮质运动区,形成小脑与大脑皮质间的重要环路。大脑小脑的功能主要是影响运动的起始、计划和协调,包括确定运动的力量、方向和范围。

前庭小脑的疾患,如小结肿瘤,多见于小儿。患者开始站立不稳,行走时两脚叉开,左右摇晃,主要症状为平衡障碍,称**前庭小脑综合征**。小脑半球损伤后,由于肌群作用不协调,出现共济运动失调,肌张力减低,做精细动作发生震颤,例如,做指鼻试验时,患者手指不能准确达鼻尖,统称为**大脑小脑综合征**。

(三) 间 脑

间脑(diencephalon)位于中脑和大脑半球之间,被两侧大脑半球所掩盖,其外侧部与大脑半球实质愈合(图 12-15)。因此,间脑与两半球之间的境界在外观上不明显。间脑可分为背侧丘脑(丘脑)、上丘脑、下丘脑、后丘脑和底丘脑 5 部分。间脑的内腔为第三脑室。与间脑相连的脑神经为视神经。

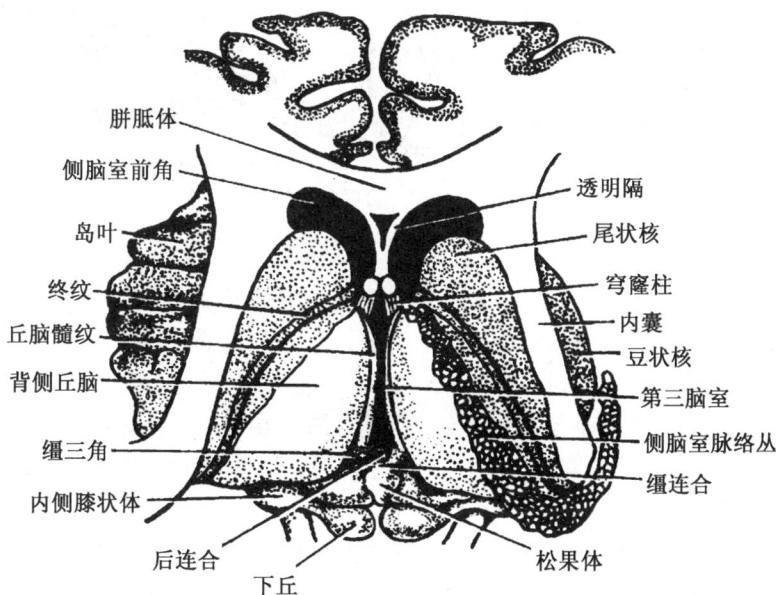

图 12-15　间脑外形(背侧面)

1. 背侧丘脑(dorsal thalamus)　是两个卵圆形的灰质团块,其外侧连接内囊,背面和内侧面游离。内侧面参与组成第三脑室的侧壁,其中央有一由灰质形成的**丘脑间粘合(中间块)**连接左、右背侧丘脑。丘脑间粘合的下方有一明显的浅沟,称**下丘脑沟**,为背侧丘脑与下丘脑之间的分界线(图 12-6)。背侧丘脑的背面参与形成侧脑室的底;前端狭窄隆凸,称**丘脑前结节**;后端膨大,称为**丘脑枕**(图 12-15)。

背侧丘脑背面包盖着一薄层白质板,并向内部伸延,形成呈"Y"字的**内髓板**。该板将背侧丘脑内部的灰质大致分隔成 3 个核群,即前核群、内侧核群和外侧核群(图 12-16)。**前核群**位于内髓板分叉部的前上方,是边缘系统中的一个重要中继站,其功能与内脏活动有关;**内侧核群**居内髓板的内侧,其中**背内侧核**较为重要,此核有广泛的纤维联系,可能是联合躯体和内脏感觉冲动的整合中枢;**外侧核群**位于内髓板外侧,可分为背侧、腹侧两部分。腹侧部是背侧丘脑最为重要的核群,由前向后可分为**腹前核**、**腹外侧核**(又称**腹中间核**)和**腹后核**。腹后核又分为**腹后内侧核**(ventral posteromedial nucleus)和**腹后外侧核**(ventral posterolateral nucleus),是躯体感觉传导路中第3级神经元的胞体所在。腹后外侧核接受内侧丘系和脊髓丘系,发出的纤维参与组成**丘脑中央辐射**(**丘脑皮质束**),主要终止于大脑皮质中央后回的中、上部和中央旁小叶后部,传导躯干和四肢的感觉。腹后内侧核接受三叉丘系及味觉纤维,发出纤维加入丘脑中央辐射,终止于中央后回的下部,传导头面部的感觉及味觉。

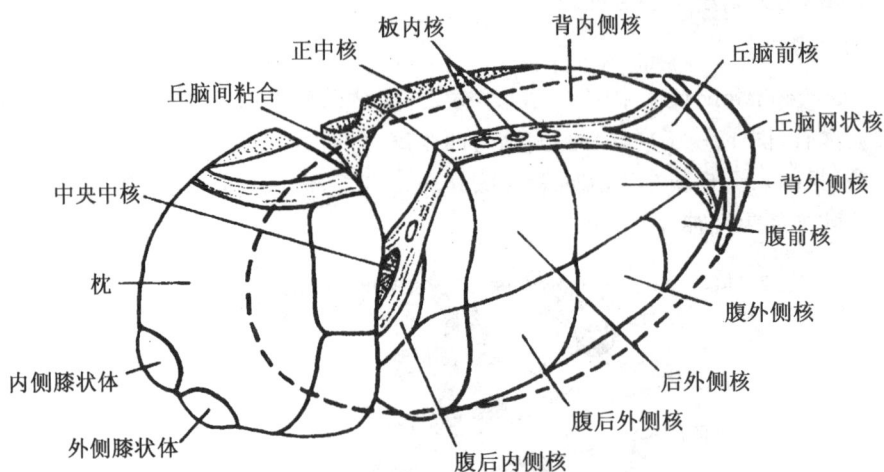

图 12－16　背侧丘脑(右侧)的核团

　　除上述三个核群之外,在背侧丘脑内还有位于内髓板内的**板内核群**,位于下丘脑沟以上、第三脑室侧壁内的**中线核群**和位于背侧丘脑外侧、邻近内囊处的**丘脑网状核**。

　　2. 上丘脑　位于第三脑室顶部周围(图 12－15),主要包括丘脑髓纹、缰三角、缰连合和松果体等。左、右缰三角相连的部分为**缰连合**。缰连合的后方连有作为内分泌器官的**松果体**。

　　3. 后丘脑　位于丘脑枕的下外方,为两个小隆起,即内侧膝状体和外侧膝状体(图 12－8、图 12－16)。**内侧膝状体**(medial geniculate body)为听觉传导路中的最后一个中继站,借下丘臂接连下丘,接受上行的听觉纤维,发出听辐射经内囊后肢终止于大脑皮质的听区。**外侧膝状体**(lateral geniculate body)为视觉传导路中的最后一个中继站,位于内侧膝状体的外侧,视束的后端,借上丘臂连接上丘。外侧膝状体接受视束的纤维,发出视辐射经内囊后肢终止于大脑皮质的视区。

　　4. 底丘脑　是中脑被盖和背侧丘脑之间的过渡区。中脑的红核和黑质都延伸至此。在黑质的外侧呈扁圆形的灰质块,即**底丘脑核**,属锥体外系的结构。

　　5. 下丘脑(hypothalamus)　位于下丘脑沟下方,构成第三脑室的下壁和侧壁的下部。从脑底面看,由前向后分别是**视交叉**、**灰结节**和**乳头体**。灰结节向下移行为**漏斗**。漏斗的中央部分隆起,称为**正中隆起**。漏斗的下端与垂体相连(图 12－5、图 12－6)。

　　(1) 下丘脑的主要核团(图 12－17)　下丘脑较为重要的核团有:① **室旁核**(paraventricular nucleus)和② **视上核**(supraoptic nucleus),分别发出**室旁垂体束**和**视上垂体束**经漏斗至神经垂体。此二核的细胞较大,内含分泌颗粒,主要分泌抗利尿激素(或称加压素)和催产素,输送到神经垂体贮存;③ **乳头体核**,位于乳头体内,发出**乳头丘脑束**与丘脑前核联系;④ **漏斗核**位于漏斗入口的后侧,发出**结节漏斗束**止于正中隆起处毛细血管丛,分泌的释放因子,通过结节漏斗束和**垂体门静脉系统**,影响腺垂体细胞的分泌活动(图 12-18)。

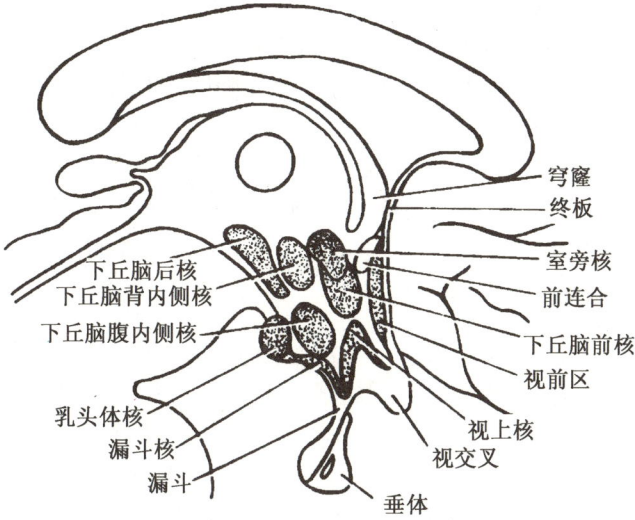

图 12-17　下丘脑的核团(内侧投影)

（2）**下丘脑的纤维联系**　来自脊髓和脑干的各种内脏信息,经脑干网状结构中继后上传至下丘脑;由大脑皮质内脏活动区海马结构发出穹窿到乳头体核;在结节区的外侧部有往返联系嗅脑、下丘脑和脑干网状结构的纤维,称**前脑内侧束**。一般认为,大脑、下丘脑和脑干之间的纤维联系,在大脑通过下丘脑和脑干调节内脏的活动中起重要作用。

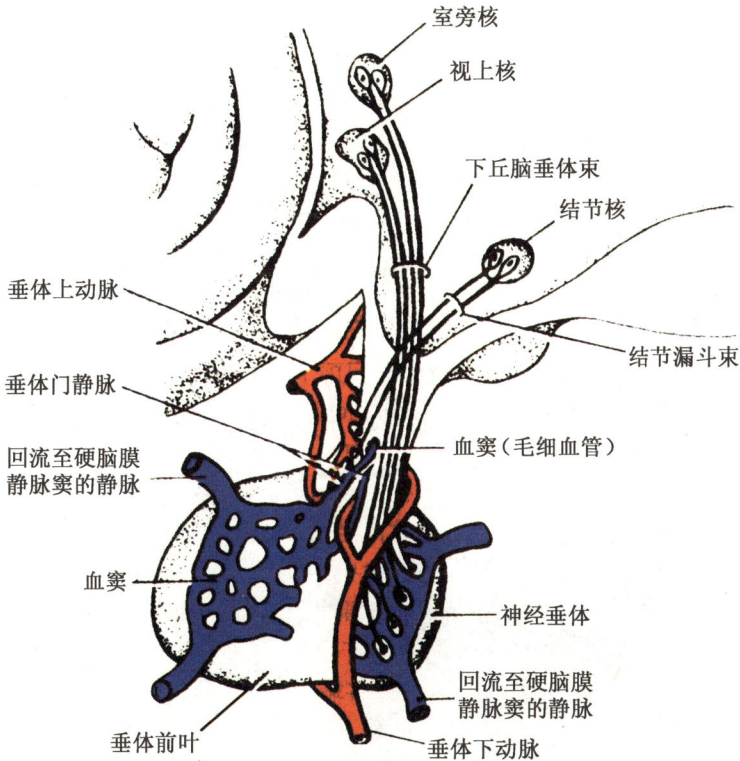

图 12-18　下丘脑与垂体的关系

（3）**下丘脑的功能**　下丘脑虽然体积不大，但却控制着机体的多种重要功能。它是自主（植物）神经的皮质下中枢，是脑内维持机体内环境稳定的最重要结构之一，也是控制内分泌活动的重要部位。下丘脑的功能是多方面的，对摄食行为、水盐平衡、体温、情绪反应、昼夜节律、生殖和内分泌等活动进行广泛的调节。下丘脑的损伤常会引起尿崩症、体温调节紊乱、睡眠紊乱和情感改变等症状。

6. 第三脑室（third ventricle）　是位于两侧背侧丘脑和下丘脑之间的狭窄裂隙。前方借左、右室间孔通两侧大脑半球内的侧脑室，后方通中脑水管。脑室底由乳头体、灰结节和视交叉形成；顶为**第三脑室脉络组织**，并突入室腔形成**第三脑室脉络丛**，产生脑脊液。此丛在室间孔处与侧脑室脉络丛相续（图 12－6、图 12－9、图 12－15）。

（四）端　脑

端脑（telencephalon）由两侧大脑半球组成，是脑的最发达部分。两侧半球由**大脑纵裂**分隔，纵裂的底部为连接两半球的横行纤维，称**胼胝体**。半球表层的灰质称大脑皮质，皮质的深面是髓质（白质），内藏基底核。大脑半球内部的空腔为侧脑室。

1. 端脑的外形和分叶　大脑半球表面凹凸不平，其中凹陷的沟裂，称**大脑沟**，沟与沟间的隆起称**大脑回**。每侧半球有三个面，即上外侧面、内侧面和下面。大脑半球表面有 3 条较为恒定的大脑沟：**中央沟**（central sulcus）起自半球上缘中点稍后方，向前下斜行于半球上外侧面；**外侧沟**（lateral sulcus）起自半球下面，较深，沿上外侧面行向后上方；**顶枕沟**（parietooccipital sulcus）位于半球内侧面的后部，自下而上达半球上缘。借以上 3 条沟将每侧大脑半球分 5 个叶：中央沟前方、外侧沟上方的部分是**额叶**（frontal lobe）；中央沟后方、外侧沟上方的部分为**顶叶**（parietal lobe）；外侧沟下方的部分为**颞叶**（temporal lobe）；顶枕沟以后较小的部分为**枕叶**（occipital lobe）；**岛叶**（insular lobe）隐于外侧沟的深部，由长短不等的几条脑回构成（图 12－19、图 12－20）。

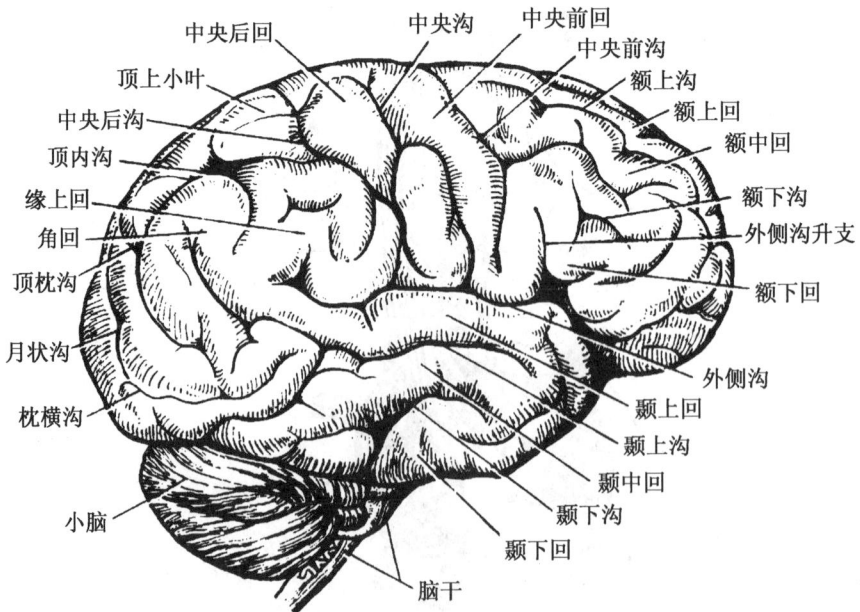

图 12－19　大脑半球外侧面

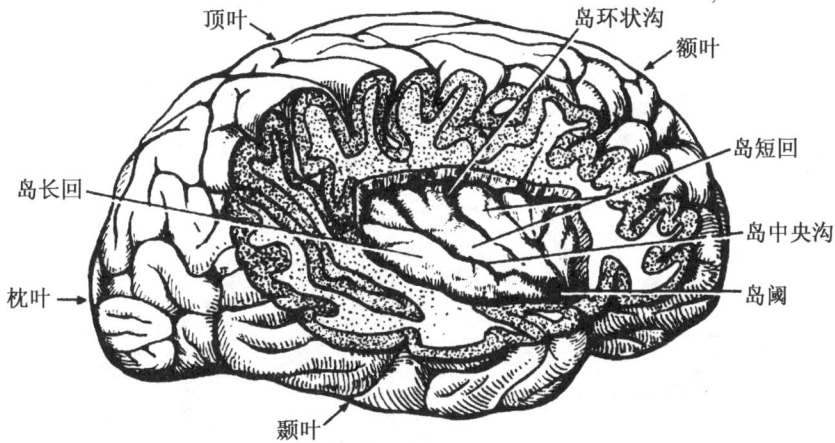

图 12-20　岛叶

2. 大脑半球的主要沟和回

（1）**上外侧面**

1）**额叶**　中央沟前方有与之平行的**中央前沟**，两者之间的回为**中央前回**。自中央前沟水平向前分出**额上沟**和**额下沟**。额上沟以上的部分为**额上回**，额上、下沟之间为**额中回**，额下沟和外侧沟之间为**额下回**。

2）**顶叶**　顶叶上与中央沟平行的为**中央后沟**，两者之间的脑回称**中央后回**。中央后回中部向后与上缘平行的沟称**顶内沟**，此沟将中央后回以后的顶叶分为上方的**顶上小叶**及下方的**顶下小叶**。在顶下小叶上围绕外侧沟末端的部分称**缘上回**；围绕颞上沟末端的部分称**角回**。

3）**颞叶**　在半球上外侧面的颞叶上，有与外侧沟平行的**颞上沟、颞下沟**。颞上沟与外侧沟之间的部分称**颞上回**，自颞上回转入外侧沟有几条横行的大脑回，称**颞横回**。颞下沟与颞上沟之间的部分称**颞中回**。颞下沟以下的部分称**颞下回**（图 12-19）。

（2）**内侧面**　在间脑上方是联络两半球的**胼胝体**（corpus callosum）。胼胝体周围的沟为**胼胝体沟**，其上方有与之平行的**扣带沟**，二沟之间是**扣带回**。扣带回中部是中央前、后回延伸至内侧面的**中央旁小叶**（paracentral lobule）。自顶枕沟下端向枕极延伸的弓形深沟为**距状沟**，距状沟与顶枕沟之间的三角区称**楔叶**，距状沟以下为**舌回**（图 12-21）。

（3）**下（底）面**　额叶下面有纵行的**嗅束**，其前端膨大为**嗅球**，后端扩大为**嗅三角**（图12-5）。颞叶下面由内向外有与半球下缘平行的**枕颞沟、侧副沟**，再内侧为**海马沟**。半球下缘与三沟之间形成由外向内的**枕颞外侧回、枕颞内侧回**及**海马旁回**。海马旁回前端弯曲，称**钩**（uncus）。在海马沟的上方有**齿状回**，齿状回的外侧有一呈弓状的隆起，称**海马**（hippocampus）。齿状回与海马合称**海马结构**（图 12-22）。

边缘叶（limbic lobe）是位于胼胝体周围和侧脑室下角底壁的一圈弧形结构的总称，包括隔区（胼胝体下区和终板旁回）、扣带回、海马旁回、海马和齿状回等。边缘叶及其邻近的皮质及皮质下结构组成**边缘系统**。

3. 端脑的内部结构

（1）**侧脑室**（lateral ventricle）　为大脑半球内的腔隙，左、右各一。按所在部位由四部

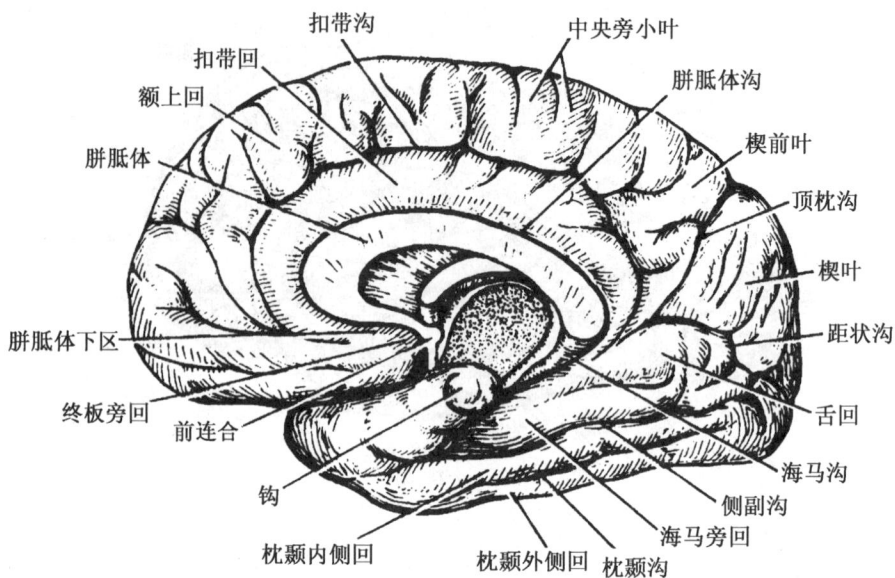

图 12-21　大脑半球内侧面

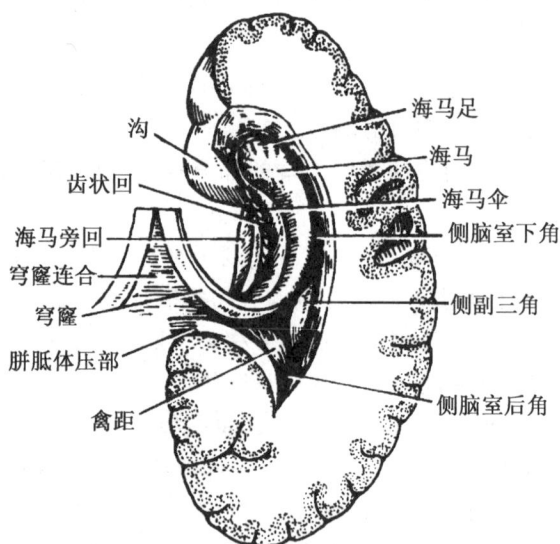

图 12-22　海马结构

分组成，即**中央部**位于顶叶内，**前角**伸向额叶，**后角**伸向枕叶，**下角**伸向颞叶。两侧前角各借**室间孔**(interventricular foramen)与第三脑室相通，室腔内有**侧脑室脉络丛**，它不断分泌脑脊液(图 12-23)。

（2）**基底核**(basal nucleus)　为半球髓质深方的灰质团块，包括尾状核、豆状核、屏状核和杏仁体(图 12-24)。

1）**纹状体**(corpus striatum)　包括尾状核和豆状核。**尾状核**(caudate nucleus)呈"C"形弯曲，分头、体、尾 3 部分，围绕在豆状核和背侧丘脑的上方。**豆状核**(lentiform nucleus)位于尾状核和背侧丘脑的外侧，岛叶的深部，呈三角形，被两个白质板分成 3 部，外侧部最大

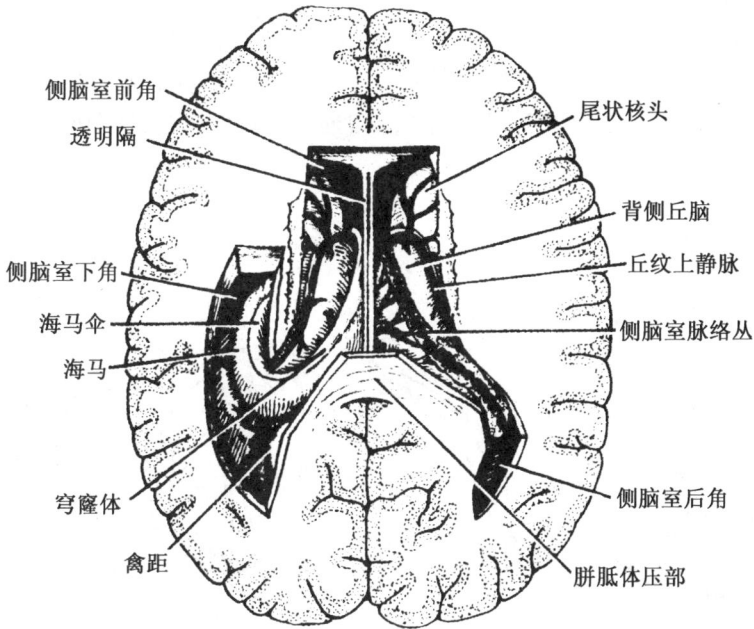

图 12-23　侧脑室

称**壳**,内侧两部合称**苍白球**。在种系发生上苍白球较为古老,称**旧纹状体**。尾状核与壳发生较晚,称**新纹状体**。纹状体的功能主要是维持骨骼肌的肌张力,协调骨骼肌的运动。

2) **屏状核**　是位于豆状核和岛叶之间的薄层灰质。

3) **杏仁体**　位于海马旁回的深面,连于尾状核尾部,属于边缘系统的一部分,其功能与内脏活动和内分泌有关。

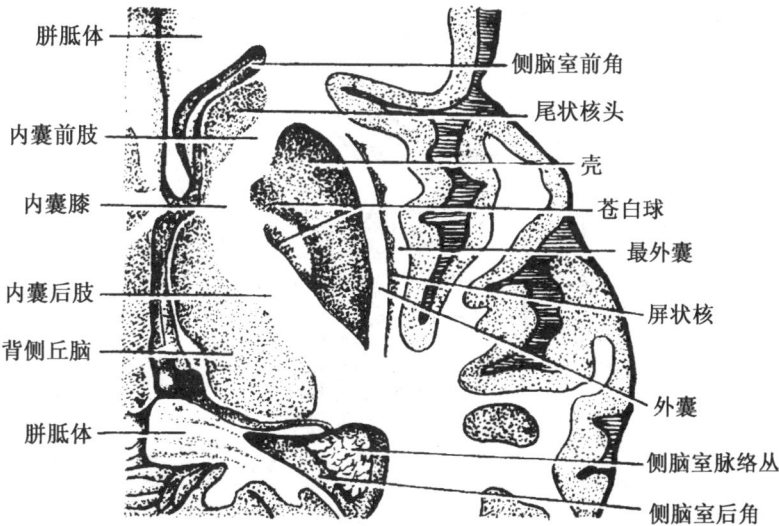

图 12-24　基底核

(3) **大脑半球的髓质**　由皮质深方的神经纤维聚集形成,包含三类纤维:

1) **联络纤维**　是联系本侧大脑半球各叶及回的纤维。其中短纤维联系相邻脑回,称弓状纤维,长纤维联系各叶,如扣带束、上纵束、下纵束、钩束等。

2) **连合纤维** 是连合左、右大脑半球皮质的纤维。包括:① **胼胝体**,位于大脑纵裂的底部,为连接两侧大脑半球的粗大的白质板,呈弓形,其前部称**胼胝体嘴**,弯曲部称**胼胝体膝**,中间部称**胼胝体干**,后部称**胼胝体压部**;② **前连合**连接左、右嗅球和两侧颞叶;③ **穹窿**和**穹窿连合**。穹窿是由海马至下丘脑乳头体的弓形纤维束;穹窿连合是连接两侧海马的纤维(图 12 - 25)。

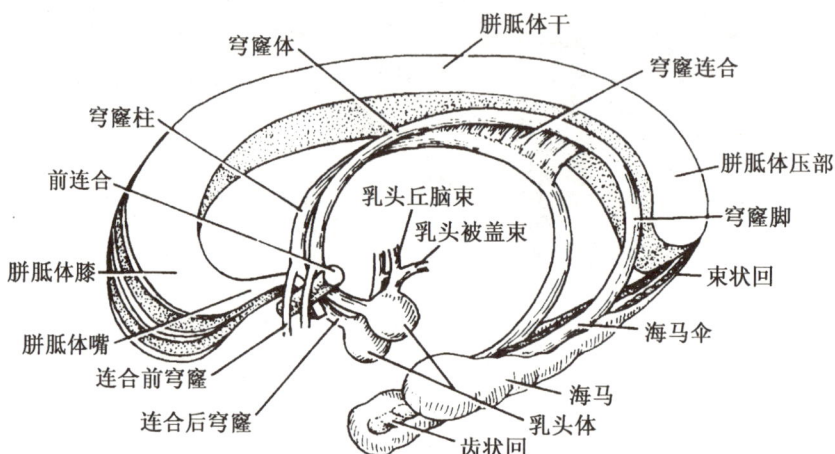

图 12 - 25 联合纤维

3) **投射纤维**(projection fibers) 由联系大脑皮质和皮质下中枢的上、下行纤维构成。绝大部分投射纤维集中在尾状核、背侧丘脑与豆状核之间通过,形成宽厚的白质纤维板,称**内囊**(internal capsule)(图 12 - 24、图 12 - 26)。内囊在大脑水平切面上,左右略呈">＜"

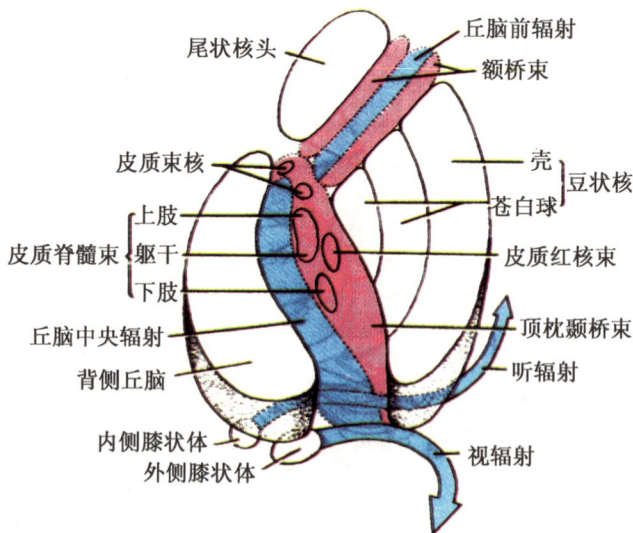

图 12 - 26 内囊模式图

状,分三部:**内囊前肢**位于豆状核与尾状核之间,主要有丘脑前辐射和下行的额桥束通过;**内囊后肢**位于豆状核和背侧丘脑之间,主要有皮质脊髓束、皮质红核束、丘脑中央辐射、顶枕颞桥束、视辐射和听辐射通过；**内囊膝**位于前、后肢的交角处，有皮质核束经此下行。

　　内囊是投射纤维高度集中的区域，该部位的小动脉破裂（通称脑溢血）或栓塞时，内囊膝和后肢常受累及，可导致对侧半身感觉障碍、对侧半身随意运动障碍、双眼对侧半视野偏盲的"三偏"综合征。

　　4. 大脑皮质（cerebral cortex）　是中枢神经系统发育最复杂和最高级的部位，是人类各种运动、感觉的最高中枢，同时也是语言、思维活动的物质基础。原皮质（海马和齿状回）和旧皮质（嗅脑）为 3 层结构。新皮质基本为 6 层结构，由外向内包括：分子层、外粒层、外锥体层、内粒层、内锥体层、多形表层。一般 1～4 层接受传入纤维，并发出联络纤维，5～6 层发出投射纤维。

　　（1）**大脑皮质的分区**　为便于形态研究和功能分析，学者们根据细胞构筑和神经纤维的配布对大脑皮质进行了分区，目前较常用的是 Brodmann 的 52 分区法（图 12 - 27、图 12 - 28）。

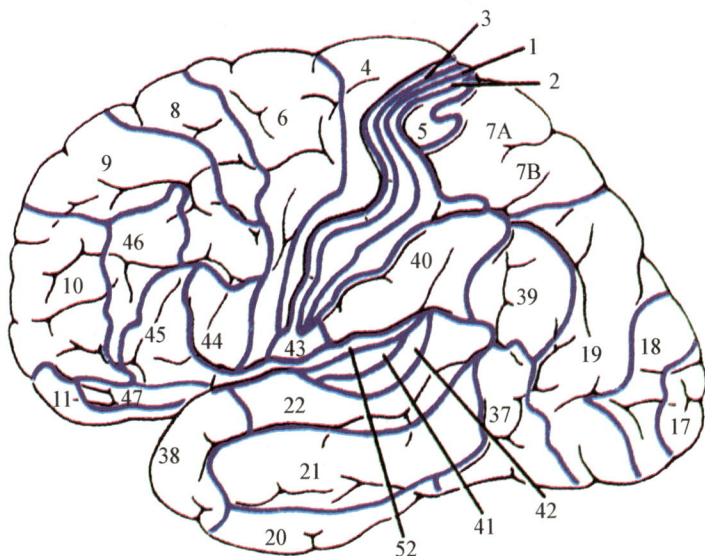

图 12 - 27　大脑皮质的 Brodmann 分区（外侧面）

　　（2）**大脑皮质的功能定位**　大脑皮质是人体功能活动的最高中枢。大脑皮质具有整合各种刺激，产生特定的意识性感觉，或贮存记忆，或产生运动冲动的功能。人类在长期的进化过程中，在皮质的某些区域形成了特定的反射活动高级中枢，称**大脑皮质的功能定位**（图 12 - 19、图 12 - 21、图 12 - 31）。

　　1）**第Ⅰ躯体运动区**　位于中央前回和中央旁小叶前部，属于 Brodmann 第 4 区和第 6 区，主要管理对侧半身骨骼肌的随意运动。身体各部在此区的投影特点为：① 身体各部代表区为倒置人形，但头部是正立的，即中央前回最上部和中央旁小叶前部管理下肢，中部管理躯干和上肢，下部支配头面部骨骼肌的运动（图 12 - 29）；② 交叉管理，即一侧运动区管理对侧半身骨骼肌的运动，但与联合运动有关的肌接受双侧运动区的支配，如眼球外肌、咽喉肌、咀嚼肌、躯干肌等；③ 身体各部投影区的大小取决于功能的重要性和复杂程度，与形体大小无关，如拇指的代表区大于躯干的投影区。

　　第Ⅱ躯体运动区　位于中央前、后回下面的岛盖皮质，与对侧上、下肢运动有关。

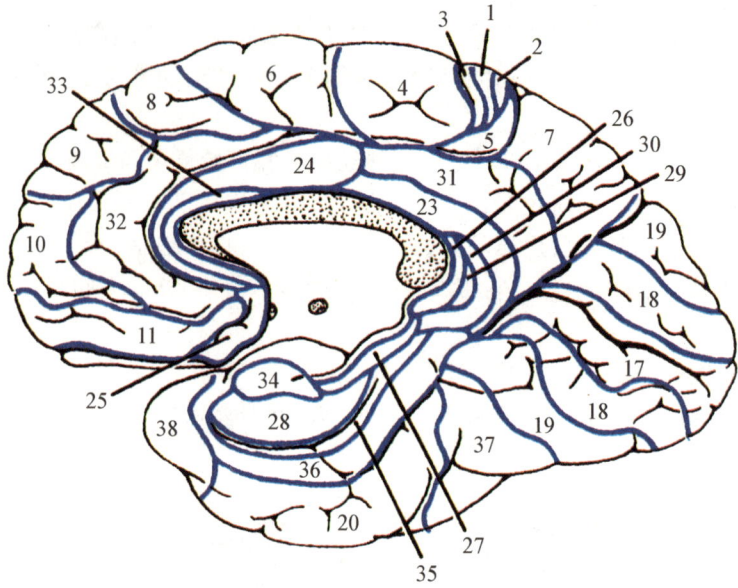

图 12-28　大脑皮质的 Brodmann 分区（内侧面）

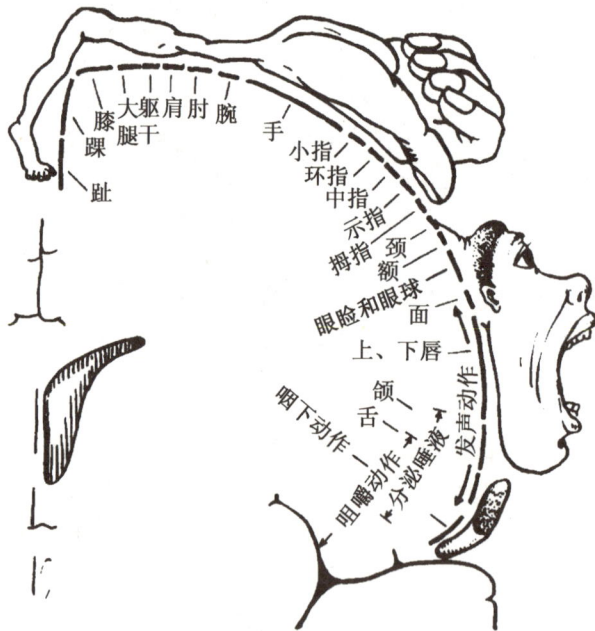

图 12-29　人体各部在第 I 躯体运动区的定位

2）**第 I 躯体感觉区**　位于中央后回和中央旁小叶后部（3、1、2 区），接受背侧丘脑腹后核传来的对侧浅感觉和深感觉纤维。其投射特点与运动区相似，即① 身体各部代表区为倒置人形，但头部是正立的；② 左、右完全交叉管理；③ 代表区的大小与所管理部位的敏感度有关（图 12-30）。

　　第 II 躯体感觉区　位于中央前、后回最下部，外侧沟上缘，与第 II 躯体运动区有重叠，与两侧感觉有关。

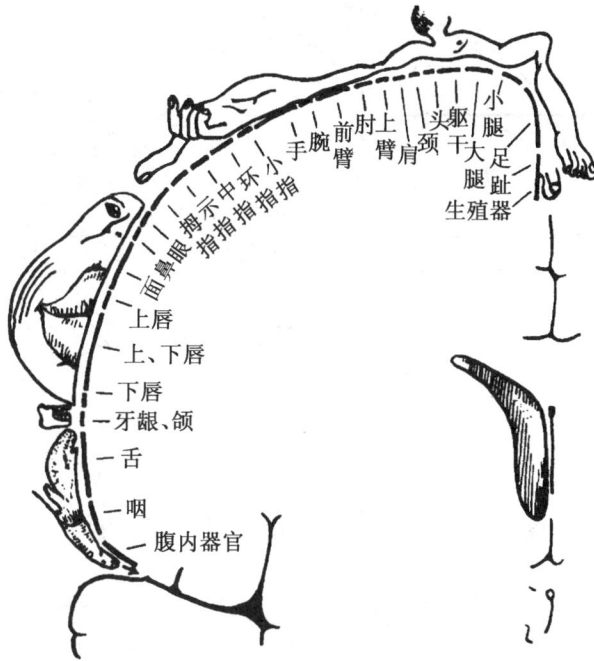

图 12-30　人体各部在第Ⅰ躯体感觉区的定位

3) **视区**　位于枕叶距状沟周围的皮质(17 区)。一侧视区接受同侧视网膜颞侧半和对侧视网膜鼻侧半的纤维。因此,损伤后可引起双眼对侧半视野的同向性偏盲(图 12-21)。

4) **听区**　位于颞横回(图 12-19)。每侧听区接受双侧的听觉冲动。因此,一侧听区受损,不致引起全聋。

5) **味觉区**　可能在中央后回下端的岛盖部。

6) **平衡觉区**　在中央后回下端头面部代表区附近。

7) **嗅觉区**　位于海马旁回钩附近。

8) **语言区**　具有高级思维活动并可用语言表达思想是人类区别高等动物的标志。人类在进化过程中,因交流的需要,逐渐在大脑皮质上形成了相应的语言中枢。语言中枢位于一侧大脑半球,即善用右手(右利)者在左半球,善用左手(左利)者其语言中枢也多在左半球,少数者在右半球,故左侧半球被认为是语言区的**"优势半球"**。语言区包括说话、听话、书写和阅读 4 个中枢(图 12-31)。① **说话中枢(运动性语言中枢)**,位于额下回后部(44、45区),靠近管理头面部骨骼肌的运动区。此区受损,丧失说话能力,称运动性失语症。② **听话中枢(听觉性语言中枢)**,位于靠近颞横回的颞上回后部(22 区)。此区损伤,患者虽听觉正常,但不理解他人(包括自己)讲话的含意,称感觉性失语症。③ **书写中枢**,位于额中回后部(8 区),靠近中央前回中部。此区损伤,虽然上肢运动正常,但不能写出正确的文字,称失写症。④ **阅读中枢(视觉性语言中枢)**,位于角回(39 区)。此区受损时,虽视觉正常,但不能理解文字符号的意义,称失读症。

9) **大脑皮质的联络区**　除上述各特化的中枢外,其余的大脑皮质大多属于联络区,是人类认识能力、运用能力、记忆能力和意识思维活动的皮质功能区。边缘叶与内脏活动有关。

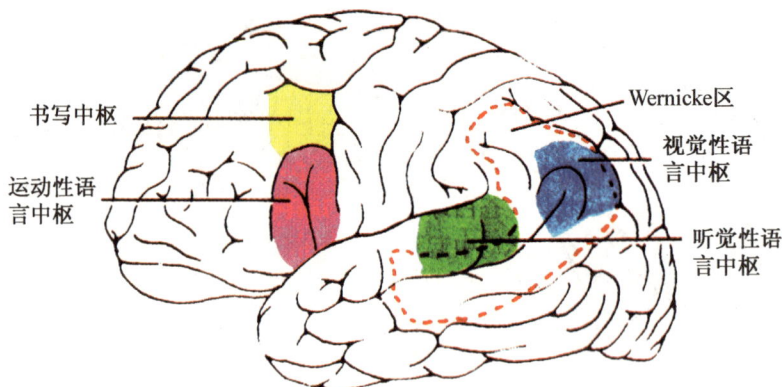

图 12-31　语言中枢

第三节　中枢神经传导通路

中枢神经传导通路,是指身体各部感觉与运动功能在大脑皮质相应中枢与低位中枢之间的传导通路。人体在活动过程中,周围感受器不断地接受机体内环境的刺激,并将刺激转化为神经冲动,通过传入神经元传向低级中枢,如脊髓、脑干,再通过低级中枢内的中间神经元轴突所组成的上行传导束,传至最高中枢,即大脑皮质,经过分析综合,产生感觉,此通路**称感觉(上行)传导通路**。大脑皮质将感觉信息整合后,发出运动性的神经冲动,沿传出神经纤维下传,至脑干或脊髓的运动神经元,通过对这些神经元的管理而影响效应器的活动,这种神经传导通路,称**运动(下行)传导通路**。

一、感觉传导通路

(一)本体感觉和精细触觉传导通路

所谓本体感觉亦称深感觉,是指肌、腱、关节的位置觉、运动觉和振动觉。皮肤的精细触觉(即辨别两点间距离、感受物体的纹理精细等)上传与本体感觉传导通路相同。此通路包含 3 级神经元。这里主要叙述躯干和四肢的本体感觉传导通路(图 12-32),头面部的深感觉传导尚不十分清楚。

第 1 级神经元的胞体在脊神经节内,为假单极神经元,其周围突随脊神经分布于肌、腱、关节等处的本体感受器和皮肤的精细触觉感受器,中枢突经脊神经后根内侧部进入同侧脊髓后索,组成薄束和楔束。两束上行,分别终止于延髓的薄束核和楔束核。

第 2 级神经元的胞体即薄束核和楔束核,它们发出的纤维经内侧丘系交叉,组成对侧的内侧丘系,在延髓中线两侧上行,经脑桥被盖的前缘至中脑红核的背外侧,终止于丘脑的腹后外侧核。

第 3 级神经元的胞体位于丘脑腹后外侧核,其中的传导此类功能的神经元的轴突参与组成丘脑中央辐射,经内囊后肢,最后投射到大脑皮质中央后回的中、上部和中央旁小叶后部。

此通路的损伤若发生在内侧丘系交叉下方,患者出现闭眼时不能确定同侧肢体的位置和运动方向以及出现精细触觉障碍；若损伤发生在内侧丘系交叉上方，则上述症状出现在对侧。

(二) 痛觉、温度觉和粗触觉传导通路

该通路又称**浅感觉传导通路**，传导皮肤、黏膜的痛觉、温度觉和粗触觉，由 3 级神经元组成。

1. 躯干、四肢的浅感觉传导通路(图 12 - 33)　第 1 级神经元是脊神经节内传导浅感觉的假单极神经元，其周围突分布于躯干、四肢皮肤的外感受器；中枢突经后根外侧部进入脊髓背外侧束内，上升 1～2 个脊髓节段后进入灰质后角。

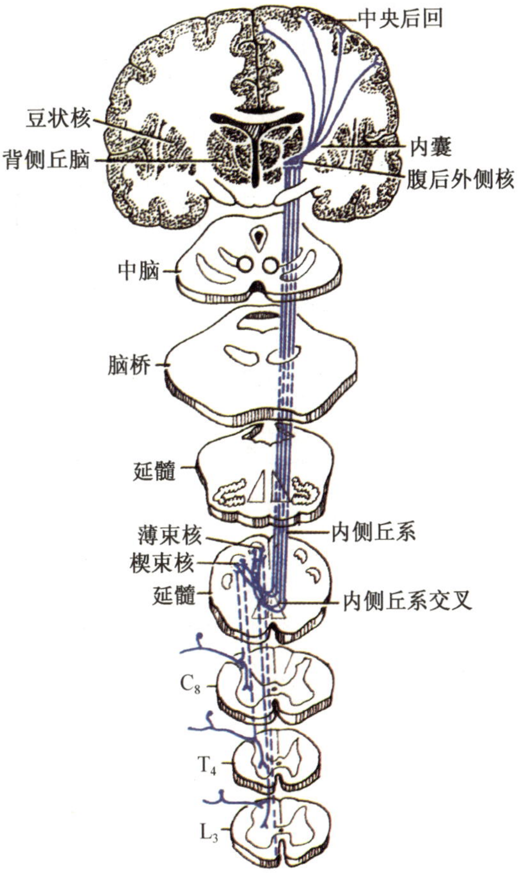

第 2 级神经元的胞体位于脊髓后角，即后角固有核和缘层内的细胞，其轴突经白质前连合交叉至对侧外侧索前部和前索，组成脊髓丘脑侧束(传导痛、温觉)和脊髓丘脑前束(传导粗触觉)，上行至脑干二束合一，即脊髓丘系，经下橄榄核的背外侧，至脑桥和中脑内侧丘系的外侧，终止于背侧丘脑的腹后外侧核。

图 12 - 32　躯干和四肢本体感觉和精细触觉传导通路

第 3 级神经元的胞体在背侧丘脑的腹后外侧核，其中传导浅感觉的神经元的轴突加入丘脑中央辐射，经内囊后肢，投射到中央后回中、上部和中央旁小叶后部。

2. 头面部浅感觉传导通路(图 12 - 33)　第 1 级神经元的胞体即三叉神经节内的假单极神经元，其周围突组成三叉神经的感觉支，随三大分支分布于头面部皮肤和黏膜的感受器；中枢突组成三叉神经感觉根入脑桥，其中传导痛、温觉的纤维下降形成三叉神经脊束，终止于三叉神经脊束核，传导触觉的纤维终止于三叉神经脑桥核。

第 2 级神经元的胞体即三叉神经脊束核和三叉神经脑桥核，它们发出纤维交叉到对侧形成三叉丘系，上行至背侧丘脑的腹后内侧核。

第 3 级神经元的胞体即背侧丘脑的腹后内侧核，其轴突加入丘脑中央辐射，经内囊后肢，投射到大脑皮质中央后回下部。

在此通路中，若三叉丘系以上损伤，导致对侧头面部痛、温觉和触觉障碍；若三叉丘系以下受损，则出现同侧头面部痛、温觉和触觉障碍。

(三) 视觉传导通路和瞳孔对光反射通路

1. 视觉传导通路(图 12 - 34)　第 1 级神经元为视网膜内的双极细胞，其周围突与视锥、视杆细胞形成突触，中枢突与节细胞相联系。第 2 级神经元即节细胞，其轴突在视神经

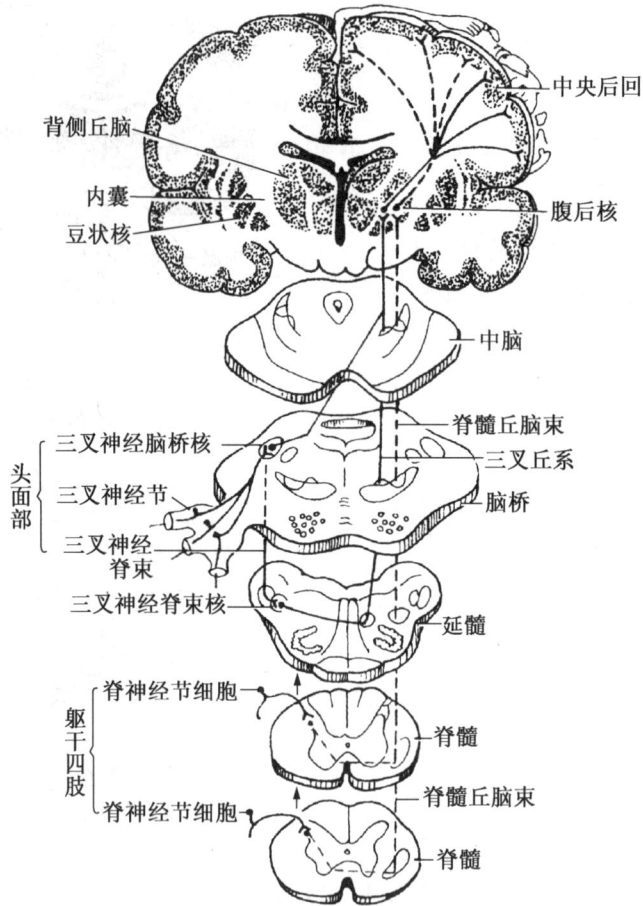

图 12-33 痛、温觉、粗触觉传导通路

盘处聚集形成视神经,经视神经管入颅,形成视交叉,交叉后的纤维延为视束,绕大脑脚向后止于外侧膝状体。在视交叉部位,来自双眼视网膜鼻侧半的纤维交叉至对侧,而来自颞侧的纤维不交叉,因此一侧视束内含有同侧视网膜颞侧半和对侧视网膜鼻侧半的纤维。第 3 级神经元的胞体在外侧膝状体内,发出的纤维组成**视辐射**(optic radiation),经内囊后肢投射到同侧大脑枕叶距状沟周围的皮质。

2. 视野 是指单眼向前平视所能看到的空间范围。由于眼球屈光装置对光线的折射作用,鼻侧半视野的物像投射到颞侧半视网膜,颞侧半视野的物像投射到鼻侧半视网膜,上半视野的物像投射到下半视网膜,下半视野的物像投射到上半视网膜,即一侧视网膜接受对侧半视野的光线。

当视觉传导通路不同部位受损时,可引起不同的视野缺失:① 一侧视神经损伤,可导致该眼**视野全盲**;② 视交叉中央部损伤可引起**双眼颞侧视野偏盲**;③ 一侧视束及以上部位损伤,可引起**双眼对侧视野同向性偏盲**(患侧视野鼻侧半和健侧视野颞侧半偏盲);④ 一侧视交叉外侧部的未交叉纤维损伤,出现患侧鼻侧视野偏盲。

3. 瞳孔对光反射通路 光照一侧瞳孔,引起双眼瞳孔缩小的反射,称**瞳孔对光反射**。被照侧瞳孔缩小称**直接对光反射**,对侧瞳孔缩小称**间接对光反射**。

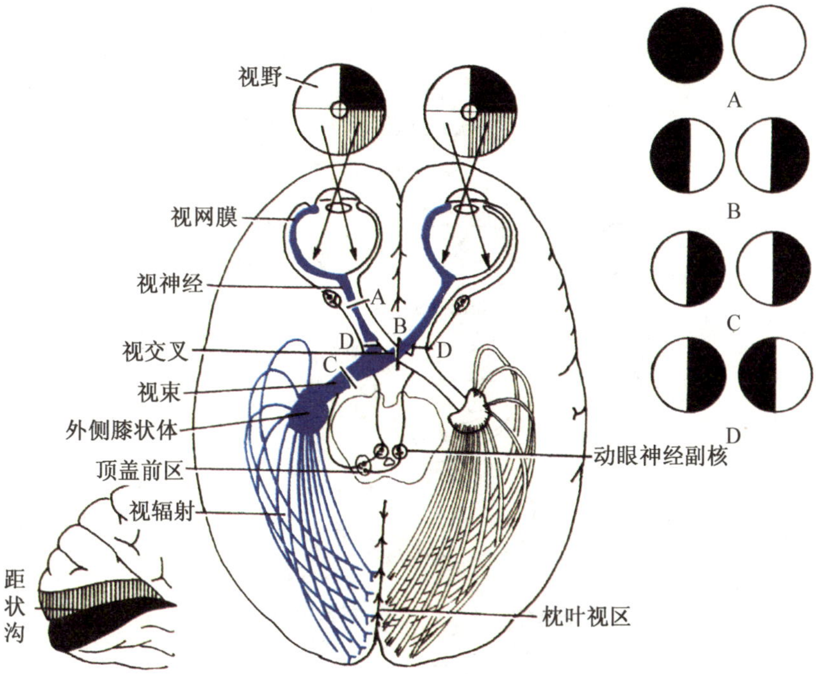

图 12-34　视觉传导和瞳孔对光反射通路

瞳孔对光反射的通路：光线→视网膜→视神经→视交叉→双侧视束→上丘臂→顶盖前区（对光反射中枢）→双侧动眼神经副核→动眼神经→瞳孔括约肌→双侧瞳孔缩小。

一侧视神经损伤时，光照患侧，双侧瞳孔均不缩小，光照健侧，双眼瞳孔均缩小，是为直接对光反射消失，间接对光反射存在。若一侧动眼神经损伤，不论光照哪一侧眼，患侧的瞳孔均不缩小，是为直接和间接对光反射消失。

（四）听觉传导通路

第 1 级神经元为蜗神经节内的双极细胞，其周围突分布于内耳的螺旋器（Corti 器），中枢突组成蜗神经，与前庭神经一同入脑，至蜗神经腹侧核和背侧核（图 12-35）。

第 2 级神经元的胞体即蜗神经腹、背侧核，发出纤维在脑桥内大部分交叉至对侧形成斜方体，折返上行称外侧丘系，少部分纤维不交叉，加入同侧外侧丘系上行。外侧丘系的纤维上行，部分终止于下丘，交换神经元后经下丘臂连同外侧丘系余下纤维止于内侧膝状体。

第 3 级神经元的胞体位于内侧膝状体，发出纤维组成**听辐射**，经内囊后肢止于大脑皮质颞横回。

一侧外侧丘系、听辐射或听区损伤时，不致产生明显的听觉障碍。一侧蜗神经损伤导致同侧听觉丧失。

二、运动传导通路

运动传导通路管理全身骨骼肌的运动，包括锥体系和锥体外系两部分。

（一）锥体系

锥体系（pyramidal system）主要支配骨骼肌的随意运动，由上、下两级神经元组成。上

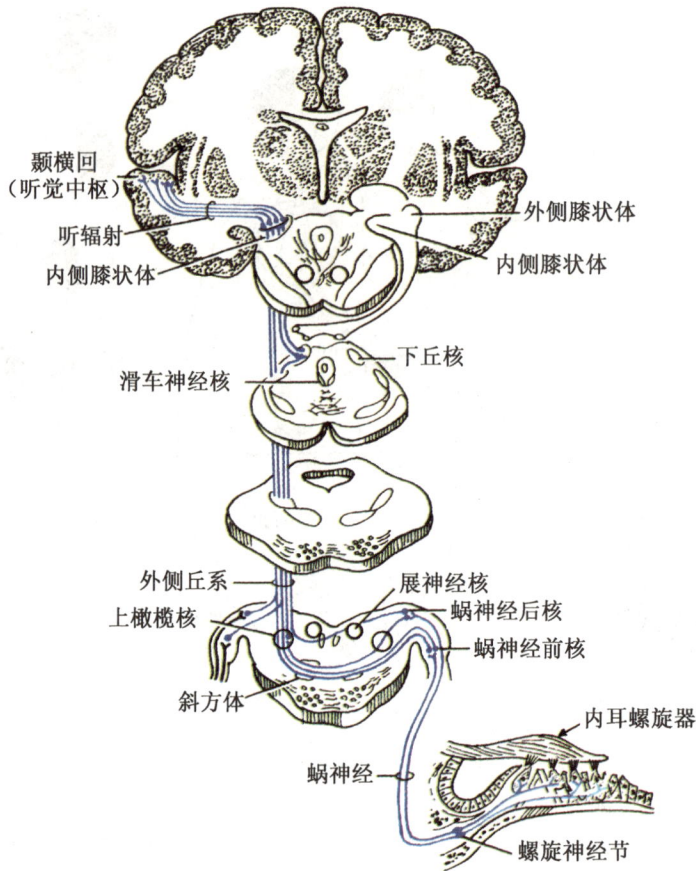

图 12 - 35　听觉传导通路

运动神经元为中央前回和中央旁小叶前部的锥体细胞,其轴突组成下行的锥体束。终止于脑神经运动核的纤维称**皮质核束**;终止于脊髓前角运动神经元的纤维称**皮质脊髓束**。**下运动神经元**即脑神经运动核和脊髓前角运动神经元。

1. 皮质核束(图 12 - 36)　主要由中央前回下部锥体细胞的轴突集合而成,经内囊膝部、中脑的大脑脚底中部,由此陆续分出纤维,其中大部分终止于双侧动眼神经核、滑车神经核、三叉神经运动核、展神经核、面神经核上部(支配眼裂以上面肌)、疑核和副神经核。由这些核团发出纤维支配眼球外肌、眼裂以上的面肌、咀嚼肌、咽喉肌、胸锁乳突肌和斜方肌等;小部分纤维只达对侧面神经核下部(支配眼裂以下的面肌)和舌下神经核。

　　临床上将上运动神经元损伤引起的瘫痪称为**核上瘫**;而将下运动神经元损伤引起的瘫痪称为**核下瘫**(图 12 - 37)。一侧皮质核束损伤,即上运动神经元损伤,因病灶对侧面神经核下部和舌下神经核无上运动神经元传来冲动,而表现为鼻唇沟变浅或消失,不能鼓腮、露齿,流涎,伸舌时舌尖偏向病灶对侧。一侧面神经损伤,出现核下瘫,可导致同侧面肌全部瘫痪,除上述症状外另有额纹消失、不能皱眉和闭眼等表现。一侧舌下神经损伤所致核下瘫表现为损伤侧舌肌瘫痪,伸舌时舌尖偏向病灶侧。

2. 皮质脊髓束　中央前回中、上部和中央旁小叶前部的锥体细胞轴突下行组成皮质脊髓束,经内囊后肢至中脑的大脑脚底中 3/5,经脑桥基底部达延髓锥体,在锥体下端约

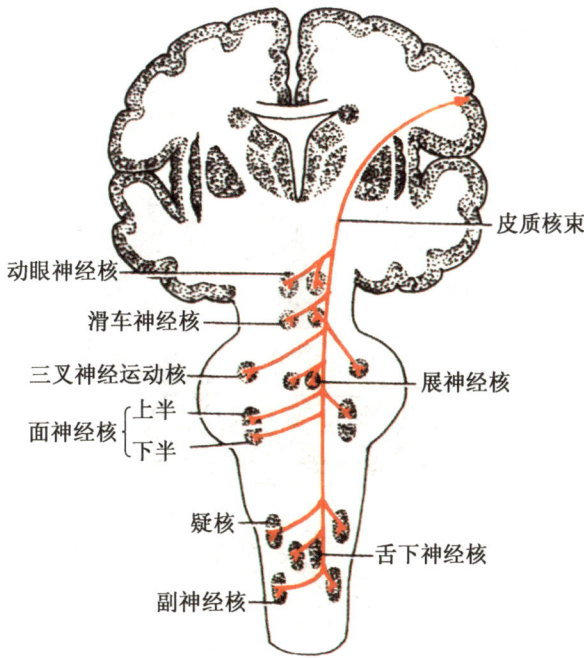

图 12-36　皮质核束

动眼神经核
滑车神经核
三叉神经运动核
面神经核 { 上半 下半 }
疑核
副神经核
皮质核束
展神经核
舌下神经核

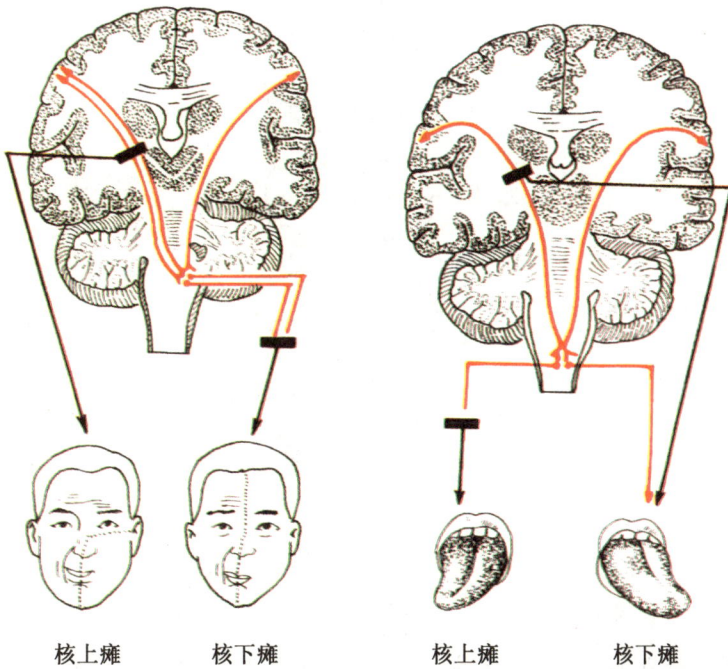

核上瘫　　核下瘫　　　　核上瘫　　核下瘫

图 12-37　面肌与舌肌的核上瘫和核下瘫

70％～90％纤维交叉至对侧，形成锥体交叉。交叉后的纤维在对侧脊髓外侧索内下行，形成皮质脊髓侧束（图 12-38）。皮质脊髓侧束下行中逐节止于同侧前角运动细胞，管理四肢肌；在延髓锥体未交叉的纤维在同侧脊髓前索内下行，形成皮质脊髓前束，下行中大部分纤维经白质前连合逐节交叉至对侧止于脊髓胸节以上的前角运动细胞,管理躯干和四肢肌的运动。小部分皮质脊髓前束纤维始终不交叉止于同侧前角运动细胞,管理躯干肌。故躯干肌是受双侧大脑皮质运动区支配的。因此,一侧皮质脊髓束受损,主要引起肢体瘫痪,躯干肌障碍不明显。

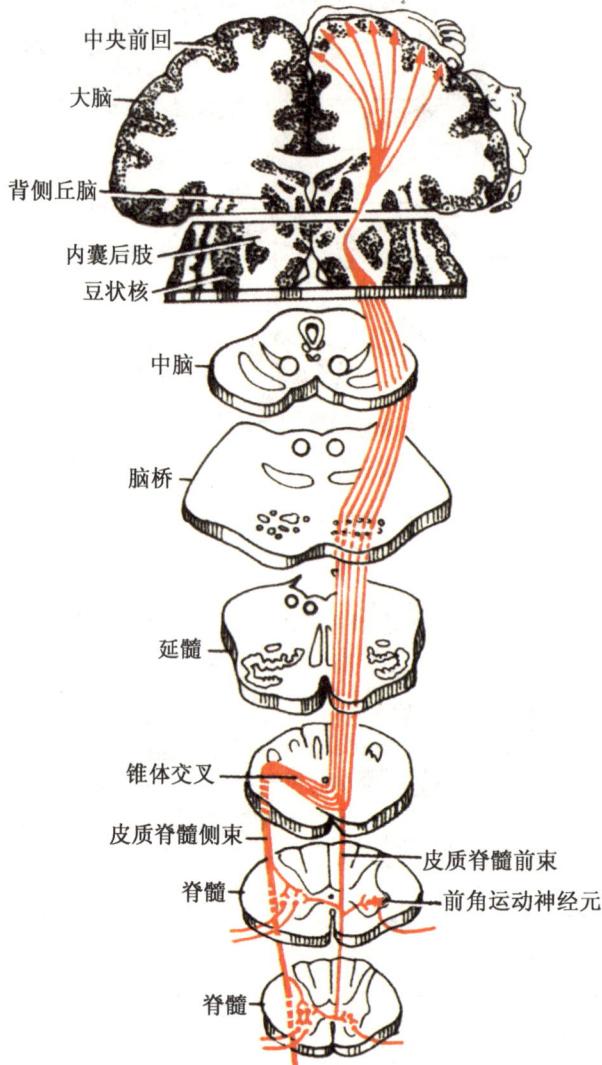

图 12-38　皮质脊髓束

　　锥体系的任何部位损伤都可导致随意运动障碍。上运动神经元损伤(核上瘫)由于上运动神经元失去了对下运动神经元的控制,故表现为肌张力增高,出现痉挛性瘫痪(硬瘫)。肌肉仍接受下运动神经元的营养而不萎缩,表现为深反射亢进,浅反射(如腹壁反射、提睾反射等)减弱或消失。由于锥体束的功能受到破坏而出现病理反射(如 Babinski 征)。下运动神经元损伤(核下瘫)因肌肉失去神经直接支配而导致肌张力降低,出现弛缓性瘫痪(软瘫)。由于神经营养中断,因而出现肌肉萎缩。反射弧中断,导致浅、深反射消失,不出现病理反射(表 12-1)。

表 12 - 1　上、下运动神经元损伤后的临床表现比较

观察要点	核上瘫特征	核下瘫特征
瘫痪范围	较广泛	较局限
瘫痪特点	痉挛性瘫（硬瘫）	弛缓性瘫（软瘫）
肌张力	增高	减低
深反射	亢进	消失
浅反射	减弱或消失	消失
腱反射	亢进	减弱或消失
病理反射	阳性	阴性
肌萎缩	早期无,晚期为废用性萎缩	早期即有萎缩

（二）锥体外系

锥体外系是锥体系以外管理躯体运动的下行传导通路的统称。这些传导通路往往起于运动区以外的皮质,与纹状体、小脑、红核、黑质、网状结构等有广泛联系。在下行过程中多次交换神经元,终止于脑神经运动核和前角运动细胞,主要功能是调节肌张力,协调肌群运动,协助锥体系完成精细的随意运动,维持和调整体态姿势,进行习惯性和节律性动作等。

第四节　脊髓和脑的被膜、血管及脑脊液循环

一、脊髓和脑的被膜

脑和脊髓的表面包有三层被膜,由外向内依次为硬膜、蛛网膜和软膜,有支持和保护脑和脊髓的作用。

（一）脊髓的被膜

1. 硬脊膜（spinal dura mater）（图 12 - 39）　由致密结缔组织构成,上端附于枕骨大孔边缘,与硬脑膜相延续。下端在第 2 骶椎水平逐渐变细,包裹马尾,末端附于尾骨。硬脊膜与椎管内面的骨膜及黄韧带之间有狭窄腔隙称**硬膜外隙**（epidural space）,内含疏松结缔组织和椎内静脉丛等,并有脊神经根通过。硬膜外隙不与颅腔相通,隙内略呈负压,是临床硬膜外麻醉的部位。

2. 脊髓蛛网膜（spinal arachnoid mater）　紧贴硬脊膜内,为半透明的薄膜,向上与脑蛛网膜相续,下端达第 2 骶椎平面。脊髓蛛网膜和软脊膜之间有宽阔的**蛛网膜下隙（腔）**（subarachnoid space）,隙内充满脑脊液。该隙的下部,在脊髓下端与第 2 骶椎之间扩大为**终池**。临床上进行腰穿或腰麻时,即将针刺入终池,可避免伤及脊髓。

3. 软脊膜（spinal pia mater）（图 12 - 39）　薄而富有血管,紧贴脊髓表面,在脊髓两侧,脊神经前、后根之间,软脊膜形成两列**齿状韧带**附于硬脊膜,具有固定脊髓的作用。

（二）脑的被膜

1. 硬脑膜（cerebral dura mater）（图 12 - 40）　由颅骨内膜和硬膜合成。硬脑膜与颅盖

图 12 - 39　脊髓的被膜及其周围的关系

骨连接疏松,因而颅盖外伤骨折时,易形成硬膜外血肿;硬脑膜与颅底骨连接紧密,颅底骨折时,易将硬脑膜和蛛网膜一同撕裂,引起脑脊液外漏。

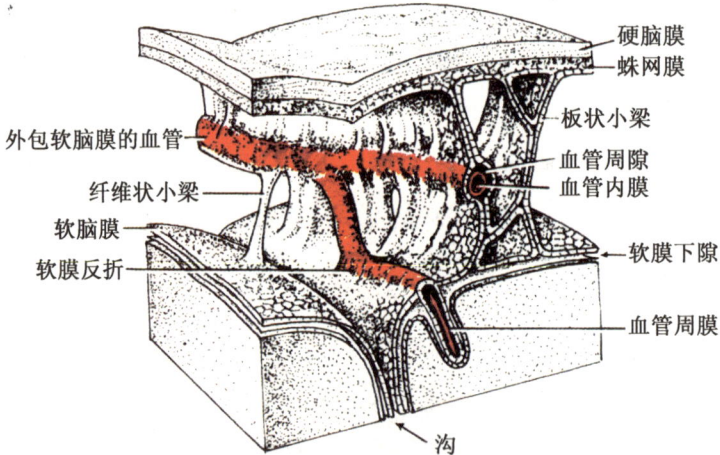

图 12 - 40　脑的被膜

硬脑膜在某些部位内层折叠形成板状结构,伸入各脑部之间对脑有固定和承托作用。

(1) **大脑镰**　呈镰刀状伸入大脑纵裂内达胼胝体上方,后端续连小脑幕。

(2) **小脑幕**(tentorium of cerebellum)　形似幕帐,伸入大脑与小脑之间,前缘游离凹陷,称**小脑幕切迹**,围绕中脑。海马旁回及钩恰在其上方,当颅内压增高时,可被挤入小脑幕切迹,形成小脑幕切迹疝。压迫中脑大脑脚和动眼神经,产生相应症状。

(3) **硬脑膜窦**(sinuses of dura mater)　硬脑膜的两层在某些部位分开,内衬内皮细胞,构成颅内静脉管道,称硬脑膜窦(图 12 - 41)。其特点是无瓣膜和平滑肌,不能收缩,故损伤时出血较多。主要硬脑膜窦有:

1) **上矢状窦**　位于大脑镰上缘,自前向后注入窦汇。

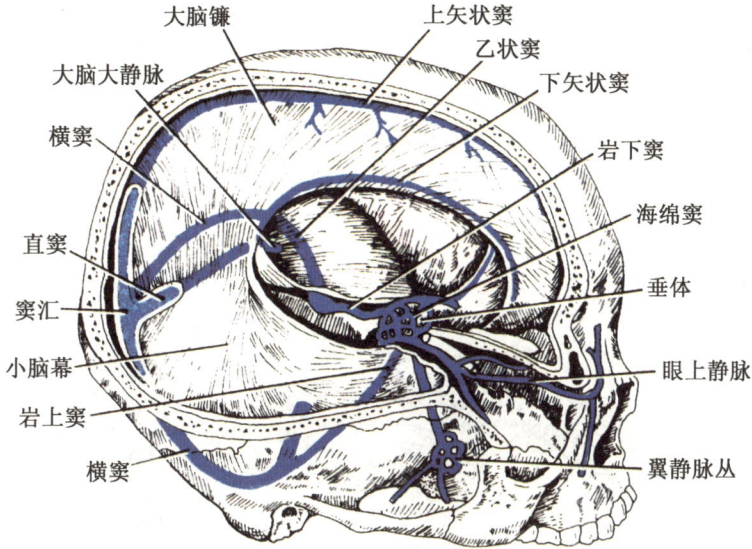

图 12-41 硬脑膜及硬脑膜窦

2）**下矢状窦** 位于大脑镰下缘，自前向后汇入直窦。

3）**直窦** 位于大脑镰和小脑幕连接处，由大脑大静脉和下矢状窦汇合而成，向后与上矢状窦合成窦汇。

4）**横窦和乙状窦** 横窦左、右各一，起自窦汇，沿横窦沟走行，向下续于乙状窦。乙状窦行于乙状窦沟内达颈静脉孔，移行为颈内静脉。

5）**海绵窦**（cavernous sinus） 位于垂体窝两侧，为硬脑膜两层间不规则的腔隙（图12-42）。海绵窦交通广泛，向前通眼静脉；向后借**岩上窦**汇入乙状窦，借**岩下窦**汇入颈内静脉；向下与翼静脉丛相通。窦内有颈内动脉、展神经、动眼神经、滑车神经、眼神经和上颌神经通过。面部感染常可蔓延至海绵窦，产生相应症状。

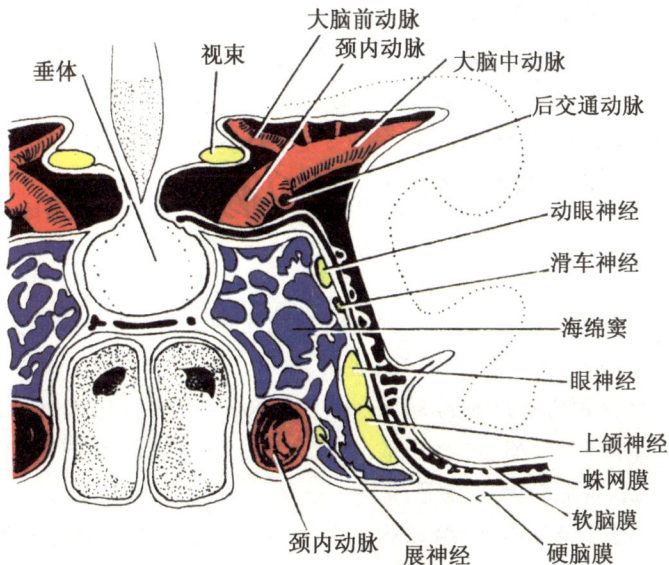

图 12-42 海绵窦

2. 脑蛛网膜(cerebral arachnoid mater) 薄而透明，缺乏血管和神经。该膜与硬脑膜间为硬膜下隙，与软脑膜之间形成脑蛛网膜下隙，内含脑脊液，并与脊髓蛛网膜下隙相通。此隙在小脑与延髓间扩大形成**小脑延髓池**，临床上可经枕骨大孔进针做小脑延髓池穿刺，抽取脑脊液。在上矢状窦附近的蛛网膜呈颗粒状突入窦内，称**蛛网膜粒**(arachnoid granulations)(图 12-43)，脑脊液经过这些蛛网膜粒渗入硬脑膜窦内，回流入静脉。

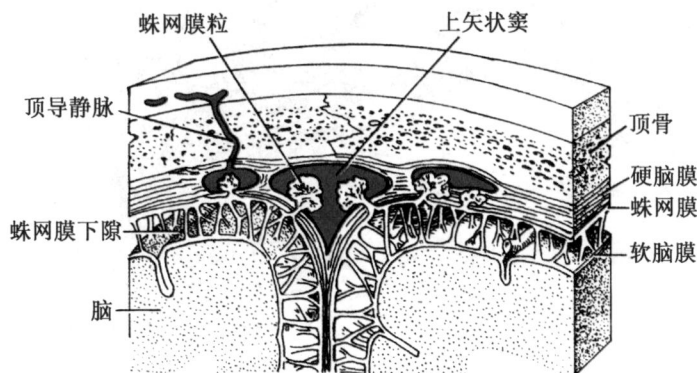

图 12-43 蛛网膜粒

3. 软脑膜(cerebral pie mater) 薄而富含血管，紧贴脑的表面，并伸入脑的沟裂中。在脑室附近，由软脑膜、毛细血管和室管膜上皮共同突入脑室内构成脉络丛，是脑脊液产生的主要结构。

二、脊髓和脑的血管

(一)脊髓的血管

1. 脊髓的动脉

(1) **椎动脉分支** 椎动脉发出脊髓前、后动脉各两条(图 12-44)。**脊髓前动脉**在起始处合成一条，沿前正中裂下行；两条**脊髓后动脉**分别沿后外侧沟下降，在脊髓颈段中部合成一条。

(2) **邻近动脉的分支** 颈升动脉、肋间后动脉和腰动脉发出的脊髓支伴脊神经进入椎管与脊髓前、后动脉吻合(图 12-45)。在脊髓的第 1～4 胸节(特别是第 4 胸节)、第 1 腰节处，是两个来源动脉吻合的过渡带，血液供应不充分，易发生脊髓的横断性缺血坏死，称"危险区"。

2. 脊髓的静脉 分布大致和动脉相同。回收的静脉血注入硬膜外隙的椎内静脉丛，再转入椎外静脉丛返回心。

(二)脑的血管

脑是体内代谢最旺盛的器官，血流量约占心输出量的1/6。当供应脑的血管发生病变致使脑血流量减少或中断时，可导致脑细胞的缺氧、水肿和坏死。

1. 脑的动脉 来自颈内动脉和椎动脉(图 12-46)。前者供应大脑半球前 2/3 和部分间脑。后者供应大脑半球后 1/3、间脑后部、小脑和脑干。两者均有**皮质支**供应皮质及浅层髓质；**中央支**供应间脑、基底核及内囊等。

(1) **颈内动脉** 起自颈总动脉，经颈内动脉管入颅，向前穿过海绵窦后，先分出眼动脉经视神经管入眶。主干至视交叉外侧分出大脑前动脉和大脑中动脉等分支。

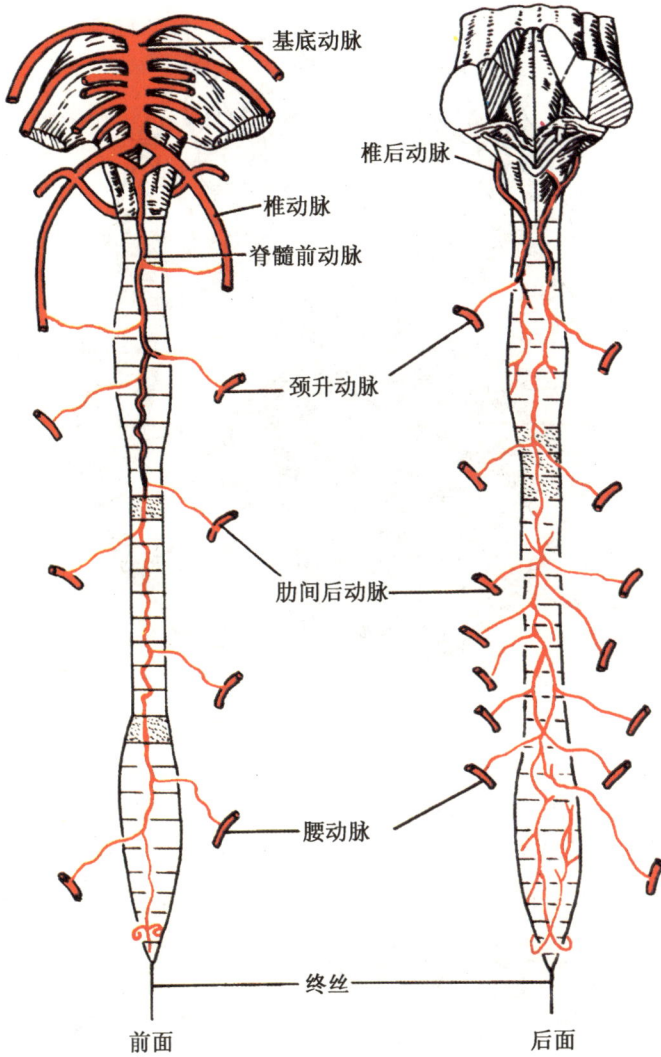

图 12-44 脊髓的动脉

基底动脉
椎动脉
脊髓前动脉
颈升动脉
肋间后动脉
腰动脉
终丝
前面

椎后动脉
后面

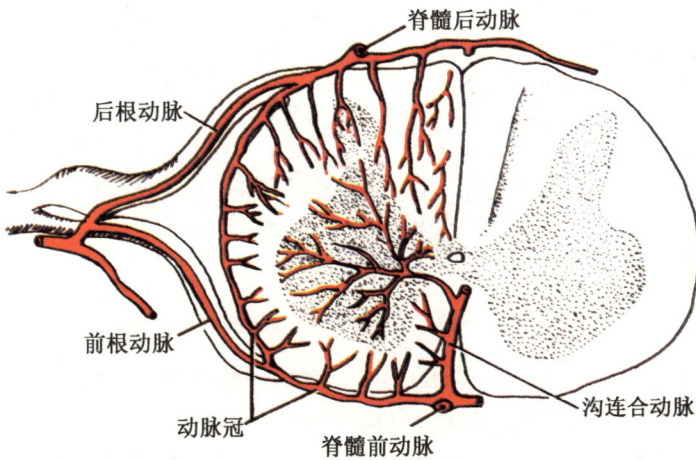

图 12-45 脊髓动脉吻合

脊髓后动脉
后根动脉
前根动脉
动脉冠
脊髓前动脉
沟连合动脉

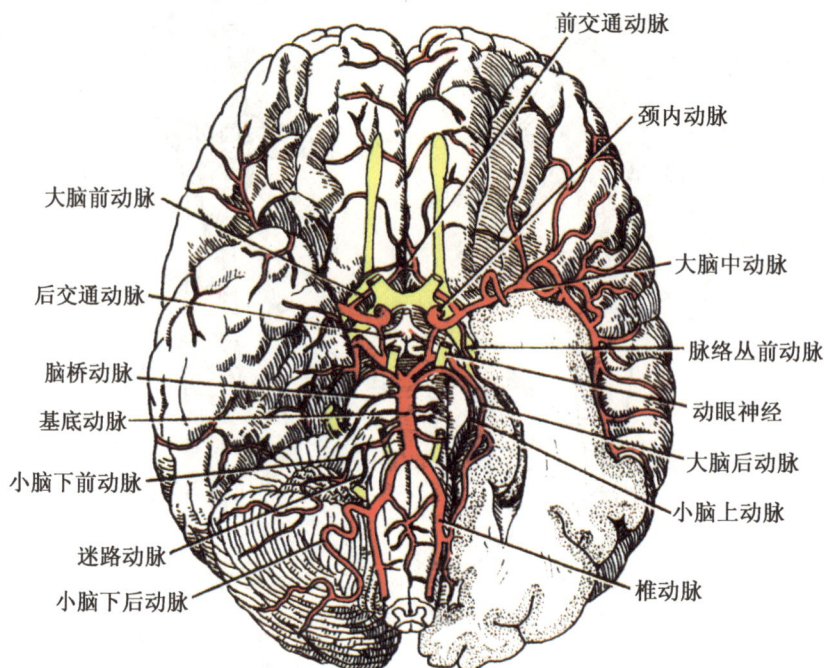

图 12－46　脑底动脉

1）**大脑前动脉**（anterior cerebral artery）　位于大脑纵裂内，沿胼胝体上方后行，分布于顶枕沟以前的半球内侧面和半球上外侧面上缘（图 12－47）。左、右大脑前动脉借**前交通动脉**相连，在起始部发出中央支穿入脑实质，供应豆状核、尾状核前部和内囊前肢。

图 12－47　大脑半球内侧面的动脉

2）**大脑中动脉**（middle cerebral artery）　是颈内动脉的直接延续，进入大脑外侧沟向后行，分支分布于大脑半球上外侧面顶枕沟以前的大部分和岛叶（图 12－48）。起始处发出中央支（**豆纹动脉**）垂直向上，分布于内囊膝、内囊后肢、纹状体和背侧丘脑。动脉硬化和高血压的病人，这些动脉容易破裂，出现脑溢血而导致严重后果，故又名"出血动脉"（图 12-49）。

大脑中动脉占大脑半球血流量的 80%，其皮质支供应许多重要中枢，如躯体运动、躯体感觉和语言中枢等，一旦栓塞或破裂，会出现运动、感觉和语言等功能障碍。

图 12-48　大脑半球背外侧面的动脉

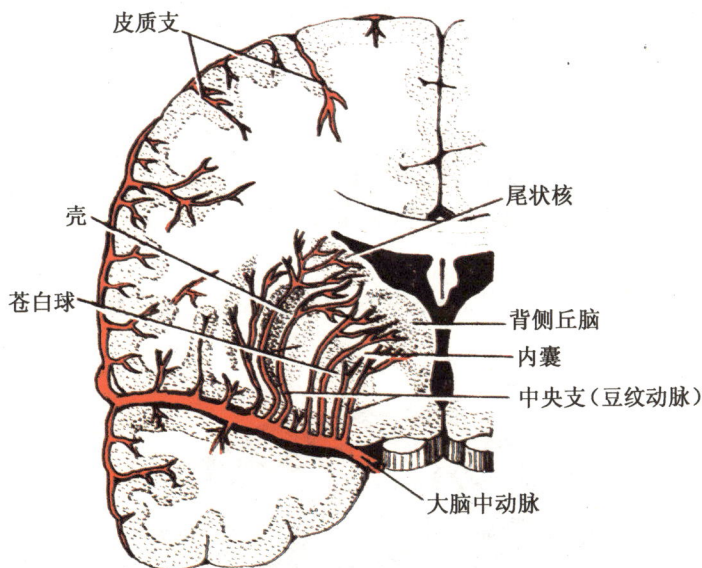

图 12-49　大脑中动脉的皮质支和中央支

3）**脉络丛前动脉**　沿视束腹侧向后进入侧脑室下角，终于脉络丛，沿途发出分支供应苍白球和内囊后肢后下部等结构，此动脉细长易发生栓塞。

4）**后交通动脉**　自颈内动脉发出，向后与大脑后动脉吻合，使颈内动脉系与椎-基底动脉系形成吻合。

（2）**椎-基底动脉**　椎动脉起自锁骨下动脉，向上穿第 6 至第 1 颈椎横突孔，经枕骨大孔入颅腔,在脑桥基底部下缘左、右合成一条**基底动脉**(basilar artery)(图 12 - 46)。基底动脉沿脑桥基底沟上行,至脑桥上缘分为左、右大脑后动脉。椎-基底动脉发出小脑下后、下前动脉和小脑上动脉供应小脑;发出脑桥动脉供应脑桥以及发出迷路动脉供应内耳迷路等。其最主要的分支是大脑后动脉。

大脑后动脉(posterior cerebral artery)是基底动脉的终支,该动脉绕大脑脚向后,分支分布于颞叶下面、内侧面和枕叶。起始处发出细小的中央支,分布于丘脑枕、内、外侧膝状体和下丘脑等处。

知识链接

脑中风

　　脑中风是一组以脑部缺血及出血性损伤症状为主要临床表现的疾病,又称脑卒中或脑血管意外,具有极高的病死率和致残率,主要分为出血性脑中风(脑出血或蛛网膜下隙出血)和缺血性脑中风(脑梗塞、脑血栓形成)两大类,其中以脑梗塞最为常见。脑中风发病急,病死率高,是我国第一致残和第二大致死病因。

　　中风的死亡率也有随年龄增长呈上升的趋势,由于一直缺乏有效的治疗措施,目前认为预防是最好的措施,加强对全民普及脑中风的危险因素及先兆症状的教育,才会真正获得有效的防治效果。

(3) **大脑动脉环**(cerebral arterial circle)　又称 **Willis 环**(图 12 - 46),由前交通动脉、大脑前动脉、颈内动脉、后交通动脉和大脑后动脉吻合而成。环绕在视交叉、灰结节和乳头体周围,将颈内动脉系与椎-基底动脉系联系在一起,使左右大脑半球的动脉相吻合。大脑动脉环作为一种潜在的代偿装置,在相邻动脉异常时,一定程度上对维持脑组织的血液供应起代偿作用。

2. 脑的静脉　不与动脉伴行,分浅、深两种(图 12 - 50)。

(1) **浅静脉**　主要有**大脑上静脉**、**大脑中静脉**和**大脑下静脉**。三者相互吻合成网,分别注入上矢状窦、海绵窦和横窦等。

(2) **深静脉**　收集大脑髓质、基底核、间脑和脑室脉络丛的静脉血,形成**大脑大静脉**,注入直窦。

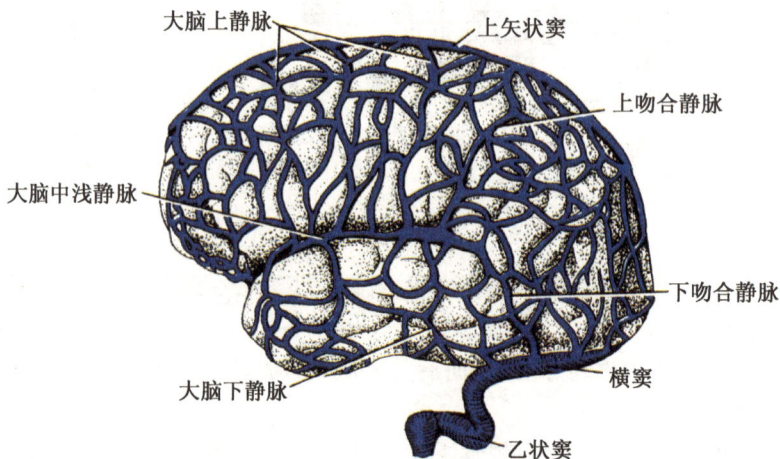

图 12 - 50　大脑浅静脉

三、脑脊液及其循环

脑脊液是一种无色透明的液体,充满于脑室和蛛网膜下隙,成人总量约为 150ml。脑脊液主要由脉络丛产生,循环和回流处于动态平衡状态。

脑脊液的循环途径如下(图 12 - 51):侧脑室脉络丛产生的脑脊液,经室间孔入第三脑室,汇合第三脑室脉络丛产生的脑脊液,经中脑水管入第四脑室,再汇合第四脑室脉络丛产生的脑脊液,经第四脑室正中孔和外侧孔流入蛛网膜下隙,在脊髓和脑蛛网膜下隙循环后,经蛛网膜粒渗入上矢状窦汇入血流。脑脊液循环发生障碍时,可引起脑积水和颅内压增高。

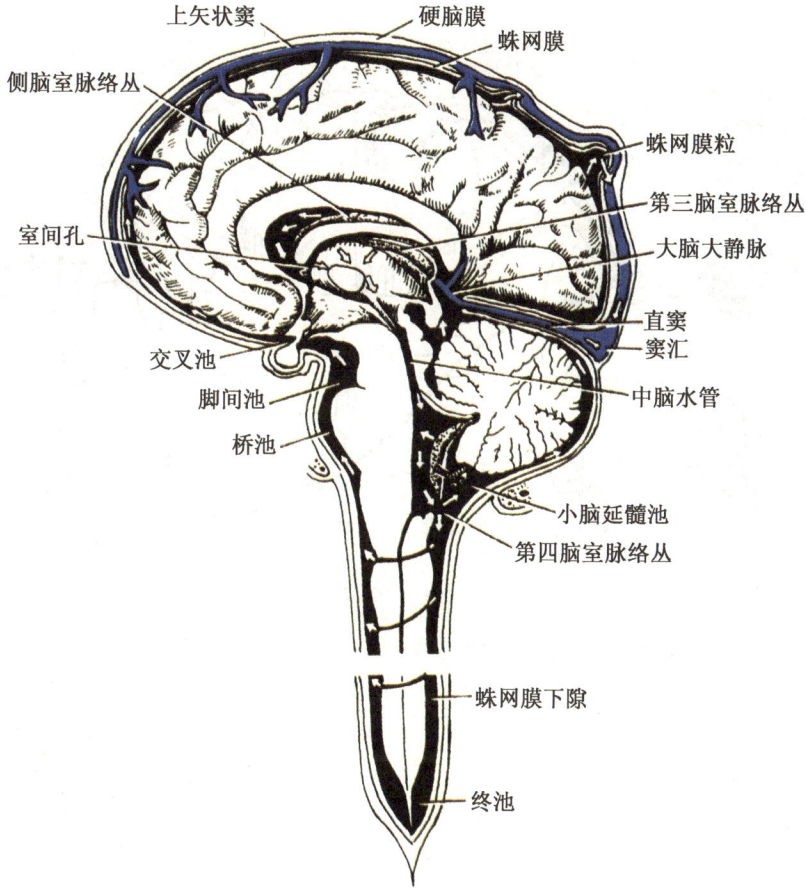

图 12 - 51　脑脊液循环模式图

脑脊液具有缓冲、保护、运输代谢产物和维持颅内压的作用。正常脑脊液化学成分和细胞数恒定。临床上检验脑脊液,可以协助颅内疾患的诊断。

第五节　周围神经系统

周围神经系统(peripheral nervous system)是指脑和脊髓以外的神经成分,主要由神经和神经节构成。其一端连于脑或脊髓,另一端借各种末梢装置连于身体各部的感受器和效应器。

根据周围神经与中枢神经的连接部位和分布范围的不同可分为:① 与脊髓相连的脊神

经,主要分布于躯干和四肢;② 与脑相连的脑神经,主要分布于头颈部;③ 与脑或脊髓相连的内脏神经,分布于内脏、心血管和腺体。

一、脊神经

(一)脊神经的组成及分支

1. 脊神经的组成　脊神经共 31 对,借前根和后根与脊髓相连(图 12-52)。每对脊神经由前根与后根在椎间孔处合成。前根为运动性,后根为感觉性。后根在近椎间孔处有膨大的脊神经节,由假单极神经元胞体聚集而成。

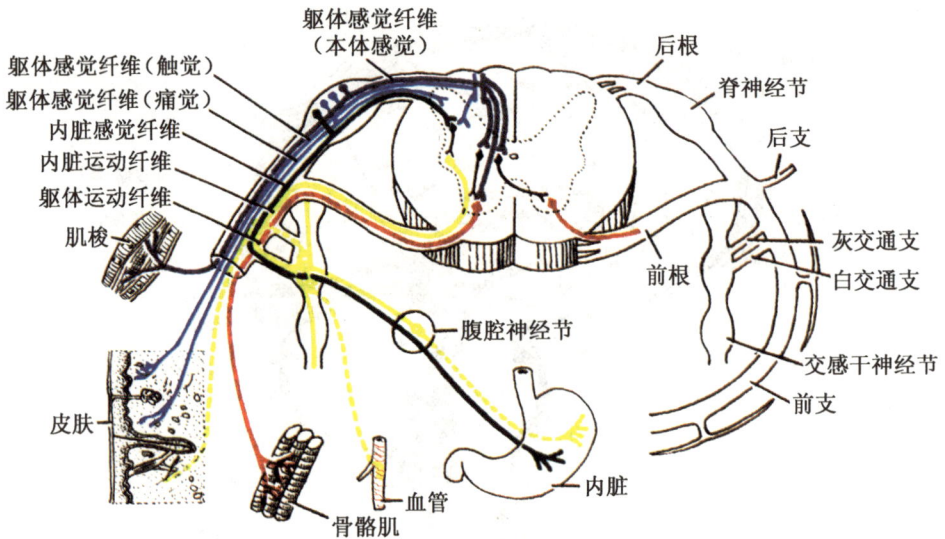

图 12-52　脊神经的组成与分布模式图

2. 脊神经的数目及穿出部位　颈神经共 8 对,其中第 1 对颈神经在第 1 颈椎上方穿出,第 2~7 对颈神经在同序数椎骨上方的椎间孔穿出,第 8 对颈神经在第 7 颈椎下方的椎间孔穿出;**胸神经** 12 对,**腰神经** 5 对,分别从同序数椎骨下方的椎间孔穿出;**骶神经** 5 对,**尾神经** 1 对,其中第 1~4 对骶神经由相应的骶前、后孔穿出,第 5 对骶神经与尾神经由骶管裂孔穿出。脊神经在椎间孔内,其前方是椎间盘和椎体,后方是关节突关节的关节囊和黄韧带,当这些结构发生病变时,常可压迫脊神经,出现相应区域的感觉或运动障碍。例如,椎间盘脱出常压迫脊神经根,引起相应的神经压迫症状,如剧痛、麻木等。

3. 脊神经的纤维成分

(1) **躯体感觉纤维**　分布于皮肤、骨骼肌、肌腱和关节,将浅感觉(痛、温觉等)和深感觉(本体感觉)冲动传入中枢。

(2) **内脏感觉纤维**　分布于内脏黏膜、心、血管壁等处,将各种内脏感觉冲动传入中枢。

(3) **躯体运动纤维**　分布于骨骼肌,支配其运动。

(4) **内脏运动纤维**　分布于平滑肌、心肌和腺体,管理其活动。

4. 脊神经的分支　脊神经出椎间孔后即分为 4 支(图 12-52)。

(1) **脊膜支**　细小,经椎间孔返回椎管,分布于脊髓被膜。

(2) **交通支**　为连接脊神经与交感干之间的细支。

（3）**脊神经后支**　细而短,经相邻椎骨的横突之间向后走行(骶神经后支出骶后孔),分支分布于项、背、腰、骶部的肌和皮肤。

（4）**脊神经前支**　较脊神经后支粗大,分布于躯干的前、外侧及四肢。除胸神经前支在胸、腹部保持明显的节段性分布外,其余各部脊神经前支先交织成颈丛、臂丛、腰丛和骶丛,再发出分支到部分头颈区和四肢。

（二）脊神经前支及其形成的神经丛

1. 颈丛(cervical plexus)(图 12 - 53)由第 1~4 颈神经前支组成,位于胸锁乳突肌上部的深面,分皮支和肌支,以皮支为主。

皮支由胸锁乳突肌后缘中点附近穿出至浅筋膜,呈放射状分布,其分支有(图 12 - 54):

（1）**枕小神经**　沿胸锁乳突肌后缘上升,分布于枕部及耳廓背面上部皮肤。

（2）**耳大神经**　沿胸锁乳突肌表面向前上,分布于耳垂及附近皮肤。

（3）**颈横神经**　沿胸锁乳突肌表面横行向前,分布于颈前部皮肤。

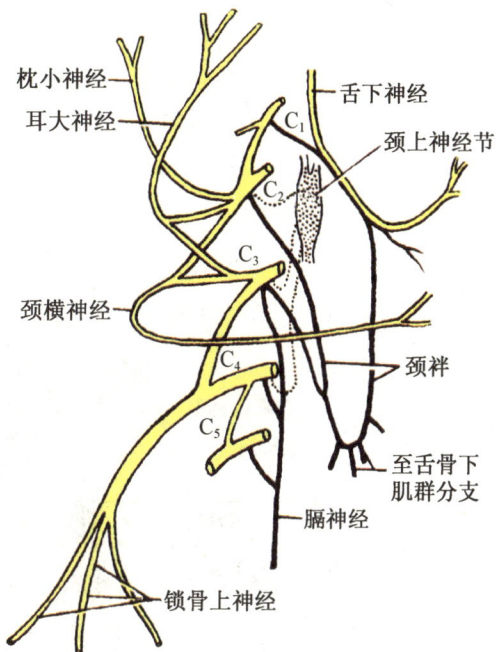

图 12 - 53　颈丛的组成模式图

（4）**锁骨上神经**　有 2~4 支,呈辐射状行向下外方,分布于颈侧下部、胸壁上部及肩部的皮肤。

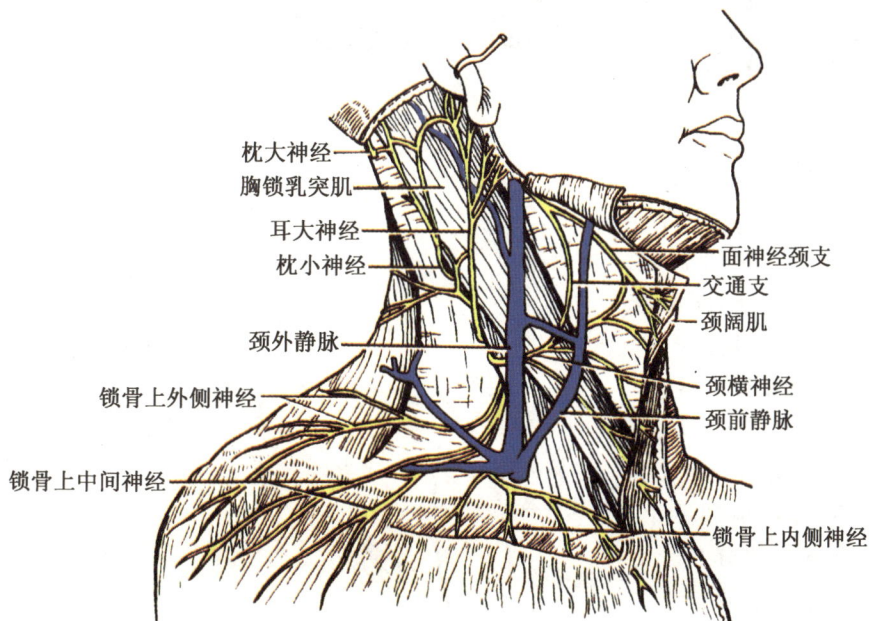

图 12 - 54　颈丛的皮支

颈丛的肌支除分布于颈深部肌和舌骨下肌群外，主要有：

（5）**膈神经**（phrenic nerve）（图 12－55）　为混合性神经，是颈丛的最重要分支，发出后斜经前斜角肌前面下降至其内侧，穿锁骨下动、静脉之间入胸腔，然后经肺根前方，于纵隔胸膜与心包之间下行至膈。其运动纤维支配膈，感觉纤维分布于心包、纵隔胸膜、膈胸膜和膈下中央部腹膜。一般认为右膈神经的感觉纤维还分布到肝和胆囊表面的腹膜。

膈神经损伤可致同侧膈肌瘫痪，导致呼吸困难。膈神经受刺激时，膈肌痉挛，产生呃逆。

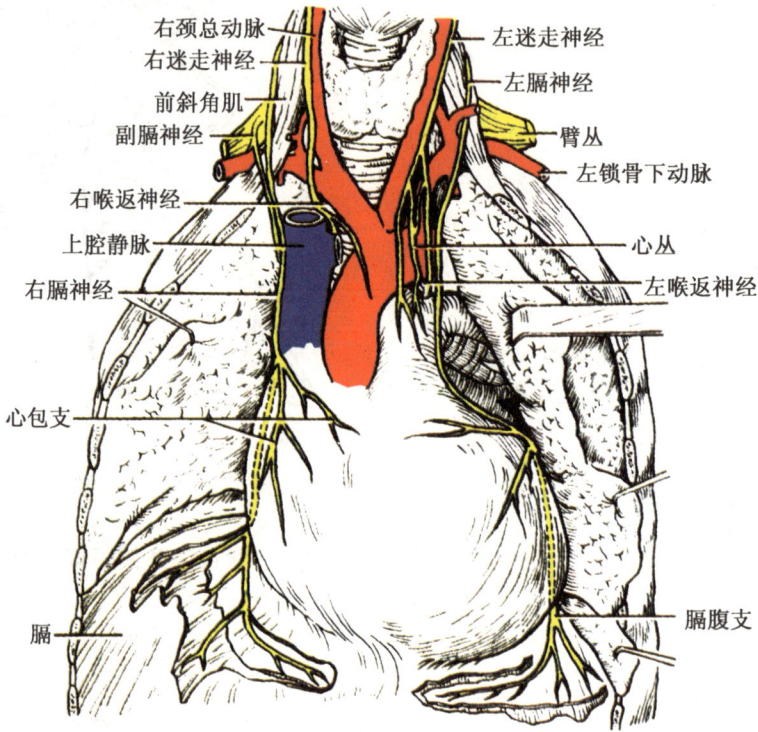

图 12－55　膈神经

2. 臂丛（brachial plexus）

由第 5～8 颈神经前支和第 1 胸神经前支大部分组成（图 12－56）。经斜角肌间隙穿出，行于锁骨下动脉后上方，经锁骨后方进入腋窝。臂丛 5 个根的纤维先合成上、中、下三干，由三干发支围绕腋动脉形成内侧束、外侧束和后束，由束发出分支主要分布于上肢和部分胸、背浅层肌。

臂丛在锁骨中点后方分支较集中且位置浅表，临床常

图 12－56　臂丛的组成模式图

在此处做臂丛阻滞麻醉。臂丛的主要分支有：

（1）**肌皮神经**（图 12－57、图 12－58）　　自外侧束发出向外下斜穿喙肱肌，经肱二头肌和肱肌之间下行，发出分支支配此三肌。终支在肘关节稍上方的外侧，穿深筋膜至皮下，改称**前臂外侧皮神经**，分布于前臂外侧皮肤。

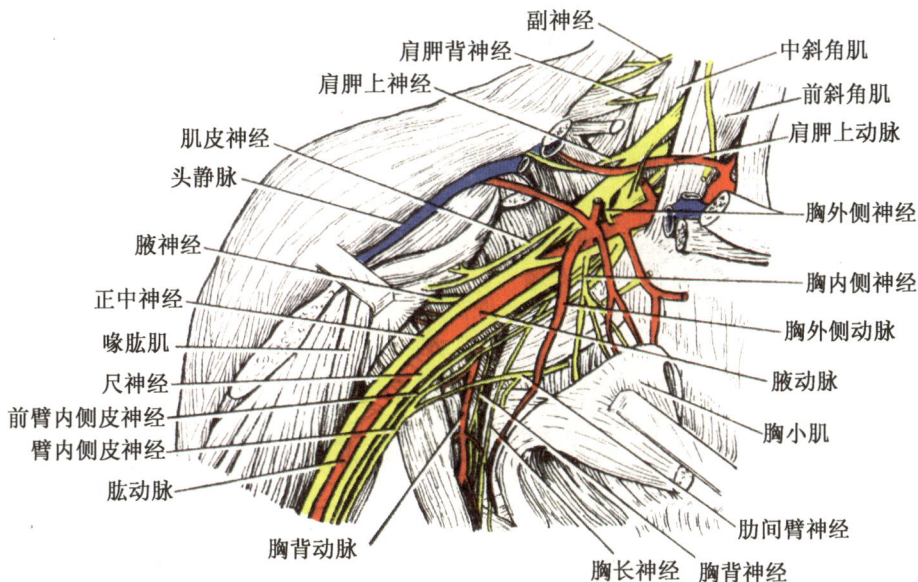

图 12－57　臂丛及其主要分支

（2）**正中神经**（median nerve）（图 12－57、图 12－58）　　以两根分别起于内、外侧束，两根夹持腋动脉，向下成锐角汇合成正中神经，沿肱二头肌内侧缘伴肱动脉下行至肘窝，穿旋前圆肌于前臂指浅、深屈肌之间下行，经腕管至手掌，先发出正中神经**返支**进入鱼际，继而发出 3 条**指掌侧总神经**，再各分为 2 支**指掌侧固有神经**至 1～4 指相对缘。

正中神经在臂部无分支，在肘部、前臂和手掌发出肌支，支配除肱桡肌、尺侧腕屈肌和指深屈肌尺侧半以外所有前臂肌。在手掌支配除拇收肌以外的鱼际肌和第 1、2 蚓状肌。其皮支管理手掌桡侧 2/3、桡侧三个半指的掌面以及背面中、远节皮肤的感觉（图 12－60）。

正中神经损伤多发生于前臂和腕部，损伤后主要出现：① 运动障碍，表现为前臂不能旋前、屈腕力减弱，拇指、示指及中指不能屈，拇指不能做对掌运动；② 感觉障碍，表现为皮支分布区感觉障碍，尤以拇、示、中指远节最为明显；③ 手畸形，鱼际肌萎缩，手掌变平坦，形成"猿手"（图 12－61）。

（3）**尺神经**（ulnar nerve）（图 12－57、图 12－58、图 12－59）　　发自臂丛内侧束，在腋动、静脉之间出腋窝，沿肱二头肌内侧缘伴肱动脉下行，至臂中份穿内侧肌间隔至臂后面，再下行穿过内上髁后面的尺神经沟，在此处，其位置表浅。尺神经在前臂尺侧腕屈肌深面伴尺动脉下行，至桡腕关节上方发出**尺神经手背支**。本干下行经豌豆骨桡侧分为**浅支**、**深支**入手掌。

尺神经在前臂发出肌支支配尺侧腕屈肌和指深屈肌尺侧半；在手掌发出深支支配小鱼际肌、拇收肌、骨间肌及第 3、4 蚓状肌。尺神经的皮支在手掌分布于小鱼际、尺侧一个半指的皮肤；在手背分布于手背尺侧 1/2、尺侧一个半手指及无名指近节的桡侧半和中指近节尺侧半的皮肤（图 12－60）。

胸外侧神经
腋动脉
胸内侧神经
正中神经
肌皮神经
前臂内侧皮神经
肋间臂神经
胸长神经
肱动脉
尺神经
桡神经深支
桡神经浅支
尺神经
桡动脉
尺动脉
正中神经

肩胛上神经
腋神经
小圆肌
大圆肌
肱三头肌长头
桡神经
旋后肌
桡神经深支

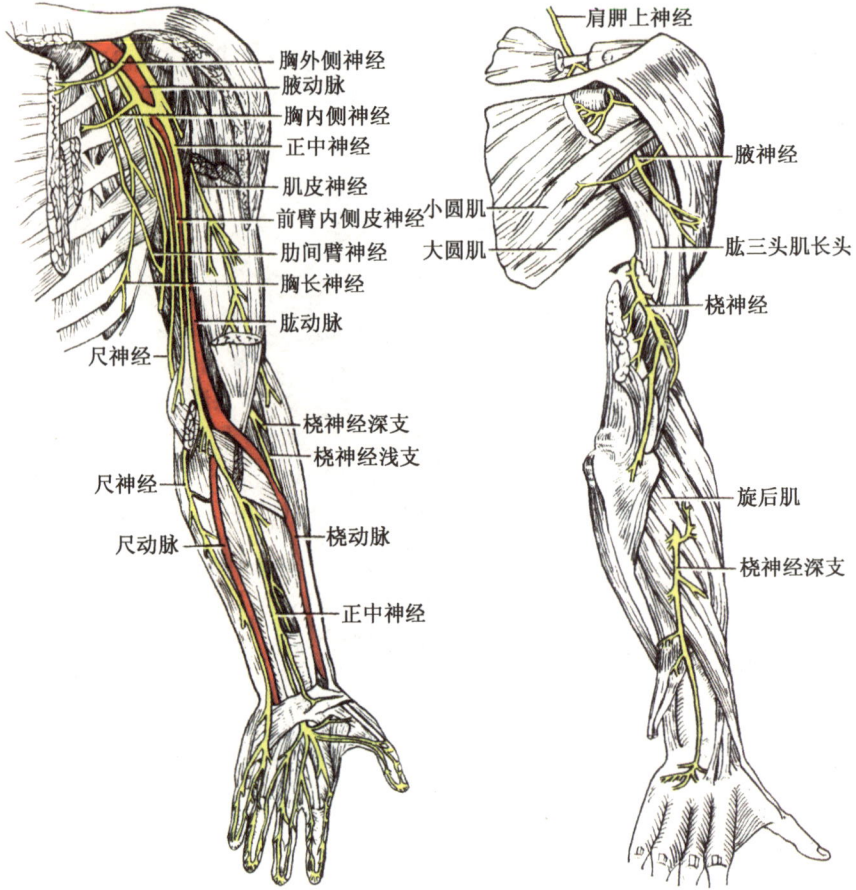

图 12-58　上肢的神经分布

指掌侧固有神经
指背神经
指背神经
尺神经手背支
伸肌支持带
桡神经浅支

图 12-59　手(背面)的神经分布

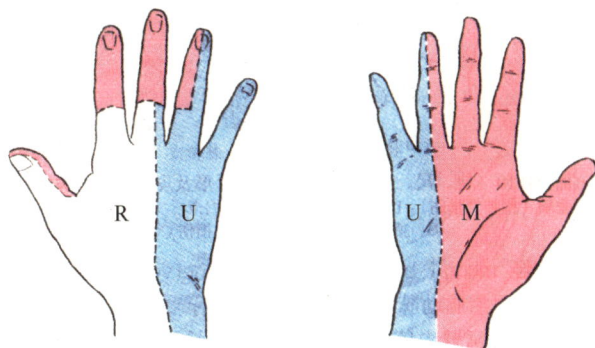

图 12-60　手的皮神经分布

　　肱骨髁上骨折时易损伤尺神经。尺神经受损后主要表现为屈腕力弱,无名指和小指的远节不能屈;小鱼际肌萎缩变平坦,拇指不能内收;骨间肌萎缩,掌骨间出现深沟,各指不能相互靠拢;各掌指关节过伸,第 4、5 指的指间关节弯曲,形成"爪形手";手掌、手背内侧缘感觉丧失(图 12-61)。

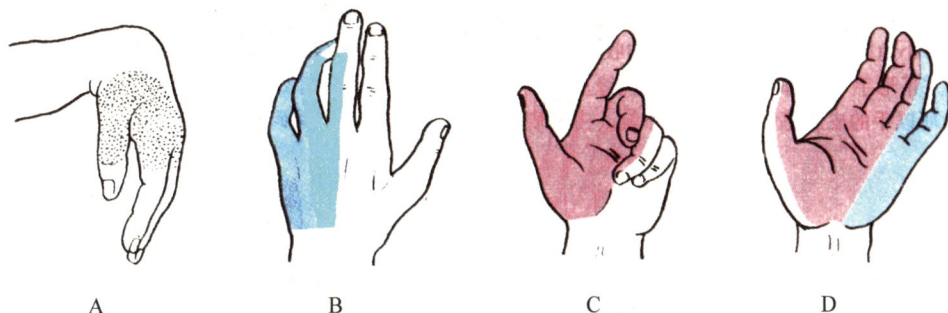

图 12-61　上肢主要神经损伤时手的功能障碍
A. 垂腕征(桡神经损伤);B. 爪形手(尺神经损伤)
C. 正中神经损伤后感觉障碍区;D. 猿手(正中神经损伤)

　　(4) **桡神经**(radial nerve)(图 12-58)　是后束发出的一条粗大的神经,初在腋动脉的后方,继而伴肱深动脉向后,在肱三头肌深面紧贴桡神经沟向下外行,至肱骨外上髁前方分为浅支和深支。**桡神经浅支**在肱桡肌深面伴桡动脉下行,至前臂中、下 1/3 交界处转向手背,分布于手背桡侧 1/2 以及桡侧二个半手指近节背面皮肤(图 12-60)。**桡神经深支**至前臂后面深、浅层肌之间下降,分数支,其长支可达腕部。

　　桡神经肌支支配肱三头肌、肱桡肌和所有前臂后群肌。皮支除上述外,还分布于臂和前臂后面的皮肤。

　　肱骨干骨折易损伤桡神经。损伤后运动障碍主要表现为前臂伸肌瘫痪,不能伸腕、伸指,抬前臂时呈"垂腕征";感觉障碍以第 1、2 掌骨间隙背面的"虎口区"皮肤最为明显(图 12-61)。

　　(5) **腋神经**(axillary nerve)(图 12-58)　发自臂丛后束,伴旋肱后动脉绕肱骨外科颈的后方至三角肌深面,发肌支支配三角肌和小圆肌。皮支由三角肌后缘穿出,分布于肩部和臂部上 1/3 外侧面皮肤。

　　肱骨外科颈骨折，肩关节脱位或腋杖的压迫都可致腋神经损伤。损伤后主要表现为三角肌瘫痪，肩关节外展幅度变小或不能外展，三角肌区皮肤感觉障碍。倘三角肌发生萎缩，肩部失去圆隆外观，肩峰突出，形成"方肩"畸形。

　　(6) **胸长神经**(图 12-57)　于锁骨上方发自臂丛，沿前锯肌外侧面下降，并支配该肌。损伤此神经可引起前锯肌瘫痪，表现为"翼状肩"，上肢上举困难，不能做梳头动作。

　　(7) **胸背神经**(图 12-57)　起自后束，沿肩胛骨外侧缘伴肩胛下血管下行，分布于背阔肌。乳腺癌根治术清除淋巴结时，注意勿损伤此神经。损伤后不能做"背手"动作。

　　3. 胸神经前支　共 12 对(图 12-62)，除第 1 对大部分加入臂丛，第 12 对小部分加入腰丛外，其余皆呈节段性分布。第 1～11 对走在相应肋间隙中，称为肋间神经，第 12 对位于第12 肋下方，称**肋下神经**。

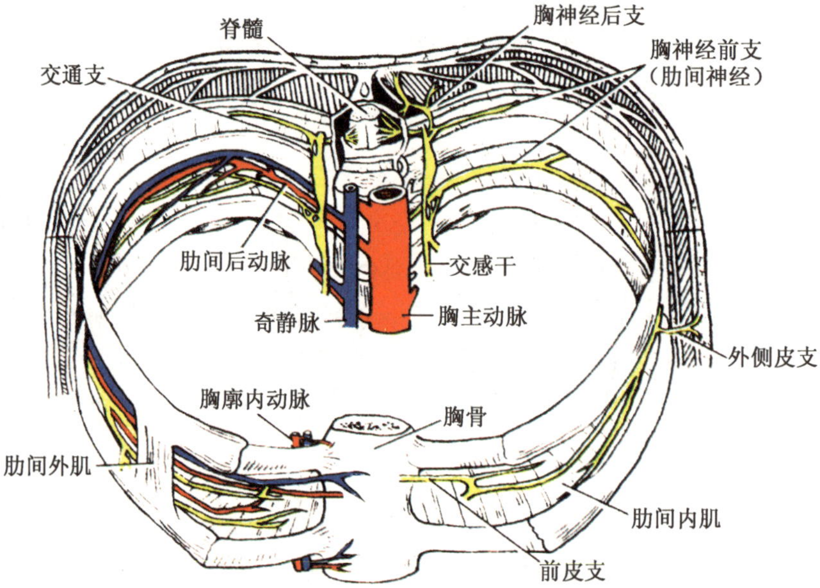

图 12-62　胸神经前支

　　肋间神经在肋间内、外肌之间，肋间血管的下方，沿各肋沟前行，至腋前线附近发出**外侧皮支**后继续向前内侧走行。上 6 对肋间神经达胸骨侧缘附近浅出皮下，称**前皮支**；下 5 对肋间神经及肋下神经离开肋弓斜向下内，行于腹内斜肌与腹横肌之间，向前内进入腹直肌鞘，并浅出皮下为前皮支。肋间神经和肋下神经的肌支分布于肋间肌和腹前外侧壁诸肌，皮支分布于胸腹壁的皮肤，还发支分布于壁胸膜和相应的壁腹膜。

　　胸神经前支的皮支在胸、腹壁呈明显的节段性分布(图 12-63)：T_2 相当于胸骨角平面；T_4 相当于乳头平面；T_6 相当于剑突平面；T_8 相当于肋弓平面；T_{10} 相当于脐平面；T_{12} 相当于脐和耻骨联合连线中点平面。临床上常以节段分布区的感觉障碍来推断脊髓损伤的平面位置。硬膜外麻醉时，也常以上述皮神经分布区来判定麻醉平面的高低。

　　4. 腰丛(lumber plexus)(图 12-64)　由第 12 胸神经前支一部分、第 1～3 腰神经前支和第 4 腰神经前支的一部分组成，位于腰大肌深面。主要分支为：

　　(1) **髂腹下神经和髂腹股沟神经**(图 12-63、图 12-65)　以共干发自腰丛，再分为平行的两细支，经腰方肌前面行向外下至髂嵴上方，进入腹横肌与腹内斜肌之间向前内行。髂腹

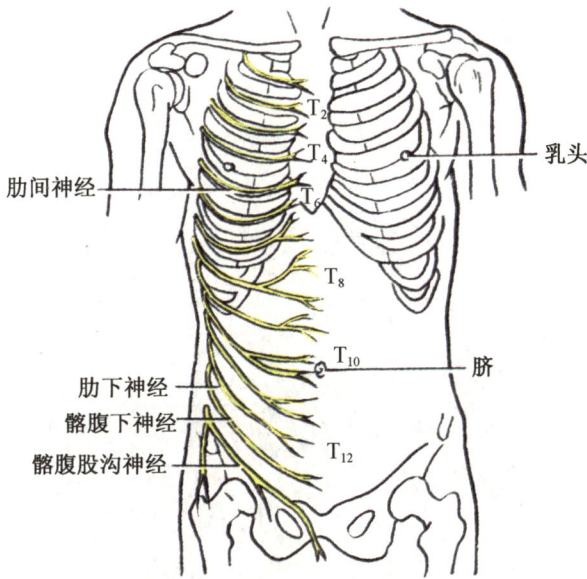

图 12-63 胸神经前支的节段性分布

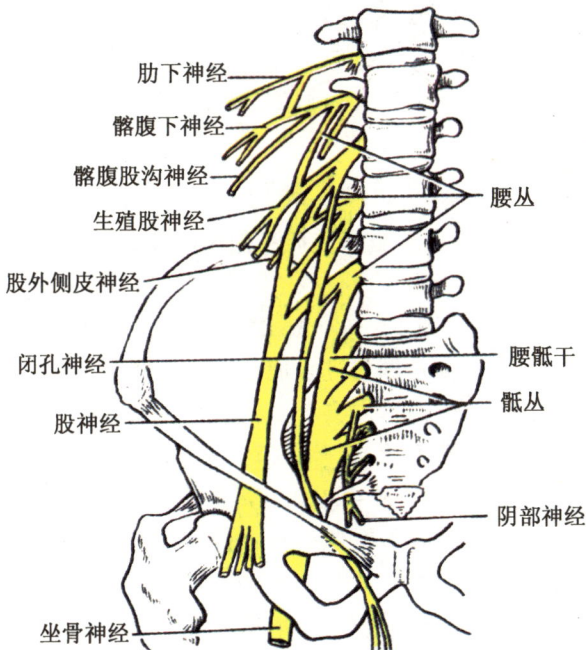

图 12-64 腰、骶丛组成模式图

下神经在髂前上棘内侧穿腹内斜肌,至腹外斜肌腱膜深面走行,达腹股沟浅环上方浅出皮下。肌支支配腹壁诸肌,皮支分布于臀外侧区、腹股沟区及下腹部的皮肤。髂腹股沟神经于腹股沟韧带中点附近进入腹股沟管,并随精索或子宫圆韧带出浅环至皮下。肌支分布于腹壁肌,皮支分布于腹股沟部、阴茎根部及阴囊或大阴唇皮肤。

此二神经是行走于腹股沟区的重要神经,在腹股沟疝修补术时,应避免损伤。

　　(2) **生殖股神径**(图 12 - 65)　　穿腰大肌并在此肌前面下降,在腹股沟韧带上方分为两支,一支进入腹股沟管随精索入阴囊支配提睾肌,另一支分布于阴囊(或大阴唇)及隐静脉裂孔附近皮肤。

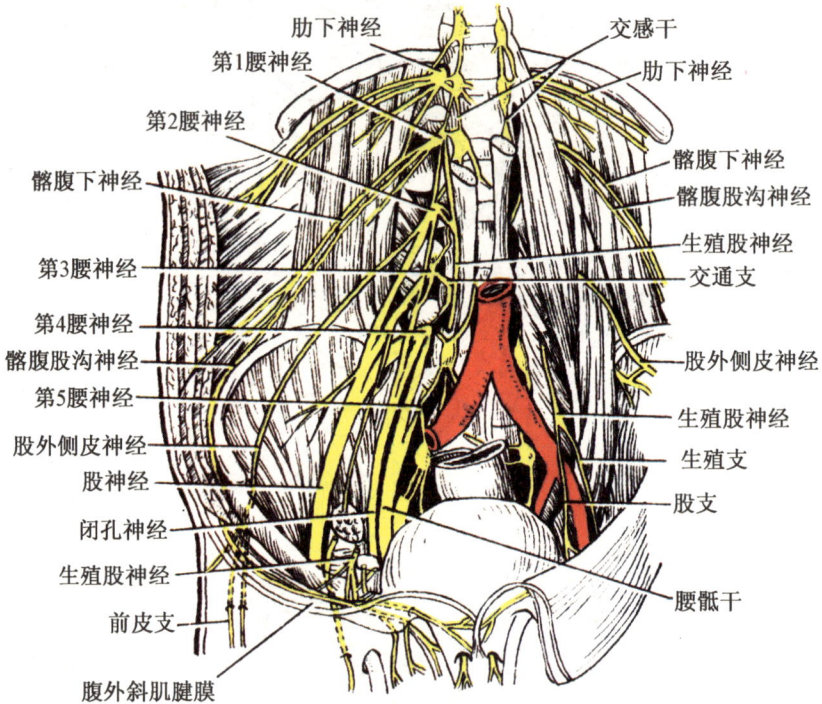

図 12 - 65　腰丛及其分支

　　(3) **股外侧皮神经**(图 12 - 65)　　自腰大肌外侧缘向外下,经腹股沟韧带深面入股部,分布于大腿外侧面的皮肤。

　　(4) **股神经**(femoral nerve)(图 12 - 65、图 12 - 66)　　是腰丛中最大的分支,在腰大肌外侧缘和髂肌之间下行,经腹股沟韧带深面进入股三角内,位于股动脉外侧,分为数支。肌支支配髂肌、耻骨肌、股四头肌和缝匠肌,皮支分布于股前皮肤,其中最长的皮支称**隐神经**,是股神经的终支,伴股动脉入收肌管下行,在膝关节内侧浅出皮下后,又伴大隐静脉沿小腿前内侧下行达足内侧缘,分布于髌下、小腿前内侧和足内缘的皮肤。

　　股神经损伤后屈髋无力,坐位时不能伸小腿,行走时抬腿困难膝反射消失;股四头肌萎缩,髌骨突出;大腿前面、小腿内侧面和足内缘感觉障碍。

　　(5) **闭孔神经**(obturator nerve)(图 12 - 65、图 12 - 66)　　从腰大肌内侧缘穿出,沿骨盆侧壁向前下行,经闭膜管至大腿内侧,分布于大腿内侧群肌和大腿内侧面的皮肤。

　　闭孔神经受损后,大腿不能内收,患腿不能放置健腿上。

　　5. 骶丛(sacral plexus)(图 12 - 64、图 12 - 65)　　由第 4 腰神经前支余下部与第 5 腰神经前支合成的**腰骶干**及全部骶、尾神经前支组成,位于骶骨及梨状肌前面,略呈尖朝外下的三角形,尖端移行为坐骨神经。骶丛除发细小的肌支支配梨状肌、肛提肌、闭孔内肌、股方肌等外,主要分支有:

　　(1) **臀上神经**(图 12 - 66)　　伴臀上动、静脉经梨状肌上孔出骨盆,行于臀中、小肌之间,

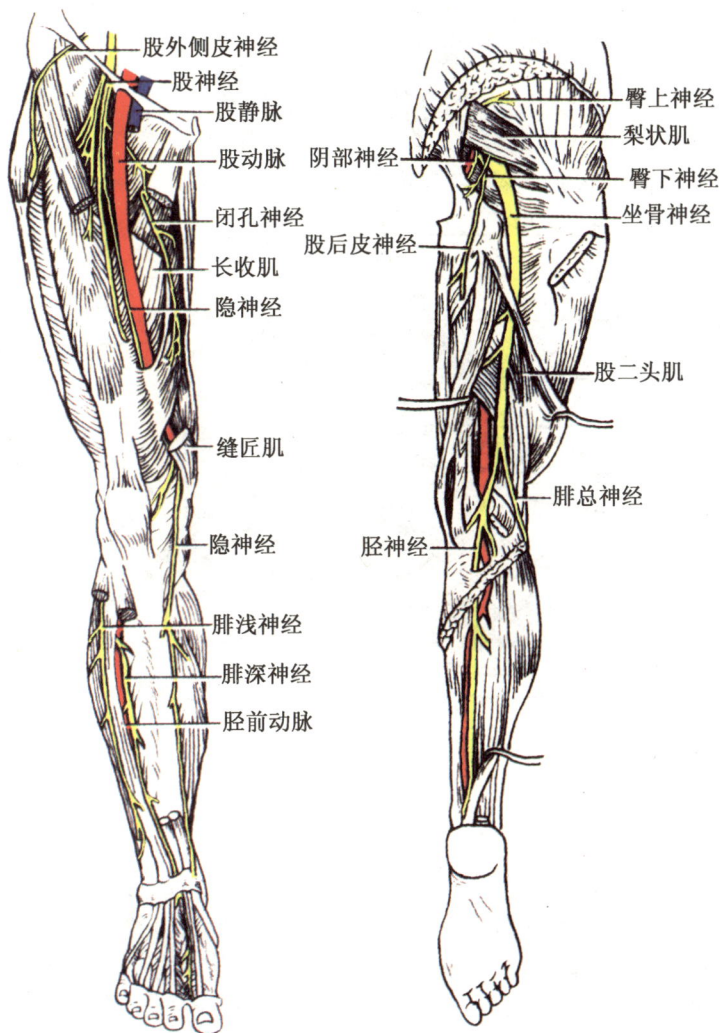

图 12-66 下肢的神经分布

支配该二肌和阔筋膜张肌。

（2）**臀下神经**（图 12-66） 伴臀下动、静脉经梨状肌下孔出骨盆，至臀大肌深面，支配该肌。

（3）**阴部神经**（图 12-66、图 12-67） 与阴部内动、静脉一同出梨状肌下孔，绕坐骨棘经坐骨小孔入坐骨肛门窝，沿此窝外侧壁向前，主要分为三支：① **肛神经**，分布于肛门外括约肌及肛周皮肤；② **会阴神经**，分布于会阴诸肌及阴囊或大阴唇皮肤；③ **阴茎（阴蒂）背神经**，与同名动脉伴行，走在阴茎（阴蒂）背侧，分布于阴茎（阴蒂）的皮肤及阴茎（蒂）头等处。做包皮环切术时，需阻滞此神经。

（4）**股后皮神经**（图 12-66） 出梨状肌下孔，至臀大肌下缘浅出，沿股后区下行至腘窝，分布于臀下部、股后区及腘窝的皮肤。

（5）**坐骨神经**（sciatic nerve）（图 12-66） 为全身最粗大的神经，经梨状肌下孔出骨盆，在臀大肌深面下行，经坐骨结节与股骨大转子之间降达股后，在股二头肌深面下行至腘窝上

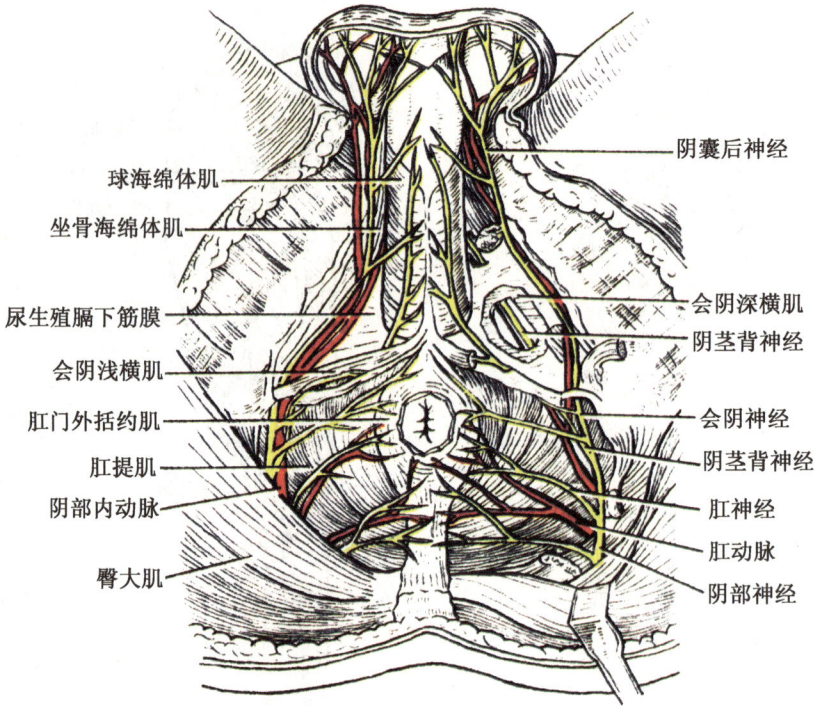

图 12 - 67　会阴的神经分布

缘附近分为胫神经和腓总神经。

1）**胫神经**（tibial nerve）（图 12 - 66）
为坐骨神经本干的延续，沿腘窝中线与腘血管伴行，在小腿比目鱼肌深面伴胫后动脉下行，经内踝后方达足底，分为足底内侧神经和足底外侧神经（图 12 -68）。前者分布于足底内侧群肌及足底内侧和内侧三个半趾跖面皮肤，后者分布于足底肌中间群和外侧群及足底外侧和外侧一个半趾跖面皮肤。

胫神经损伤主要表现为小腿后群肌无力，足不能跖屈，不能上提足跟，内翻力弱，足底皮肤感觉障碍。由于小腿外侧群肌过度牵拉，使足呈背屈、外翻位，出现"**钩状足**"或"**仰趾足**"畸形（图 12 -69）。

2）**腓总神经**（common peroneal nerve）　沿腘窝外侧缘下降，绕腓骨颈外侧向前，穿腓骨长肌起始部达小腿前面，分为 2 支：

①**腓浅神经**（图 12 - 66）　分出后先

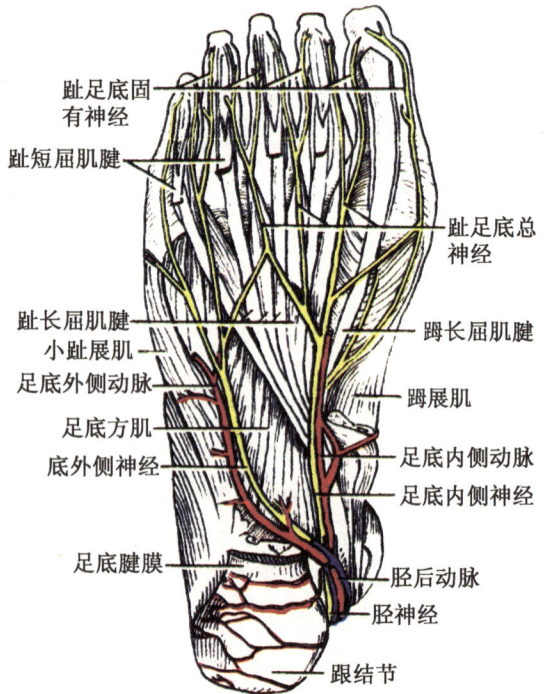

图 12 - 68　足（底）的神经分布

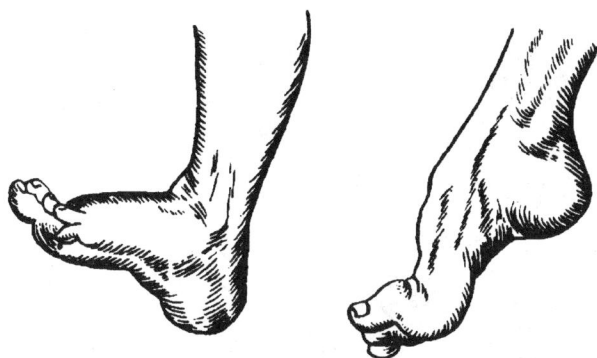

钩状足(胫神经损伤)　　　"马蹄"内翻足(腓总神经损伤)

图 12 - 69　坐骨神经损伤时的足功能障碍

在腓骨长肌深面下降,继而在腓骨长、短肌之间下行,并发出肌支支配此二肌,在小腿中下 1/3交界处浅出为皮支,分布于小腿外侧、足背和第2~5趾背的皮肤。

② **腓深神经**(图 12 - 66)　在小腿前群肌深面伴胫前动脉下行,支配小腿前群肌和足背肌。皮支分布于第1~2趾相对缘的皮肤。

腓总神经绕行腓骨颈处位置表浅,易受损伤。损伤后足不能背屈,趾不能伸,足下垂内翻,呈"马蹄内翻足"畸形。行走时呈"跨阈步态",小腿外侧及足背感觉障碍(图 12 - 69)。

★**知识链接**

人造神经

人造神经由一种名为聚乙撑二氧噻吩(Pedot)的导电聚合物制成。这种聚合物能有效地双向连接义肢和大脑,反应速度是天然神经细胞的两倍,传输神经系统电信号的性能比目前使用的金属材质高 10 倍。2009 年 11 月 3 日,据《泰晤士报》报道,美国科学家日前开发出"人造神经",有朝一日或能使截肢者的假肢感觉到冷热和触觉,让它们与大脑实现高效的双向交流。

二、脑神经

脑神经是与脑相连的周围神经,共 12 对(图 12 - 70)。各对脑神经所含纤维成分不尽相同,按其性质可概括如下:

1. 躯体感觉纤维　将来自头面部浅、深感觉冲动传入脑干内的躯体感觉核。

2. 内脏感觉纤维　将来自颈、胸、腹部内脏黏膜以及味觉等感觉冲动传入脑干内的内脏感觉核。

3. 躯体运动纤维　为脑干内的躯体运动核发出的轴突,管理头部及部分颈部骨骼肌的运动。

4. 内脏运动纤维　为脑干内的内脏运动核发出的轴突,经副交感神经节换元后,节后纤维管理平滑肌、心肌和腺体的活动。脑干内的内脏运动纤维全部为副交感纤维。

每对脑神经所含纤维的种类不一。根据所含纤维性质的不同,脑神经区分为感觉性神经(第Ⅰ、Ⅱ、Ⅷ对脑神经)、运动性神经(第Ⅲ、Ⅳ、Ⅵ、Ⅺ、Ⅻ对脑神经)和混合性神经(第Ⅴ、Ⅶ、Ⅸ、Ⅹ对脑神经)三类,其中Ⅲ、Ⅶ、Ⅸ、Ⅹ对脑神经内含副交感纤维。

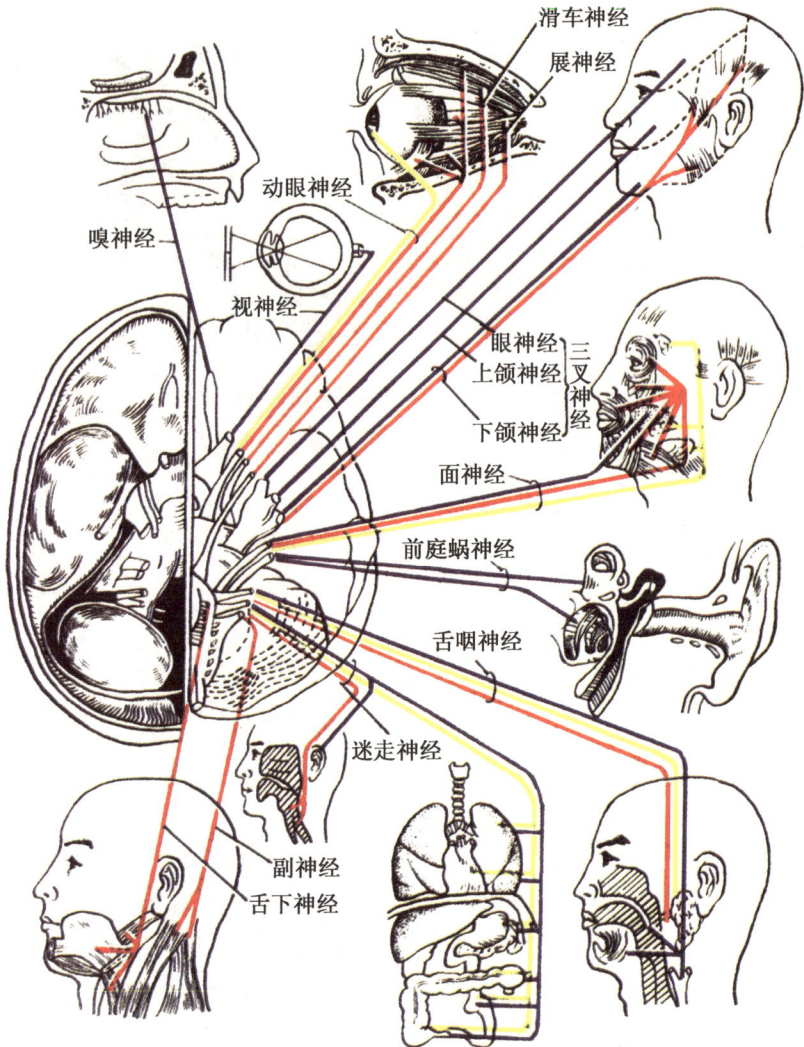

图 12-70　脑神经概观

(一) 嗅神经

嗅神经(olfactory nerve)为感觉性神经,含 1 种纤维成分,传导嗅觉(图 12-70)。嗅细胞为双极神经元,其周围突分布于嗅黏膜上皮,中枢突聚集成 15～20 条嗅丝(嗅神经),上穿筛孔入颅,止于嗅球。

(二) 视神经

视神经(optic nerve)为感觉性神经,含 1 种纤维成分,传导视觉冲动(图 12-71、图 12-72)。视神经由视网膜内的节细胞轴突聚合而成。节细胞轴突在视网膜后部集中形成视神经盘,然后穿出巩膜构成视神经,经视神经管入颅腔,将视觉冲动传向大脑皮质的视区。

(三) 动眼神经

动眼神经(oculomotor nerve)为运动性神经,含 2 种纤维成分(图 12-71、图 12-72)。由动眼神经核发出的躯体运动纤维和动眼神经副核发出的内脏运动纤维(副交感纤维)组

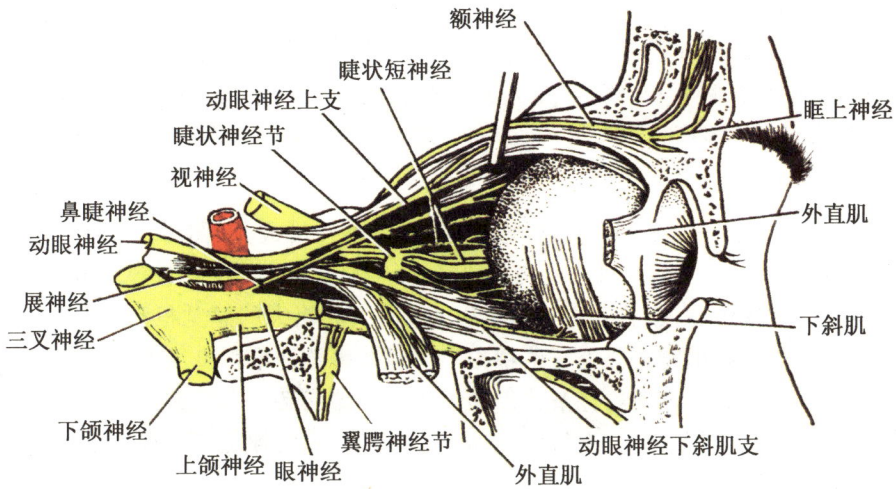

图 12-71　视器神经分布（侧面观）

成。从中脑脚间窝出脑,经海绵窦外侧壁上部前行,穿眶上裂入眶。其中躯体运动纤维支配提上睑肌、上直肌、下直肌、内直肌和下斜肌;副交感纤维进入睫状神经节,换元后其节后纤维支配瞳孔括约肌和睫状肌,参与完成瞳孔对光反射和调节反射。

一侧动眼神经损伤,可出现大部分眼外肌、瞳孔括约肌和睫状肌瘫痪的症状,如眼睑下垂,眼球不能向内、上、下方运动,瞳孔对光反射和调节反射消失,瞳孔散大等。

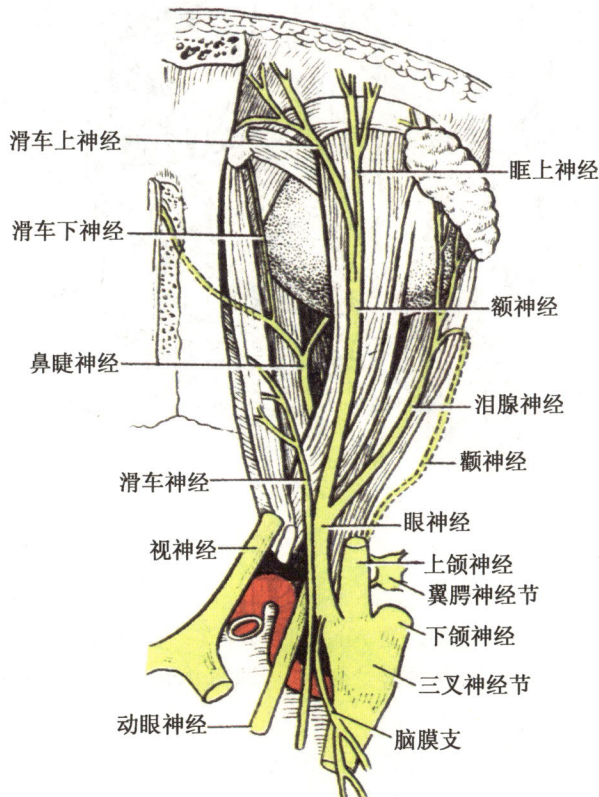

图 12-72　眼的神经分布（上面观）

（四）滑车神经

滑车神经（trochlear nerve）为运动性神经，含躯体运动纤维成分（图 12 - 72）。纤维起自滑车神经核，由中脑背侧下丘下方出脑，绕大脑脚走向腹侧，经海绵窦外侧壁，由眶上裂入眶，支配上斜肌。

（五）三叉神经

三叉神经（trigeminal nerve）为混合性神经，含 2 种纤维成分（图 12 - 73）。一种是止于三叉神经感觉核群（三叉神经脊束核、三叉神经脑桥核、三叉神经中脑核）的躯体感觉纤维；一种是发自三叉神经运动核的躯体运动纤维。它们组成粗大的感觉根和细小的运动根，两根在脑桥基底部与小脑中脚交界处与脑桥相连。躯体感觉纤维来自三叉神经节（半月节）内假单极神经元的中枢突。三叉神经节位于颞骨岩部尖端三叉神经压迹处。节的周围突由前缘发出组成三大分支，即眼神经、上颌神经和下颌神经。三叉神经运动根于三叉神经节下面通过，向前加入下颌神经。

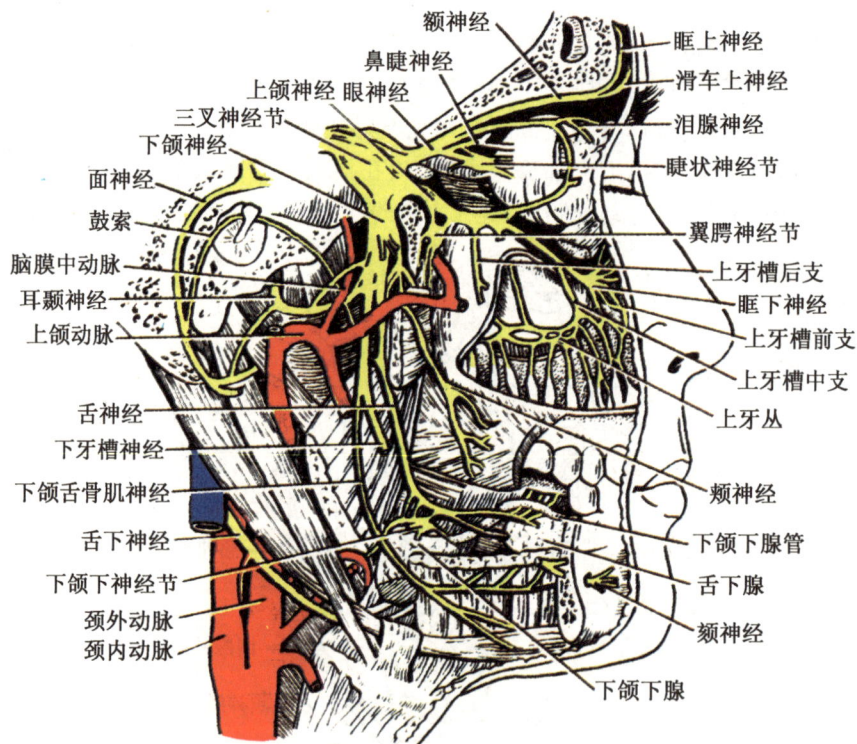

图 12 - 73　三叉神经的分布

1. 眼神经（ophthalmic nerve）　为感觉神经（图 12 - 71、图 12 - 72），由三叉神经节发出后，向前穿海绵窦外侧壁，经眶上裂入眶，分为下列各支：

（1）**鼻睫神经**　在上直肌和视神经之间前行达眶内侧壁，发支分布于鼻腔黏膜、筛窦、泪囊、眼球壁、眼睑及鼻背皮肤。

（2）**额神经**　在上睑提肌上方前行，分 2～3 支，其中较大的眶上神经经眶上切迹（孔）出眶，分布于上睑及额顶皮肤。

（3）**泪腺神经**　细小，沿眶外侧壁外直肌上方行向前外，分布于泪腺、结膜及上睑皮肤。

2. 上颌神经（maxillary nerve）　为感觉神经（图 12-73），由三叉神经节发出后，进入海绵窦外侧壁，经圆孔出颅，至翼腭窝内分为数支，本干进入眶下裂延续为眶下神经，主要分支有：

（1）**眶下神经**（infraorbital nerve）　经眶下沟通过眶下管出眶下孔，分布于下睑、鼻外侧及上唇皮肤。临床上作上颌部手术时，常在眶下孔进行麻醉。眶下神经在眶下管内发出上牙槽神经前、中支，分布于上颌、尖牙、切牙及其附近牙龈。

（2）**上牙槽神经后支**　从上颌骨体的后方穿入骨质，分布于上颌窦、前磨牙、磨牙及附近牙龈。

（3）**神经节支**（翼腭神经）　为 2～3 支，入翼腭神经节，出节后分布于鼻、腭、咽部的黏膜及腭扁桃体。

（4）**颧神经**　较细小，在翼腭窝处分出，经眶下裂入眶后分为 2 支，穿眶外侧壁分布于颧、颞部皮肤。颧神经还借交通支将来源于面神经的副交感节后纤维导入泪腺神经控制泪腺分泌。

3. 下颌神经（mandibular nerve）　为混合性神经图（图 12-74），含躯体感觉纤维和躯体运动纤维，经卵圆孔出颅后发肌支支配咀嚼肌，其感觉支主要有：

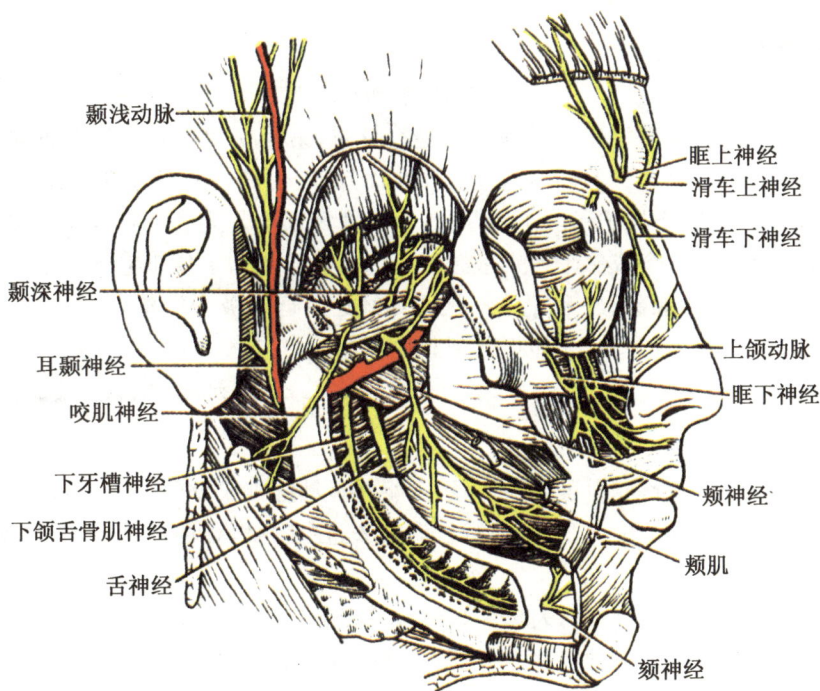

图 12-74　下颌神经的分支与分布

（1）**耳颞神经**　以两根夹持脑膜中动脉向后合成一干，经下颌颈内侧至下颌关节后方折转向上，穿腮腺实质上行，与颞浅血管伴行，分支分布于腮腺、耳屏、外耳道及颞区的皮肤。此支含有来自舌咽神经的副交感纤维，控制腮腺分泌。

（2）**下牙槽神经**　经下颌孔入下颌管，在管内分为许多小支至下颌牙及牙龈。其终末支由颏孔穿出,易名为**颏神经**,分布于颏部和下唇皮肤及黏膜。

（3）**颊神经**　自发出后从翼外肌穿出,沿颊肌外面前行并贯穿此肌,分布于颊部皮肤及黏膜。

（4）**舌神经**（lingual nerve）　发出后在下颌支内侧下降,沿舌骨舌肌外侧呈弓形越过下颌下腺上方进入舌内,分布于口腔及舌前 2/3 黏膜,管理一般感觉。舌神经在行程中有来自面神经的鼓索加入,此支内的副交感纤维管理下颌下腺和舌下腺分泌;其味觉纤维管理舌前 2/3 的味觉。

三叉神经在头面部皮肤的分布范围如图 12－75所示。

一侧三叉神经完全损伤可出现同侧面部皮肤及眼、口和鼻黏膜一般感觉丧失,角膜反射消失;一侧咀嚼肌瘫痪和萎缩,张口时下颌偏向患侧。若三叉神经某一支损伤,则疼痛范围与该支在面部的分布区相一致,当压迫眶上孔、眶下孔或颏孔时,可以诱发患支分布区的疼痛。

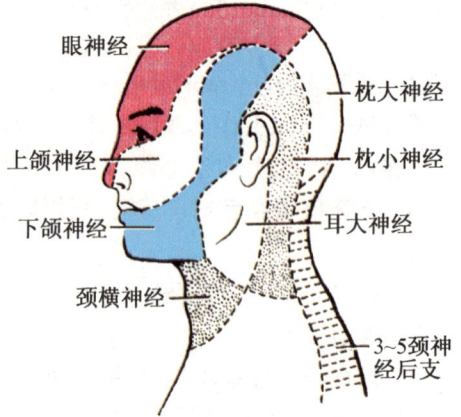

图 12－75　头颈部的皮神经分布

眼神经
上颌神经
下颌神经
颈横神经
枕大神经
枕小神经
耳大神经
3～5颈神经后支

知识链接

三叉神经痛"扳机点"

三叉神经痛患者疼痛发作多沿神经的走行分布,第 1 支的疼痛部位在眼部的表浅或深部、上睑及前额部;第 2 支的疼痛部位主要在面颊部、上唇、腭、上牙和上齿龈等处;第 3 支的疼痛部位在下颌、下唇、下牙、下齿龈、舌前 2/3 等部位。近半数患者在三叉神经受侵犯支的分布区域内有一个或多个特别敏感区,称为"扳机点",多位于上下唇部、胡须处、上下齿龈、鼻翼、鼻唇沟、颊部、眉毛等处。此区对触觉及运动极为敏感,一触动即可激发剧烈的疼痛,且疼痛由此点开始,立即扩散到其他部位。

（六）展神经

展神经（abducent nerve）为运动性神经,含躯体运动纤维成分（图 12－71、图 12－72）,起于展神经核,从延髓脑桥沟中部出脑,前行入海绵窦,在窦内居颈内动脉外侧,出窦后经眶上裂入眶,支配外直肌。

展神经损伤可致外直肌瘫痪,表现为患侧眼球不能转向外侧,出现内斜视。

综上所述,穿经海绵窦的神经共有五支:动眼神经、滑车神经、眼神经、上颌神经和展神经。海绵窦的病变常累及以上神经而出现相应症状（图 12－76）。

（七）面神经

面神经（facial nerve）为混合性神经,含三种纤维成分。躯体运动纤维起于面神经核;内脏运动纤维起于上泌涎核;内脏感觉纤维终于孤束核。面神经在延髓脑桥沟外侧出脑后进入内耳门,经内耳道入面神经管,出茎乳孔后向前穿入腮腺,于腮腺内分为数支并交织成丛,自腮腺前缘呈放射状发出由躯体运动纤维组成的五支,即**颞支、颧支、颊支、下颌缘支**和**颈**

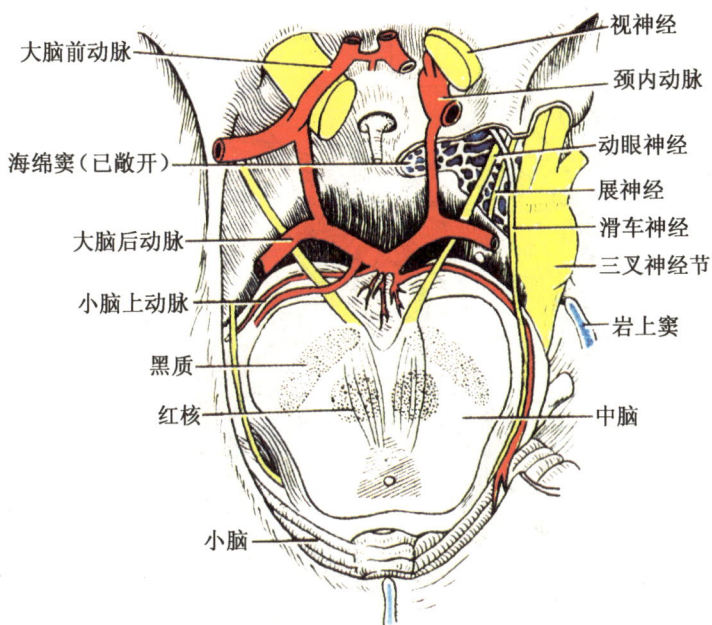

图 12－76 海绵窦内穿行的神经

支，支配面部表情肌和颈阔肌(图 12－77)。面神经在面神经管弯曲处有膝神经节，该节由内脏感觉神经元的胞体组成。面神经在面神经管内发出的分支有(图 12－78)：

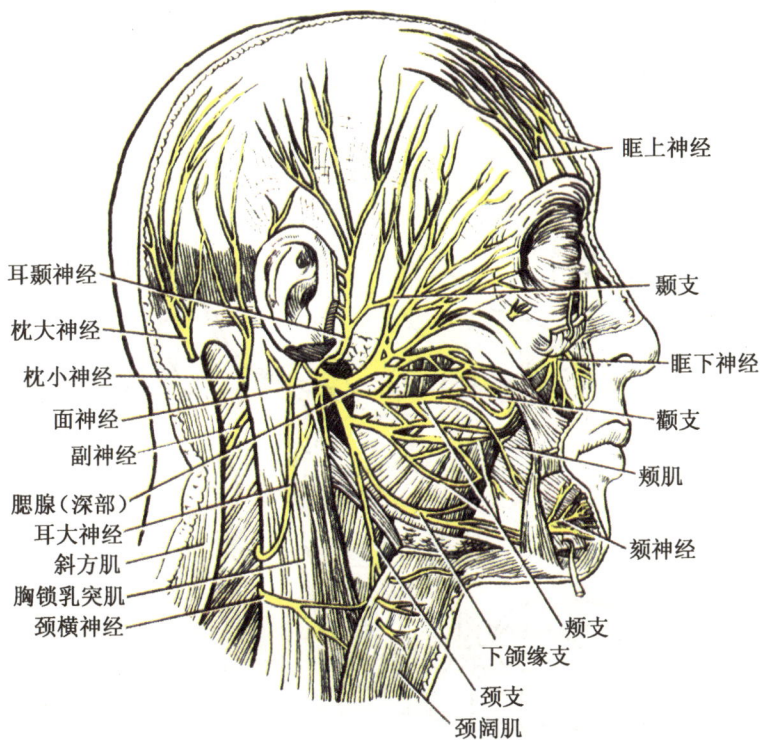

图 12－77 面神经管外分支

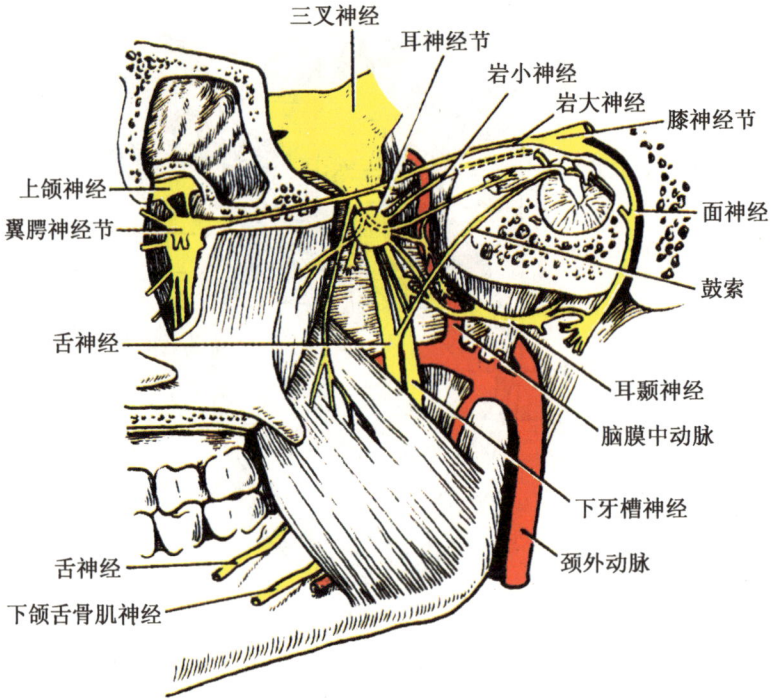

图 12-78　面神经管内分支

1. 鼓索　为面神经的重要分支,含内脏运动纤维和内脏感觉纤维。在面神经出茎乳孔前约 6mm 处发出,穿经鼓室至颞下窝,行向前下以锐角从后方加入舌神经,其内脏感觉纤维司舌前 2/3 味觉,内脏运动纤维在下颌下神经节换元后,其节后纤维支配下颌下腺和舌下腺的分泌(图 12-79)。

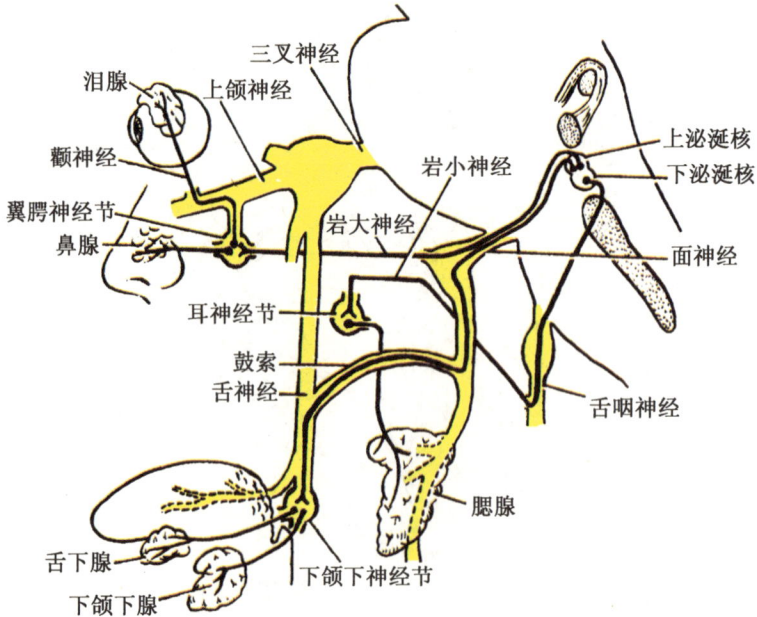

图 12-79　头部腺体的副交感纤维的分布

2. 岩大神经 含内脏运动纤维,于膝神经节处离开面神经,出岩大神经裂孔前行,穿破裂孔出颅底,向前进入**翼腭神经节**,换元后节后纤维管理泪腺、鼻、腭部的腺体(图 12-79)。

3. 镫骨肌神经 支配鼓室内的镫骨肌。

一侧面神经管外损伤主要表现为伤侧表情肌瘫痪症状,如笑时口角偏向健侧,不能鼓腮;说话时唾液从口角流出,伤侧额横纹消失,鼻唇沟变浅等。若面神经管内损伤,除上述表现外尚有患侧舌前 2/3 味觉障碍,泪腺和唾液腺分泌障碍等。

(八) 前庭蜗神经

前庭蜗神经(vestibulocochlear nerve)为感觉性神经,由前庭神经和蜗神经组成(图 12-70)。

1. 前庭神经 含 1 种纤维成分,传导平衡觉冲动。其胞体位于内耳道底附近的前庭神经节内,神经元的周围突穿内耳道底分布于椭圆囊斑、球囊斑和腹壶嵴中的毛细胞;中枢突组成前庭神经,伴蜗神经经内耳门入颅,在延髓脑桥沟外侧入脑,终于其深面的前庭神经核。

2. 蜗神经 含 1 种纤维成分,传导听觉冲动。其胞体位于蜗轴中的蜗神经节内,周围突分布于螺旋器;中枢突在内耳道聚集成蜗神经,伴前庭神经入脑,终于其深面的蜗神经核。

(九) 舌咽神经

舌咽神经(glossopharyngeal nerve)为混合性神经,含 4 种纤维成分(图 12-80)。躯体运动纤维起于疑核;躯体感觉纤维终于三叉神经脊束核;内脏运动纤维起于下泌涎核;内脏感觉纤维终于孤束核。舌咽神经于延髓橄榄后沟上部出脑,经颈静脉孔出颅。在颈静脉孔内的神经干上有**上神经节**和**下神经节**,前者由躯体感觉神经元胞体组成,后者由内脏感觉神经元胞体组成。舌咽神经出颅后先在颈内动、静脉之间下行,然后呈弓形向前经舌骨舌肌内侧达舌根。其主要分支如下:

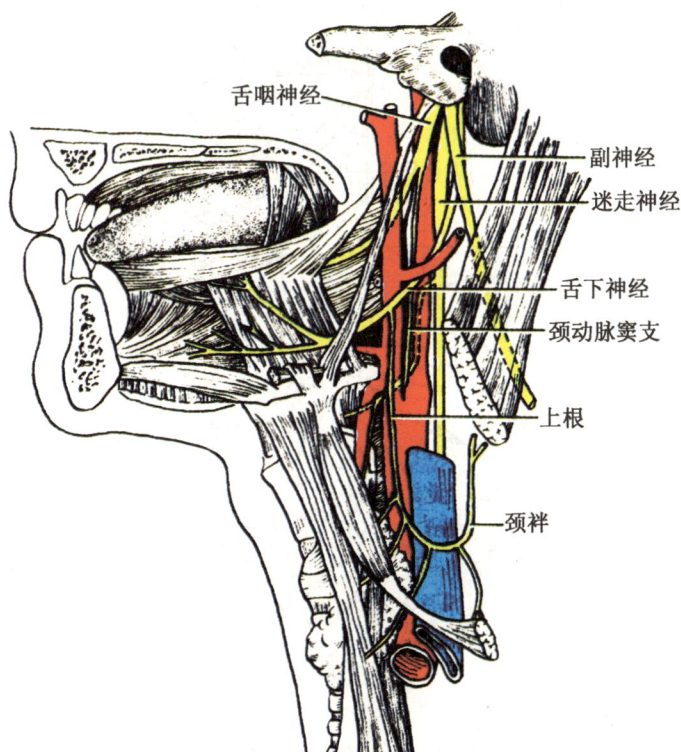

图 12-80 舌咽、迷走、副神经及舌下神经

1. 鼓室神经 发自下神经节,进入鼓室后与交感神经纤维共同形成**鼓室丛**,由丛发出分支分布于鼓室、乳突小房和咽鼓管的黏膜。鼓室神经的内脏运动纤维出鼓室后终于**耳神经节**,换元后节后纤维分布于腮腺,管理腮腺分泌(图 12 - 79)。

2. 舌支 为舌咽神经终支,分为数支,分布于舌后 1/3 黏膜和味蕾,司一般感觉和味觉。

3. 咽支 3~4 条细支分布于咽侧壁,与迷走神经和交感神经交织成丛,由丛发支分布于咽肌及咽黏膜。

4. 扁桃体支 分布于腭扁桃体、软腭及咽峡黏膜。

5. 颈动脉窦支 有 1~2 支,在颈静脉孔下方发出后沿颈内动脉下行,分布于颈动脉窦和颈动脉小球,传导两者的冲动入脑,调节血压和呼吸。舌咽神经损害时可出现同侧舌后1/3味觉丧失,舌根与咽峡区痛觉消失,同侧咽肌无力。

(十) 迷走神经

迷走神经(vagus nerve)(图 12 - 81、图 12 - 82)为混合性神经,含 4 种纤维成分。内脏运动纤维起于迷走神经背核;内脏感觉纤维终于孤束核;躯体运动纤维起于疑核;躯体感觉纤维终于三叉神经脊束核。迷走神经是脑神经中行程最长、分布最广的神经,于延髓橄榄后沟中部出脑,经颈静脉孔出颅。在孔内及其稍下方,神经干上有膨大的上神经节和下神经节,前者由躯体感觉神经元的胞体组成,后者由内脏感觉神经元的胞体组成。

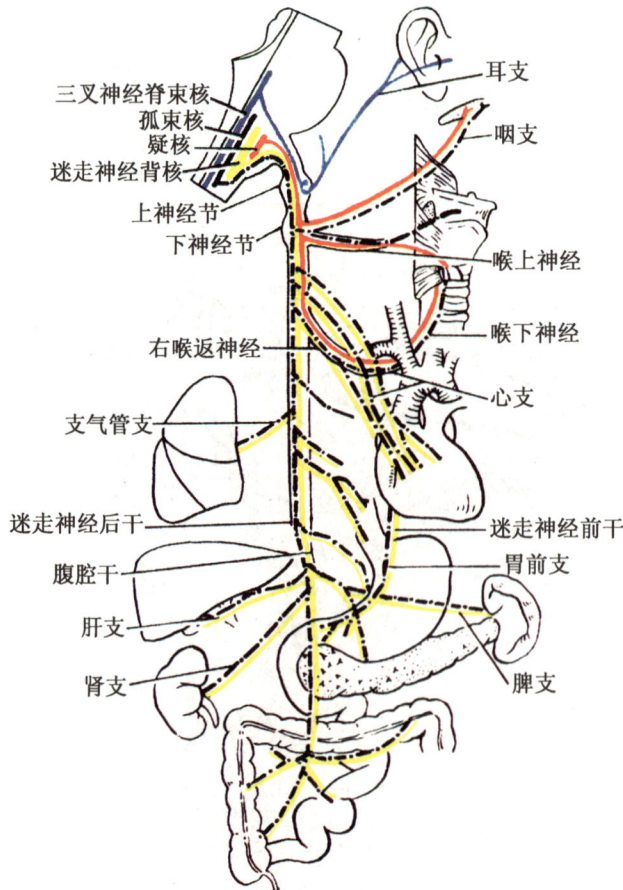

图 12 - 81 迷走神经的成分与分布

迷走神经进入颈部后,在颈内静脉和颈内动脉、颈总动脉之间的后方下行,经胸廓上口入胸腔。左侧迷走神经在颈总动脉与左锁骨下动脉之间下降至主动脉弓前方,继而在左肺根后方分出数小支加入左肺丛,然后在食管前面分支形成食管前丛,至食管下端汇合成**迷走神经前干**。右迷走神经在右锁骨下动、静脉之间,沿气管右侧下行,在右肺根后方分出数支加入右肺丛,主干在食管后面发数支构成食管后丛,至食管下端汇合成**迷走神经后干**。迷走神经前、后干与食管一起穿膈的食管裂孔进入腹腔,分布于胃的前、后壁,其终支为腹腔支,参加腹腔丛。

迷走神经在颈、胸和腹部的分支如下(图 12-82):

1. 颈部的分支　迷走神经在颈部发出脑膜支、耳支、咽支、颈心支,分布于硬脑膜、外耳道及耳廓后皮肤、咽部和心。其发出的重要分支主要为喉上神经。

喉上神经(superior laryngeal nerve)发自下神经节,沿颈内动脉内侧下行,于舌骨大角处分为内、外两支:内支与喉上动脉一同穿甲状舌骨膜入喉,分布于会厌、舌根及声门裂以上的喉黏膜;外支支配环甲肌,并分出细支至甲状腺。

2. 胸部的分支　迷走神经在胸部发出支气管支、食管支、胸心支,分别加入肺丛、食管丛和心丛,主要分支为喉返神经。

喉返神经(recurrent laryngeal nerve)返回颈部的部位不同。左迷走神经在跨越主动脉弓前方时发出左喉返神经,向后勾绕主动弓返回颈部;右迷走神经在经右锁下动脉前方时发出右喉返神经,向后勾绕右锁骨下动脉返回颈部。左、右喉返神经在颈部均沿气管与食管之间的外侧上行,在甲状腺侧叶深面、环甲关节后方入喉,又称**喉下神经**,分布于声门裂以下的喉黏膜及除环甲肌以外的所有喉肌。

喉返神经在颈部与甲状腺下动脉相互交织,甲状腺手术时应避免损伤该神经。一侧喉返神经损伤后可引起声音嘶哑;如两侧同时损伤,可引起失音、呼吸困难,甚至窒息。

3. 腹部的分支

(1) **胃前支和肝支**　为迷走神经前干的终支(图 12-82)。胃前支沿胃小弯分布于胃前壁,其末支在胃小弯角切迹处以“鸦爪”形分布于幽门及十二指肠上部和胰头;肝支随肝动脉分支走行,分布于肝、胆囊和胆道。

(2) **胃后支和腹腔支**　胃后支为迷走神经后干的终支(图 12-82),在贲门附近发出,沿胃小弯后面走行,沿途分支布于胃后壁,终支也以“鸦爪”形分支分布于幽门窦及幽门管后壁;腹腔支向后加入腹腔丛,伴腹腔干、肠系膜上动脉及肾动脉等血管分支分布于肝、胆、胰、脾、肾及结肠左曲以上消化管。

(十一) 副神经

副神经(accessory nerve)为运动性神经,含躯体运动纤维成分(图 12-80)。纤维起于疑核和副神经核,以两根形式经橄榄后沟下部出脑,经颈静脉孔出颅。出颅后两根分开走行:一根来自疑核,称**颅根**,加入迷走神经分布至咽肌;一根来源于副神经核,称**脊髓根**,经颈内动、静脉之间,向后外斜穿胸锁乳突肌,自胸锁乳突肌后缘上、中 1/3 交点附近浅出,向后穿入斜方肌,发支支配此二肌。

(十二) 舌下神经

舌下神经(hypoglossal nerve)为运动性神经,含躯体运动纤维成分(图 12-80)。纤维起

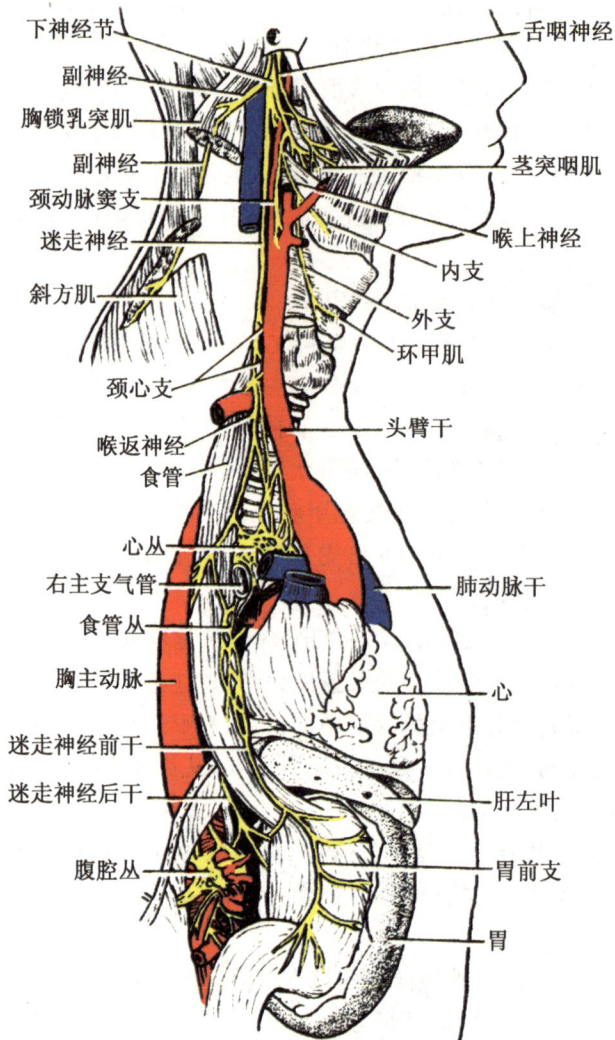

图 12－82　右迷走神经

自舌下神经核,于延髓锥体与橄榄之间出脑,经舌下神经管出颅,出颅后在颈内动、静脉之间下降至舌骨上方,弓形弯向前内,沿舌骨舌肌外侧,分支进入舌内,支配舌肌运动。

一侧舌下神经损伤时,患侧舌肌瘫痪,伸舌时舌尖偏向瘫痪侧。

12 对脑神经的概况见图 12－70 及表 12－2。

表 12－2　脑神经概况

顺序	名称	性质	相连核团	出入脑部位	出入颅部位	分布范围
Ⅰ	嗅神经	感觉性		端脑	筛孔	嗅黏膜
Ⅱ	视神经	感觉性		间脑	视神经管	视网膜
Ⅲ	动眼神经	运动性(含副交感纤维)	动眼神经核、动眼神经副核	中脑	眶上裂	大部分眼外肌、瞳孔括约肌、睫状肌

续　表

顺序	名称	性质	相连核团	出入脑部位	出入颅部位	分布范围
Ⅳ	滑车神经	运动性	滑车神经核	中脑	眶上裂	上斜肌
Ⅴ	三叉神经	混合性	三叉神经感觉核、三叉神经运动核	脑桥	三分支分别入眶上裂、圆孔、卵圆孔	头面部皮肤、鼻腔、口腔黏膜、牙及牙龈、眼球、硬脑膜、咀嚼肌
Ⅵ	展神经	运动性	展神经核	脑桥	眶上裂	外直肌
Ⅶ	面神经	混合性（含副交感纤维）	面神经核、上泌涎核	脑桥	内耳门→茎乳孔	面部表情肌、颈阔肌、泪腺、下颌下腺、舌下腺、鼻腔及腭部腺体、舌前 2/3 味蕾
Ⅷ	前庭蜗神经	感觉性	前庭神经核	脑桥	内耳门	壶腹嵴、椭圆囊斑、球囊斑、螺旋器
Ⅸ	舌咽神经	混合性（含副交感纤维）	三叉神经脊束核、孤束核、下泌涎核	延髓	颈静脉孔	咽肌、腮腺、咽壁鼓室黏膜、颈动脉窦、颈动脉小体、舌后 1/3 黏膜及味蕾、耳后皮肤
Ⅹ	迷走神经	混合性（含副交感纤维）	疑核、孤束核、迷走神经背核及三叉神经脊束核	延髓	颈静脉孔	咽喉肌、结肠左曲以上消化管及胸腹腔脏器、硬脑膜、耳廓及外耳道皮肤
Ⅺ	副神经	运动性	疑核、副神经核	延髓	颈静脉孔	咽喉肌、胸锁乳突肌、斜方肌
Ⅻ	舌下神经	运动性	舌下神经核	延髓	舌下神经管	舌内、外肌

三、内脏神经

内脏神经是神经系统的重要组成部分，主要分布于内脏、心血管和腺体。内脏运动神经主要控制和调节动、植物共有的物质代谢活动，并不管理动物所特有的骨骼肌的运动，又因其控制的活动通常不受人的意志支配，故称**自主神经**（autonomic nervous system），又称**植物性神经**（vegetative nervous system）。内脏神经按纤维性质可分为内脏运动神经和内脏感觉神经。

（一）内脏运动神经

内脏运动神经（visceral motor nerve）（图 12 - 83）根据形态、功能和生理特点的不同，可分为交感神经和副交感神经两部分。内脏运动神经与躯体运动神经在结构和功能上有较大差别：

① 支配的器官不同　躯体运动神经支配骨骼肌，一般受意志支配；内脏运动神经则管理平滑肌、心肌和腺体的运动，一定程度上不受意志控制。

② 低级中枢部位不同　躯体运动神经的低级中枢位于脑干内的躯体运动核和脊髓前角细胞，而内脏运动神经的低级中枢位于脑干内的内脏运动神经核和脊髓胸 1 到腰 3 节段侧角内的中间外侧核及第 2～4 骶副交感核。

③ 纤维成分不同　躯体运动神经只有一种纤维成分，内脏运动神经则有交感和副交感

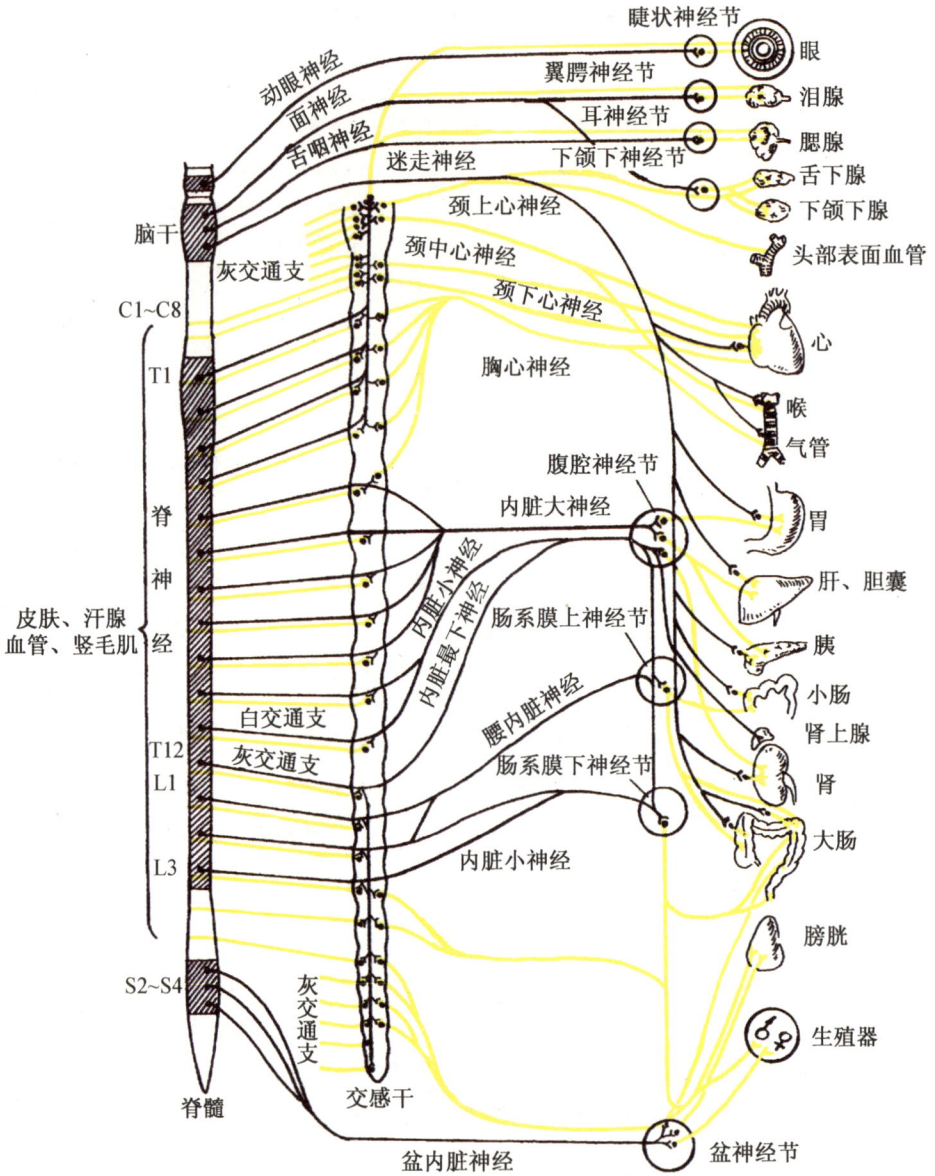

图 12-83 内脏运动神经概况示意图
黑色：节前纤维；黄色：节后纤维

两种纤维成分，且多数器官同时接受交感、副交感纤维的双重支配。

④ **神经元的数目不同** 躯体运动神经自低级中枢到达效应器只有一个神经元，而内脏运动神经自低级中枢到达效应器需两个神经元完成，前一个神经元位于中枢内，其轴突，即**节前纤维**终止于周围部的**内脏运动神经节**，再由节内神经元发出纤维，即**节后纤维**支配效应器的活动。中枢内的神经元称**节前神经元**，神经节内的神经元称**节后神经元**。

1. 交感神经(sympathetic nerve) 分为中枢部和周围部。

中枢部即低级中枢，位于脊髓第 1 胸段至第 3 腰段侧角。

周围部由交感神经节和交感干、神经和神经丛组成。

（1）**交感神经节** 按位置不同分椎旁节和椎前节。

椎旁节位于脊柱两侧，呈梭形或多角形，每侧大约有 21～26 个。

椎前节位于椎体前方，有成对的腹腔神经节、主动脉肾节和单一的肠系膜上、下神经节，分别位于同名动脉根部附近。

（2）**交感干**（sympathetic trunk）（图 12-84） 位于脊柱两侧，由椎旁节和节间支相连而成，呈串珠状，上达颅底、下至尾骨前方，左、右各一。两干下端在尾骨前方相连，汇合于单一的**奇神经节**。

交感干借**交通支**（communicating branches）与相应的脊神经相连。交通支是指脊神经与交感干相连的一段神经纤维，分白交通支和灰交通支。

白交通支（white communicating branches）是由脊髓侧角内中间外侧核（低级中枢）发出的节前纤维，经脊神经前根、脊神经进入交感干神经节，因有髓鞘，故称白交通支，存在于胸1～腰3共15对脊神经与相应的交感干神经节之间（图 12-83）。

灰交通支（grey communicating branches）是椎旁节内神经元发出的节后纤维返至脊神经所形成，因无髓鞘，色灰暗，故称灰交通支，存在于交感干全长与31对脊神经之间（图 12-83）。

白交通支内的节前纤维，进入交感干后有三种去向：① 终于相应的椎旁节；② 在交感干内上升或下降，终于远距离的椎旁节；③ 穿经椎旁节终于椎前节。

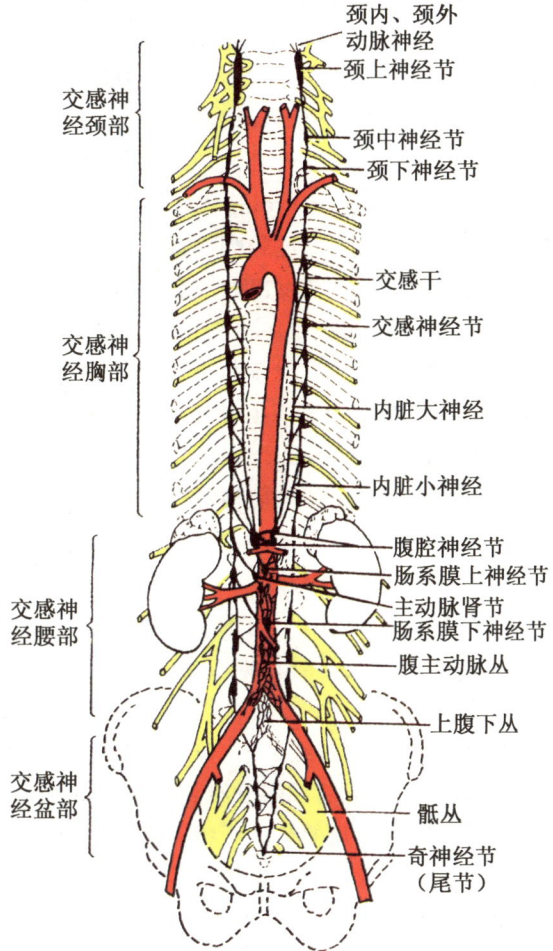

图 12-84 交感干和交感神经节

椎旁节发出的节后纤维也有三种去向：① 经灰交通支返回脊神经，随脊神经分支分布于血管、汗腺和竖毛肌；② 攀附动脉形成神经丛，随动脉分支分布于所支配的器官；③ 直接到达所支配的器官。

（3）**交感神经节及节后纤维分布概况**

1）颈部 颈交感干位于颈动脉鞘后方，颈椎横突的前方，每侧有 3～4 个交感神经节，分别称颈上、中、下神经节（图 12-84）。

颈上神经节最大，呈梭形，位于第1～3颈椎横突前方；**颈中神经节**最小，有时缺如，位于第6颈椎横突处；**颈下神经节**位于第7颈椎横突前方，常与第1胸神经节合并成**颈胸神经节（星状神经节）**；有时（78.9%）可出现椎神经节，位于椎动脉进入第6颈椎横突孔的前方。

上述各节发出的节后纤维的分布可概括如下：① 经灰交通支返回于 8 对颈神经，随颈神经分布到头颈和上肢的血管、汗腺和竖毛肌等；② 分支形成颈内动脉丛、颈外动脉丛、锁骨下动脉丛和椎动脉丛等,伴随动脉的分支分布至头颈部的腺体(泪腺、唾液腺、口腔和鼻腔黏膜内腺体、甲状腺等)、竖毛肌、血管、瞳孔开大肌、上睑板肌等;③ 除发出咽支参与组成咽丛外,颈神经节还分别发出心上、心中和心下神经,下行入胸腔加入心丛。

　　2) **胸部**　胸交感干位于肋头的前方,每侧有 10～12 个节(图 12 - 84)。胸神经节发出下列分支:① 经灰交通支返回于 12 对胸神经,随其分布于胸腹壁的血管、汗腺、竖毛肌等;② 从上 5 对胸交感节发出许多分支,参加胸主动脉丛、食管丛、肺丛及心丛等;③ **内脏大神经**(greater splanchnic nerve)为由脊髓第 5～9 胸段侧角发出的节前纤维,穿过相应的胸交感节,向下合成一干,即内脏大神经,穿过膈脚终于腹腔神经节和主动脉肾节;④ **内脏小神经**(lesser splanchnic nerve)是由脊髓第 10～12 胸段侧角发出的节前纤维,穿过相应的胸神经节,合成一干,向下穿过膈脚后,终于主动脉肾节和肠系膜上神经节。腹腔神经节、主动脉肾节及肠系膜上神经节发出的节后纤维,分布于肝、脾、胰、肾等实质性脏器和结肠左曲以上的消化管(图 12 - 83)。

　　3) **腰部**　3～5 对,位于腰椎体前外侧与腰大肌内侧缘之间(图 12 - 84)。腰神经节发出下列分支:① 灰交通支返回至 5 对腰神经,随腰神经分布至下肢血管和皮肤的汗腺、竖毛肌;② **腰内脏神经**(lumbar splanchnic nerve)由穿经腰交感节的节前纤维组成,终于腹主动脉丛和肠系膜下丛内的椎前神经节,换元后节后纤维随肠系膜下动脉的分支分布至结肠左曲以下的消化管及盆腔脏器,并有纤维伴随血管分布至下肢血管。当下肢血管痉挛时,可手术切除腰交感干以求缓解。

　　4) **盆部**　盆交感干位于骶骨前面、骶前孔内侧,有 2～3 对骶交感神经节和一个奇神经节,节后纤维的分支有:① 灰交通支返回于骶、尾神经,随其分布于下肢及会阴部的血管、汗腺和竖毛肌;② 一些小支加入盆丛,分布于盆腔脏器(图 12 - 84)。

　　综上所述,交感神经节前、节后纤维分布有如下规律:① 来自脊髓第 1～5 胸段侧角的节前纤维,换元后节后纤维分布到头、颈、胸腔脏器和上肢的血管、汗腺和竖毛肌;② 来自脊髓第 5～12 胸段侧角的节前纤维,换元后节后纤维分布于肝、脾、胰、肾等实质性脏器和结肠左曲以上的消化管;③ 来自脊髓第 1～3 腰段侧角的节前纤维,换元后节后纤维分布于结肠左曲以下的消化管、盆腔脏器和下肢的血管、汗腺和竖毛肌。

　　2. 副交感神经

　　副交感神经(parasympathetic nerve)也分为中枢部和周围部(图 12 - 83)。

　　中枢部即低级中枢,由脑干内的 4 对内脏运动(副交感)核和脊髓第 2～4 骶段的骶副交感核组成。

　　周围部包括副交感神经节和进出节的节前、节后纤维。副交感神经节不集中分布,一般位于其支配的器官附近或器官壁内,故称为**器官旁节**或**器官(壁)内节**,所以副交感神经的节前纤维较长,而节后纤维较短。

　　(1) **颅部副交感神经**　由脑干内各对副交感神经核发出节前纤维,分别随第Ⅲ、Ⅶ、Ⅸ、Ⅹ对脑神经走行,至相应的神经节换元后节后纤维支配相应器官,简述如下:

　　1) 由动眼神经副交感核发出的节前纤维,随动眼神经走行,在睫状神经节换元后,节后纤维支配瞳孔括约肌和睫状肌。

　　2) 由上泌涎核发出的节前纤维,随面神经走行,在翼腭神经节和下颌下神经节换元后,节后纤维管理泪腺、鼻腔、口腔黏膜的腺体、下颌下腺和舌下腺的分泌。

3）由下泌涎核发出的节前纤维,随舌咽神经走行,在耳神经节换元后,节后纤维管理腮腺的分泌。

4）由迷走神经背核发出的节前纤维,随迷走神经走行,至心、肺、肝、脾、胰、肾及结肠左曲以上消化管的器官旁节或壁内节换元后,节后纤维分布于上述器官的平滑肌、心肌和腺体。

（2）**骶副交感神经**　由脊髓第2~4骶段的骶副交感核发出的节前纤维,加入骶神经前支,出骶前、孔后离开骶神经,组成**盆内脏神经**(pelvic splanchnic nerves)（图12-83）,继之加入盆丛,随盆丛分支到所支配脏器的器官旁节或壁内节换神经元,其节后纤维支配结肠左曲以下的消化管、盆腔脏器的平滑肌和腺体。部分纤维随盆丛分布至阴茎或阴蒂的海绵体血管,调节勃起反射,故盆内脏神经又称**勃起神经**。

3．交感神经与副交感神经的比较　交感神经和副交感神经同时管理绝大多数内脏器官。两者对同一器官的作用既相互拮抗又相互统一,从而保证了机体内部各器官功能的动态平衡。但两者在结构和分布等方面又有许多不同之处（表12-3）。

表12-3　交感神经与副交感神经的区别

	交感神经	副交感神经
低级中枢位置	脊髓第1胸节到第3腰节侧角	脑干的内脏运动核、脊髓的骶副交感核
神经节位置	椎旁节和椎前节	器官旁节和壁内节
纤维特点	节前纤维短、节后纤维长	节前纤维长、节后纤维短
分布范围	广泛,全身血管及胸、腹、盆腔脏器的平滑肌、心肌、腺体及汗腺、竖毛肌和瞳孔开大肌	较局限,胸腹、盆腔脏器的平滑肌、心肌、腺体(肾上腺髓质除外)、瞳孔括约肌和睫状肌

（二）内脏感觉神经

体内各脏器的内感受器可接受来自内环境的各种刺激,并将其转变为神经冲动,经内脏感觉神经传入中枢,中枢通过反射调节或体液调节来完成对各内脏活动的控制。

1．内脏感觉神经的传入通路　内脏感觉神经元的胞体位于脑神经节和脊神经节内。其周围突随舌咽、迷走神经和交感神经及盆内脏神经等分布到内脏黏膜和血管壁等处,其中枢突一部分随舌咽、迷走神经进入中枢,终于孤束核;另一部分则随交感神经和盆内脏神经进入脊髓,终于灰质后角。

2．内脏感觉神经的特点

（1）正常内脏活动一般不引起感觉,较强烈的内脏活动才能引起感觉,如在饥饿时胃收缩引起饥饿感,直肠和膀胱充盈时引起膨胀感等。

（2）**痛阈较高**　内脏对牵拉、膨胀、痉挛、冷热等刺激较敏感,而对切割、烧灼等刺激不敏感,如在外科手术挤压、切割或烧灼内脏时,病人疼痛感不明显。

（3）**弥散性痛**　因一个脏器的感觉纤维可经几个脊髓节段的脊神经传入中枢,而一条脊神经又包含几个脏器的传入纤维,故传入路径分散,中枢定位亦不准确,因而内脏痛往往是弥散的。

3．牵涉痛　当某些脏器发生病变时,常在体表的一定区域产生感觉过敏或疼痛,这种现象称为**牵涉痛**,如心绞痛时,常在胸前区及左臂内侧皮肤感到疼痛(图 12 - 85),肝胆病患时,常在右肩部感到疼痛等。

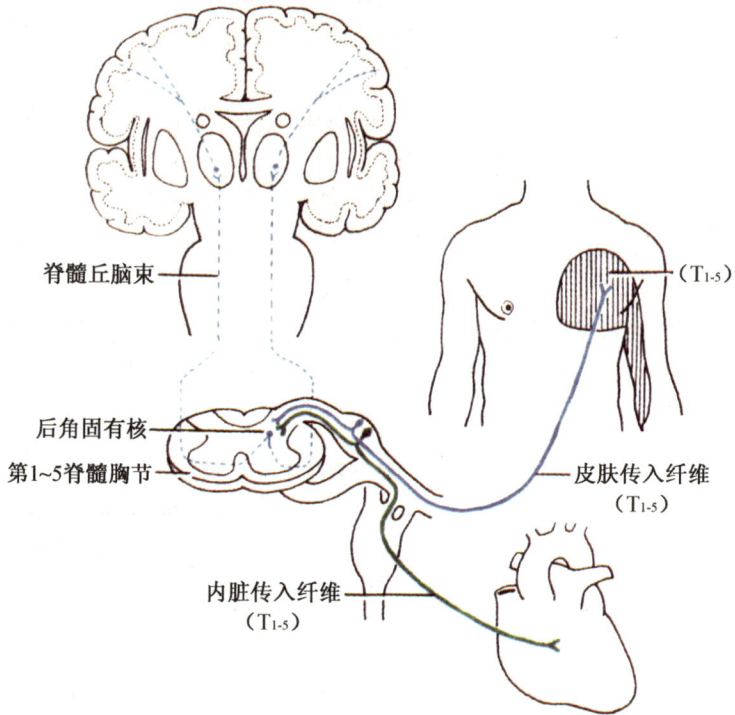

图 12 - 85 心绞痛时牵涉性痛的产生机制

牵涉痛产生机制,目前尚不清楚。一般认为,病变脏器的感觉纤维和被牵涉皮肤的感觉纤维都进入脊髓同一节段后角的内脏感觉接受区和躯体感觉接受区,而且它们在脊髓后角联系密切。因此,患病内脏痛觉冲动可以传递到邻近躯体皮肤感觉的接受区,因而内脏痛时,会产生相应皮肤的牵涉痛。

(刘文庆)

第十三章

内分泌系统

第一节 概　述

内分泌系统（endocrine system）由全身各部的**内分泌腺**（endocrine glands）、内分泌细胞团和内分泌细胞组成（图 13－1）。内分泌腺在结构上是独立的器官，包括甲状腺、甲状旁腺、肾上腺、垂体、松果体等；内分泌细胞团是分散在其他组织器官内的细胞团，如胰腺内的胰岛、睾丸内的间质细胞、卵巢内的卵泡和黄体等；内分泌细胞主要分散存在于胃肠道、前列腺、胎盘、心、肝、肺、肾、脑等器官内。内分泌系统是机体重要的调节系统，它与神经系统相辅相成，共同调节机体的生长发育和各种代谢活动，以维持内环境的稳定：一方面内分泌系统受神经系统控制和调节，神经系统通过对内分泌腺的作用，间接地调节人体各器官的功能活动，称为**神经体液调节**；另一方面内分泌系统分泌的激素可直接对机体的新陈代谢、生长发育和生殖等进行调节，称为**体液调节**。

内分泌腺的组织结构有以下特点：① 无导管，又称无管腺；② 腺细胞常排成索条状、网状、团块状或囊泡状；③ 腺组织内有丰富的毛细血管和毛细淋巴管。

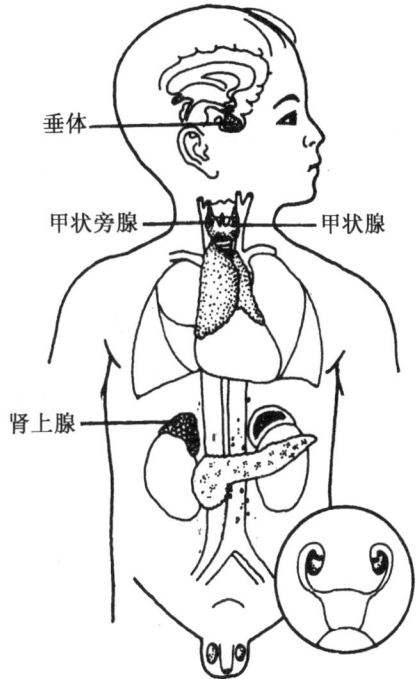

图 13－1　人体内分泌腺概况

内分泌细胞的分泌物称**激素**（hormone），激素通过毛细血管或毛细淋巴管进入血液或淋巴循环，作用于特定部位的器官、组织或细胞。对某种激素产生特定效应的器官、组织和细胞，称为该激素的靶器官、靶组织和靶细胞。

内分泌细胞所分泌的激素，按其化学性质可分为含氮激素和类固醇激素两大类，腺细胞也因此分为两类：① **含氮类激素细胞**，超微结构特点是胞质内含有丰富的粗面内质网和高尔基复合体，以及有膜包裹的分泌颗粒；② **类固醇类激素细胞**，超微结构特点是胞质内含有丰富的滑面内质网、管状嵴的线粒体以及较多的脂滴。

第二节　甲状腺

一、甲状腺的形态和位置

　　甲状腺(thyroid gland)是人体内最大的内分泌腺,略呈"H"形,由左、右两个侧叶和中间的甲状腺峡组成(图 13-2)。甲状腺侧叶呈锥体形,贴于喉和气管上段的前外侧面,上端可达甲状软骨中部,下端可达第 6 气管软骨环高度。甲状腺峡连接左右侧叶,位于第 2～4 气管软骨环的前面,其宽窄程度因人而异。约有 2/3 的人由峡向上伸出一个锥状叶,多偏向左侧,长短不一,长者可达舌骨。

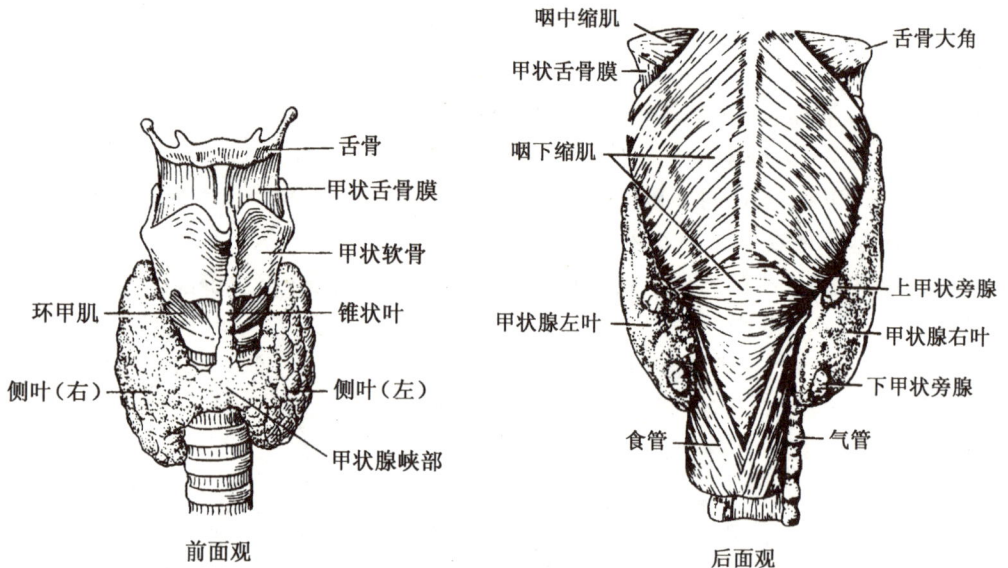

图 13-2　甲状腺

　　成人甲状腺的重量约 20～40g。甲状腺柔软,血液供应丰富,呈棕红色,表面包有薄层致密结缔组织构成的纤维囊,称为甲状腺被囊,囊外还有颈深筋膜包绕。甲状腺借筋膜形成的韧带固定于喉和气管壁上,因此吞咽时甲状腺可随喉上、下移动。甲状腺过度肿大时,可压迫喉、气管和食管而发生呼吸困难和吞咽困难。

二、甲状腺的微细结构

　　甲状腺表面包有薄层结缔组织被膜,从被膜发出小梁伴随血管伸入实质,将甲状腺实质分隔成许多不完整的小叶,每个小叶内含有 20～40 个甲状腺滤泡,滤泡间的结缔组织内有丰富的毛细血管和少量滤泡旁细胞(图 13-3)。

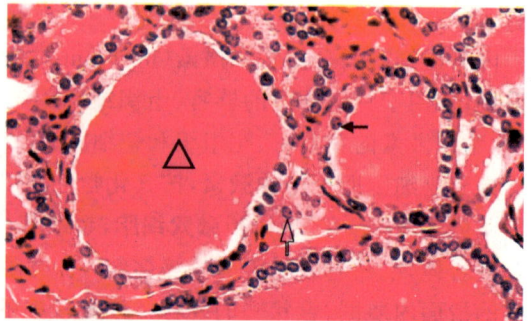

图 13-3　甲状腺　HE 染色　×200
(↑)滤泡上皮细胞;(△)胶质;(↥)滤泡旁细胞

（一）滤　泡

滤泡是由滤泡上皮细胞围成的囊泡状结构，呈圆形、椭圆形或不规则形，腔内充满嗜酸性的胶质（图 13-3）。

滤泡上皮细胞（follicular epithelial cell）通常为单层立方上皮，细胞核圆形，位于中央。滤泡上皮细胞的形态和腔内胶质的量可随功能不同而发生相应改变：功能活跃时，细胞变高呈低柱状，腔内胶质减少；反之，细胞变矮呈扁平状，腔内胶质增多。电镜下，滤泡上皮细胞游离面有微绒毛，胞质内有发达的粗面内质网和较多的线粒体，溶酶体散在于胞质内，高尔基复合体位于核上区，细胞顶部胞质内有电子密度中等、体积较小的分泌颗粒（直径 $150\sim$ 200nm），还有从滤泡腔内摄入的低电子密度胶质小泡（直径约 $1\mu m$）。滤泡上皮细胞基底面有完整的基膜。

滤泡上皮细胞能合成和分泌**甲状腺素**（thyroxine），即**四碘甲腺原氨酸**（tetraiodothyronine，T_4）和**三碘甲腺原氨酸**（triiodothyronine，T_3）。甲状腺素的形成需要经过合成、贮存、碘化、重吸收、分解和释放等过程：首先滤泡上皮细胞从血液中摄取酪氨酸等氨基酸，在粗面内质网内合成甲状腺球蛋白的前体，继而在高尔基复合体内糖基化并浓缩形成分泌颗粒，以胞吐方式释放到滤泡腔内贮存；与此同时滤泡上皮细胞借助于其基膜上的碘泵，从血液中摄取 I^-，后者在细胞内过氧化物酶的作用下被活化成氧化碘，进入滤泡腔与甲状腺球蛋白结合形成碘化的甲状腺球蛋白（即胶质）。在腺垂体分泌的促甲状腺激素作用下，滤泡上皮细胞又以胞吞方式将腔内的碘化甲状腺球蛋白再吸收入胞质内，成为胶质小泡，小泡与溶酶体融合，溶酶体内的蛋白水解酶将小泡内的碘化甲状腺球蛋白水解成为大量 T_4（即甲状腺素）和少量 T_3，从细胞基底部释放入滤泡间的毛细血管。

T_4 和 T_3 是酪氨酸衍生物，主要功能是提高机体代谢率和神经兴奋性，促进生长发育，特别对婴幼儿的骨骼和中枢神经系统的发育影响较大。若婴幼儿甲状腺功能低下，甲状腺素分泌过少，不仅引起身材矮小，而且脑发育障碍，智力低下，称呆小症。若成人甲状腺功能亢进，甲状腺素分泌过多，则代谢率升高、耗氧量增加和体重减轻，严重时可导致突眼性甲状腺肿。

（二）滤泡旁细胞

滤泡旁细胞（parafolliculer cell）常以单个细胞嵌在滤泡上皮细胞之间并附于基膜或成群散布于滤泡间的结缔组织内（图 13-3），细胞体积较大，呈卵圆形，在 HE 染色中胞质着色较浅，故又称**亮细胞**。银染法可显示胞质内有嗜银颗粒。电镜下，位于滤泡上皮细胞之间的滤泡旁细胞基部附着于基膜，顶部被邻近的滤泡上皮细胞覆盖，胞质内有直径约为 200nm 的分泌颗粒。滤泡旁细胞以胞吐方式释放颗粒内的**降钙素**（calcitonin），所以又称**降钙素细胞**或 **C 细胞**。降钙素是一种多肽，能增强成骨细胞活性，使骨盐沉积、血钙降低。此外，滤泡旁细胞还能分泌**降钙素基因相关肽**（CGRP）和**生长抑素**，抑制甲状腺素和降钙素的分泌。

第三节　甲状旁腺

一、甲状旁腺的形态和位置

甲状旁腺（parathyroid gland）呈扁椭圆形，棕黄色，大如黄豆小，每个重 $30\sim50mg$，上、下各一对,位于甲状腺侧叶后面的甲状腺被囊内,偶可埋于腺组织内(图 13 - 2),而使手术寻找困难。上一对甲状旁腺略大,一般位于甲状腺侧叶后面的上、中 1/3 交界处,约对环状软骨下缘,较易辨认。下一对甲状旁腺常位于甲状腺下动脉的附近,位置不恒定。

二、甲状旁腺的微细结构

甲状旁腺表面有一薄层结缔组织被膜,实质内的腺细胞排成索条状或团块状,其间有丰富的毛细血管和少量结缔组织。腺细胞主要有主细胞和嗜酸性细胞两种(图 13 - 4)。

(一) 主细胞

主细胞(chief cell)是构成腺实质的主体细胞,体积较小,呈圆形或多边形,核圆,居中(图 13 - 4)。有分泌含氮激素细胞的超微结构特点,即胞质内有丰富的粗面内质网和高尔基复合体,以及有膜包裹的分泌颗粒。主细胞分泌甲状旁腺素(parathyroid hormone),该激素可增强破骨细胞的溶骨作用,使骨钙溶解,并能促进肠和肾小管吸收钙,使血钙升高。因此血钙的稳定,由甲状旁腺素和降钙素共同调节。

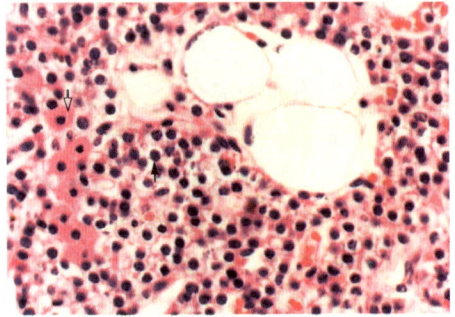

图 13 - 4　甲状旁腺　HE 染色　×200
(↑)主细胞　(⇧)嗜酸性细胞

(二) 嗜酸性细胞

嗜酸性细胞(oxyphil cell)从青春期开始出现,随年龄增长而增多。细胞常单个或成群存在于主细胞之间(图 13 - 4)。形态比主细胞大,呈多边形,核较小,着色深,胞质内含密集的嗜酸性颗粒;电镜下这些颗粒为线粒体。嗜酸性细胞的功能尚不清楚,有人认为在甲状旁腺增生或腺瘤时,能分泌甲状旁腺素。

第四节　肾上腺

一、肾上腺的形态和位置

肾上腺(suprarenal gland)左、右各一,左侧呈半月形,右侧近似三角形,左侧比右侧略大(图 13 - 1)。肾上腺和肾一起包在肾筋膜内,但它有独立的被膜,故不会随肾下垂而下垂。

二、肾上腺的微细结构

肾上腺表面包有结缔组织被膜,少量结缔组织伴随血管和神经伸入腺实质内。实质可分为周围的皮质和中央的髓质两部分。皮质来自中胚层,腺细胞具有分泌类固醇激素细胞的结构特点;髓质来自外胚层,腺细胞具有分泌含氮类激素细胞的结构特点。

(一) 皮　质

皮质(cortex)位于腺实质外周部分,约占肾上腺的 80%～90%,由于细胞的形态结构和排列形式的不同,将皮质由外向内分为三个带,依次为球状带、束状带和网状带(图 13 - 5)。

1. 球状带（zona glomerulosa） 较薄（图 13-5），位于皮质浅层。腺细胞排列成球状，细胞团之间有窦状毛细血管。细胞体积较小，呈矮柱状或多边形，核小染色深，胞质较少，内含少量脂滴。球状带细胞分泌盐皮质激素，如醛固酮等，其主要作用是促进肾远曲小管和集合管重吸收 Na^+ 和排出 K^+。盐皮质激素的分泌活动受肾素-血管紧张素系统的调节。

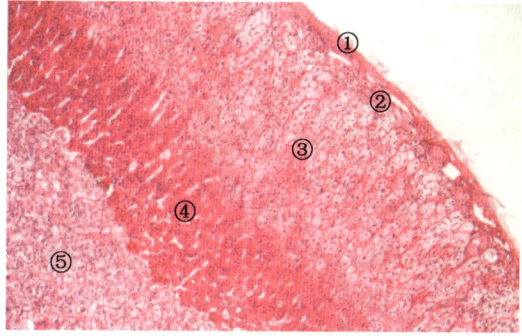

2. 束状带（zona fasciculata） 位于球状带深面，是皮质中最厚的部分（图 13-5）。

图 13-5 肾上腺 HE 染色 ×40
①被膜；②球状带；③束状带；④网状带；⑤髓质

细胞排列成单行或双行索条状，细胞索之间有窦状毛细血管和少量结缔组织。细胞体积较大，呈多边形；胞核圆形，较大，着色浅；胞质内含有大量的脂滴，在常规切片标本中，因脂滴被溶解，故染色浅而呈空泡状。束状带分泌糖皮质激素，如皮质醇和皮质酮等。它们的主要作用是促进蛋白质和脂肪分解并转化为糖，即所谓的糖异生，并能降低免疫反应及炎症反应。束状带细胞的分泌活动受腺垂体细胞分泌的促肾上腺皮质激素调控。

3. 网状带（zona reticularis） 位于皮质的最内层，较薄（图 13-5、图 13-6）。细胞排列成索，细胞索相互吻合成网，网眼内有窦状毛细血管和少量结缔组织。细胞体积小，呈多边形；胞核也小，着色较深；胞质内含较多脂褐素和少量脂滴，因而染色较束状带深。网状带分泌性激素，以雄激素为主，也有少量雌激素。此外，网状带还分泌少量糖皮质激素，故也受促肾上腺皮质激素的调控。

（二）髓　质

髓质（medulla）位于肾上腺的中央，约占肾上腺的 $10\%\sim20\%$，主要由排成索条状或团块状的髓质细胞构成，其间有窦状毛细血管和少量结缔组织（图 13-6）。髓质细胞体积较大，圆形或多边形；核圆，着色浅；胞质嗜碱性。若用铬盐处理，胞质内可见黄褐色的嗜铬颗粒，故又称**嗜铬细胞**（chromaffin cell）。髓质细胞分为两种：

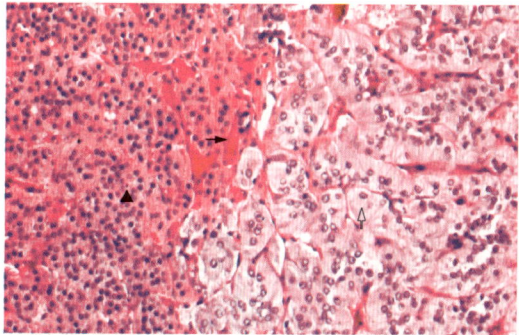

1. 肾上腺素细胞 约占髓质细胞的 80%，含较小的、电子密度中等的肾上腺素颗粒。肾上腺素细胞分泌**肾上腺素**（adrenaline），肾上腺素使心肌收缩力增强，心率加快，皮肤血管收缩，但使心脏和骨骼肌的血管扩张。

2. 去甲肾上腺素细胞 约占髓质细胞的 20%，含较大的、电子密度高的去甲肾上腺素颗粒。去甲肾上腺素细胞分泌**去甲肾上腺素**（noradrenaline），去甲肾上腺素使血压升高，心、脑和骨骼肌内的血流加快。

图 13-6 肾上腺 HE 染色 ×100
（▲）网状带；（⇧）髓质细胞；（↑）毛细血管

近年来，发现肾上腺髓质细胞还能合成、贮存、释放多种生物活性物质，如 P 物质、血管活性多肽(VIP)等。

　　髓质内还有少量交感神经节细胞,胞体较大,散在分布于髓质内。髓质细胞可与交感神经节前纤维形成突触,节前纤维末梢释放的乙酰胆碱作用于髓质细胞,引起髓质细胞的分泌颗粒释放肾上腺素或去甲肾上腺素入血。

三、肾上腺的血管分布

　　肾上腺动脉进入被膜后分支形成小动脉,大部分分支进入皮质,形成窦状毛细血管网,并与髓质毛细血管通连;少数小动脉穿过皮质直接进入髓质,形成毛细血管。髓质内的小静脉汇合成一条中央静脉,经肾上腺门时改名为肾上腺静脉出肾上腺。因此,肾上腺的血液大部分是先经皮质再到髓质,因而髓质血液内含有较高浓度的皮质激素,其中糖皮质激素能激活嗜铬细胞内的 N-甲基转移酶,此酶能使去甲肾上腺素转变为肾上腺素,由此可见,肾上腺皮质对髓质细胞的激素生成有很大影响。

第五节　垂　体

一、垂体的形态和位置

　　垂体(hypophysis)又称脑垂体,单一器官,位于颅中窝蝶骨体上的垂体窝内,上端借漏斗与下丘脑相连(图 13-1、图 13-7),前上方与视交叉相邻。垂体呈色灰红,横椭圆形,表面有被膜包绕。垂体体积很小,重量不足 1g,女性略大于男性,妊娠期更明显。垂体虽小,但它是人体内最复杂的内分泌腺,对人体的生命活动十分重要。

二、垂体的微细结构

　　垂体表面包有结缔组织被膜,实质由腺垂体和神经垂体两部分组成。腺垂体分为远侧部、结节部和中间部;神经垂体分为神经部和漏斗,漏斗包括漏斗柄和正中隆起(图 13-7)。远侧部又称垂体前叶,中间部和神经部合称垂体后叶。

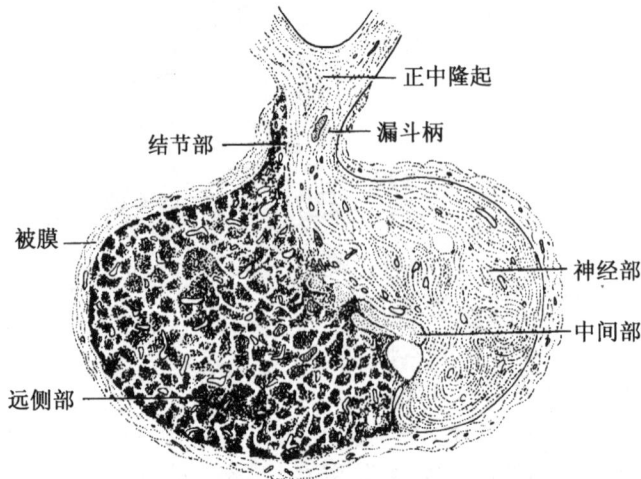

图 13-7　垂体(矢状切面)模式图

（一）腺垂体

1. 远侧部（pars distalis）　约占垂体体积的 25％，腺细胞排成索条状或团块状，少数围成小滤泡，细胞间有丰富的窦状毛细血管和少量结缔组织（图 13－8）。在 HE 染色标本中，根据细胞对染料的亲和性不同，可分为嗜酸性细胞、嗜碱性细胞和嫌色细胞三种（图 13－9）。电镜下，各种腺细胞均具有分泌含氮类激素细胞的结构特征，应用电镜免疫细胞化学技术还能发现各类腺细胞胞质内颗粒的形态结构、数量及所含激素的性质存在差异，可以此区分各种分泌不同激素的细胞，并命名。

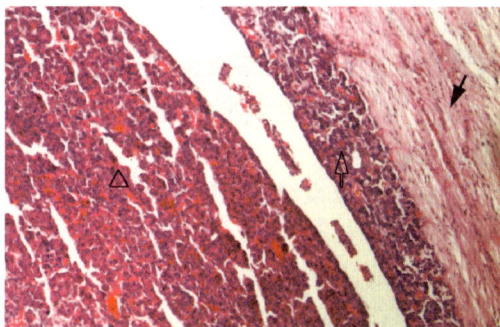

图 13－8　垂体　HE 染色　×40
（△）远侧部；（⇧）中间部；（↑）神经部

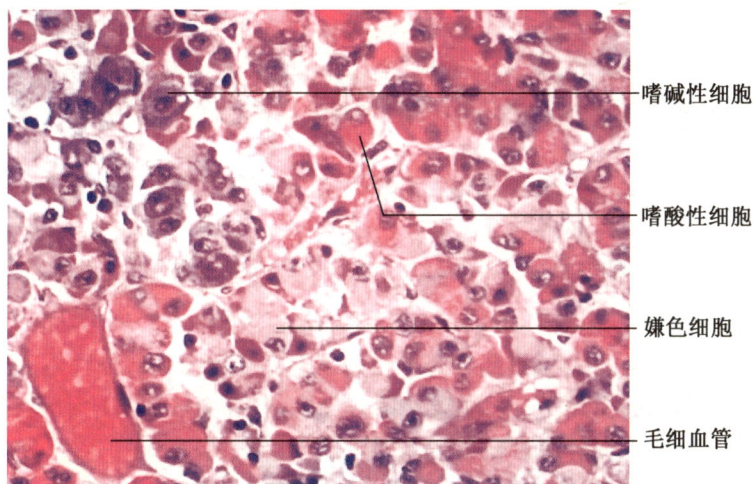

图 13－9　远侧部（垂体）　HE 染色　×400

（1）**嗜酸性细胞**　数量较多，约占远侧部腺细胞总数的 40％，胞体大，圆形或多边形，胞质内充满着粗大的嗜酸性颗粒（图 13－9），根据所分泌激素的不同分为两种细胞。

① **生长激素细胞**　数量较多，电镜下可见胞质内含大量电子密度高的分泌颗粒，直径350～400nm。该细胞分泌**生长激素**（growth hormone，GH），主要作用是促进肌肉、内脏的生长及多种代谢活动，尤其是刺激骺软骨生长，促进骨骼增长。在未成年时期如分泌过多，可引起巨人症，分泌过少则可引起侏儒症；成人分泌过多可引起肢端肥大症。

② **催乳激素细胞**　数量较少，男、女均有，但女性较多。在正常生理情况下，胞质内分泌颗粒的直径小于 200nm；而在妊娠和哺乳期，分泌颗粒呈椭圆形或不规则形，直径可增大至 600nm 以上，细胞数量也增多并增大。此细胞分泌**催乳激素**（prolactin，PRL），能促进乳腺发育和乳汁分泌。

（2）**嗜碱性细胞**　数量较少，胞体大小不一，呈椭圆形或多边形，胞质内充满嗜碱性颗粒（图 13－9），分为三种细胞。

① **促甲状腺激素细胞**　电镜下可见胞质边缘有较小的圆形分泌颗粒，直径 100～

150nm。腺细胞分泌的**促甲状腺激素**(thyroid stimulating hormone；TSH)，能促进甲状腺滤泡上皮细胞合成和分泌甲状腺素。

② **促肾上腺皮质激素细胞** 细胞呈多边形，胞质内的分泌颗粒大，直径 400～550nm。该细胞分泌**促肾上腺皮质激素**(adrenocorticotropic hormone，ACTH)和**促脂素**(lipotrophic hormone，LPH)，前者促进肾上腺皮质束状带细胞分泌糖皮质激素，后者作用于脂肪细胞，产生脂肪酸。

③ **促性腺激素细胞** 细胞体积大，呈圆形或椭圆形，胞质内颗粒大小中等，直径 250～400nm。该细胞分泌**卵泡刺激素**(follicle stimulating hormone，FSH)和**黄体生成素**(luteinizing hormone，LH)，男、女均有，卵泡刺激素在女性促进卵泡发育，在男性则刺激生精小管的支持细胞合成雄激素结合蛋白，以促进精子发生。黄体生成素在女性促进排卵和黄体形成，在男性则刺激睾丸间质细胞分泌雄激素，故又称**间质细胞刺激素**(interstitial cell stimulating hormone，ICSH)。

(3) **嫌色细胞**(chromophobe cell) 数量最多，约占远侧部腺细胞总数的 50%，细胞体积较小，胞质少，着色浅，细胞境界不清(图 13－9)。电镜下，部分嫌色细胞胞质内含少量分泌颗粒，因此认为可能是脱颗粒的嗜色细胞，或是未分化的贮备细胞，能分化成其他腺细胞。其余大多数嫌色细胞具有长的分支突起，突起伸入腺细胞之间，彼此相连，构成疏松的网架，起支持和营养作用。

2. 中间部(pars intermedia) 人的中间部不发达，只占垂体的 2% 左右，是一个退化的部位。该部有一些由立方上皮细胞围成的大小不等的滤泡，腔内含有胶质，滤泡周围有一些嫌色细胞和嗜碱性细胞(图 13－8)。嗜碱性细胞主要为**黑素细胞刺激素细胞**，能分泌**黑素细胞刺激素**(melanocyte stimulating hormone，MSH)，该激素可促进皮肤黑素细胞合成黑色素。

3. 结节部(pars teberalis) 该部含有丰富的纵形毛细血管和部分垂体门微静脉。腺细胞沿血管呈索状排列，细胞体积较小，主要是嫌色细胞，也有少数嗜酸性细胞和嗜碱性细胞。此处的嗜碱性细胞分泌促性腺激素。

4. 下丘脑与腺垂体的关系 腺垂体主要由大脑基底动脉发出的垂体上动脉供血。垂体上动脉从结节部上端进入神经垂体的漏斗，在该处形成祥状的窦状毛细血管网，称第一级毛细血管网。这些毛细血管网下行到结节部汇集形成数条垂体门微静脉，它们下行进入远侧部，再度形成窦状毛细血管网，称第二级毛细血管网。垂体门微静脉及其两端的毛细血管网共同构成**垂体门脉系统**(图 13－10)。远侧部的毛细血管最后汇集成小静脉注入垂体周围的静脉窦。

在下丘脑视上区和结节区(如弓状核等)，有一些神经元具有内分泌功能，称为**神经内分泌细胞**(图 13－10)，其轴突伸至垂体漏斗，形成下丘脑腺垂体束。神经内分泌细胞合成的多种激素经该束释放入漏斗部的第一级毛细血管网内，继而经垂体门微静脉输送至远侧部的第二级毛细血管网。这些激素分别调节远侧部各种腺细胞的分泌活动，其中对腺细胞分泌起促进作用的激素，称**释放激素**(releasing hormone，RH)；对腺细胞分泌起抑制作用的激素，则称为**释放抑制激素**(release inhibiting hormone，RIH)。目前已知的释放激素有：**生长激素释放激素**(GRH)、**催乳激素释放激素**(PRH)、**促甲状腺激素释放激素**(TRH)、**促性腺激素释放激素**(GnRH)、**促肾上腺皮质激素释放激素**(CRH)及**黑素细胞刺激素释放激素**(MSRH)等。释放抑制激素有：**生长激素释放抑制激素**(或称生长抑素，SOM)、催乳激素释放抑制激素（PIH）和黑素细胞刺激素释放抑制激素（MSIH）等。由此可见,下丘脑通过所产生的释放激素和释放抑制激素,由垂体门脉系统输送到远侧部,从而调节腺垂体内各种腺细胞的分泌活动;反之,腺垂体产生的各种激素又可通过垂体血液环流,到达下丘脑,反馈影响其功能活动。

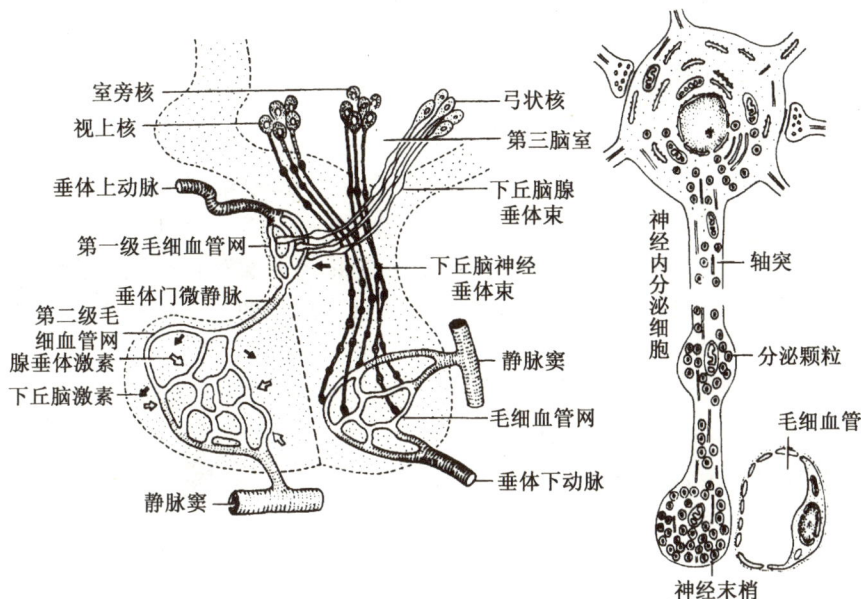

图 13-10　垂体的血管分布及其与下丘脑的关系示意图

（二）神经垂体

神经垂体（neurohypophysis）由大量无髓神经纤维、神经胶质细胞和丰富的有孔毛细血管构成（图13-11）。无髓神经纤维是由下丘脑视上核和室旁核的神经内分泌细胞轴突形成的神经束,经漏斗进入神经部。神经胶质细胞又称垂体细胞,细胞的形状和大小不一。垂体细胞具有支持和营养神经纤维的作用,还能分泌一些化学物质以调节神经纤维的功能活动。

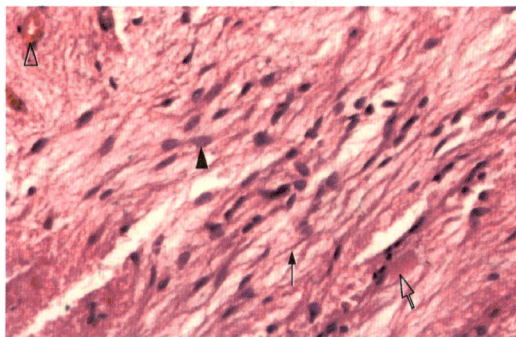

图 13-11　神经垂体（垂体）　HE 染色　×200
（↑）无髓神经纤维;（△）毛细血管;（▲）垂体细胞;（↟）赫令体

视上核和室旁核内的神经内分泌细胞胞质内有颗粒,该颗粒沿轴突运输至神经部,在神经部颗粒聚集成团,光镜下呈均质状嗜酸性小体,称为**赫令体**（Herring body）。颗粒内的激素以胞吐方式释放入毛细血管。视上核和室旁核的神经内分泌细胞能合成**抗利尿激素**（antidiuretic hormone，ADH）和**催产素**（oxytocin）。抗利尿激素主要促进肾远端小管和集合管重吸收水,使尿液浓缩,如分泌过量可导致小动脉平滑肌收缩,血压升高,故又称**血管加压素**（vasopressin）;若其分泌减少,会导致尿崩症。催产素能使子宫平滑肌收缩,并促进乳腺分泌。

可见下丘脑与神经垂体在结构和功能上是一个整体,神经垂体本身无内分泌功能,只是储存和释放下丘脑视上核和室旁核所分泌的激素。

第六节　松果体

一、松果体的形态和位置

松果体(pineal body)为扁卵圆形小体,呈灰红色,因其形态酷似松果而得名,长 5～8mm,宽 3～5mm,重 120～200mg,位于背侧丘脑的后上方,以细柄连于第三脑室顶的后部(图 13-1),是间脑的一部分,故又称脑上腺。儿童时期较发达,7 岁以后开始退化,腺细胞逐渐被结缔组织取代。成年以后,由于钙盐的不断沉积,在松果体内形成一些大小不等的颗粒,称脑砂,常可在 X 线片上见到,临床可作为颅 X 线片定位的一个标志。

二、松果体的微细结构

松果体表面包有结缔组织,并伴随血管伸入腺实质,将实质分为许多不规则形的小叶。小叶主要由松果体细胞、神经胶质细胞和无髓神经纤维等组成(图 13-12)。

松果体细胞数量最多,结构与神经内分泌细胞类似。在 HE 染色切片中,胞体呈圆形或不规则形,核大,胞质少,弱嗜碱性,含有脂滴。在银染切片中,可见细胞有突起,短而细的突起终止在邻近细胞之间,长而粗的突起终止在血管间隙内。电镜下,胞质内线粒体和游离核糖体较多,高尔基复合体发达,可见少量滑面内质网和粗面内质网;胞质内还有许多电子密度高的分泌颗粒,内含**褪黑激素**(melatonin)。近年来,发现松果体还能分泌多种胺类和肽类物质,

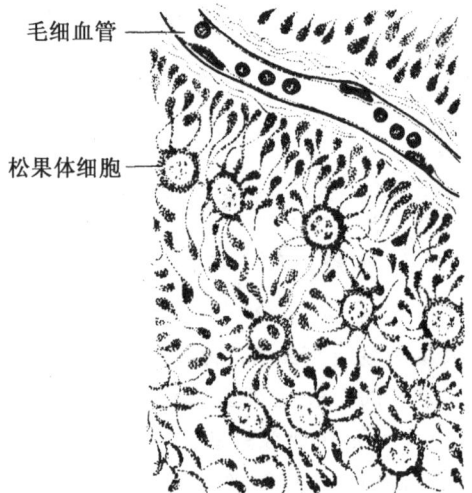

图 13-12　松果体结构模式图

主要作用于下丘脑-垂体-性腺轴,参与生物节律和生殖活动的调节。松果体细胞分泌的褪黑激素,在两栖类,主要作用是与黑素细胞刺激素相拮抗,可使皮肤褪色;在哺乳动物,主要是通过抑制垂体促性腺激素的分泌,从而间接影响生殖腺的功能活动。褪黑激素的合成与分泌还与外界光照的昼夜节律性变化有关:白天光照时,光由视觉传导传至中枢,经交感神经到松果体,抑制松果体的分泌活动;夜间的黑暗则能刺激褪黑激素分泌。故生物体能依据外界的日照变化,有节奏地控制松果体的功能活动。由于松果体的分泌活动呈昼夜周期变化,因此对与时间有关的一些活动如睡眠、月经周期等影响较大。另外,褪黑激素还具有抗紧张、抗高血压、抗衰老、抗肿瘤、增强免疫力和促进睡眠等效应。

神经胶质细胞位于松果体细胞之间,胞体较小,核小着色深。在成人的松果体内常见**脑砂**,它是松果体细胞分泌物经钙化而成的同心圆结构,其意义不明。

第七节　弥散神经内分泌系统

机体除上述内分泌腺外，许多其他器官还存在大量散在的内分泌细胞，这些细胞分泌的多种激素样物质在调节机体生理活动中起十分重要的作用。1966 年 Pearse 根据这些内分泌细胞都能合成和分泌胺类物质，而且细胞是通过摄取胺前体（氨基酸）经脱羧后产生胺的特点，将这些细胞统称为**摄取胺前体脱羧细胞**（amine precursor uptake and decarboxylation cell，APUD）。随着对 APUD 细胞研究的不断深入，发现它们中有的细胞不仅产生胺，而且还产生肽；同时，发现神经系统内的许多神经元也合成和分泌与 APUD 细胞相同的胺和（或）肽类物质。因此，近年来又有学者提出，将这些具有分泌功能的神经元（称分泌性神经元）和 APUD 细胞统称为**弥散神经内分泌系统**（diffuse neuroendocrine system，DNES）。DNES 能将机体的神经系统和内分泌系统协调起来，形成一个整体，共同完成调节和控制机体生理活动的动态平衡。

至今已知的 DNES 细胞有 50 多种，分中枢和周围两组：① 中枢部分：包括下丘脑弓状核、视上核、室旁核等处的神经内分泌细胞、腺垂体细胞和松果体细胞。② 周围部分：包括胃肠道内分泌细胞、胰岛细胞、甲状腺滤泡旁细胞、甲状旁腺主细胞、肾上腺髓质细胞、血管内皮细胞、胎盘内分泌细胞和部分心肌细胞等。这些细胞产生的胺类物质有儿茶酚胺、多巴胺、5-羟色胺、去甲肾上腺素、褪黑激素、组胺等；肽类物质种类更多，如下丘脑的释放激素、释放抑制激素、加压素和催产素，腺垂体前述的各种激素，以及诸多内分泌细胞分泌的胃泌素、P 物质、生长抑素、高血糖素、胰岛素、甲状旁腺激素、降钙素、肾素、血管紧张素、心钠素、内皮素等。

（吴建红　董　梁）

第十四章

人体胚胎学概论

人体胚胎的发生，是从两性生殖细胞的结合——受精开始，在母体子宫内经过一系列复杂过程，到胎儿发育成熟由母体娩出为止，历时 266 天（38 周）。通常将胚胎发育分为两个时期，胚期和胎期。**胚期**（embryonic period）是指从受精卵形成至第 8 周末的发育时期，包括受精、卵裂、胚泡形成与植入、胚层形成与分化、胎膜与胎盘形成、各器官系统发育初具雏形，到第 8 周末胚已初具人形。**胎期**（fetal period）是指第 9 周至胎儿出生的发育阶段，此期胎儿逐渐长大，各器官、系统逐渐发育完善。

第一节　人胚的早期发育

一、生殖细胞和受精

（一）生殖细胞

生殖细胞（germ cell）又称**配子**（gamete），包括精子和卵子，它们是高度分化的单倍体细胞。

1. 精子的发生、成熟和获能　精子发生于睾丸的生精小管。从青春期开始，生精小管内的精原细胞不断分裂增殖，其中一部分生长分化为初级精母细胞，初级精母细胞连续进行两次成熟分裂，经次级精母细胞形成四个精子细胞，精子细胞染色体组型为单倍体（23，X 或 23，Y），精子细胞经过变态成为精子（图 14－1）。新形成的精子无运动能力，它们在附睾内

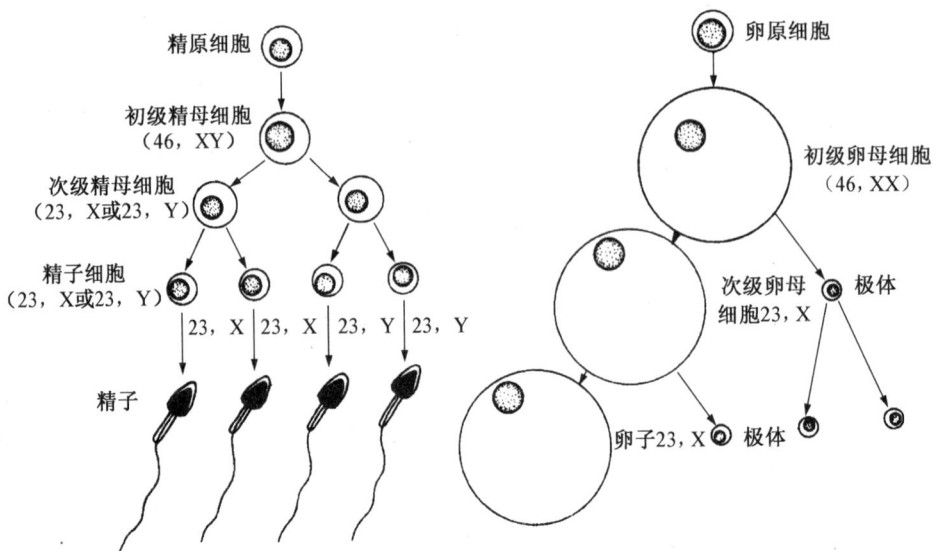

图 14－1　精子和卵子发生示意图

停留约 8～17 天,继续发育成熟,并逐渐获得运动能力。但此时精子仍无与卵子结合的能力,这是由于精子头的表面被一层糖蛋白覆盖,阻止了顶体酶的释放。当精子进入女性生殖管道后,该糖蛋白被降解,从而使精子获得与卵子结合的能力,此过程称为**获能**(capacitation)。精子在女性生殖管道中存活 1～3 天,但受精能力大约可维持一天。

2. 卵子的发生和成熟　卵子发生于卵巢的卵泡,成熟于受精过程。青春期后,正常女子每月有一个卵泡成熟并排卵,其发生过程与精子相似(图 14 - 1)。初级卵母细胞于排卵前 36～48 小时完成第一次成熟分裂,形成一个次级卵母细胞和第一极体,并相继进行第二次成熟分裂,停滞于分裂中期。排出的次级卵母细胞与精子结合才能完成第二次成熟分裂,形成一个成熟的卵细胞(23,X)和第二极体。若排出的次级卵母细胞不与精子结合,则于排卵后 24 小时内退化。

(二)受　精

受精(fertilization)是获能的精子与卵子结合形成**受精卵**(fertilized ovum)的过程。受精一般发生于排卵后 12 小时内,受精的部位通常在输卵管壶腹部,整个过程约需 24 小时。

1. 受精的过程　获能的精子释放顶体酶,溶蚀卵细胞周围的放射冠和透明带,称顶体反应(图 14 - 2)。借助酶的作用,精子穿过放射冠和透明带,精子的细胞膜与卵细胞膜融合,随即精子进入卵细胞内。精子一旦进入,卵细胞浅层胞质内的皮质颗粒立即释放酶类,使透明带的结构发生变化,特别是 ZP3 分子变性,不能再与精子结合,从而阻止了其他精子的进入,此过程称**透明带反应**(zona reaction),保证了人卵正常的单精受精。同时,卵细胞受精子的激发,瞬即完成第二次成熟分裂,形成一个成熟的卵细胞和第二极体。此时的卵细胞核称**雌原核**,精子的细胞核变大称**雄原核**。两个原核在卵细胞中央靠近,核膜消失,染色体互相混合,形成一个二倍体的受精卵(图 14 - 2、图 14 - 3)。

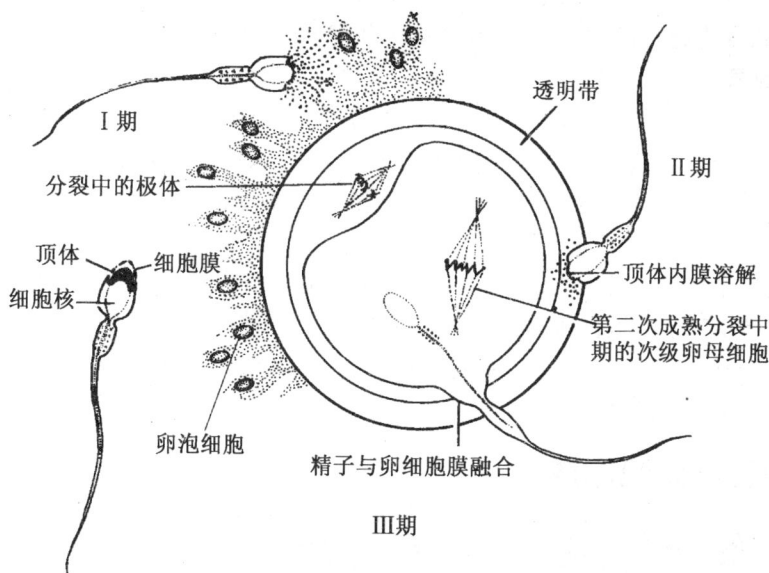

图 14 - 2　精子的顶体反应及受精示意图

2. 受精的条件

获能的精子与卵细胞在限定的时间相遇是受精的基本条件。卵细胞排出后 12～24 小时

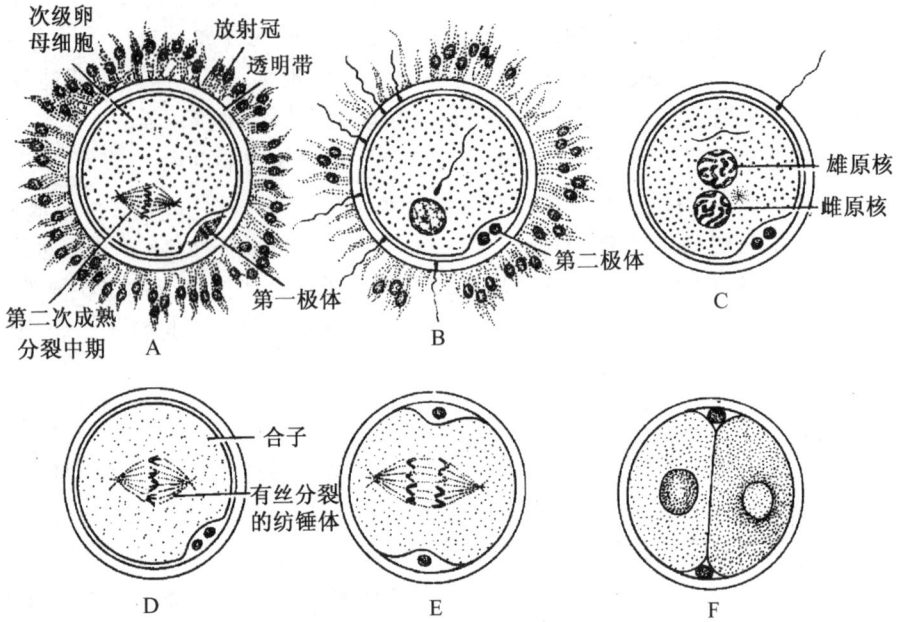

图 14-3　受精过程示意图

便失去受精能力;精子进入女性生殖管道后 24 小时内未与卵细胞相遇,也会丧失受精能力。精子的数目和活动能力也是保证受精的重要条件,如果精液中的精子数目少于 500 万个/ml,则不能受精;若精液中异常精子的数量超过 20%,或精子的活动能力太弱等也会影响受精。

生殖管道的通畅是精子与卵细胞相遇的必要条件。如果男性或女性的生殖管道因炎症等因素造成堵塞,精子和卵细胞不能相遇,受精就不能实现。应用避孕套、子宫帽、输卵管粘堵、输精管结扎等措施,可以阻止精子和卵细胞相遇,达到避孕的目的。

3. 受精的意义

(1) 恢复二倍体。受精卵的染色体恢复为 46 条,保持了人类染色体数目的恒定。

(2) 具有双亲的遗传物质。来自双亲的遗传物质随机组合,加之生殖细胞在减数分裂时曾发生染色体联会与交换,从而使新个体既维持双亲的遗传特点,又具有不同于亲代的特性。

(3) 决定新个体的遗传性别。含有 Y 染色体的精子与卵细胞结合,受精卵的核型为 46,XY,发育为男性;含有 X 染色体的精子与卵细胞结合,受精卵的核型为 46,XX,发育为女性。

(4) 标志着新生命的开始。受精使卵细胞代谢缓慢转入代谢旺盛,从而启动细胞不断地分裂分化,形成一个新的个体。

二、卵裂与胚泡形成

(一)卵　裂

受精卵的有丝分裂称**卵裂**(cleavage)。卵裂形成的子细胞称**卵裂球**(blastomere)。卵裂是在透明带内进行的,随着卵裂球数目的逐渐增多,卵裂球的体积越来越小。受精后第 3 天,已形成 12~16 个卵裂球构成的实心胚,称**桑椹胚**(morula)(图 14-4)。此时已由输卵管运行到子宫腔(图 14-5)。

（二）胚泡的形成

桑椹胚进入子宫腔后,细胞继续分裂,细胞间出现小的间隙,约受精后第 5 天,这些小间隙逐渐汇合成一大腔,形成一个囊泡状的胚,称**胚泡**(blastocyst)。胚泡表面的单层细胞与吸收营养有关,称**滋养层**(trophoblast);胚泡内含有液体的腔称**胚泡腔**(blastocoele);位于胚泡腔一侧的一群细胞称**内细胞群**(inner cell mass)。内细胞群附着处的滋养层称**极端滋养层**(图 14 - 4)。受精后第 5 天,透明带消失,胚泡与子宫内膜接触,开始植入。

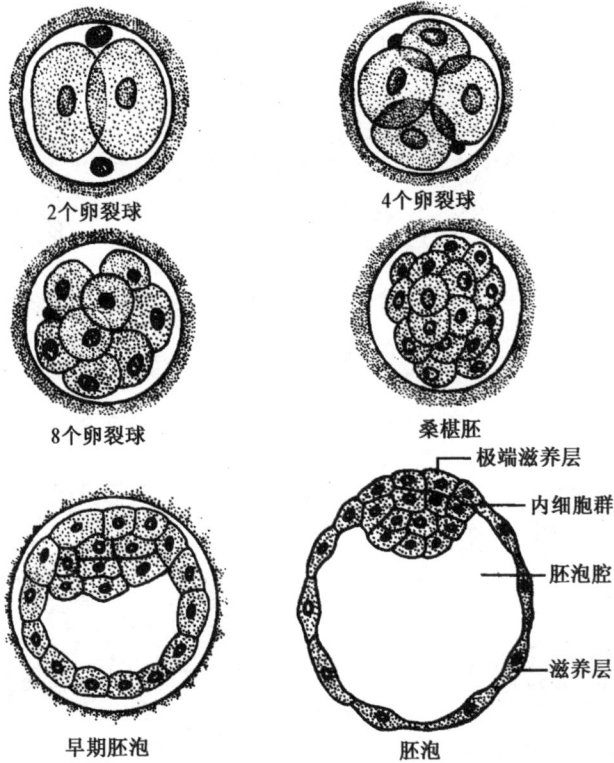

2个卵裂球	4个卵裂球
8个卵裂球	桑椹胚
早期胚泡	胚泡

极端滋养层
内细胞群
胚泡腔
滋养层

图 14 - 4　卵裂、桑椹胚和胚泡形成示意图

> **知识链接**
>
> #### 胚胎干细胞
>
> 　　胚胎干细胞(embryonic stem cell,ESC)是由胚泡(囊胚)内细胞群(inner cell mass, ICM)或早期胚胎原始生殖嵴的胚胎生殖细胞(primordial germ cells,PGCs)建立的、可在体外增殖传代培养、具有稳定的二倍体核型、具有自我更新和多向分化增殖潜能的全能干细胞,表面特异抗原标记的、可分化为三个胚层来源的各种组织和细胞类型(包括生殖腺和生殖细胞)的永久细胞系。
>
> 　　胚胎干细胞具有胚胎细胞和体细胞的某些特性,既可进行体外培养、扩增、转化和制作基因突变模型等遗传操作,又可分化成各种组织细胞。ESC 在移植医学、组织工程、药理学及发育学等研究领域具有重要的科学意义和巨大的应用前景,对于有效地治疗多种疾病,维护和促进人类健康具有巨大的潜在价值。

三、植入与蜕膜

(一)植　入

　　胚泡埋入子宫内膜的过程,称植入(implantation)或着床(imbed)。植入始于受精后第5～6天,于第11～12天完成(图14-5、图14-6)。

　　1. 植入的过程　植入时,极端滋养层首先与子宫内膜接触,并分泌蛋白水解酶,溶解子宫内膜而形成缺口,胚泡沿此缺口逐渐埋入子宫内膜。随着胚泡的陷入,缺口周围的内膜上皮分裂增殖,将缺口修复,植入完成(图14-6)。

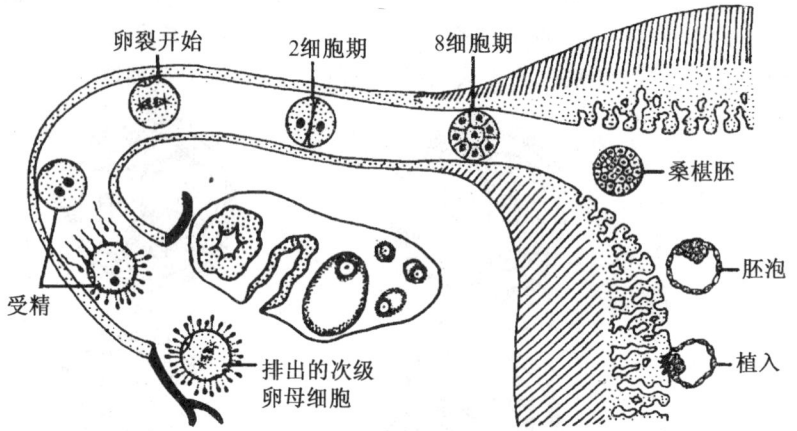

图14-5　排卵、受精、卵裂和植入示意图

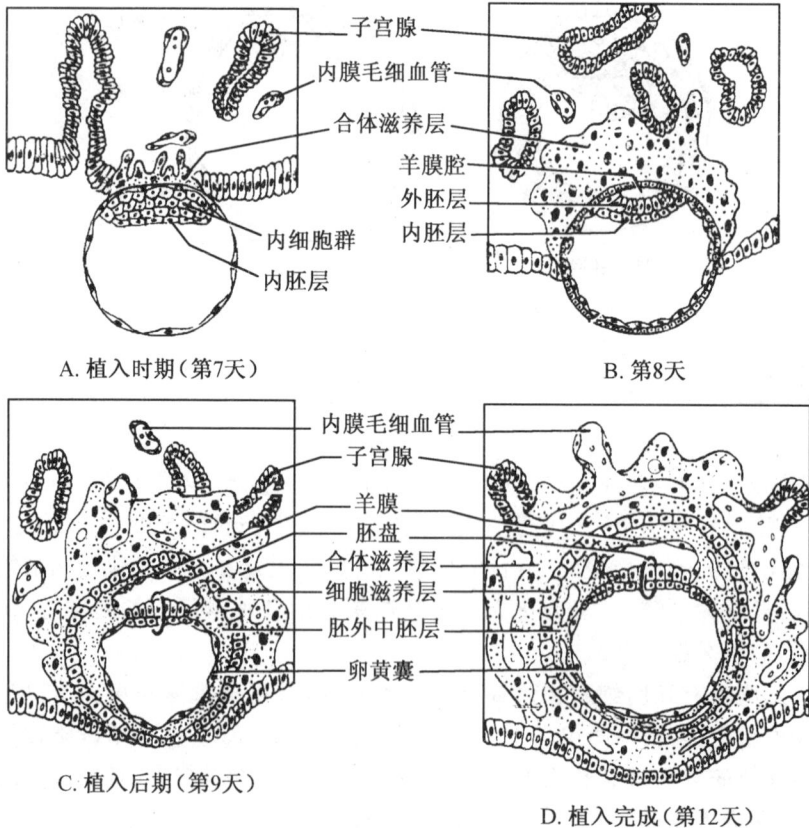

A. 植入时期(第7天)

B. 第8天

C. 植入后期(第9天)

D. 植入完成(第12天)

图14-6　植入过程

2. 植入的部位 正常植入的部位是在子宫体或子宫底。若植入在子宫颈内口附近,将形成前置胎盘,分娩时可造成难产或发生大出血。若植入在子宫以外部位,称宫外孕,以输卵管壶腹部或峡部多见(图14-7)。

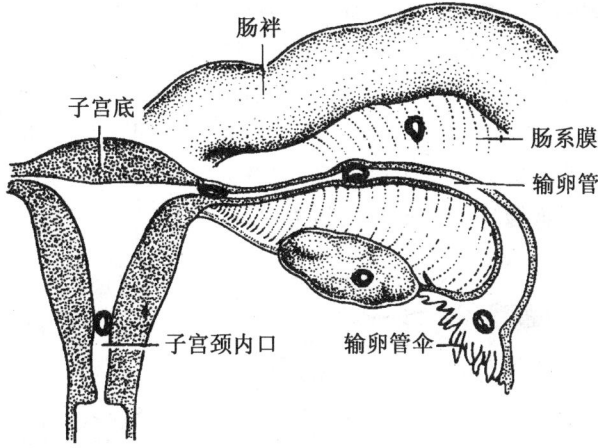

图14-7 异位植入示意图

3. 植入的条件 母体雌激素和孕激素的正常分泌使子宫内膜处于分泌期是植入的首要条件;透明带的准时消失、胚泡适时进入子宫腔和正常的子宫腔内环境等是植入的必要条件。若上述条件之一不正常,植入将难以完成。临床上通过药物改变子宫内膜的状态或子宫腔内放置节育环等方式达到避孕的目的。

(二)蜕 膜

植入时的子宫内膜正处于分泌期。在妊娠黄体分泌的激素作用下,子宫腺分泌更旺盛,基质细胞变肥大,胞质充满糖原和脂滴,内膜血液供应更丰富,这些变化称**蜕膜反应**,植入后的子宫内膜称**蜕膜**(decidua)。根据蜕膜与胚泡的位置关系,可将蜕膜分为三部分(图14-8):① **基蜕膜**(decidua basalis):位于胚泡深面的蜕膜;② **包蜕膜**(decidua capsularis):覆盖在胚泡表面的蜕膜;③ **壁蜕膜**(decidua parietalis):子宫其余部分的蜕膜。第3个月后,包蜕膜与壁蜕膜融合,子宫腔消失。

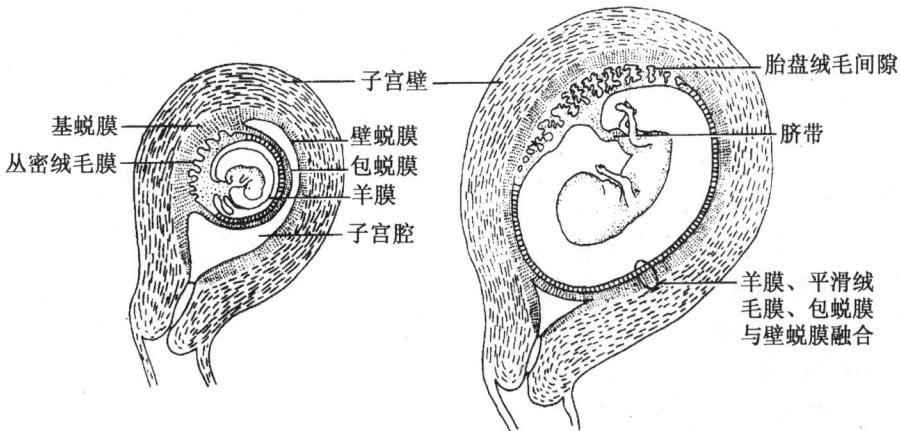

图14-8 植入部位及蜕膜

四、胚层的形成

（一）二胚层胚盘及相关结构的形成（第2周）

1. 二胚层胚盘的形成　胚泡植入过程中，面向胚泡腔的内细胞群的细胞增殖分化，形成一层立方形细胞，称**内胚层**（endoderm）。内胚层背侧为一层柱状细胞，称**外胚层**（ectoderm）。外胚层和内胚层的细胞紧密相贴形成一个圆盘状的结构，称**胚盘**（embryonic disc），它是胚体发生的原基（图14-9）。随后，外胚层和滋养层间出现一腔，称**羊膜腔**（amniotic cavity），腔内含羊水。外胚层即为羊膜腔的底，腔壁为羊膜上皮。内胚层周缘的细胞增生向下迁移围成一个囊，称**卵黄囊**（yolk sac），其顶为内胚层。

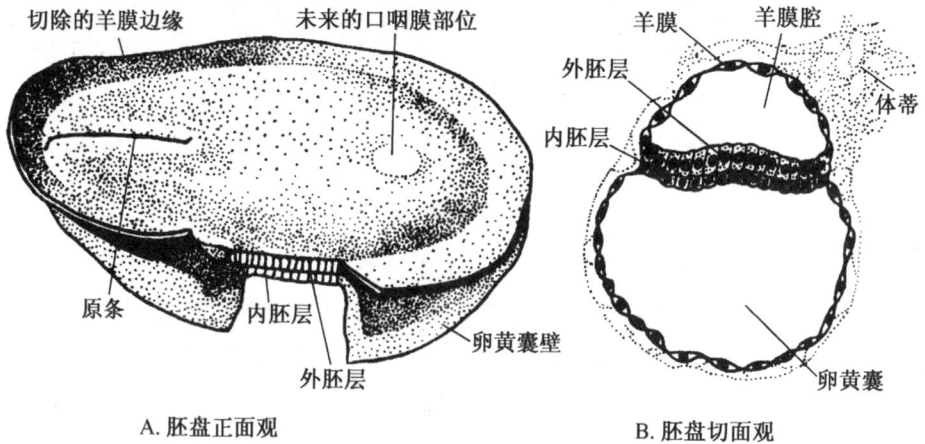

A. 胚盘正面观　　　　　　　　　　B. 胚盘切面观

图14-9　第2周末人胚盘示意图

2. 胚外中胚层的形成　内细胞群增殖分化的同时，滋养层细胞也逐渐分化为2层，外层细胞界限消失，称**合体滋养层**；内层由一层分界清楚的立方形细胞组成，称**细胞滋养层**（图14-6）。细胞滋养层的细胞可不断向外分裂演变为合体滋养层，同时向内增殖形成一些星状细胞，填充于细胞滋养层和羊膜囊、卵黄囊之间，称**胚外中胚层**。随即胚外中胚层细胞间出现小腔隙，逐渐融合成一个大腔，称**胚外体腔**（图14-10）。由于胚外体腔的出现，将胚外中胚层分成两部分，一部分衬在滋养层内表面，另一部分衬在羊膜囊和卵黄囊外表面。随着

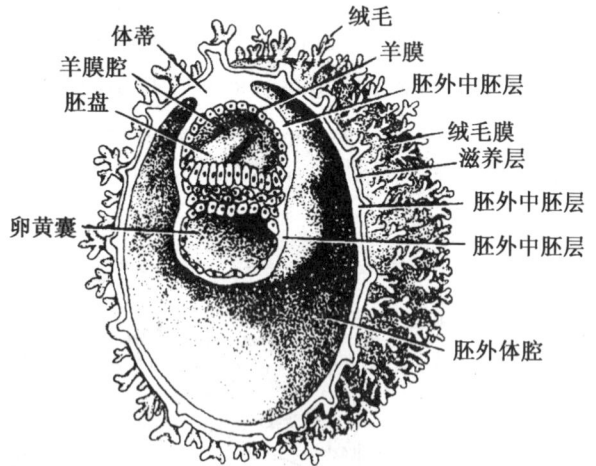

图14-10　第3周初胚的剖面模式图

胚外体腔的扩大，连于胚盘尾端与滋养层之间的胚外中胚层，称**体蒂**（body stalk）（图14-10），它是脐带发育的原基。

（二）三胚层胚盘及相关结构的形成（第3周）

第3周初，外胚层细胞增殖向胚盘尾侧的中轴线迁移，形成了一条增厚的细胞索，称**原条**（primitive streak）（图14-11）。原条的形成，决定了胚体的头尾方向，原条出现的一端为尾端，相对的一端为头端。原条中央出现的浅沟，称**原沟**（primitive groove）。原沟深部的细胞继续向深部迁移，在内、外胚层之间，向头、尾及左右两侧增殖扩展形成一层细胞，即**中胚层**（mesoderm）。第3周末，胚盘由三个胚层构成，称三胚层胚盘。

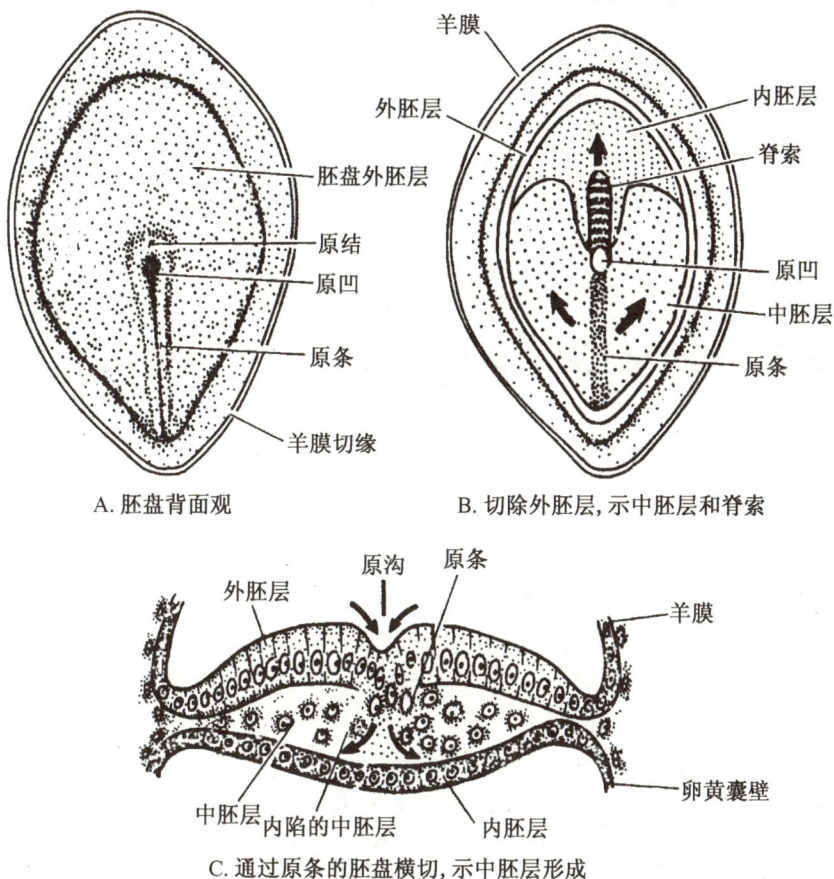

A.胚盘背面观　　　　　　B.切除外胚层,示中胚层和脊索

C.通过原条的胚盘横切,示中胚层形成

图14-11 第16天胚盘示原条、中胚层和脊索的形成

与此同时，原条的头端细胞增殖、隆起呈结节状，称**原结**（图14-12）。原结中央的深窝称**原凹**。原结的细胞增殖，经原凹向深部迁移，在内、外胚层之间向胚盘头端延伸，形成一条细胞索，叫**脊索**（notochord）。在脊索的头端和原条的尾端各有一小区域无中胚层，内、外胚层直接相贴，分别称**口咽膜**和**泄殖腔膜**。原条和脊索构成了胚盘的中轴。随着胚盘的发育，脊索由尾端向头端生长，而原条由头端向尾端逐渐退化消失。若原条细胞残留，在人体骶尾部可分化形成由多种组织构成的畸胎瘤（图14-13）。脊索可

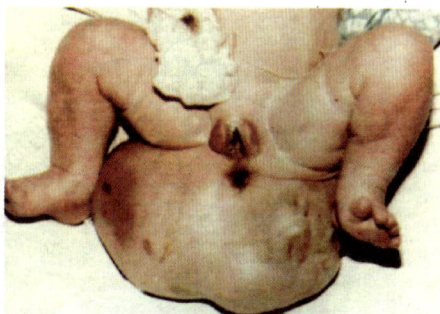

图14-13 畸胎瘤

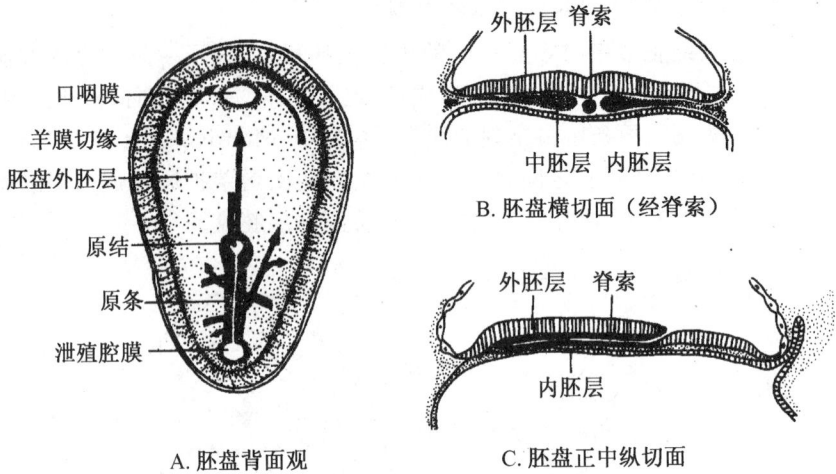

图 14-12　原条、中胚层和脊索的形成

诱导其背侧的外胚层形成神经管,最后退化为椎间盘的髓核。

五、三胚层的分化和胚体外形建立

(一) 三胚层的分化

在胚胎发育过程中,结构和功能相同的细胞,分裂增殖形成结构和功能不同的细胞,称**分化**(differentiation)。

1. 外胚层的分化　脊索形成后,诱导其背侧的外胚层增厚呈板状,称**神经板**(图 14-14)。神经板的中轴部分凹陷成**神经沟**,两侧隆起成**神经褶**。神经褶从神经沟中段开始愈合形成**神经管**(图 14-15),并逐渐向头、尾两端延伸,最后在头、尾两端各有一个孔,分别

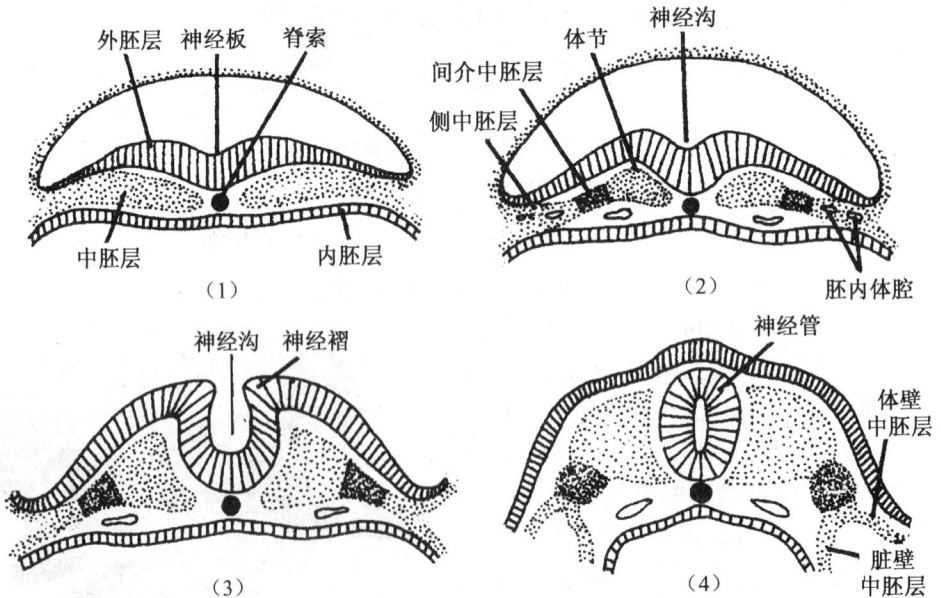

图 14-14　中胚层的早期分化及神经管的形成

称**前神经孔**和**后神经孔**，第 4 周末，两个孔相继闭合。神经管是中枢神经系统的原基，将分化为脑、脊髓、松果体、神经垂体和视网膜等。若前、后神经孔未愈合，将会分别导致无脑畸形和脊柱裂(图 14 - 16)。在神经管形成过程中，神经褶边缘的一部分细胞，在神经管背侧形成两条纵行的细胞索，称**神经嵴**，它是周围神经系统的原基，将分化为周围神经系统、肾上腺髓质及一部分 APUD 系统。

体表外胚层分化为皮肤的表皮和附属器、内耳及腺垂体等。

2. 中胚层的分化　中胚层形成后，在脊索左右两侧，由内向外依次分为轴旁中胚层、间介中胚层和侧中胚层三部分(图 14 - 14)。此外，分散存在的中胚层细胞称间充质细胞。

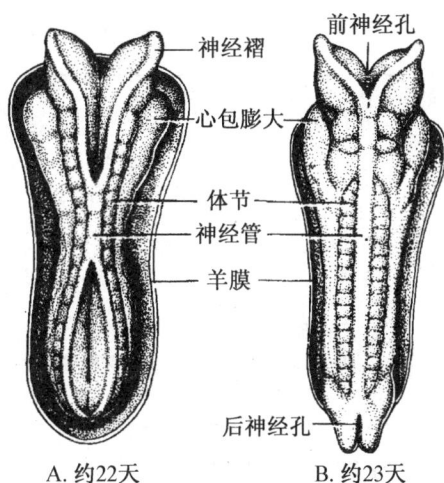

图 14 - 15　神经管的形成

（1）**轴旁中胚层**　脊索两侧的中胚层细胞增殖较快，形成两条纵列的细胞索即为轴旁中胚层。随即横裂为块状结构，形成**体节**(图 14 - 14、图 14 - 15)。体节从颈部向尾侧依次形成，从第 20 天开始，每天形成 3 对，第 5 周时，体节全部形成，共 42~44 对(图 14 - 17)，故可根据体节的数量来推算早期胚龄。体节分化为皮肤的真皮、中轴骨和骨骼肌。

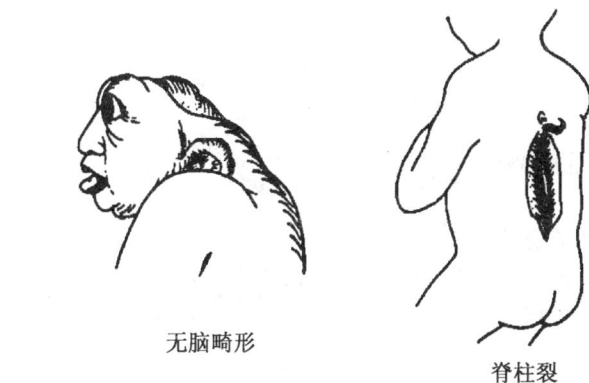

图 14 - 16　神经管畸形

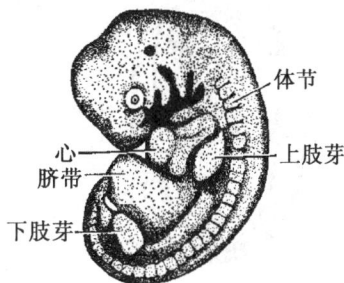

图 14 - 17　第 5 周人胚示意图

（2）**间介中胚层**　位于轴旁中胚层与侧中胚层之间，分化为泌尿系统和生殖系统的主要器官。

（3）**侧中胚层**　是最外侧的中胚层部分。侧中胚层中央形成体腔后，将侧中胚层分成两层，与外胚层相贴的称**体壁中胚层**，与内胚层相贴的称**脏壁中胚层**，两层之间的腔为**胚内体腔**(图 14 - 14、图 14 - 18)。体壁中胚层分化为体壁的骨骼、肌肉和结缔组织等，脏壁中胚层分化为内脏平滑肌和结缔组织。胚内体腔分化为心包腔、胸膜腔和腹膜腔。

分散的间充质分化为结缔组织、肌组织和血管等。

3. 内胚层的分化　随着胚盘卷折成圆柱形的胚体，内胚层包卷成管，称**原始消化管**(图 14 - 18)，分化为咽以下消化管、消化腺、下呼吸道和肺的上皮、甲状腺、甲状旁腺和胸腺等。

三胚层分化形成的组织和器官见表 14-1。

表 14-1 三胚层分化形成的组织和器官

胚 层	分化形成的组织和器官
外胚层	表皮及皮肤的附属结构、乳腺；鼻腔和鼻旁窦的上皮；唾液腺的上皮；口腔及肛管下段的上皮；角膜、视网膜和结膜的上皮；虹膜的平滑肌；神经系统；垂体，肾上腺髓质及嗜铬细胞
中胚层	结缔组织、软骨、骨和血液；肌组织；胸膜、腹膜、心包膜；肾、输尿管、膀胱三角区上皮；睾丸、附睾、输精管、精囊；卵巢、输卵管、子宫、阴道穹隆部；肾上腺皮质；心、血管、淋巴管、淋巴结、脾、骨髓
内胚层	咽至直肠各段的上皮；肝、胆、胰的上皮；呼吸道（喉以下）及肺泡的上皮；甲状腺和甲状旁腺的上皮；胸腺和扁桃体的上皮；咽鼓管和鼓室的上皮；膀胱的小部分和后尿道的上皮；阴道前庭及阴道上皮

（二）胚体外形建立

伴随三胚层的分化，胚盘边缘向腹侧卷折形成头褶、尾褶和左右侧褶，扁平形的胚盘逐渐变为圆柱形的胚体（图 14-18）。其结果是：① 卵黄囊与体蒂连于胚的腹侧，外包羊膜，形成原始脐带。② 胚体借脐带悬浮于羊膜腔的羊水内。③ 口咽膜和泄殖腔膜分别转到胚体头和尾的腹侧。④ 外胚层包于胚体的外表。⑤ 内胚层卷折到胚体内，形成头尾方向的原始消化管。至第 8 周末，胚体外表已可见眼、耳和鼻的原基及发育中的四肢等，并初具人形（图 14-19）。

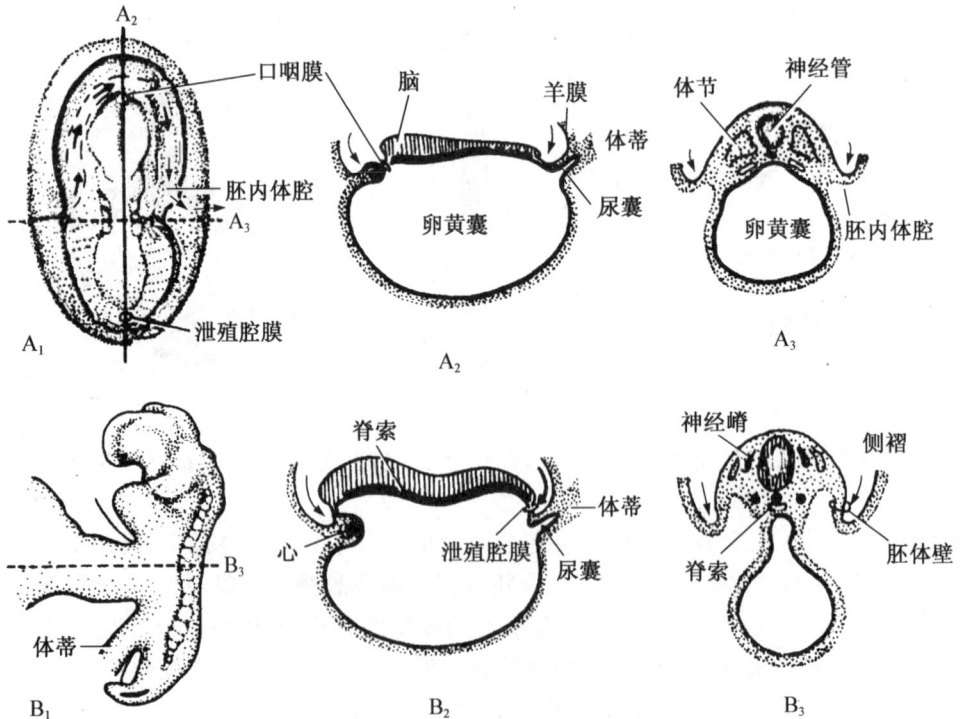

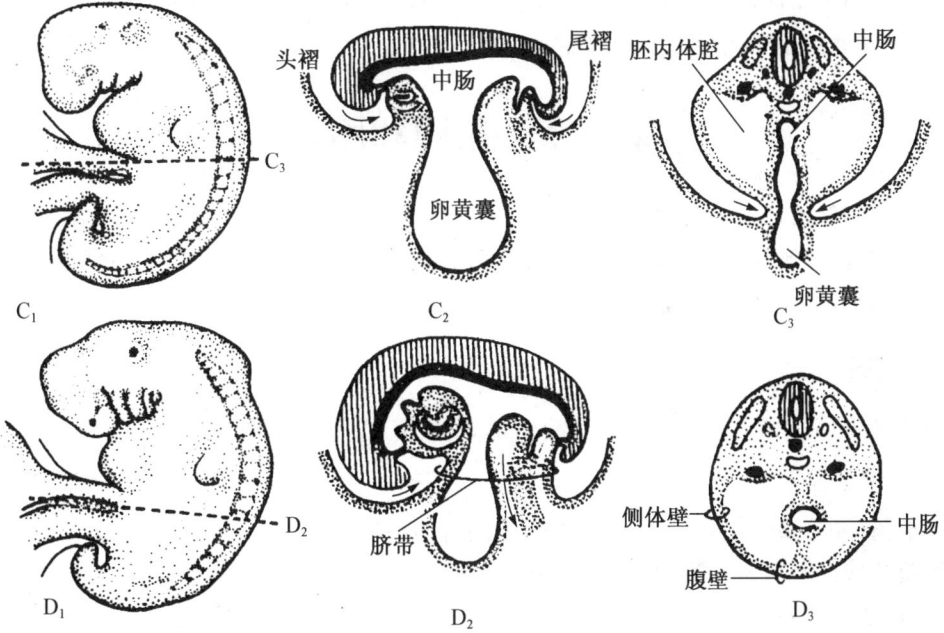

图 14-18 胚体外形的形成

A₁. 约 20 天人胚背面观 B₁. 约 23 天人胚侧面观 C₁. 约 26 天人胚侧面观

D₁. 约 28 天人胚侧面观 A₂~D₂. 为 A₁~D₁ 纵断面 A₃~D₃. 为 A₁~D₂ 相应横断面

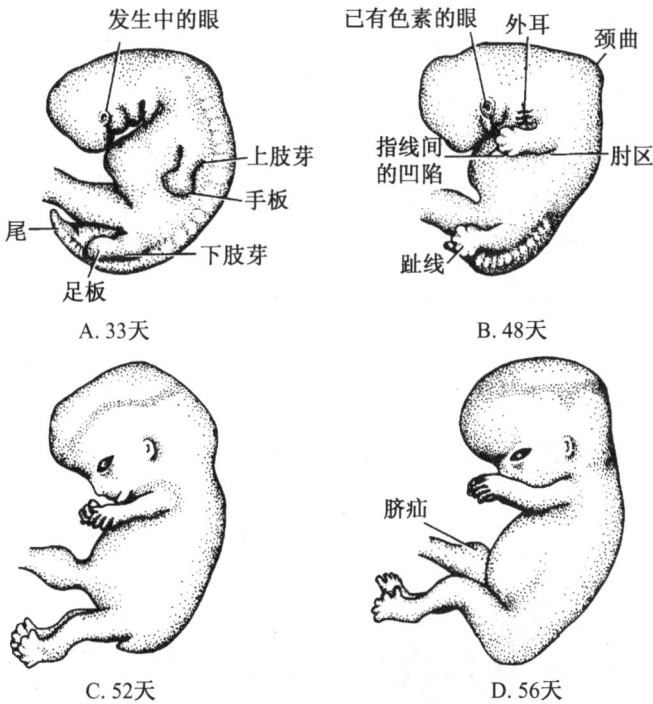

图 14-19 5~8 周人胚外形

从一个受精卵发育到由数万亿个细胞构成的胎儿,经历了细胞增殖、细胞分化、细胞凋亡、组织诱导、形态形成和功能完善等基本方式。细胞增殖是形态发生中"生"的行为,而细胞的程序性死亡即凋亡是胚胎发生中"死"的行为。"生"与"死"的行为在胚胎器官发育的过程中贯穿始终,从而修琢出结构精细并功能完善的成体器官。

第二节　胎膜和胎盘

从受精卵开始,细胞不断分裂和分化,一部分细胞发育成胎儿,另一部分细胞发育成胎儿的附属结构,即**胎膜**和**胎盘**,它们对胚胎起保护、营养、呼吸、排泄等作用,有的还有内分泌功能。胎儿娩出后,胎膜、胎盘和子宫蜕膜一起排出,总称**衣胞**(afterbirth)。

一、胎　膜

胎膜(fetal membrane)包括绒毛膜、卵黄囊、尿囊、羊膜和脐带(图14-20)。

(一)绒毛膜

绒毛膜(chorion)由滋养层和胚外中胚层发育而成。绒毛膜包在胚胎的最外面,直接与子宫蜕膜接触。胚胎发育第2周,细胞滋养层局部增生,伸入合体滋养层内,形成许多绒毛状突起,称**初级绒毛干**。第3周,胚外中胚层长入初级绒毛干内,称**次级绒毛干**。第3周末,次级绒毛干中轴的胚外中胚层分化形成结缔组织和血管,称**三级绒毛干**(图14-21)。各级绒毛干的表面都发出分支,形成许多细小的绒毛。绒毛干末端的细胞滋养层增殖,穿出合体滋养层,直达基蜕膜,将绒毛干固定于蜕膜上,相邻绒毛干细胞滋养层以同样方式伸展并相互连接,在绒毛膜表面形成一层细胞滋养层壳,使绒毛膜与子宫蜕膜牢固连接。

绒毛表面的滋养层溶解周围的蜕膜而形成许多小腔隙,称绒毛间隙,内含来自母体子宫螺旋动脉的血液。胚胎通过绒毛吸取母血中的营养物质并排出代谢产物。

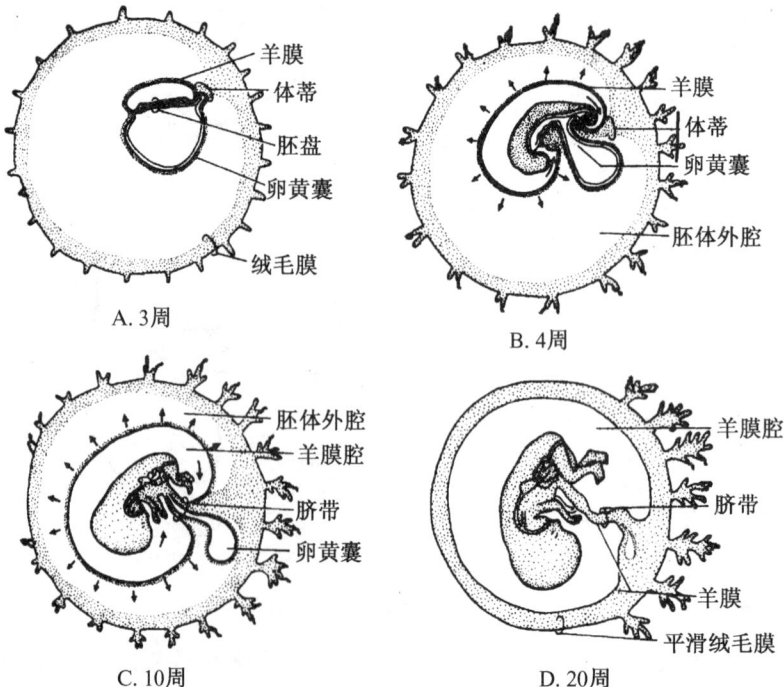

A. 3周

B. 4周

C. 10周

D. 20周

图14-20　胎膜变化示意图

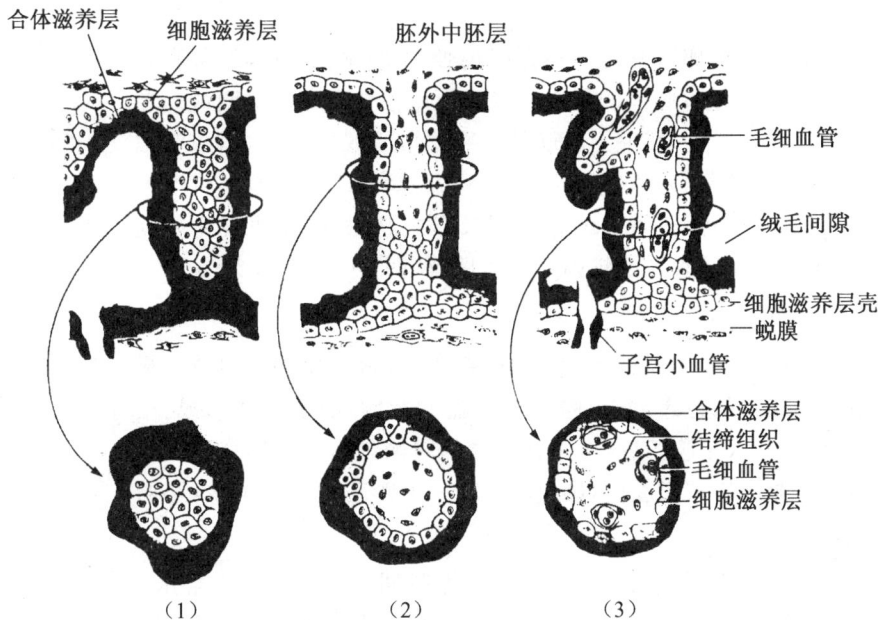

图 14-21 绒毛干的分化发育
上图为绒毛干纵断面,下图为绒毛干横断面
(1) 初级绒毛干 (2) 次级绒毛干 (3) 三级绒毛干

胚胎发育早期,整个绒毛膜表面的绒毛均匀分布。第 8 周后,与包蜕膜相邻接的绒毛因血供不充分而逐渐退化,第 4 个月时,绒毛完全消失,此部分绒毛膜称**平滑绒毛膜**(smooth chorion);与基蜕膜相邻接的绒毛因血供丰富而发育旺盛,呈树枝状分支,此部分绒毛膜称**丛密绒毛膜**(villous chorion)。随着胚胎的发育增长和羊膜腔的扩大,羊膜、平滑绒毛膜和包蜕膜进一步凸向子宫腔,最终与壁蜕膜融合。至此,胚外体腔与子宫腔均消失(图 14-8)。

在绒毛膜发育过程中,若绒毛内的血管发育不良或与胚体的血管未连通,胚胎常因缺乏营养而发育迟缓或死亡;若滋养层细胞过度增生,绒毛间质变性水肿,血管消失,胚胎发育受阻,绒毛形成许多大小不等的葡萄状水泡样结构,称水泡状胎块或葡萄胎;若滋养层细胞癌变,形成绒毛膜上皮癌。

(二) 卵黄囊

卵黄囊(yolk sac)位于原始消化管腹侧,卵黄囊壁由内胚层和胚外中胚层构成(图 14-10、图 14-18、图 14-20)。鸟类胚胎的卵黄囊贮存大量卵黄,为胚胎发育提供营养。人胚胎的卵黄囊内无卵黄,它的出现是种系发生和进化过程的重演。胚第 3 周,卵黄囊壁的胚外中胚层形成血岛,它是最早形成造血干细胞的部位。原始生殖细胞来自卵黄囊壁的内胚层。胚第 4 周时,卵黄囊顶部的内胚层随着胚盘向腹侧包卷,形成了原始消化管。卵黄囊通过卵黄蒂与原始消化管相连,以后卵黄蒂闭锁,卵黄囊也退化消失。若卵黄蒂近端未退化则形成**回肠憩室**,又称**麦克尔憩室**(Meckel's deverticulum)(图 14-22);卵黄蒂未退化形成脐粪瘘(图 14-22)。

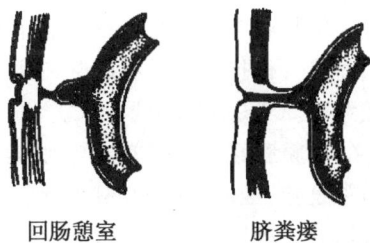

回肠憩室　　　脐粪瘘
图 14-22 回肠憩室与脐粪瘘

（三）尿　囊

尿囊（allantois）是卵黄囊尾侧向体蒂内伸出的一个盲管，外包胚外中胚层（图 14 - 18），随着胚体的形成开口于原始消化管尾段的腹侧。在人类，尿囊为遗迹性器官，其壁上的胚外中胚层形成尿囊血管，当尿囊被卷入脐带后，尿囊血管成为两条**脐动脉**和一条**脐静脉**。尿囊根部将参与膀胱的形成，从膀胱顶部至脐内的尿囊细管形成脐尿管，脐尿管将闭锁形成脐中韧带。若脐尿管未闭锁则形成**脐尿瘘**（图 14 - 23）。

（四）羊　膜

羊膜（amnion）为半透明的薄膜，由羊膜上皮和胚外中胚层组成。最初，羊膜附着于胚盘的边缘，羊膜腔位于胚盘的背侧，随着胚体形成、羊膜腔扩大和胚体凸入羊膜腔内，羊膜在胚体的腹侧包裹体蒂形成原始脐带，使胚胎完全游离于羊膜腔内（图 14 - 20）。羊膜腔内充满羊水，胚胎浸泡在羊水中生长发育。

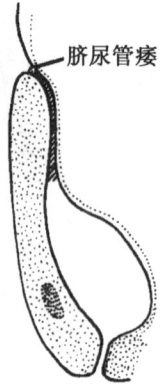

脐尿管瘘

图 14 - 23　脐尿瘘

早期羊水主要由羊膜上皮细胞分泌，妊娠晚期胎儿尿液注入羊水。由于羊水不断被羊膜吸收和被胎儿吞饮，故羊水是不断更新的。羊水具有保护作用，胚胎在羊水中可自由地活动，有利于骨骼和肌肉的发育，防止胚胎与羊膜发生粘连，使胚胎免受压迫和震荡的损伤；分娩时，羊水还有扩张宫颈和冲洗润滑产道的作用。正常羊水呈淡黄色，弱碱性，足月时正常羊水约 1000ml。羊水过多或过少常伴有胎儿的先天畸形。如胎儿无肾、肾脏发育不全或尿道闭锁常伴有羊水过少（少于 500ml）；无脑畸形或食管闭锁，可导致羊水过多（2000ml 以上）。羊水中含有胎儿脱落的上皮细胞，抽取羊水进行细胞染色体检查、DNA 分析或测定羊水中某些物质的含量，可检测胎儿性别和早期诊断某些先天畸形。

（五）脐　带

脐带（umbilical cord）是连于胚胎脐部与胎盘间的索条状结构（图 14 - 20），由羊膜包绕体蒂、尿囊和卵黄囊而成。尿囊和卵黄囊闭锁消失后，脐带内有黏液性结缔组织、两条脐动脉和一条脐静脉。脐动脉将胚胎血液运送至胎盘绒毛毛细血管，与绒毛间隙内的母血进行物质交换，脐静脉将吸纳了丰富营养和氧的血液送回胚胎。足月时脐带长约 40～60cm，粗约 1.5cm。脐带过短（20cm 以下）分娩时会引起胎盘过早剥离，造成出血过多。脐带过长（120cm 以上）易发生脐带绕颈或缠绕肢体，影响胎儿局部的发育，甚至造成窒息死亡。

📖 **知识链接**

羊膜腔穿刺术

羊膜腔穿刺术是指在妊娠中晚期穿刺羊膜腔，获取羊水或向羊膜腔内注射药物进行治疗的一种技术。羊膜腔穿刺术的最佳时期为妊娠 16 周至 18 周，因为这个时期的羊膜腔约有 200～300ml 的羊水。

羊膜腔穿刺术是在超声波探头的引导下，以一支细长针穿过腹壁、子宫肌层及羊膜进入羊膜腔，抽取 20～30ml 羊水。检查羊水中胎儿细胞的染色体、DNA、生化等，是目前最常用的一种产前诊断技术。

二、胎　盘

（一）胎盘的结构

胎盘（placenta）是由胎儿的丛密绒毛膜与母体的基蜕膜共同组成的圆盘状结构（图14-24）。足月胎儿的胎盘重约500g，直径15~20cm，中央厚，周边薄，平均厚约2.5cm。胎盘的胎儿面光滑，覆有羊膜，脐带附着于中央或稍偏，透过羊膜可见呈放射状走行的脐血管分支。胎盘的母体面粗糙，可见15~30个由浅沟分隔的**胎盘小叶**。

胎盘的丛密绒毛膜发出40~60根绒毛干，绒毛干又发出许多细小的突起，主干的末端由细胞滋养层壳固着于基蜕膜，称**固定绒毛**，其周围的绒毛则游离浸泡于绒毛间隙的母血中，称**游离绒毛**（图14-25）。绒毛间隙之间有基蜕膜构成的**胎盘隔**，将胎盘分成15~30个胎盘小叶，每1~4个绒毛干及分支形成一个胎盘小叶。

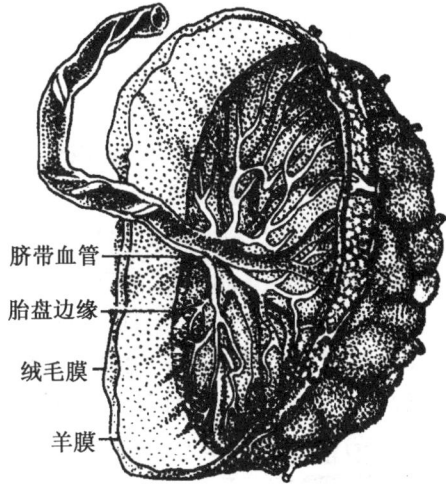

脐带血管
胎盘边缘
绒毛膜
羊膜

图14-24　胎盘的外形

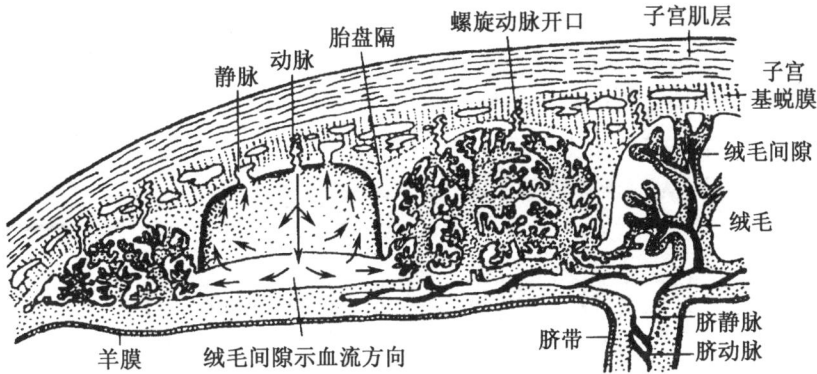

图14-25　胎盘结构模式图（纵切）

（二）胎盘的血液循环和胎盘屏障

胎盘内有胎儿和母体两套血液循环系统。胎儿的静脉血（主要含代谢产物）经脐动脉及其分支流入胎盘绒毛毛细血管，与绒毛间隙的母血进行物质交换后，成为动脉血（主要含氧和营养物质），经脐静脉回流入胎儿体内。母体血液由子宫螺旋动脉流入绒毛间隙，与绒毛毛细血管内的胎儿血进行物质交换后，经子宫静脉流回母体。胎儿和母体的血液在各自的封闭管道内循环，互不相混，但可进行物质交换。

胎儿血与母体血在胎盘内进行物质交换所通过的结构称**胎盘屏障**（placental barrier）或**胎盘膜**（placental membrane）。早期胎盘屏障由合体滋养层、细胞滋养层及基膜、绒毛内结缔组织、毛细血管基膜及内皮构成。发育后期，母血与胎血仅隔合体滋养层、毛细血管内皮细胞及两者的基膜，故通透性很强，更有利于胎血与母血间的物质交换。

(三) 胎盘的功能

1. 物质交换　是胎盘的主要功能,胎儿通过胎盘从母血中获得营养物质和氧气,排出代谢产物和二氧化碳。

2. 屏障作用　正常情况下,胎盘有阻挡细菌或病毒进入胎儿的作用。某些细菌、病毒偶尔可以在胎盘形成病灶,破坏绒毛,进入胎体感染胎儿;有些药物也可通过胎盘屏障,影响胚胎发育,甚至引起先天性畸形。所以孕妇用药须慎重,并注意防止细菌和病毒感染。

3. 内分泌功能　胎盘的合体滋养层可分泌多种激素,对维持妊娠起着重要作用。主要有:① **人绒毛膜促性腺激素**(human chorionic gonadotropin,HCG),从受精后第 2 周开始分泌,第 8 周达高峰,以后逐渐下降。该激素促使月经黄体发育为妊娠黄体,以维持妊娠。HCG 在受精后第 3 周可从孕妇尿中检出,临床上常作为早期妊娠诊断的指标之一。② **孕激素和雌激素**,于受精后第 4 个月开始分泌,以后逐渐增多。妊娠黄体退化后,这两种激素起维持继续妊娠的作用。③ **人胎盘催乳素**(human placental lactogen),于受精后第 2 个月开始分泌,第 8 个月达高峰,直至分娩,能促进母体乳腺的发育,也可促进胎儿的生长发育。

> **知识链接**
>
> #### "生命银行"——脐带(血)、胎盘干细胞
>
> 　　曾被作为医疗废弃物处理的脐带(血)、胎盘中含有丰富的不同种类的干细胞。脐血中富含造血干细胞,可分化为各种血液细胞和免疫细胞;脐带中富含间充质干细胞,可分化为成骨细胞、脂肪细胞、软骨细胞;胎盘中富含的干细胞属于亚全能干细胞,能根据需要诱导分化成间充质干细胞、血管干细胞、神经干细胞、肝干细胞等。这些珍贵的干细胞可以作为重要的医疗资源,用以治疗多种疾病,其中包括免疫系统、神经系统、心、脑血管和肝等多种疾病。如果在宝宝出生时将这些干细胞在 −196℃ 的低温下保存,就等于为宝宝的生命做了一份备份,为孩子日后健康成长"上保险"。

第三节　双胎、多胎和联体双胎

一、双　胎

双胎又称**孪生**(twins),可分为单卵双胎和双卵双胎,其发生率约为 1%。

(一) 单卵双胎

单卵双胎(monozygotic twins)是指一个受精卵发育为两个胎儿(图 14-26)。所形成的两个个体的遗传基因完全相同,性别、相貌、生理特征也极相似,两个体之间可进行组织或器官移植而不引起免疫排斥反应。单卵双胎形成的原因:① 受精卵形成两个卵裂球时,两者分开,各发育为一个胚泡,分别植入,两个胎儿有各自的羊膜腔和胎盘;② 一个胚泡内出现两个内细胞群,各发育为一个胚胎,他们位于各自的羊膜腔内,但共有一个胎盘;③ 一个胚盘上出现两个原条和脊索,发育为两个胚胎,他们同位于一个羊膜腔内,也共有一个胎盘。

(二) 双卵双胎

双卵双胎(dizygotic twins)是指一次排出两个卵细胞分别受精后发育成两个胎儿。胎

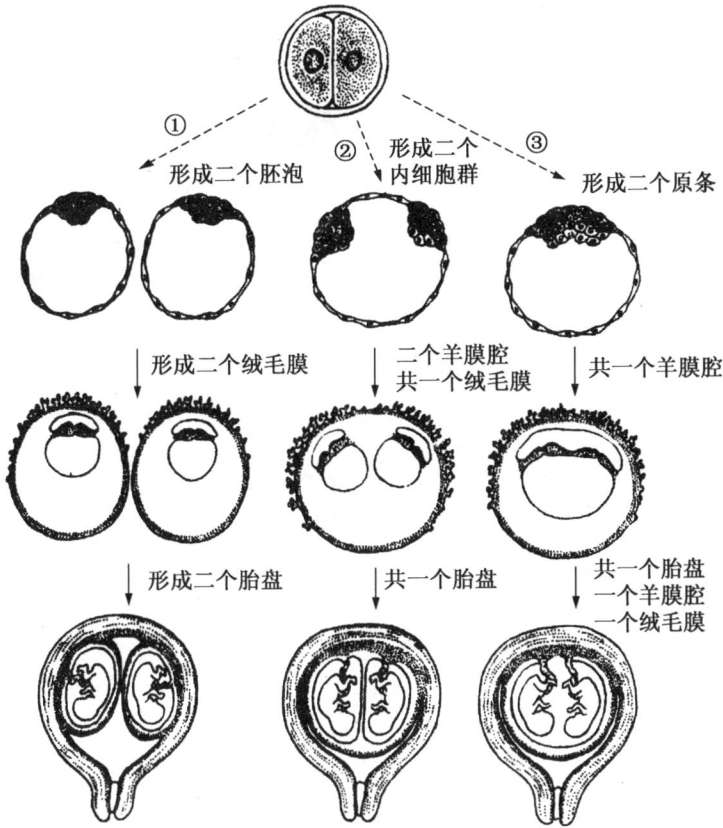

图 14-26　单卵双胎形成示意图

儿的性别相同或不同,相貌和生理特征的差异如同一般兄弟姐妹,仅是同龄而已。他们有各自的胎膜和胎盘。

二、多　胎

一次娩出两个以上胎儿称**多胎**(multiplets)。多胎的原因可以是单卵性、多卵性和混合性的。三胎以上的多胎很少见。

三、联体双胎

联体双胎(conjoined twins)为两个胚胎的局部相连。联体双胎有对称型和不对称型两类。对称型可分为头联胎、颜面胸腹联胎、胸腹联胎、腹联胎、背联胎和臀联胎等(图 14-27)。不对称型是指两个胚胎一大一小,小者常发育不全,形成寄生胎或胎内胎(图 14-27)。联胎是由于在单卵双胎中,一个胚盘形成两个原条时,胚胎分离不完全所致。

第四节　胚胎各期外形的特征和胚胎龄的推算

一、胚胎各期外形的特征

人胚从受精卵发育到成熟胎儿,从内部各器官的发生到外形改变都经过复杂的变化。

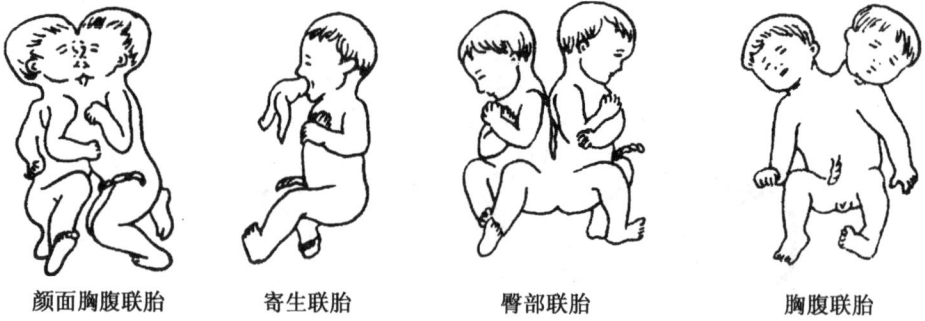

颜面胸腹联胎　　　寄生联胎　　　臀部联胎　　　胸腹联胎

图 14 - 27　联体双胎示意图

现将胚胎的外形特征在各期的主要变化列于表 14 - 2、表 14 - 3 中。

表 14 - 2　胚的外形特征与长度

胚龄(周)	外 形 特 征	长度(mm)
1	受精、卵裂、胚泡形成,开始植入	
2	植入完成,二胚层胚盘形成,绒毛膜形成	0.1~0.4(GL)
3	三胚层胚盘形成,脊索、神经管形成,体节初现	0.5~1.5(GL)
4	胚体逐渐形成,脑泡形成,鳃弓 1~2 对,体节 3~29 对,眼、耳、鼻原基初现,脐带和胎盘形成	1.5~5.0(GL)
5	胚体弯向腹侧,鳃弓 5 对,体节 42~44 对,肢芽出现,手板明显	4~8(GL)
6	肢芽分为两节,足板明显,耳廓突出现,视网膜出现色素	7~12(GL)
7	手足板相继出现指趾,颜面形成,乳腺嵴出现	10~21(GL)
8	指趾明显,眼睑开裂,尿生殖膜和肛膜破裂,外阴可见,性别不辨	19~35(GL)

此表主要参照 Jirasek(1983)

表 14 - 3　胎儿的外形特征、长度与体重

胚龄(周)	外 形 特 征	坐高(CRL,mm)	足长(mm)	体重(g)
9	眼睑闭合,外阴性别不辨	50	7	8
10	指甲发生	61	9	14
12	性别可辨,胎头大,颈明显	87	14	45
14	头竖直,下肢发育好,趾甲发生	120	20(22.0)	110
16	耳竖直,皮肤很薄,肌肉发育	140	27(26.3)	200
18	胎脂出现	160	33(32.9)	320
20	头和体部出现胎毛	190	39(37.9)	460
22	皮肤红而皱	210	45(43.2)	630

续　表

胚龄（周）	外　形　特　征	坐高（CRL，mm）	足长（mm）	体重（g）
24	指甲全出现，眉毛出现，胎体瘦，无皮下脂肪	230	50(49.8)	820
26	眼睑部分张开，睫毛出现，皮下脂肪少	250	55(54.0)	1000
28	眼张开，头发出现，皮肤略皱，早产可存活	270	59(61.9)	1300
30	趾甲全出现	280	63(63.4)	1700
32	指甲平齐指尖，皮肤浅红光滑	300	68(67.4)	2100
36	趾甲平齐趾尖，肢体弯曲，胎体丰满	340	79(73.4)	2900
38	四肢变圆，头发长，胸部发育好，乳腺略突出	360	83(77.4)	3400

注：足长括号内数据是应用 B 超测国人妊娠胎儿足长所得均数，其他数据参照 Moore(1988)。

二、胚胎龄的推算和预产期的计算

（一）胚胎龄的推算

推算胚胎龄的方法有两种，即月经龄和受精龄。

1. 月经龄　从孕妇末次月经的第一天算起至胎儿娩出为止，共计 280 天。以 28 天为一个妊娠月，则为 10 个月（即 40 周），妇产科常用此方法。

2. 受精龄　因为排卵通常是在月经周期的第 14～15 天左右，故实际胚胎龄应从受精日算起，即受精龄应为 280 天减去 14 天，即 266 天（38 周），胚胎学常用此方法。

（二）预产期的计算

预产期是指胎儿出生日期的预计。在临床上常根据月经龄的概念推算出胎儿出生日期，是从孕妇末次月经第一天算起，年加 1，月减 3，日加 7，或月加 9，日加 7。例如孕妇末次月经是 2006 年 5 月 12 日，其预产期即为 2007 年（年加 1）2 月（月减 3）19 日（日加 7）。

胚胎学者根据大量胚胎标本观察、测量，归纳总结出各期胎儿的外形特征、长度和体重，作为推算胎龄的依据（表 14－2）。

胚胎长度的测量标准有三种：① 最长值（greatest length，GL），用于测量 1～3 周胚；② 顶臀长（crown-rump length，CRL），又称坐高，用于测量第 4 周及以后的胚胎；③ 顶跟长（crown-heal length，CHL），又称立高，用于测量胎儿（图 14－28）。

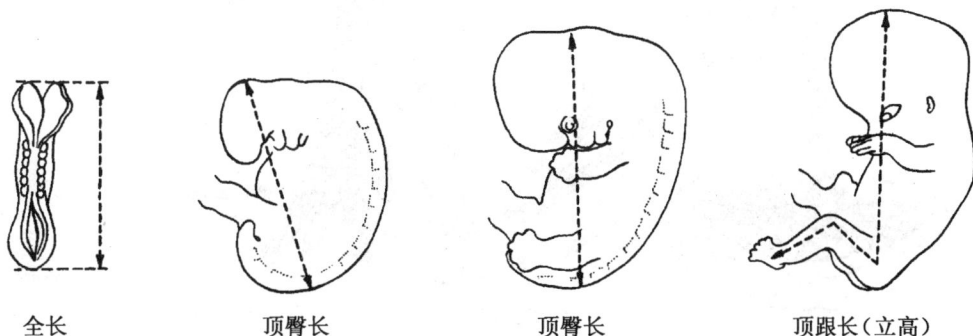

全长　　　顶臀长　　　顶臀长　　　顶跟长（立高）

图 14－28　胚胎长度测量法示意图

第五节　胎儿血液循环及出生后的变化

一、胎儿血液循环的途径

　　由胎盘来的富含氧和营养物质的血液,经**脐静脉**流入肝脏,大部分经**静脉导管**直接注入下腔静脉,小部分经肝血窦与肝门静脉的血相混,经肝静脉注入下腔静脉(图 14 - 29)。下腔

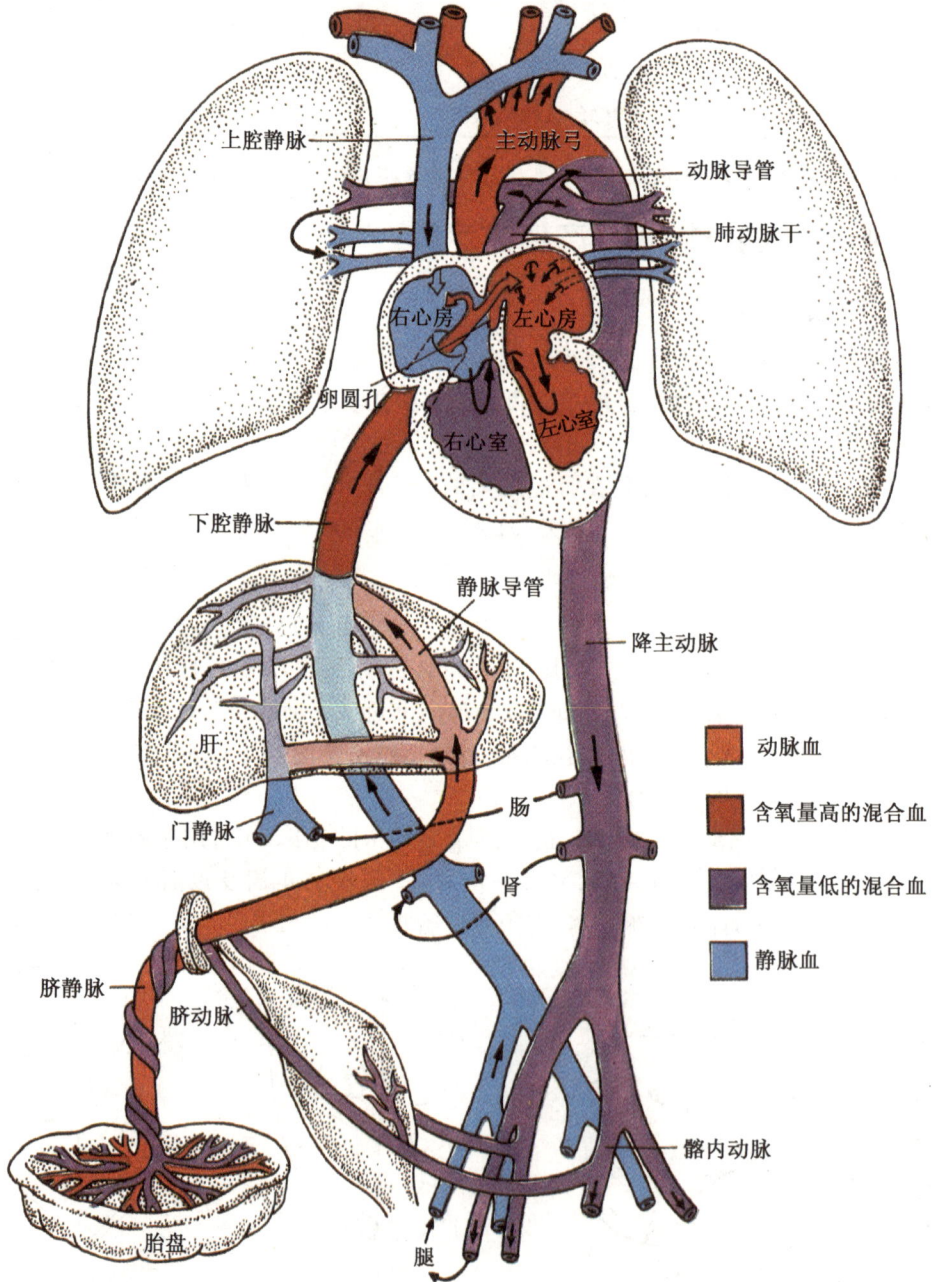

图 14 - 29　胎儿血液循环的途径

静脉还汇集来自下肢、盆腔和腹腔器官来的静脉血,下腔静脉将混合血(主要是含氧量高和营养物质丰富的血)送入右心房,大部分经**卵圆孔**流入左心房,与肺静脉来的少量血液混合后流入左心室。左心室的血液大部分经主动脉弓的分支流入头、颈和上肢,以充分供应胎儿脑发育所需的氧和营养;小部分血液流入降主动脉。从头、颈和上肢回流的静脉血经上腔静脉流入右心房,与少量来自下腔静脉的血液混合后经右心室进入肺动脉。因胎儿肺尚无呼吸功能,故肺动脉的血液小部分进入肺,由肺静脉回流入左心房;大部分经**动脉导管**流入降主动脉。降主动脉的血液一部分供应盆腔、腹腔器官和下肢,另一部分经脐动脉运送至胎盘,与母血进行气体和物质交换后,再经脐静脉返回胎儿体内。

二、胎儿血液循环的特点

1. 通向胎盘的两条脐动脉和一条脐静脉。脐动脉将胎儿的静脉血运至胎盘,经物质交换后,又经脐静脉把动脉血运送胎儿体内。

2. 连接脐静脉与下腔静脉的静脉导管,使大部分动脉血进入下腔静脉。

3. 连接肺动脉和主动脉的动脉导管,使大部分静脉血进入降主动脉。

4. 沟通左、右心房的卵圆孔,使下腔静脉来的动脉血经卵圆孔进入左心房,再入左心室,最后注入主动脉。

三、胎儿出生后血液循环的变化

胎儿出生后,胎盘血循环停止,肺开始呼吸,使血液循环发生如下变化(图 14-30):

1. 脐静脉闭锁形成肝圆韧带。

2. 脐动脉大部分闭锁形成脐外侧韧带,近侧段保留形成膀胱上动脉。

3. 静脉导管闭锁形成静脉韧带。

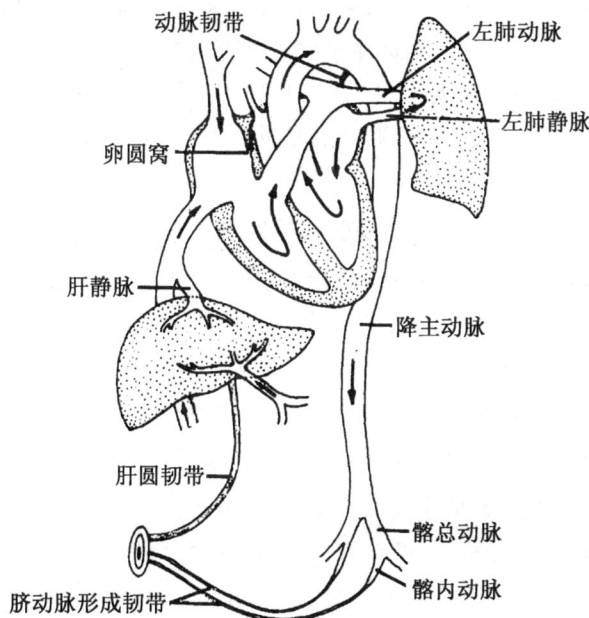

图 14-30　胎儿出生后血液循环途径的变化

4. 动脉导管闭锁形成动脉韧带。由于肺开始呼吸,肺循环血流量增大,动脉导管因平滑肌收缩呈关闭状态,2～3 个月后内膜增生,动脉导管完全闭锁。

5. 卵圆孔关闭成卵圆窝。由于脐静脉闭锁,从下腔静脉流入右心房的血液减少,右心房压力降低,同时肺开始呼吸,由肺静脉流入左心房的血量增多,左心房内压力高于右心房,使卵圆孔关闭成卵圆窝。出生后约一年,由于组织增生,卵圆孔完全关闭。约有 25% 的人的卵圆孔未达到结构上的关闭。

第六节　生殖工程

一、人类辅助生殖技术

辅助生殖技术(assisted reproductive technique,ART)又称助孕技术,近十年来治疗不孕症的助孕技术有了很大的发展。

(一) 人工授精技术

人工授精技术是指人工将精液注入女性生殖管道以达到妊娠目的的技术。分**夫精人工受精**和**供精人工授精**。确定授精时间是人工授精成功的关键之一,其最佳时间是排卵前后24 小时,即围排卵期。B 型超声波检查是确定围排卵期的最为直观、可靠的方法。成熟卵泡的直径一般为 18mm,当测得其直径为 18mm 时,预示排卵即将发生。应用促排卵药物诱发排卵,将准备好的精子直接注入女性生殖管道而使之受孕,这是治疗某些不孕症的一种最为简单有效的方法。

(二) 体外受精、胚胎移植技术——第一代"试管婴儿"

体外受精、胚胎移植技术(IVF-ET),是指精子与卵子在体外受精,经人工培养,当受精卵分裂成 2～8 个卵裂球时,再植入到母体子宫内发育直到分娩。由于这个过程的最早阶段是在体外试管内进行的,俗称**"试管婴儿"**。IVF-ET 技术于 1974 年在英国首先建立,1978年 7 月在英国剑桥诞生了世界上第一例"试管婴儿",1988 年 3 月在北京医科大学第三医院诞生了我国第一例"试管婴儿"。

(三) 单精子卵细胞浆内显微注射、胚胎移植技术——第二代"试管婴儿"

单精子卵细胞浆内显微注射、胚胎移植技术(ICSI-ET)又称第二代"试管婴儿",是利用显微镜操作器及显微注射仪,在体外直接将精子注入卵细胞的细胞浆内,使其受精,经胚胎移植至母体子宫直到分娩。该技术主要适用于男性由于精子质量严重低下导致的不育,可优选精子,提高受精率,特别是解决了精子不能主动进入卵子而自然受精的问题。

(四) 体外受精-胚胎植入前遗传学诊断技术——第三代"试管婴儿"

体外受精-胚胎植入前遗传学诊断技术是指从体外受精的胚胎早期阶段(4～8 个卵裂球),取部分胚胎细胞进行基因检测,将没有遗传性疾病的胚胎植入子宫内,由此诞生的婴儿称第三代"试管婴儿"。该技术被称为生殖医学史上新的里程碑,它从生物遗传学的角度,帮助人类选择生育最健康的后代,为有遗传病的未来父母提供生育健康孩子的机会。因此,第三代"试管婴儿"实际上是一项以优生优育为目的的生殖医学技术。

二、体细胞无性生殖技术——生殖克隆

生物界繁衍后代的方式有无性生殖和有性生殖,前者是不通过生殖细胞的结合而繁衍后代,后者必须通过生殖细胞的结合,高等动物的生殖方式均属后者。

克隆(clone)一词来自希腊,原意是复制或拷贝。近年来,生殖生物学家将不经过两性生殖细胞结合而形成的新个体称克隆动物,将体细胞无性生殖技术称为生殖克隆。1997年英国诞生了世界上第一只克隆绵羊"多利"Dolly(图 14-31),它是将分化成熟的体细胞核(乳腺细胞核)移植到去核卵细胞中发育而成的动物。现在科学家已克隆出老鼠、牛和猴子等动物。随着生殖克隆技术与转基因技术的结合,将会复制出含有人类所需要的目的基因的转基因动物,并将在生物制药、组织工程、细胞替代治疗、器官移植等方面开拓新的思路。

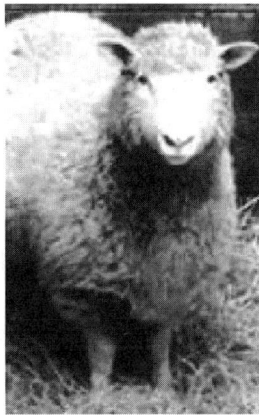

图 14-31 克隆绵羊"多利"

知识链接

试管婴儿之父——罗伯特·爱德华兹

罗伯特·爱德华兹(Robert G. Edwards),剑桥大学教授,英国生理学家,被誉为"试管婴儿之父"。1948 年毕业于北威尔士大学农业和动物学专业;1955 年获得爱丁堡大学动物基因研究生学位;1956 年至 1978 年从事生殖生理学研究,并成功使世界第一例试管婴儿诞生;1983 年至 1984 年创立欧洲人类生殖和胚胎学研究会,并创办《人类生殖》杂志;2001 年,由于在人类不育症治疗领域的突出成就,获得美国阿尔伯特·拉斯克医学研究奖。因创立了体外受精技术独享 2010 年诺贝尔生理学或医学奖。

试管婴儿技术是现代医学治疗不育症的人类辅助生殖技术之一。试管婴儿技术的发展,打破了人类繁衍的自然方式和过程,是生殖医学领域的一场革命,对生命医学的发展产生了重大影响。

(张金萍)

中英文术语对照索引

blood-brain brarier / 血-脑屏障

blood-testis barrier / 血-睾屏障

blood-thymus barrier / 血-胸腺屏障

body of bladder / 膀胱体

body of uterus / 子宫体

body stalk / 体蒂

bone / 骨

bone diaphysis / 骨干

bone facture / 骨折

bone lamella / 骨板

bone marrow / 骨髓

bone marrow dependent lymphocyte / B 淋巴细胞

bones of cerebral cranium / 脑颅骨

bones of facial cranium / 面颅骨

bones of hand / 手骨

bony labyrinth / 骨迷路

bony nasal cavity / 骨性鼻腔

bony oral cavity / 骨性口腔

bony semicircular canls / 骨半规管

bony substance / 骨质

borderline tumor / 交界性肿瘤

Bowman / 囊

brachial artery / 肱动脉

brachial plexus / 臂丛

brachiocephalic vein / 头臂静脉

brachioradialis / 肱桡肌

brain stem / 脑干

brain，encephalon / 脑

bridging necrosis / 桥接坏死

broad ligament of uterus / 子宫阔韧带

bronchi / 主支气管

bronchial tree / 支气管树

bronchiole / 细支气管

bronchopneumonia / 支气管肺炎

brush cell / 刷细胞

buccinator / 颊肌

bulb of urethra / 尿道球

bulb of vestibule / 前庭球

bulbar conjunctiva / 球结膜

bulbourethral gland / 尿道球腺

C

caecum / 盲肠

calcaneus / 跟骨

calcitonin / 降钙素

calvaria / 颅盖

canal of cervix of uterus / 子宫颈管

capacitation / 获能

capillary / 毛细血管

capillary permeability / 毛细血管通透性

carbuncle / 痈

carcinoma / 癌

carcinoma in situ / 原位癌

cardia / 贲门

cardiac apex / 心尖

cardiac base / 心底

cardiac muscle / 心肌

cardiac skeleton / 心骨骼

cardiac value / 心瓣膜

cardinal ligament of uterus / 子宫主韧带

cardiovas-cular system / 心血管系统

carotid glomus / 颈动脉小球

carotid sinus / 颈动脉窦

carpal bones / 腕骨

carpal canal / 腕管

carpometacarpal joints / 腕掌关节

cartilage / 软骨

cartilage tissue / 软骨组织

caseous necrosis / 干酪性坏死

cauda equina / 马尾

caudate nucleus / 尾状核

cavernous boby of urethra / 尿道海绵体

cavernous body of penis / 阴茎海绵体

cavernous part / 尿道海绵体部

cavernous sinus / 海绵窦

cavity / 空洞

cavity of uterus / 子宫腔

celiac lymph node / 腹腔淋巴结

celiac trunk / 腹腔干

cell / 细胞

cell membrane / 细胞膜

cell proliferation / 细胞增殖

cellar swelling / 细胞水肿

central artery of retina / 视网膜中央动脉

central canal / 中央管

central fovea / 中央凹

coronary sulcus / 四条沟冠状沟

corpus albicans / 白体

corpus callosum / 胼胝体

corpus lutein of menstruation / 月经黄体

corpus lutein of pregnancy / 妊娠黄体

corpus luteum / 黄体

corpus penis / 阴茎体

corpus prostatae / 前列腺体

corpus striatum / 纹状体

cortex / 皮质

cortical nephron / 皮质肾单位

cortical sinus / 皮质淋巴窦

corticospinal tract / 皮质脊髓束

costal bone / 肋骨

costal cartilage / 肋软骨

costovertebral joints / 肋椎关节

covering epithelium / 被覆上皮

cranial fontanelles / 颅囟

cranial nerve / 脑神经

cremaster / 提睾肌

crescent / 新月体

cresentic glomerulonephritis / 新月体性肾小球肾炎

CRH / 促肾上腺皮质激素释放激素

cricoarytenoid joint / 环杓关节

cricoid cartilage / 环状软骨

cricothyroid joint / 环甲关节

crista ampullaris / 壶腹嵴

crown-heal length,CHL / 顶跟长

crown-rump length,CRL / 顶臀长

cubital fossa / 肘窝

cuboid bone / 骰骨

cumulus oophorus / 卵丘

cuneate nucleus / 楔束核

cytoplasm / 细胞质

cytoskeleton / 细胞骨架

D

dark band / 暗带

decidua / 蜕膜

decidua basalis / 基蜕膜

decidua capsularis / 包蜕膜

decidua parietalis / 壁蜕膜

deciduous teeth / 乳牙

decussation of pyramid / 锥体交叉

deep fascia / 深筋膜

deep inguinal lymph node / 腹股沟深淋巴结

deep lateral cervical lymph node / 颈外侧深淋巴结

deep palmar arch / 掌深弓

degeneration / 变性

deltoid / 三角肌

dendrite / 树突

dense connective tissue / 致密结缔组织

dentate line / 齿状线

dentate nucleus / 齿状核

descending colon / 降结肠

desmosome / 桥粒

diencephalon / 间脑

differentiation / 分化

diffuse lymphoid tissue / 弥散淋巴组织

diffuse neuroendocrine system,DNES / 弥散神经内
分泌系统

dilator pupillae / 瞳孔开大肌

diploe / 板障

diploic vein / 板障静脉

direct spread / 直接蔓延

discontinuous capillary / 不连续毛细血管

disseminated intravascular coagulation,DIC / 弥散性血
管内凝血

distal convoluted tubule / 远曲小管

distal tubule / 远端小管

dizygotic twins / 双卵双胎

dorsal artery of foot / 足背动脉

dorsal interossei / 骨间背侧肌

dorsal thalamus / 背侧丘脑

ductus deferens / 输精管

ductus epididymidis / 附睾管

duodenum / 十二指肠

dysplasia / 异型增生

dystrophic calcification / 营养不良性钙化

E

eccentric hypertrophy / 离心性肥大

ectoderm / 外胚层

efferent duct / 输出小管

efferent fiber / 传出纤维

ejaculatory duct / 射精管

fenestra vestibuli / 前庭窗

fenestrated capillary / 有孔毛细血管

fertilization / 受精

fertilized ovum / 受精卵

fetal mermbrane / 胎膜

fetal period / 胎期

feulgen reaction / 福尔根反应

fiber / 纤维

fibrinoid degeneration / 纤维蛋白样变性

fibrinoid necrosis / 纤维蛋白样坏死

fibroblast / 成纤维细胞

fibrous capsule / 纤维囊

fibrous cartilage / 纤维软骨

fibrous plaque / 纤维斑块

fibula / 腓骨

filtration barrier / 滤过屏障

filtration membrane / 滤过膜

fimbriae of uterine tube / 输卵管伞

first polar body / 第一极体

fissure of glottis / 声门裂

fistula / 瘘管

flat bone / 扁骨

flexo rhallucis longus / 踇长屈肌

flexor carpi radialis / 桡侧腕屈肌

flexor carpi ulnaris / 尺侧腕屈肌

flexor digitorum longus / 趾长屈肌

flexor digitorum profundus / 指深屈肌

flexor digitorum superficialis / 指浅屈肌

flexor pollicis longus / 拇长屈肌

fluid mosaic model / 液态镶嵌模型

follicle / 卵泡

follicle stimulating hormone，FSH / 卵泡刺激素

follicular cell / 卵泡细胞

follicular epithelial cell / 滤泡上皮细胞

fossa ovalis / 卵圆窝

fourth ventricle / 第四脑室

free nerve ending / 游离神经末梢

frenulum of prepuce / 皮系带

frontal bone / 额骨

frontal lobe / 额叶

frontal sinus / 额窦

fundic gland / 胃底腺

fundus of bladder / 膀胱底

fundus of uterus / 子宫底

furuncle / 疖

G

gallbladder / 胆囊

gamete / 配子

ganglion / 神经节

gangrene / 坏疽

ganglionic glial cell / 神经节胶质细胞

gap junction / 缝隙连接

gastrocnemius / 腓肠肌

gastrocolic ligament / 胃结肠韧带

germ cell / 生殖细胞

germinal center / 生发中心

gland / 腺

glandular epithelium / 腺上皮

glans penis / 阴茎头

glenoid cavity / 关节盂

glomerulonephritis / 肾小球肾炎

glomerulus / 血管球

glossopharyngeal nerve / 舌咽神经

glucagon / 高血糖素

gluteal tuberosity / 臀肌粗隆

gluteus maximus / 臀大肌

gluteus medius / 臀中肌

gluteus minimus / 臀小肌

GnRH / 促性腺激素释放激素

goblet cell / 杯状细胞

Golgi complex / 高尔基复合体

gracile nucleus / 薄束核

gracilis / 股薄肌

granulation tissue / 肉芽组织

granulomatous inflammation / 肉芽肿性炎

granulosa lutein cell / 颗粒黄体细胞

gray matter / 灰质

great saphenous vein / 大隐静脉

greater curvature of stomach / 胃大弯

greater lip of pudendum / 大阴唇

greater omentum / 大网膜

greater splanchnic nerve / 内脏大神经

greater trochanter / 大转子

greater vestibular gland / 前庭大腺

greatest length，GL / 最长值

grey communicating branches / 灰交通支

GRH / 生长激素释放激素

growth follicle / 生长卵泡

growth hormone，GH / 生长激素

H

hard palate / 硬腭

Haversian system / 哈弗斯系统

head of humerus / 肱骨头

head of ulna / 尺骨头

heart / 心

hematoxylin / 苏木精

hemidesmosome / 半桥粒

hemoglobin，Hb / 血红蛋白

hemogram / 血象

hemorrhage / 出血

hemorrhagic inflammation / 出血性炎

hemosiderin / 含铁血黄素

heparin / 肝素

hepatic cord / 肝板

hepatic lobule / 肝小叶

hepatic macrlphage / 肝巨噬细胞

hepatic portal vein / 肝门静脉

hepatic sinusoid / 肝血窦

hepatic vein / 肝静脉

hepatocyte / 肝细胞

hepatoduodenal ligament / 肝十二指肠韧带

hepatogastric ligament / 肝胃韧带

hepatorenal recess / 肝肾隐窝

Herring body / 赫令体

heterochromatin / 异染色质

heterogeneity / 异质化

heterolysosome / 异噬溶酶体

hiatamine / 组胺

hilum of ovary / 卵巢门

hip bone / 髋骨

hip joint / 髋关节

hippocampus / 海马

histochemistry / 组织化学

hormone / 激素

human chorionic gonadotropin，HCG / 人绒毛膜促
性腺激素

human morphology / 人体形态学

human placental lactogen / 人胎盘催乳素

humeroradial joint / 肱桡关节

humeroulnar joint / 肱尺关节

humerus / 肱骨

hyaline cartilage / 透明软骨

hyaline degeneration / 透明变

hyoid bone / 舌骨

hyperplasia / 增生

hypertension / 高血压

hypertensive heart disease / 高血压性心脏病

hypertrophy / 肥大

hypoglossal nerve / 舌下神经

hypophyseal fossa / 垂体窝

hypophysis / 垂体

hypothalamus / 下丘脑

hypothenar / 小鱼际

hypoxia / 缺氧

I

ileum / 回肠

iliac crest / 髂嵴

iliac fossa / 髂窝

iliopsoas / 髂腰肌

ilium / 髂骨

imbed / 着床

immunohistochemistry / 免疫组织化学

implantation / 植入

in situ hybridization / 原位杂交

in vitro culture / 体外培养技术

incus / 砧骨

infection / 感染

inferior mesenteric artery / 肠系膜下动脉

inferior mesenteric lymph node / 肠系膜下淋巴结

inferior nasal concha / 下鼻甲

inferior stricture / 第三狭窄

inferior vena cava / 下腔静脉

inflammation / 炎症

inflammatory cellular infiltration / 炎细胞浸润

inflammatory mediator / 炎症介质

infrahyoid muscles / 舌骨下肌群

infraorbital nerve / 眶下神经

infumdibulum of uterine tube / 输卵管漏斗

inguinal canal / 腹股沟管

inguinal ligament / 腹股沟韧带

injure / 损伤

inner cell mass / 内细胞群

inner circumferential lamella / 内环骨板

insular lobe / 岛叶

insulin / 胰岛素

interatrial septum / 房间隔

intercalated disk / 闰盘

intercarpal joints / 腕骨间关节

intercostales externi / 肋间外肌

intercostales interni / 肋间内肌

intermediate cuneiform bone / 中间楔骨

intermediate filament / 中间丝

intermediate junction / 中间连接

internal acoustic pore / 内耳门

internal carotid artery / 颈内动脉

internal ear / 内耳

internal iliac artery / 髂内动脉

internal iliac vein / 髂内静脉

internal jugular vein / 颈内静脉

internal spermatic fasxia / 精索内筋膜

internal urethral orifice / 尿道内口

interneuron neuron / 中间神经元

interoceptor / 内感受器

interphalangeal joints / 指骨间关节

interphalangeal joints of foot / 趾骨间关节

interspinal ligaments / 棘间韧带

interstitial cell stimulating hormone，ICSH / 间质细胞
刺激素

interstitial gland / 间质腺

interstitial lamella / 间骨板

interstitial tissue of testis / 睾丸间质

intertarsal joints / 跗骨间关节

interureteric fold / 输尿管间襞

interventricular foramen / 室间孔

interventricular septum / 室间隔

intervertebral disc / 椎间盘

intervertebral foramen / 椎间孔

intesinal crypt / 肠隐窝

intestinal villus / 肠绒毛

intracellular secretory canaliculus / 细胞内分泌小管

intraepithelial neoplasia，IN / 上皮内瘤变

intraglomerular mesangium / 球内系膜

intramural pard of the ureter / 输尿管壁内部

iris / 虹膜

irregular bone / 不规则骨

ischemic heart disease，IHD / 缺血性心脏病

ischium / 坐骨

ischium tuberosity / 坐骨结节

isthmus of fauces / 咽峡

isthmus of uterine tube / 输卵管峡

isthmus of uterus / 子宫峡

J

jejunum / 空肠

junctional complex / 连接复合体

juxtaglomerular apparatus / 肾小球旁器

juxtaglomerular cell / 球旁细胞

juxtaglomerular complex / 球旁复合体

K

kidney / 肾

knee joint / 膝关节

Krukenberg / 克鲁根勃瘤

Kupffer cell / 枯否细胞

L

labile cells / 不稳定细胞

labyrinth / 迷路

lacrimal apparatus / 泪器

lacrimal bone / 泪骨

lacrimal gland / 泪腺

lacrimal punctum / 泪点

lambdoid suture / 人字缝

lamellar corpuscle / 环层小体

lamina propria / 固有层

Langhans giant cell / 朗汉斯巨细胞

large artery / 大动脉

large intestine / 大肠

large vein / 大静脉

laryngeal cavity / 喉腔

larynx / 喉

lateral cuneiform bone / 外侧楔骨

lateral epicondyle / 外上髁

lateral funiculus / 外侧索

lateral geniculate body / 外侧膝状体

lateral horn / 侧角

lateral malleolus / 外踝

lateral meniscus / 外侧半月板

lateral sulcus / 外侧沟

lateral ventricle / 侧脑室

latissimus dorsi / 背阔肌

left atrioventricular orifice / 左房室口

left atrium / 左心房

left bundle branch / 左束支

left coronary artery / 左冠状动脉

left gastric artery / 胃左动脉

left pulmonary artery / 左肺动脉

left ventricle / 左心室

lens / 晶状体

lentiform nucleus / 豆状核

lesser curvature of stomach / 胃小弯

lesser lip of pudendum / 小阴唇

lesser omentum / 小网膜

lesser splanchnic nerve / 内脏小神经

lesser trochanter / 小转子

leukocyte，white blood cell / 白细胞

leukotriene / 白三烯

levator palpebrae superioris / 上睑提肌

levator scapulae / 肩胛提肌

ligamenta flava / 黄韧带

ligaments / 韧带

light band / 明带

limbic lobe / 边缘叶

linea alba / 白线

lingual nerve / 舌神经

lipofuscin / 脂褐素

lipotrophic hormone，LPH / 促脂素

liquefactive necrosis / 液化性坏死

liver / 肝

liver cirrhosis / 肝硬化

lobar pneumonia / 大叶性肺炎

lobular pneumonia / 小叶性肺炎

lobulies testis / 睾丸小叶

locomotor system / 运动系统

long bone / 长骨

loose connective tissue / 疏松结缔组织

ltibialisanterior / 胫骨前肌

lumbar splanchnic nerve / 腰内脏神经

lumbar vertebrae / 腰椎

lumber plexus / 腰丛

lumbosacral enlargement / 腰骶膨大

lumbricales / 蚓状肌

lungs / 肺

luteinizing hormone，LH / 黄体生成素

lymph node / 淋巴结

lymphatic capillary / 毛细淋巴管

lymphatic vessel / 淋巴管

lymphocyte / 淋巴细胞

lymphoid cord / 淋巴索

lymphoid follicle / 淋巴滤泡

lymphoid nodule / 淋巴小结

lymphoid tissue / 淋巴组织

lysosome / 溶酶体

M

macrophage / 巨噬细胞

macula densa / 致密斑

macula lutea / 黄斑

major renal calices / 肾大盏

male reproductive system / 男性生殖系统

male urethra / 男性尿道

malignant hypertension / 恶性高血压病

malleus / 锤骨

mamma / 乳房

mandible / 下颌骨

mandibular nerve / 下颌神经

marginal sinus / 边缘窦

marginal zone / 边缘区

masseter / 咬肌

massive necrosis / 大片坏死

mast cell / 肥大细胞

mastoid antrum / 乳突窦

mastoid process / 乳突

mature fouicle / 成熟卵泡

maxilla / 上颌骨

maxillary nerve / 上颌神经

maxillary sinus / 上颌窦

Meckel's deverticulum / 麦克尔憩室

media cubital vein / 肘正中静脉

medial cuneiform bone / 内侧楔骨

medial epicondyle / 内上髁

medial geniculate body / 内侧膝状体

medial lemniscus / 内侧丘系

medial malleolus / 内踝

medial meniscus / 内侧半月板

median nerve / 正中神经

mediastinum / 纵隔

mediastinum testis / 睾丸纵隔

medium-sizde artery / 中动脉

medium-sized vein / 中静脉

medulla / 髓质

medulla oblongata / 延髓

medullary cavity / 髓腔

medullary center / 小脑髓体

medullary cord / 髓索

medullary loop / 髓袢

medullary sinus / 髓窦

meiosis / 减数分裂

melanin / 黑色素

melanocyte stimulating hormone，MSH / 黑素细胞
刺激素

melatonin / 褪黑激素

membranous labyrinth / 膜迷路

menstrual cycle / 月经周期

menstrual phase / 月经期

menstruation / 月经

mesangial cell / 系膜细胞

mesangium / 血管系膜

mesentery / 肠系膜

mesoappendix / 阑尾系膜

mesoderm / 中胚层

mesothelium / 间皮

metacarpal bones / 掌骨

metacarpophangeal joints / 掌指关节

metachromasia / 异染性

metaplasia / 化生

metastasis / 转移

metastatic calcification / 转移性钙化

metatarsal bones / 跖骨

metatarsophalangeal joints / 跖趾关节

microbody / 微体

microcirculation / 微循环

microfilament / 微丝

microglia / 小胶质细胞

microtubule / 微管

microvillus / 微绒毛

midbrain / 中脑

middle cerebral artery / 大脑中动脉

middle cranial fossa / 颅中窝

middle ear / 中耳

middle meningeal artery / 脑膜中动脉

middle stricture / 第二狭窄

minor renal calices / 肾小盏

mitochondria / 线粒体

mitral valve / 二尖瓣

modiolus / 蜗轴

monocyte / 单核细胞

monozygotic twins / 单卵双胎

mons pubis / 阴阜

morula / 桑椹胚

mostoid cells / 乳突小房

motor end plate / 运动终板

motor fiber / 运动纤维

motor nerve ending / 运动神经末梢

motor neuron / 运动神经元

MSIH / 黑素细胞刺激素释放抑制激素

MSRH / 黑素细胞刺激素释放激素

mucoid degereration / 黏液样变

mucous neck cell / 颈黏液细胞

muitipolar neuron / 多极神经元

multiplets / 多胎

muscle / 肌

muscle fiber / 肌纤维

muscle spindle / 肌梭

muscle tissue / 肌组织

muscular artery / 肌性动脉

muscularis mucosa / 黏膜肌层

mycoplasmal pneumonia / 支原体性肺炎

myelinated nerve fiber / 有髓神经纤维

myocardial infarction，MI / 心肌梗死

myocardium / 心肌膜

myofibril / 肌原纤维

myofibroblast / 肌成纤维细胞

myolilament / 肌丝

myometrium / 肌层

N

nasal bone / 鼻骨

nasal cavity / 鼻腔

palatine tonsil / 腭扁桃体

paleocerebellum / 旧小脑

palmar interossei / 骨间掌侧肌

palmaris longus / 掌长肌

palpebral conjunctiva / 睑结膜

pancreas / 胰

pancreas isiet / 胰岛

pancreatic polypeptide / 胰多肽

Paneth cell / 潘氏细胞

papillary foramiua / 乳头孔

papillary muscles / 乳头肌

paracentral lobule / 中央旁小叶

paracortex zone / 副皮质区

parafolliculer cell / 滤泡旁细胞

paranasal sinuses / 鼻窦

parasympathetic nerve / 副交感神经

parathyroid gland / 甲状旁腺

parathyroid hormone / 甲状旁腺素

paraventricular nucleus / 室旁核

parietal bone / 顶骨

parietal cell / 壁细胞

parietal lobe / 顶叶

parietal peritoneum / 壁腹膜

parietooccipital sulcus / 顶枕沟

pars bulbourethralis / 尿道球部

pars distalis / 远侧部

pars intermedia / 中间部

pars teberalis / 结节部

pastsynaptic element / 突触后成分

patella / 髌骨

patellar ligament / 髌韧带

pathological calcification / 病理性钙化

pectinus / 耻骨肌

pectoralis major / 胸大肌

pectoralis minor / 胸小肌

pelvic pard of the ureter / 输尿管盆部

pelvic splanchnic nerves / 盆内脏神经

pelvis / 骨盆

penisinusoidal space / 窦周隙

pepsinogen / 胃蛋白酶原

peptic ulcer / 消化性溃疡

peptidergic neuron / 肽能神经元

periarterial lymphatic sheath / 动脉周围淋巴鞘

pericardial cavity / 心包腔

pericardium / 心包

pericyte / 周细胞

perimetrium / 外膜

perimysium / 肌束膜

perineum / 会阴

periodic acid-Schiff reactin，PAS / 过碘酸雪夫反应

periostium / 骨膜

peripheral lymphoid organ / 周围淋巴器官

peripheral nervous system / 周围神经系统

peritoneal cavity / 腹膜腔

peritoneum / 腹膜

permanent cells / 永久性细胞

permanent teeth / 恒牙

peroneus brevis / 腓骨短肌

peroneus longus / 腓骨长肌

phalanges of fingers / 指骨

phalanges of toes / 趾骨

pharynx / 咽

philtrum / 人中

phlegmonous inflammation / 蜂窝织炎

phrenic nerve / 膈神经

piecemeal necrosis / 碎片状坏死

PIH / 催乳激素释放抑制激素

pineal body / 松果体

piriform recess / 梨状隐窝

piriformis / 梨状肌

placenta / 胎盘

placental barrier / 胎盘屏障

placental membrane / 胎盘膜

plasma / 血浆

plasma cell / 浆细胞

plasma membrane / 质膜

plasma membrane infolding / 质膜内褶

platysma / 颈阔肌

pleura / 胸膜

pleural cavity / 胸膜腔

pleural recesses / 胸膜隐窝

podocyte / 足细胞

polar cushion cell / 极垫细胞

pons / 脑桥

popliteal fossa / 腘窝

porta hepatis / 肝门

rectus abdominis / 腹直肌

recurrent laryngeal nerve / 喉返神经

red bone marrow / 红骨髓

red nucleus / 红核

red pulp / 红髓

regeneration / 再生

regional lymph node / 局部淋巴结

release inhibiting hormone,RIH / 释放抑制激素

releasing hormone,RH / 释放激素

renal artery / 肾动脉

renal capsule / 肾小囊

renal columns / 肾柱

renal corpuscle / 肾小体

renal cortex / 肾皮质

renal fascia / 肾筋膜

renal hilum / 肾门

renal medulla / 肾髓质

renal papillae / 肾乳头

renal pedicle / 肾蒂

renal pelvis / 肾盂

renal pyramids / 肾锥体

renal region / 肾区

renal sinus / 肾窦

renal tubule / 肾小管

renal vein / 肾静脉

renin / 肾素

reproductive system / 生殖系统

residual body / 残余体

respiratory bronchiole / 呼吸性细支气管

respiratory membrane / 呼吸膜

respiratory system / 呼吸系统

rete testis / 睾丸网

reticalar formation / 网状结构

reticular fiber / 网状纤维

reticular tissue / 网状组织

reticulocyte / 网织红细胞

retina / 视网膜

retropharyngeal lymph node / 咽后淋巴结

rhomboid fossa / 菱形窝

ribosome / 核糖体

right atrioventricular orifice / 右房室口

right atrium / 右心房

right auricle / 右心耳

right bundle branch / 右束支

right coronary artery / 右冠状动脉

right lymphatic duct / 右淋巴导管

right pulmonary artery / 右肺动脉

right venticle / 右心室

rima vestibule / 前庭裂

rough endoplasmic reticulum,RER / 粗面内质网

round ligament of userus / 子宫圆韧带

round substance / 基质

S

saccule / 球囊

sacral cornu / 骶角

sacral hiatus / 骶管裂孔

sacral plexus / 骶丛

sacroiliac joint / 骶髂关节

sacrouterine ligament / 骶子宫韧带

sacrum / 骶骨

sagittal suture / 矢状缝

sarcolemma / 肌膜

sarcoma / 肉瘤

sarcomere / 肌节

sarcoplasm / 肌浆

sarcoplasmic reticulum / 肌浆网

sartorius / 缝匠肌

satellite cell / 卫星细胞

scanning electron microscope / 扫描电子显微镜

scapula / 肩胛骨

Schwann cell / 施万细胞

sciatic nerve / 坐骨神经

sclera / 巩膜

scrotum / 阴囊

secondary follicle / 次级卵泡

secondary hypertesion / 继发性高血压

secondary lysosome / 次级溶酶体

secondary oocyte / 次级卵母细胞

secondary spermatocyte / 次级精母细胞

secondary spermatid / 精子细胞

secretory phase / 分泌期

secretory piecc / 分泌片

semicircular ducts / 膜半规管

semimembranosus / 半膜肌

seminal vesicle / 精囊

stratum granulosum / 颗粒层

striated muscle / 横纹肌

strogen / 雌激素

styloid process / 茎突

subacute inflammation / 亚急性炎症

subarachnoid space / 蛛网膜下隙（腔）

subclavian artery / 锁骨下动脉

subclavian vein / 锁骨下静脉

submucosa / 黏膜下层

substantia nigra / 黑质

sulcus for redial nerve / 桡神经沟

superacute inflammation / 超急性炎症

superfacial nephron / 浅表肾单位

superficial cortex / 浅层皮质

superficial fascia / 浅筋膜

superficial inguinal lymph node / 腹股沟浅淋巴结

superficial lateral cervical lymph node / 颈外侧浅淋巴结

superficial palmar arch / 掌浅弓

superior laryngeal nerve / 喉上神经

superior mesenteric artery / 肠系膜上动脉

superior mesenteric lymph node / 肠系膜上淋巴结

superior stricture / 第一狭窄

superior vena cana / 上腔静脉

superior vesical artery / 膀胱上动脉

supinator / 旋后肌

suppuration / 化脓

supraclavicular lymph node / 锁骨上淋巴结

suprahyoid muscles / 舌骨上肌群

supraoptic nucleus / 视上核

suprarenal gland / 肾上腺

supraspinal ligament / 棘上韧带

supravaginal part of cervix / 子宫颈阴道上部

surfactant / 表面活性物质

surgical neck / 外科颈

suspensory oigament of ovary / 卵巢悬韧带

sustentacular cell / 支持细胞

sympathetic nerve / 交感神经

sympathetic trunk / 交感干

symptomatic hypertension / 症状性高血压

synapse / 突触

synaptic cleft / 突触间隙

synaptic vesicle / 突触小泡

synovial bursa / 滑膜囊

synovial joint / 滑膜关节

system / 系统

systemic circulation / 体循环（大循环）

T

tactile corpuscle / 触觉小体

talocrural joint / 距小腿关节

talus / 距骨

tarsal bones / 跗骨

tarsal glands / 睑板腺

tarsometatarsal joints / 跗跖关节

temporal bone / 颞骨

temporal lobe / 颞叶

temporalis / 颞肌

temporomandibular joint / 颞下颌关节

tendinous sheath / 腱鞘

tendo calcaneus / 跟腱

tensor tympani / 鼓膜张肌

tentorium of cerebellum / 小脑幕

terminal bronchiole / 终末细支气管

terminal cisternae / 终池

testis / 睾丸

tetraiodothyronine，T_4 / 四碘甲腺原氨酸

theca folliculi / 卵泡膜

theca lutein cell / 膜黄体细胞

thenar / 鱼际

thick filament / 粗肌丝

thin filament / 细肌丝

thin segment / 细段

third ventricle / 第三脑室

thoracic aorta / 胸主动脉

thoracic duct / 胸导管

thoracic vertebrae / 胸椎

thoracolumbar fascia / 胸腰筋膜

thorax / 胸廓

thoroughfare channel / 直捷通路

thrombosis / 血栓形成

thrombus / 血栓

thymic corpuscle / 胸腺小体

thymocyte / 胸腺细胞

thymopoietin / 胸腺生成素

thymosin / 胸腺素

thymus / 胸腺

thymus depndent lymphocyte / T 淋巴细胞

thymus epithelial cell / 胸腺上皮细胞

thymus lobule / 胸腺小叶

thyrohyoid membrane / 甲状舌骨膜

thyroid cartilage / 甲状软骨

thyroid gland / 甲状腺

thyroid stimulating hormone，TSH / 促甲状腺激素

thyroxine / 甲状腺素

tibia / 胫骨

tibia tuberosity / 胫骨粗隆

tibial nerve / 胫神经

tibialis posterior / 胫骨后肌

tight junction / 紧密连接

tissue / 组织

tissue fluid / 组织液

tongue / 舌

toxemia / 毒血症

trachea / 气管

transitional epithelium / 变移上皮

transmission electron microscope / 透射电子显微镜

transverse colon / 横结肠

transverse mesocolon / 横结肠系膜

transverse tubule / 横小管

transversus abdominis / 腹横肌

trapezius / 斜方肌

TRH / 促甲状腺激素释放激素

triad / 三联体

triceps brachii / 肱三头肌

triceps surae / 小腿三头肌

tricuspid valve / 三尖瓣

trigeminal nerve / 三叉神经

trigeminotalamic tract / 三叉丘系

trigone of bladder / 膀胱三角

triiodothyronine，T_3 / 三碘甲腺原氨酸

trochlear nerve / 滑车神经

trophoblast / 滋养层

true capillary / 真毛细血管

tubercle / 结核结节

tubercle bacillus / 结核杆菌

tubercle of iliac crest / 髂结节

tuberculoma / 结核瘤

tubulus rectus / 直精小管

tumor，neoplasm / 肿瘤

tunica adventitia / 外膜

tunica albuginea / 白膜

tunica intima / 内膜

tunica media / 中膜

twins / 孪生

tympanic cavity / 鼓室

tympanic membrane / 鼓膜

type Ⅰ alveolar cell / Ⅰ型肺泡细胞

type Ⅱ alveolar cell / Ⅱ型肺泡细胞

U

ulcer / 溃疡

ulna / 尺骨

ulnar artery / 尺动脉

ulnar nerve / 尺神经

ultrastructure / 超微结构

umbilical cord / 脐带

uncus / 钩

undifferentiated mesenchymal cell / 未分化的间充质细胞

unit membrane / 单位膜

unmyelinated nerve fiber / 无髓神经纤维

ureter / 输尿管

ureteric orifice / 输尿管口

urethra / 尿道

urethrovaginal sphincter / 尿道阴道括约肌

urinary bladder / 膀胱

urinary system / 泌尿系统

uriniferous tubule / 泌尿小管

urogenital region / 尿生殖区(尿生殖三角)

uterine artery / 子宫动脉

uterine tube / 输卵管

uterus / 子宫

utricle / 椭圆囊

V

vagina / 阴道

vaginal cavity / 鞘膜腔

vaginal part of cervix / 子宫颈阴道部

vaginal vestibule / 阴道前庭

vagus nerve / 迷走神经

vascular anastomosis / 血管吻合

vasculostatin / 脉管抑素

vegetative nervous system / 植物性神经

vein / 静脉

vemiform appendix / 阑尾

vena caval foramen / 腔静脉孔

venous angle / 静脉角

venous valve / 静脉瓣

ventral posterolateral nucleus / 腹后外侧核

ventral posteromedial nucleus / 腹后内侧核

venule / 微静脉

vermis of cerebellum / 小脑蚓

vertebra prominens / 隆椎

vertebrae / 椎骨

vertebral arch / 椎弓

vertebral artery / 椎动脉

vertebral body / 椎体

vertebral canal / 椎管

vertebral column / 脊柱

vertebral foramen / 椎孔

vertebral venous plexus / 椎静脉丛

vesicouterine pouch / 膀胱子宫陷凹

vestibular fold / 前庭襞

vestibule / 前庭

vestibulo cerebellum / 前庭小脑

vestibulocochlear nerve / 前庭蜗神经

vestibulocochlear organ / 前庭蜗器

villous chorion / 丛密绒毛膜

viral hepatitis / 病毒性肝炎

viral pneumonia / 病毒性肺炎

visceral motor nerve / 内脏运动神经

visceral nerve / 内脏神经

visceral peritoneum / 脏腹膜

visual organ / 视器

vitreous body / 玻璃体

vocal fold / 声襞

vomer / 犁骨

W

white communicating branches / 白交通支

white matter / 白质

white pulp / 白髓

wound healing / 创伤愈合

wrist joint / 腕关节

Y

yellow bone marrow / 黄骨髓

yolk sac / 卵黄囊

Z

zona fasciculata / 束状带

zona glomerulosa / 球状带

zona pellucida / 透明带

zona reaction / 透明带反应

zona reticularis / 网状带

zygapophyseal joint / 关节突关节

zygomatic bone / 颧骨

zymogenic cell / 胃酶细胞

主要参考书目

1. 全国自然科学名词审定委员会.人体解剖学名词.北京：科学出版社,1992.
2. 全国自然科学名词审定委员会.组织学名词.解剖学名词.北京：科学出版社,1993.
3. 全国自然科学名词审定委员会.组织学名词.北京：科学出版社,1994.
4. 中国医学百科全书编辑委员会.中国医学百科全书——计划生育.上海：上海科学技术出版社,1992.
5. 成令忠,钟翠平,蔡文琴.现代组织学.上海：上海科学技术文献出版社,2003.
6. 高英茂.组织学与胚胎学.北京：人民卫生出版社,2005.
7. 邹仲之,李继承.组织学与胚胎学.第7版.北京：人民卫生出版社,2008.
8. 丁国芳,张建国.人体解剖学.第2版.北京：人民卫生出版社,2011.
9. 丁国芳.组织学与胚胎学.北京：人民卫生出版社,2008.
10. 李伊为.人体形态学.北京：中国中医药出版社,2006.
11. 柏树令.系统解剖学.第7版.北京：人民卫生出版社,2008.
12. 徐晨.组织学与胚胎学.北京：高等教育出版社,2009.
13. 金连弘.组织学与胚胎学.第3版.北京：人民卫生出版社,2004.
14. 宋今丹.医学细胞生物学.第3版.北京：人民卫生出版社,2005.
15. 陈誉华.医学细胞生物学.第4版.北京：人民卫生出版社,2008.
16. 李玉林.病理学.第7版.北京：人民卫生出版社,2008.
17. 王恩华.病理学.北京：高等教育出版社,2004.
18. 回允中.诊断外科病理学.第3版.北京：北京大学医学出版社,2003.
19. [美]Juan Rosai 著,回允中主译.阿克曼外科病理学.第8版.沈阳：辽宁教育出版社,1999.
20. 刘斌,高英茂.人体胚胎学.北京：人民卫生出版社,1996.
21. Kumar. Basic Pathology. 第7版.北京：北京大学医学出版社,2003.
22. Cartner LP,James LH. Color Textbook of Histology. 2rd ed. Philadelphia：W. B. Saunders Co. ,2001.
23. Junqueira LC,Carneiro J. Basic Histology. 11rd ed. New York：McCraw-Hill Co. ,2005.
24. Kierszenbaum AL. Histology and Cell Biology. St. Louis：Mosby,2007.
25. Sylvia S. Mader. Understanding Human Anatomy and Physiology. 4rd ed.影印本.北京：高等教育出版社,2002.
26. 王巍巍,白玉春.神经干细胞的研究进展[J].中国煤炭工业医学杂志,2008,11(11):1814 - 1816.
27. 于凌琪.幽门螺旋杆菌的研究进展[J].中国慢性病预防与控制,2010,18(2):218 - 219.
28. 霍雨佳."PM2.5"对人体健康的危害[J].生命与灾害,2011(12):15.

29. 包贞,冯银厂,焦荔,洪盛茂,刘文高.杭州市大气 PM2.5 和 PM10 污染特征及来源解析[J].中国环境监测,2010,26(2):44-48.

30. 蔡剑锋,张金萍.缝隙连接与卵泡发育[J].医学综述,2008,14(13):1960-1962,2011.

31. 高佩安,张苗,魏成芳.胚胎干细胞的研究进展及临床应用[J].泰山医学院学报,2010,31(7):559-562.

32. 田晓宁.脐血干细胞的特性及其临床应用[J].中国组织工程研究与临床康复,2009,13(36):7197-7200.

33. 党建红,金志军.脐血干细胞的生物学特性及其应用[J].国际妇产科学杂志,2011,38(2):89-92,96.

34. Erices A,Conget P,Minguell JJ. Mesenchymal progenitor cells in human umbilical cord blood. Br J Haematol,2000,109(1):235-242.

图书在版编目(CIP)数据

人体形态学/张金萍主编. —杭州：浙江大学出版社，
2012.9(2018.9 重印)

ISBN 978-7-308-10240-7

Ⅰ.①人… Ⅱ.①张… Ⅲ.①人体形态学—教材 Ⅳ.①R32

中国版本图书馆 CIP 数据核字（2012）第 156314 号

人体形态学

张金萍　主编

丛书策划	阮海潮(ruanhc@zju.edu.cn)
责任编辑	阮海潮
封面设计	刘依群
出版发行	浙江大学出版社
	（杭州市天目山路 148 号　邮政编码 310007）
	（网址：http://www.zjupress.com）
排　　版	杭州大漠照排印刷有限公司
印　　刷	浙江省邮电印刷股份有限公司
开　　本	787mm×1092mm　1/16
印　　张	30
字　　数	749 千
版 印 次	2012 年 9 月第 1 版　2018 年 9 月第 2 次印刷
书　　号	ISBN 978-7-308-10240-7
定　　价	79.00 元
